WILHELM ZUR LINDEN · GEBURT UND KINDHEIT

DR. MED. WILHELM ZUR LINDEN

GEBURT UND KINDHEIT

PFLEGE – ERNÄHRUNG – ERZIEHUNG

Zwölfte, überarbeitete und erweiterte Auflage

VITTORIO KLOSTERMANN   FRANKFURT AM MAIN

CIP-Kurztitelaufnahme der Deutschen Bibliothek

Zur Linden, Wilhelm: Geburt und Kindheit : Pflege –
Ernährung – Erziehung / Wilhelm zur Linden. – 12.,
überarb. und erw. Auflage – Frankfurt am Main: Klostermann, 1986.
ISBN 3-465-01709-9

101.–108. Tausend
Zwölfte, überarbeitete u. erweiterte Auflage 1986
© Vittorio Klostermann GmbH Frankfurt am Main 1971
Das Werk einschließlich aller seiner Teile ist urheberrechtlich geschützt. Jede Verwertung außerhalb der
Grenzen des Urheberrechtsgesetzes ist ohne Zustimmung des Verlages unzulässig. Das gilt insbesondere für
Vervielfältigungen, Übersetzungen, Mikroverfilmung und die Einspeicherung und Verarbeitung in
elektronischen Systemen.
Satz und Druck: Beltz Offsetdruck, Hemsbach/Bergstr.

Printed in Germany

Meiner lieben Frau,

der Mutter unserer fünf Kinder,

zugeeignet

INHALT

Vorwort zur ersten Auflage   13
Vorwort zur zwölften Auflage   17

Einleitung   21

I. Das werdende Kind   23

In Erwartung des Kindes 23 – Woran erkenne ich eine
Schwangerschaft? 23 – Wann wird das Kind zur Welt
kommen? 25 – Vom Ursprung des Lebens 26 – Vom
Ursprung des menschlichen Körpers 27 – Der Mensch und
die Natur 32 – Von der Vererbungslehre 35 – Von der
Einmaligkeit jedes Kindes 39 – Von der Verkörperung des
Kindeswesens 41 – Vom Ich des Menschen 45 – Von der
Wiederverkörperung 47 – Praktische Folgerungen 50

II. Die Schwangerschaft   53

Eheberatung 53 – Schwangerschaftsberatung 54 – Besonderheiten der ersten drei Schwangerschaftsmonate 55 – Über
Schwangerschaftsbeschwerden 58 – Wie verhalte ich mich in
der Schwangerschaft, um Schädigungen des Kindes oder
eine Fehlgeburt zu vermeiden? 62 – Welche Zeichen bedeuten Gefahr in der Schwangerschaft? 64 – Darf ich in der
Schwangerschaft Sport treiben? 65 – Wie wirkt sich frühere
sportliche Betätigung auf Schwangerschaft und Geburt aus?
66 – Was soll ich in der Erwartungszeit essen? 66 – Was kann
ich für die Erhaltung meiner eigenen und der werdenden
Zähne des Kindes tun? 69 – Wie bereite ich mich körperlich
auf die Geburt vor? 73 – Seelische Entwicklung in der Zeit
der Schwangerschaft 76 – Die älteren Geschwister 78

III. Gefahren für das werdende Kind   80

Warnungen 80 – Suchtmittel 82 – Vom Rauchen in der
Schwangerschaft und der Stillzeit 82 – Alkohol in der
Schwangerschaft 85 – Röteln 85 – Toxoplasmose 86 – Der
Rhesusfaktor 86 – Mongolismus 88 – Lähmungen und
andere Mißbildungen 89

| | *Inhalt* | 7 |

IV. Empfängnisverhütung   91

Probleme der Empfängnisverhütung 91 – Die Anti-Baby-
Pille 92 – Die Zeitwahl 93 – Andere Möglichkeiten der
Empfängnisverhütung 94

V. Die Geburt   95

Geburt zu Hause oder in einer Klinik? 95 – Die Anwesen-
heit des Vaters bei der Geburt 98 – Von der schmerzfreien
Geburt 99 – Anzeichen für den Geburtsbeginn 101 – Vom
Verlauf der Geburt 102

VI. Das Wochenbett   105

Das Wochenbett 105 – Die hohe Zeit deines Lebens 109 –
Soll das Neugeborene in meinem Zimmer bleiben oder
nicht? 111 – Du und deine Nerven 112 – Wochenbett,
Monatsregel und erneute Schwangerschaft 115 – Störungen
des Wochenbettes 115

VII. Das Kind nach der Geburt   118

Vom neugeborenen Kind 118 – Einige wissenswerte Zahlen
126 – Von der ersten ärztlichen Untersuchung 128 – Wie
entdecke ich bei meinem Kind das Leben, die Seele und den
Geist? 131 – Wo ist der „Sitz" der Seele und des Geistes? 140
– Von der Umwandlung des Modellkörpers 141 – Praktische
Folgerungen 144

VIII. Der Säugling   147

Von der Kinderpflege 147 – Das Bett des Kindes 150 – Soll
ich mein Kind in einer Wiege wiegen? 152 – Soll ich mein
Kind stundenlang weinen lassen? 154 – Wie ist es mit der
Warmhaltung des Leibes? 155 – Der Schluckauf 156 –
Luftschlucken 157 – Soll man den Kindern einen Schnuller
geben? 158 – Die Bauchlage 158 – Die tägliche frische Luft
159 – Das Sonnenbad 161 – Von den statischen Funktionen
162 – Säuglingsgymnastik oder nicht? 164 – Die Pflege der

Haut 165 – Darf das Kind stundenlang in feuchten Windeln liegen? 167 – Das Baden 168 – Soll das Kind täglich gebadet werden? 169 – Vom Schlaf des Kindes 170 – Die Darmentleerungen 171 – Von der Kleidung des Kindes 172 – Von der zeitgerechten Entwicklung des Kindes 175 – „Erziehung" im ersten Lebensjahr 180 – Über die Mutterliebe 184 – Die Rolle des Vaters in der Familie 187 – Gefahren für Säuglinge aus Unvorsichtigkeit 187 – Das Baby als Konsument 189

IX. Die Ernährung des Säuglings   193

   1. Die Muttermilchernährung   193
Was soll ich in der Stillzeit essen? 196 – Wie stille ich mein Kind? 197 – Die Entleerung der Brust 200 – Zwei Hauptregeln für jede Ernährung 201 – Was ist beim Umgang mit dem Säugling noch zu beachten? 202 – Die Stillzeiten 204 – Die Trinkmengen 204 – Vom Abstillen 206 – Die erste Beikost 207 – Schwierigkeiten beim Stillen 208 – Gibt es Mittel zur Vermehrung der Milchbildung? 212 – Das Beifüttern 213 – Was tue ich, wenn mein Kind die Brustnahrung ablehnt? 213 – Wie vermeide ich eine Brustdrüsenentzündung? 214 – Gewichtszunahme und normales Fortschreiten der Entwicklung 216
   2. Die Flaschenernährung des Säuglings   217
Vollwertige Säuglingsernährung 220 – Über die Milch 222 – Von der Wasserqualität 225 – Von der Trockenmilch 226 – Vom Weizenkorn zum weißen Mehl 228 – Von der unterschiedlichen Wirkung der Getreidearten 230 – Was sind Demeter-Nahrungsmittel? 232 – Die Ernährung mit Demeter-Kindernahrung 234 – Die richtige Trinkmenge und die Zahl der Mahlzeiten 235 – Die Flaschennahrung und ihre Herstellung 238 – Die Flaschenernährung im ersten Lebensmonat 239 – Die Flaschenernährung im zweiten Lebensmonat = Halbmilch 240 – Die Flaschenernährung im dritten Lebensmonat 240 – Die Flaschenernährung im vierten Lebensmonat 241 – Der Obstbrei 242 – Die Ernährung im fünften Lebensmonat 243 – Die Ernährung im sechsten bis neunten Lebensmonat 244 – Die Ernährung des Kindes im zehnten bis zwölften Monat 245 – Allgemeine Regeln für die Ernährung 246
   3. Milchfreie Säuglingsernährung   250

Inhalt 9

X. Das Kleinkind 253

Erzieherische Grundlagen 253 – Die Berufstätigkeit der
Mutter 255 – Vom schwererziehbaren Kind 257 – Das Kind
und sein Bewegungsdrang 259 – Giftpflanzen im Garten 263
– Vom Spielen des Kindes 264 – Gefahren für Kleinkinder
268 – Wann ist ein Kind sauber? 270 – Bettnässen 271 – Das
Daumenlutschen 273 – Vom Schlaf des Kleinkindes 275 –
Angst 276 – Sogenannte Unarten 282 – Verhaltensstörungen
284 – Die Vorschule, ein Verhängnis 285

XI. Die Ernährung des Kleinkindes 293

Wichtige Bestandteile der Ernährung 293 – Vom tieferen
Sinn unserer Nahrung 295 – Besondere Gesichtspunkte für
die Auswahl der Beikost 298 – Über den Zucker 302 – Honig
304 – Von den Vitaminen 306 – Praktische Folgerungen 310

XII. Die Ernährung des heranwachsenden und des erwachsenen
Menschen 312

Von den Kraftquellen des Menschen 312 – Werterhaltende
Zubereitung der Nahrung 321 – Vom Wert der Rohkost 324
– Vom täglichen Brot 325 – Vom Schulbrot 326 – Lebensför-
derung durch Gewürze 327 – Gesunderhaltende Bakterien
333 – Wieviel Vitamine braucht das Kind? 335 – Werden die
Vitamine durch Mixgeräte zerstört? 336 – Nährwert des
Obstes und der Obstsäfte 337 – Obstsäfte und ihre spezielle
Wirkung 337 – Rohe Gemüsesäfte 341 – Familientee aus
heimischen Kräutern 342 – Tiefkühlung der Lebensmittel
343 – Konservennahrung aus ärztlicher Sicht 345 – Über die
Lebensreform-Bewegung 347

XIII. Der heranwachsende und der erwachsene Mensch 353

Erziehungsfragen 353 – Von Sexualität und Aufklärung 355
– Das Kind und das Fernsehen 356 – Das Kind und das
Radio 359 – „Das Computerspiel" 362 – Legasthenie 362 –
Sportliche Betätigung 364 – Zukunftssorgen 365

10 Inhalt

XIV. Das kranke Kind 368

Vom Geist der Zeit gelähmt? 368 – Was ist Krankheit? 371 –
Wie kommt es zur Heilung? 377 – Von der Heilkraft des
Fiebers 385 – Heilung durch Bettruhe 387

XV. Die Ernährung des kranken Kindes 388

Diätmaßnahmen im akuten Krankheitsfall 388 – Heilung
durch Diät 390 – Diät bei Magen-, Leber- und Gallenkrankheiten 393 – Heilmittel und Heilnahrung 397 – Pflanzensäfte
und ihre Wirkung 399

XVI. Pflegerische Maßnahmen und Hausmittel 401

Vom Wert der Hausmittel 401 – Hautpflege schützt die
Gesundheit 401 – Die Haut und die Kleidung 403 – Abhär-
tung und Kleidung 406 – Licht, Luft, Kälte und Regen 409 –
Die Pflege der Zähne 410 – Das Mienenspiel und Verhalten
des erkrankten Kindes 411 – Wie wird Fieber gemessen? 413
– Kind und Krankenhaus 416

XVII. Akute Erkrankungen 417

Geburtsschädigungen 417 – Besondere Vorkommnisse im
ersten Lebensalter 418 – Brüche 422 – Rachitis (Das Krankheitsbild 425 – Rachitisvorbeugung und -behandlung 434 –
Was kann zur Verhütung von bleibenden Vitamin-D-Schäden geschehen? 439) – Zähne, Zahnung, Zahnwechsel 439 –
Erkältungskrankheiten 442 – Grippe 445 – Das sogenannte
Drei-Tage-Fieber 446 – Lungenentzündung 446 – Krupp
und Pseudokrupp 447 – Mittelohrentzündung 449 – Die
akute Mandelentzündung 450 – Verstopfung 452 – Durchfallerkrankungen 454 – Über das Erbrechen der Kinder 456
– Leibschmerzen und Magen-Darm-Erkrankungen 458 –
Blinddarmentzündung 462 – Gehirnerschütterung 465 –
Hirnhautreizung, Hirnhautentzündung und Hirnentzündung 466

Inhalt 11

XVIII. Die eigentlichen Kinderkrankheiten 468

Infektionskrankheiten 468 – Inkubationszeit und Anstek-
kungsdauer der Infektionskrankheiten 469 – Masern 471 –
Scharlach 474 – Diphtherie 476 – Windpocken 477 – Röteln
477 – Mumps 478 – Keuchhusten 479 – Kinderlähmung (Das
Krankheitsbild 482 – Über die Behandlung der Polio 485 –
Vorbeugungsmaßnahmen gegen Poliomyelitis und andere
Viruskrankheiten 489) – Grundsätzliches zur Impffrage 492
– Zusammenfassende Stellungnahme 497

XIX. Chronische Erkrankungen 499

Wachstums- und Entwicklungsbeschleunigung als Ursache
von Schäden 499 – Das schwerhörige Kind 504 – Sehstörungen 505 – Schlafstörungen 508 – Sprachstörungen 509 –
Kieferveränderungen schädigen die Gesundheit 510 – Haltungsfehler und Wirbelsäulenverkrümmung 515 – Blutarmut 518 – Ekzeme und Allergien 519 – Chronische Mandelentzündung 524 – Appetitlosigkeit 526 – Der Schulkopfschmerz 529 – Lernschwierigkeiten 530 – Der Veitstanz 531

XX. Einfache Heilmittel für den Hausgebrauch 533

Allgemeines über die in diesem Buch empfohlenen biologischen Heilmittel 533 – Über den Mißbrauch von Arzneimitteln 536 – Die Hausapotheke 538 – Heilung durch Wasser
540 – Wasseranwendungen und ihre Ausführung (Allgemeines 542 – Was braucht man dazu? 544 – Waschungen 545 –
Bäder 546 – Güsse und Wassertreten 551 – Wickel 551 –
Kalte und heiße Aufschläge 555 – Auflagen und Pflaster 558
– Einläufe oder Klistiere 560)

Schlußwort: Vom Schicksalsgesetz 562

Anhang:
Über Milchflaschen und Sauger 569 – Für die künstliche Ernährung
notwendige Geräte 569 – Maße und Gewichte 570 – Herstellung von
Körnerwasser 570 – Schema der Ernährung mit einer Halbmilch 571
– Demeter-Produkte zur Kinderernährung 572 – Milchherstellung

12 *Inhalt*

mit Mandelmus 572 – Kuhmilchfreie Mandelmilch 572 – Bezugsquellen 573 – Merkblätter 574 – Bücher für Eltern (Mensch und
Kosmos 576 – Menschenkunde 576 – Biologie und Wissenschaft 578
– Seelenlehre 578 – Sinneslehre 579 – Ernährung 579 – Krankheit
und Heilkunst 580 – Erziehung und Unterricht 581 – Tod und
Wiederverkörperung 583) – Bücher für Eltern und Kinder (Gedichte
584 – Lieder 584 – Spiele 585 – Märchen und Legenden 585) – Bücher
für Kinder (Für 3–6 Jahre 587 – Für 7 Jahre 588 – Für 8 Jahre 588 –
Für 9 Jahre 589 – Für 10 Jahre 589)

Register   591

VORWORT ZUR ERSTEN AUFLAGE

Dies Buch verdankt seinen Ursprung Gesprächen zwischen einem Arzt und ratsuchenden Eltern; es kommt also ganz aus der Erfahrung und ist für die tägliche Lebenspraxis gedacht. Im allgemeinen wird ein praktizierender Arzt kaum an die Niederschrift seiner Gedanken und Erfahrungen denken, und auch der Autor dieses Buches wäre niemals auf die Bitten seiner Patienten und seiner ärztlichen Freunde eingegangen, wenn ihm daraus nicht eine ganz bestimmte innere Notlage gerade seiner jungen Freunde entgegengetreten wäre.

Es ergab sich nämlich aus den täglichen Gesprächen, daß viele junge Menschen heute an seelischer Unterernährung leiden. Die ältere Generation hat es offenbar versäumt oder war nicht in der Lage, den jungen Menschen ein Weltbild zu vermitteln, auf dessen Grund sich ein sinnvolles und menschenwürdiges Leben aufbauen läßt. Vor allem in den Fragen des Werdens und Entstehens eines neuen Menschen läßt die heute allgemein vorherrschende naturwissenschaftlich-biologische Auffassung die Bilder eines tieferen Verständnisses für die Vorgänge von Schwangerschaft, Geburt und Entwicklung dieses neuen Wesens nicht zu. Was der heutige Mensch darüber weiß, beruht auf einer ganz einseitigen, nur das Materielle wahrnehmenden Betrachtungsweise, umfaßt also nur die stoffliche Seite der Vorgänge.

Außer dieser durch das naturwissenschaftliche Denken erfaßten „Fassade" gibt es aber noch eine verborgene Innenseite des menschlichen Seins. Diese ist zwar weder durch Seziermesser noch durch Mikroskope auffindbar, sie ist aber deshalb nicht weniger wirklich als die allgemein bekannte Außenseite.

Wir werden sehen, daß gerade dieser Innenseite bei der Gesamtbeurteilung des Menschen die allergrößte Bedeutung zukommt. Und es scheint mir, daß alle fragenden jungen Menschen Anspruch haben auf einen Einblick in das bisher erschlossene neue Wissen vom menschlichen Körper und den in ihm wirkenden Kräften des

Geistes und der Seele, ohne deren Berücksichtigung das menschliche Dasein nicht verstanden werden kann.

Die bisherige, rein naturwissenschaftlich denkende Medizin glaubt sich immer noch allein zur Erforschung der körperlichen Vorgänge des Menschen berechtigt, und zweifellos kann sie hier auf großartige Leistungen hinweisen. Die von ihr gewollte Einengung des naturwissenschaftlichen Horizontes ausschließlich auf die körperlichen Vorgänge könnte man einfach auf sich beruhen lassen, wenn sie nicht mit einem Totalitätsanspruch einherginge, demzufolge nur das von dieser Wissenschaft gefundene Forschungsmaterial als stichhaltig anzusehen ist, während alle anders erworbenen Erkenntnisse von ihr nicht anerkannt, ja sogar bestritten werden.

Aufmerksame junge Menschen erleben aber täglich an sich selbst und an Anderen geistig-seelische Vorgänge verschiedenster Art, ganz besonders dann, wenn sie in voller Unbefangenheit die äußere und innere Entwicklung von Kindern verfolgen und beobachten, wie deren Bewußtsein erwacht und nacheinander das Wollen, das Fühlen und das Denken möglich wird. Spüren sie diesen Geschehnissen nach, wie ihr Gefühl es ihnen eingibt, so kommen sie in Konflikt mit der ihnen in der Schule vermittelten Denkweise. Dieser innere Konflikt schafft eine geistige Notlage, aus der nicht nur Lebensangst und Unsicherheit entspringen; auch der weitverbreitete Zweifel am Wert und an der Brauchbarkeit des Denkens der älteren Generation hat hier seinen Ursprung. Die Jungen fühlen sich allein gelassen und versuchen, dieses Vakuum auf ihre Weise mit Sinn zu erfüllen. Das ist der Punkt, wo die Aufgabe des vorliegenden Buches beginnt.

Wir wollen hier die äußeren Tatsachen der Entstehung, der Geburt und Pflege des Menschenkindes gewiß nicht vernachlässigen, denn es soll ja ein Ratgeber für den Alltag sein. Aber wir wollen auch vom geistigen Kern des zu erwartenden Menschen möglichst konkret sprechen. Es ist ja viel zu wenig bekannt, daß es über die Seele und den Geist und ihr Wirken im menschlichen Körper ein ausgebreitetes Wissen gibt, das seine praktische Brauchbarkeit seit Jahrzehnten erwiesen hat.

Vorwort

Aus der Diskussion des Inhalts hat sich eine Fragestellung herauskristallisiert, die hier Erwähnung finden soll: viel zu wenig, eigentlich nirgendwo, vor allem nicht in der wissenschaftlichen Kinderheilkunde gibt es die Frage nach den Spätfolgen der pflegerischen, diätetischen oder medikamentösen Maßnahmen, denen das Kind täglich ausgesetzt ist. Es besteht offensichtlich kein genügendes Bewußtsein von der Tatsache, daß alle diese Einwirkungen in einen noch unfertigen Organismus hineintreffen, dessen Organe die volle Funktionstüchtigkeit zu erwerben erst im Begriffe sind. Die Grundlage für die Gesundheit des ganzen Lebens wird ja in den ersten Lebensjahren gelegt.

Wenn durch mein Buch nichts anderes erreicht würde, als daß es eine Vertiefung des Verantwortungsgefühls der Eltern, Ärzte und Pflegepersonen bei allem, was sie am Kind tun, bewirkte, im Hinblick auf die Auswirkungen im späteren Leben, dann wäre bereits eine wichtige Zielsetzung erfüllt.

Das Buch ist aus dankerfülltem Herzen gegenüber dem großen Lehrer und Menschenkenner, Rudolf Steiner, geschrieben, der eine Menschenkunde geschaffen hat, in der die von der Naturwissenschaft in so großartiger Weise gefundenen und angehäuften verschiedenartigen Wissensschätze einen inneren Zusammenhang gewinnen und sich abrunden zu einer umfassenden Darstellung der Seele und des Geistes des Menschen, denen der Körper als Werkzeug dient. Ohne diese moderne geisteswissenschaftliche Grundlage hätte das vorliegende Buch nicht entstehen können. Vieles von dem Gesagten, das einem größeren Kreis von Fachleuten seit Jahrzehnten eine selbstverständliche Arbeitsgrundlage ist, wurde in der vorliegenden Form zum ersten Mal für einen weiteren Interessentenkreis ausgesprochen. Das bedingte die Übersetzung aus einer Fachsprache in die allgemeinverständliche Umgangssprache. Es kam mir dabei weniger auf eine geschliffene Ausdrucksweise als auf Klarheit und Bildhaftigkeit an. Der Inhalt verlangt aber in manchen Kapiteln eingehendes Studium und Vertiefung in das Dargestellte; dem dienen auch die vielfältigen Hinweise auf vorhergegangene Textstellen und die mancherlei Wiederholungen im Text. Für die kaum vermeidbare Unvollkommenheit einer derartigen Darstellung auf so knappem Raum trage ich allein die Verantwortung.

Manche wertvolle Anregung verdanke ich den Arbeiten meiner Freunde, von denen ich hier nur W. Cloos, N. Glas, Fr. Husemann, O. J. Hartmann, K. Koenig, H. Poppelbaum, A. Selawry, R. Treichler, G. Wachsmuth und O. Wolff erwähne, der das Manuskript mehrfach durchgesehen hat.

Besonderen Dank schulde ich auch verehrten Gastfreunden, die dem vielbeschäftigten Arzt in den Bergen Österreichs und der Eifel ein für das Werden des Buches notwendiges stilles Asyl gewährt haben.

Um die textliche Formung hat sich Margarete Richter in verständnisvoller Weise verdient gemacht, wofür ich ihr herzlich danke.

Auch möchte ich die unermüdliche Mitwirkung meiner langjährigen Sprechstundenhilfe, Schwester Annemarie Bousch, dankend erwähnen. Den tiefsten Dank empfinde ich aber gegenüber meinem Verleger, Herrn Vittorio Klostermann, durch dessen Aufgeschlossenheit für das Thema die Herausgabe des Buches möglich geworden ist.

Wilhelm zur Linden

VORWORT ZUR ZWÖLFTEN AUFLAGE

Als Wilhelm zur Linden am 5. Dezember 1972 starb, war die 9. Auflage dieses Buches in Vorbereitung. Damals hatte er selbst noch die aktuellen Zeitfragen sowie neue Gesichtspunkte und Erkenntnisse eingearbeitet, die sich aus seinen Forschungen ergaben. Immer legte er Wert darauf, den Fragen und Aufgaben der Zeit nahe zu sein. Das war ihm schon bei der Konzeption seines Buches wichtig und hat von Anfang an dessen Charakter und Inhalt wesentlich mitbestimmt. Hinzu kommt die glückliche Art und Weise, wie er Themen und Probleme behandelt. Aus einfühlender und weisheitsvoller Lebenserfahrung gelangen ihm Aussagen und Erkenntnisse, die noch heute gültig und richtungweisend sind. So ist vieles, was zur Linden damals gegen heftigen Widerstand vertrat, inzwischen selbstverständlich geworden wie z.B. seine Empfehlungen für eine menschlichere Geburt, seine Vorbehalte gegen Impfungen oder sein Widerstand gegen die Vigantolstoßbehandlung.

Das lebendige Schicksal dieses Buches, das nicht zuletzt auch in der steigenden Nachfrage zum Ausdruck kommt, hat den Verleger, wie auch uns selbst, vor die Aufgabe gestellt, im Sinne Wilhelm zur Lindens weiterzuwirken, neue Auflagen zu betreuen und neue Erkenntnisse einzuarbeiten. Dabei haben uns unsere eigenen Lebens- und Berufserfahrungen in jahrzehntelanger Tätigkeit als Arzt, Waldorfkindergarten- und Waldorfschularzt sowie die Betreuung von Elternseminaren und Schulungsgruppen bei der Weitergestaltung geholfen. Viele Fragen und Nöte, aber auch Anregungen und Hilfen der heutigen jungen Eltern konnten wir aufgreifen und einarbeiten.

Das Buch wird heute von jungen Menschen noch mehr gebraucht als vor Jahren, da allgemeingültige Richtlinien zu Fragen der Geburt, der Kinderpflege, -ernährung und -erziehung nicht mehr selbstverständlich von Generation zu Generation weitergegeben werden können, sondern sich jeder seine eigenen Antworten darauf selbst erarbeiten muß. Zwar ist inzwischen allgemein ein gewisses

Bewußtsein für Umwelt- und Ernährungsprobleme erwacht, dafür sind aber neue Bedrohungen hinzugekommen, die zum Teil, wie das Fernsehen und die das Leben okkupierende Computertechnik, noch gar nicht als solche erkannt werden. Den Menschen im Stadium des Kind-Seins wirklich zu begreifen und mit anderen Maßstäben als denen des Erwachsenen zu messen, ist eine der wichtigsten Lebens- und Zukunftsfragen geworden. Dieses Buch will Anstöße geben, sich der Probleme bewußt zu werden, mit denen wir täglich zu tun haben. Es gibt Hilfen zu ihrer Bewältigung, indem es uns immer wieder zwingt, unser Einfühlungsvermögen, unsere Phantasie und unseren gesunden Menschenverstand zu gebrauchen. So ist es nicht einfach nur ein Ratgeber, der fertige Patentlösungen anbietet, sondern ein Handbuch, das zum Mitdenken und Mithandeln auffordert. Daß die einzelnen Kapitel zum Teil in Sprache und Duktus etwas differieren und an manchen Stellen bewußt Wiederholungen eingebaut wurden, erklärt sich direkt aus dem Sinn und Zweck des Buches: Es ist weniger zum einmaligen Durchlesen als zum regelmäßigen Nachschlagen gedacht. Die Kapitel sind in sich geschlossen, so daß sie auch für sich gelesen werden können. Durch Verweise auf ähnliche Themenkreise läßt sich Verwandtes leicht auffinden.

Wie sehr diese Fragen in der Welt leben, sieht man auch daran, daß nunmehr zahlreiche Übersetzungen vorliegen: eine englische „A child is born. Pregnancy, birth, early childhood", Rudolf Steiner Press, London; eine französische „Mon enfant. Sa santé – ses maladies", Triades, Paris; eine holländische „Het kleine Kind. Zwangerschap – geboorte – groei", Vrij Geestesleven, Zeist; eine italienische „Il tuo bambino. Attesa, nascita, prima infanzia", Filadelfia, Milano und eine brasilianische „A criança saudável. A criança doente", Editora brasiliense, Sao Paulo. In Deutschland existiert daneben noch die kurzgefaßte Taschenbuchausgabe: „Dein Kind. Sein Werden und Gedeihen".

Es ist an dieser Stelle vielen Kollegen zu danken, die uns Rat und Hilfe gegeben haben, von denen wir den Kinderarzt Klaus Dönges und Dr. Hermann Hoffmeister, dem wir wichtige Ausführungen in

Vorwort   19

den kieferorthopädischen Kapiteln verdanken, persönlich erwähnen wollen.

Ein ganz besonderer Dank gilt aber Frau Cristina Maihofer, die als Lektorin schon die früheren Ausgaben begleitete und durch ihre Anregungen einen großen Anteil hat am Zustandekommen dieser überarbeiteten und erweiterten Auflage.

Bonn-Bad Godesberg   Dr. med. Günter Schönemann
Frühjahr 1986   Brigitte Schönemann,
     geb. zur Linden

EINLEITUNG

Maxima debetur puero reverentia

Die innere Richtigkeit dieses Ausspruches des alten römischen Dichters Juvenal, der in der Übersetzung lautet: Dem Kinde schuldet man größte Ehrfurcht, mag manche junge Mutter noch ahnen, vielen wird der Sinn aber unverständlich sein. Sie werden sagen: Dem Kinde schuldet man größte Liebe, aber Ehrfurchtsgefühle kann man doch nur einem höheren Wesen gegenüber empfinden, und man lehrt uns doch immer wieder, den Menschen nur als das höchste Säugetier anzusehen. Es ist daher etwas zu viel verlangt, vor ihm Ehrfurcht zu haben.

Wir leben, wie immer wieder behauptet wird, im Jahrhundert des Kindes. Das hat in bestimmten Völkern zu einer Art Anbetung des Kindes geführt. Das Kind ist unfehlbar, seine Launen regieren die Familie, ihnen ordnet man sich unter. Die Folgen dieser „Verehrung" der Kinder sind oft furchtbar; ihre Zügellosigkeit ist kaum noch zu überbieten.

Diese Art, sich dem Kind demutsvoll unterzuordnen, ist sicherlich die Verzerrung dessen, was der alte Römer vor zweitausend Jahren gemeint hat. Heute läßt man das niedere Wesen des Kindes die Oberhand gewinnen und tut dadurch sich selbst, aber vor allem dem Kinde, einen sehr schlechten Dienst.

Der weise Ausspruch scheint mir darauf hinzudeuten, daß im Kinde eine tiefere Schicht verborgen ist, die die meisten Menschen aber nicht wahrzunehmen scheinen. In dieser Schicht feiner Kräfte liegt der Schlüssel zum tieferen Verständnis des Kindes. Wir wollen einmal mit dem kritischen Verstande moderner Menschen prüfen, ob es uns gelingt, diesen Schlüssel zu finden, und ob wir mit seiner Hilfe nicht nur zu hochinteressanten, sondern vor allem zu höchst praktischen Ergebnissen gelangen können. Vielleicht werden wir dann auch, obgleich es dem modernen Menschen schwerfällt, wirkliche Verehrung vor dem Kinde empfinden können.

Das naturwissenschaftliche Weltbild, das der heutigen Medizin noch immer als Grundlage dient, reicht an allen Ecken und Enden nicht aus zum unvoreingenommenen Verständnis all der Vorgänge und Verwandlungen, die sich in der Empfängnis, der Schwangerschaft, der Geburt und der weiteren Entwicklung des Kindes erkennen lassen. Ja, man muß feststellen, daß die Wissenschaft das von ihr mit dem Mikroskop und dem Seziermesser in großartiger Weise gefundene und angesammelte Wissen selbst nicht versteht. Sie deutet alle Vorgänge mechanistisch und tut ihnen damit Gewalt an. Der Körper des Menschen ist aber aus sich selbst heraus nicht verständlich: nur als Instrument eines darin wohnenden Geistes gewinnt er Sinn. Es wird dem Leser hoffentlich aufgehen, daß die hier gegebene Darstellung im Gegensatz zu der rein biologischen nicht nur sinnvoll, sondern auch unerhört fruchtbar ist.

Es ist übrigens sicher von Interesse zu lesen, daß Deutschland im internationalen Vergleich zu den geburtenärmsten Ländern der Welt gehört.

I. Das werdende Kind

In Erwartung des Kindes

Eines Tages hast du das Gefühl, ein Kind empfangen zu haben. Dein lang gehegter Wunsch scheint sich erfüllen zu wollen. Erfreulicherweise ist bei den meisten jungen Frauen die Beglückung durch den Eintritt der Schwangerschaft größer als die Angst vor dem neuen Unbegreiflichen und Geheimnisvollen, das sich nun in ihnen vollziehen will. Die Stimmung froher Erwartung erfüllt deine Seele von Tag zu Tag mehr; nun gehen deine Gedanken in die Zukunft, und du entdeckst, wie wenig du von Schwangerschaft, Geburt und Pflege eines Kindes weißt. Diese fehlenden oder auch falschen Kenntnisse verschaffen dir Angstgefühle und sind vielleicht sogar der Boden, auf dem Schwangerschaftsbeschwerden entstehen. Dagegen wird dein hoffendes Glücksgefühl noch gesteigert, wenn es sich durch die Erkenntnis des Geschehens vertieft. Darum sollen dir deine Fragen über die Schwangerschaft, die Geburt, Ernährung und Pflege deines Kindes möglichst erschöpfend beantwortet werden. Zugleich wirst du Ratschläge erhalten über deine Anschaffungen und Vorbereitungen für die großen bevorstehenden Ereignisse.

Woran erkenne ich eine Schwangerschaft?

Das erste Zeichen des Eintritts einer Schwangerschaft ist bei Frauen, die ihre monatliche Regel bisher regelmäßig hatten, deren Ausbleiben, und wenn die Periode zweimal hintereinander ausgeblieben ist, so ist eine Empfängnis bei sonst gesunden Frauen fast sicher. Auch wenn das Ausbleiben der Regel von Brustdrüsenschwellung und Empfindlichkeit der Brüste und der Absonderung von kleinen Mengen „Vormilch" begleitet ist, wenn sich der Scheideneingang bläulich-rot verfärbt oder morgendliche Übelkeit, Brechreiz, häufiger Drang zum Wasserlassen und starke Müdigkeit am Abend bestehen, liegt wahrscheinlich eine Schwangerschaft vor. Manche Frauen haben aber durch den Eintritt der Schwangerschaft keine oder nur ganz geringe Erscheinungen von Übelkeit und Müdigkeit, sie fühlen sich vielmehr besonders frisch und gesund. Bei manchen erfolgen auch noch 1–2 schwächere Regelblutungen. Bei unregelmäßig menstruierenden Frauen ist das Ausbleiben einer oder mehrerer Perioden kein sicheres Anzeichen einer Schwangerschaft.

Klarheit kann also nur eine Untersuchung schaffen. Es gibt heute mehrere Testmethoden, mit denen man aus dem Urin oder dem Blut schon zu einem sehr frühen Zeitpunkt die Diagnose Schwangerschaft mit großer Sicherheit stellen kann. Darüber erteilt der Arzt dir Auskunft. Eine Schwangerschaft, die länger als sechs Wochen besteht, kann der Arzt aber auch durch innere Untersuchung mit großer Wahrscheinlichkeit feststellen.

Als ganz sichere Anzeichen gelten indessen nur diejenigen, die mit einer sich normal entwickelnden Frucht unmittelbar in Zusammenhang stehen. Sie sind aber erst im 4.–5. Schwangerschaftsmonat feststellbar. Etwa um dieselbe Zeit fühlt die werdende Mutter meist die ersten Kindesbewegungen. Der Arzt kann nun die Herztöne des Kindes mit dem Hörrohr hören. Auch lassen sich die Körperteile des heranwachsenden Embryos jetzt schon heraustasten.

Mit zunehmendem Leibesumfang zeigen sich an der Bauchhaut die „Schwangerschaftsstreifen", vom Arzt Striae genannt; es sind das rötliche Streifen, die durch die zunehmende Spannung der tieferen Hautschichten entstehen. Sie können auch an Brüsten und sogar den Oberschenkeln auftreten und auch noch nach erfolgter Geburt sichtbar bleiben. Man kann versuchen, sie durch Einreibungen mit gutem Hautöl zu behandeln.

Im Gesicht zeigen sich sommersprossenartige Flecken, die aber mit der Beendigung der Schwangerschaft von selbst verschwinden.

Manche Frauen erleben die Empfängnis in eindrucksvoller Weise in einem beglückenden Traum.

Wann wird das Kind zur Welt kommen?

Eine Schwangerschaft dauert normalerweise zweihundertachtzig bis zweihundertzweiundachtzig Tage oder, wie die Ärzte bis heute noch meistens rechnen, zehn Mondmonate, jeder zu achtundzwanzig Tagen. Im allgemeinen spricht man von neun Kalendermonaten oder vierzig Wochen. Aber diese Angaben sind nur annähernd genau, denn jedes Kind hat seine eigene normale Schwangerschaftsdauer, die sich durch verschiedene Ursachen verändern kann. Man sollte den Arzt fragen, wenn das Kind nicht zur errechneten Zeit kommt. Ein Grund zur Besorgnis liegt erst vor, wenn der Termin um erheblich mehr als zehn Tage überschritten ist. Nur wenige Frauen entbinden heute genau nach zweihunderteinundachtzig Tagen; ungefähr zwei Drittel aller Frauen in Mitteleuropa bekommen ihr Kind innerhalb eines Zeitraums, der vom zehnten Tag vor bis zum zehnten Tag nach dem errechneten Termin reicht. Die Schwankungsbreite des normalen Geburtstermins ist aber noch größer als dieser Zeitraum von zwanzig Tagen.

Die Ausrechnung des Geburtstermins hängt von der gewohnten Dauer des Zeitraums zwischen zwei Perioden ab. Bei dem normalen Zyklus von achtundzwanzig Tagen rechnet man vom Datum des ersten Tages der letzten Regel drei Monate zurück, dann sieben Tage vorwärts und man hat den Tag im nächsten Jahr. Beispiel: Letzte regelmäßige Periode am 5. November; drei Monate zurückgerechnet ergibt den 5. August, sieben Tage hinzugezählt, ergibt als wahrscheinlichen Geburtstermin den 12. August des folgenden Jahres.

Im Verlauf der Tragezeit kann man beim ersten Kind ziemlich genau in der Mitte der Schwangerschaft seine ersten Bewegungen feststellen, also meist in der zwanzigsten Schwangerschaftswoche. Frauen in der zweiten oder späteren Schwangerschaft bemerken meist die Bewegungen zwölf bis vierzehn Tage eher und zählen daher nicht viereinhalb, sondern fünf Monate hinzu.

Vom Ursprung des Lebens

Es wird sich dir nun vielleicht die Frage nach dem Ursprung des Lebens aufdrängen. Nimm ein Weizenkorn oder ein Samenkorn von einer beliebigen anderen Pflanze in die Hand, und besieh es dir gründlich! Du kannst es auch mit einer Lupe, ja mit dem stärksten Mikroskop der Welt von innen und von außen untersuchen, oder du kannst es mit den feinsten Untersuchungsmitteln der chemischen oder physikalischen Wissenschaft untersuchen lassen, nichts deutet darauf hin, daß aus diesem verhältnismäßig einfach gebauten Ding einmal eine Weizenähre oder gar eine wunderbar schöne Blume entsteht. Es sieht nicht anders aus und verhält sich genauso unlebendig wie ein ähnlich geformter Stein oder eine Nachbildung aus einem Kunststoff.

Nimm das Samenkorn und leg es in ein wenig Wasser, in feuchte Watte oder in Blumenerde. Jetzt auf einmal findest du nach wenigen Stunden oder Tagen große Veränderungen vor. Das Korn hat ein Würzelchen nach unten gesendet und einen Sproß gebildet, der – entgegen der Schwerkraft! – nach oben wächst. Wasser ist das Element des Lebens; alles Lebendige kann nur in Zusammenhang mit den Kräften des Wassers entstehen.

Würdest du aber Luft und Licht vom Wasser fernhalten, so würde aus deinem Samenkorn nicht viel wachsen. In einem trockenen, festen Körper kann nichts Lebendiges entstehen, deshalb ist auch der trockene Sand der Wüste unfruchtbar. Füge ich nun Wasser hinzu, dann gebe ich – mir zunächst noch unbekannten – geheimnisvollen Kräften Gelegenheit, ihre lebenspendende Wirksamkeit zu entfalten. Sie kommen, wie wir heute wissen, hauptsächlich von der Sonne, aber auch von den Sternen, überhaupt aus dem ganzen Weltall.

Es scheint also eine Art von Teilnahme am irdischen Geschehen im Kosmos vorhanden zu sein, die sich selbst um ein so winziges Ding wie ein Samenkorn kümmert. Die Erde und ihre Kräfte vermögen das Wachstum nicht zur Entfaltung zu bringen, jedenfalls nicht allein. Erdenkräfte und Umweltkräfte müssen offensichtlich zusammenwirken.

Heute wissen wir sogar, daß die Pflanzen sich etwa 80% der festen Bestandteile ihres Körpers aus Atmosphäre und Kosmos holen und nur der Rest durch die Saugfähigkeit der Wurzeln aus dem Boden genommen wird. Ja, gewisse, in Amerika wachsende Pflanzen, vermögen sich auf Telefonleitungen zu entwickeln und dabei so gewaltig zu wachsen, daß die Telefondrähte durch das Gewicht dieser merkwürdigen „Schmarotzer" reißen. Bei diesen Telegrafenpflanzen spielt also die Mitwirkung der Wurzeln fast gar keine Rolle mehr, ihre ganze Substanz entsteht durch Synthese aus der Atmosphäre unter der Wirkung des Sonnenlichtes.

Du wirst zugeben, liebe junge Mutter, daß du mit diesem Wissen selbst ein kleines Gänseblümchen eigentlich nur noch mit Ehrfurcht betrachten kannst, vor allem, wenn du daran denkst, welche Weisheit in all diesen Wachstumswundern waltet. Vielleicht schaust du jetzt zur Sonne und zu den Sternen, überhaupt zum Weltall, erstmals mit wirklichem Interesse auf. Du ahnst, daß die Erde allein nicht die Quelle des Lebens ist. Nicht einmal die Körpersubstanz der Lebewesen stammt allein aus der Erde.

Anscheinend gibt sie uns nur eine Art Stütze für unsere Erdenexistenz. Denn ohne die bildenden Kräfte, die aus dem Weltall kommen und die vor allem das Wasser uns vermittelt, könnten weder Pflanzen noch Tiere und Menschen leben oder entstehen. Du tust gut, darüber nachzudenken, daß keiner von uns hier auf der Erde allein gelassen sinnlos dahinlebt oder stirbt, denn wir sind angeschlossen an weisheitserfüllte Mächte, die aus den unendlichen Weiten an unserem Dasein Anteil nehmen.

Vom Ursprung des menschlichen Körpers

„Es ist ein unbegreifliches Wunder", schreibt Professor Dr. Hans Albrecht, „daß in dem winzigen Flüssigkeitströpfchen, das durch Vereinigung der männlichen und weiblichen Keimzellen als befruchtetes Ei entstanden ist, bereits das ganze Rätsel des neuen

Lebens fertig gelöst verborgen liegt." Mir scheint, daß diesen Worten ein gewaltiger Irrtum zugrunde liegt. Wenn ich nämlich eine befruchtete Eizelle, die in der Gebärmutter wächst, absperren würde von der Wasser-, Luft- und Wärmezufuhr und die Mutter vom Sonnenlicht, ginge das Ei genauso zugrunde wie das Samenkorn, von dem wir sprachen.

Das befruchtete Hühnerei ist soweit selbständig entwicklungsfähig, daß es bis zum Auskriechen des jungen Huhnes von einem elektrischen Brutapparat „bebrütet" werden kann; die menschliche Eizelle ist dagegen ganz auf die Mitwirkung der Mutter angewiesen. Schon geringe Störungen in der Versorgung mit Wasser, Luft und Wärme führen zum Absterben des menschlichen Eies. Aber die Mutter versorgt das in ihr lebende Ei ja nicht einfach nur mit Wasser, wie es der Chemiker als eine Zusammensetzung von Wasserstoff und Sauerstoff kennt, sondern es ist ein „Wasser", das ähnliche „Bildekräfte" enthält wie das Wasser, das das Samenkorn zum Sprossen und Sprießen bringt. Es ist lebendiges Wasser und steht letzten Endes in Zusammenhang mit dem gesamten Weltenall, wo alles Leben herstammt. Es ist mit Meßinstrumenten oder mit den Mitteln der chemischen Analyse nicht faßbar.

Genauso wenig ist verständlich, wie aus den sechs Gramm Eiweiß und fünf Gramm Fett eines Hühnereies die Entstehung eines Hühnchens zu erklären ist. Auch die im Ei enthaltenen Kalorien sind für seine Weiterentwicklung nicht verantwortlich. Die Kräfte, die zur Bildung eines Kükens führen, sind im Ei selbst bisher nicht gefunden worden.

„Lebendige Bildekräfte" enthalten alle Flüssigkeiten in der Natur und in den Lebewesen; in allen künstlich zubereiteten Flüssigkeiten finden wir sie dagegen nicht. Selbst in der Luft gibt es solche Bildekräfte, und auch die Wärme, sofern sie nicht durch Apparate erzeugt wird, sondern aus der Sonne oder von warmblütigen Lebewesen stammt, enthält ganz bestimmte wirksame Bildekräfte nichtstofflicher Art. Sie sind der Geisteswissenschaft bekannt, und ihre Eigenschaften lassen sich genau beschreiben und nachweisen. Ihre Wirksamkeit ist verschieden, je nachdem, ob sie

Vom Ursprung des menschlichen Körpers 29

in festen, flüssigen oder luftartigen Körpern oder in der Wärme tätig sind.

Man muß sich also in aller Eindringlichkeit klarmachen, daß das menschliche Ei nicht wachsen und gedeihen könnte, wenn es nur den Stoffen und Kräften der Erde ausgesetzt wäre; der Kosmos mit all seinen vielfältigen Kräften wirkt vielmehr bei der Entwicklung des Eies und des Embryos entscheidend mit. Das ist ja der Grund für die Forderung der Ärzte, daß eine werdende Mutter täglich genügend spazierengeht, um sich den Kräften der Sonne auszusetzen, und daß sie sich von einer Nahrung nährt, die wirkliche Trägerin kosmischer Kräfte ist. Die Mutter überträgt diese kosmischen Kräfte auf ihr werdendes Kind.

Wenn man also immer nur vom befruchteten Ei spricht und glaubt, dieses allein vollbrächte das Wunder, ein Kind aus sich entstehen zu lassen, dann ist das etwa so, als wenn man behauptete, im Radioapparat sei bereits das ganze Rätsel der daraus tönenden Musik fertig gelöst verborgen. Obgleich die Techniker die Radiowellen keineswegs wirklich kennen, glaubt ihnen jeder, daß es solche Wellen gibt. Wie man weiß, wird die Musik, die aus dem Radio erschallt, von weither gesendet und von lebendigen Musikern gespielt.

Du tust gut daran, dir unter den Kräften, die dir und allen anderen Lebewesen und dem werdenden Kindchen aus dem weiten Weltall zugesendet werden, nicht tote physikalische Kräfte wie etwa die elektrischen Wellen des Radios oder dergleichen, sondern geistige Kräfte vorzustellen, die von liebevollem Interesse an dir und von größter Weisheit erfüllt sind, und als ihren „Dirigenten" den Schöpfer aller Dinge selbst haben.

Wir modernen, nüchternen und sachlichen Menschen müssen den Mut zu klaren Vorstellungen haben, auch wenn diese zunächst fremd erscheinen. Dem Samen des Gänseblümchens oder auch den Stoffen, aus denen die befruchtete Eizelle in deinem Leib besteht, zuzutrauen, daß sie aus sich allein eine Blume oder ein neues Menschlein entstehen lassen könnten, entspricht dieser nüchternen, sachlichen Betrachtungsweise. Wir können aber der wirklichkeitsgemäßen Beantwortung solcher Fragen nicht länger aus dem Wege gehen.

Sicherlich sind unsere Vorfahren der Wahrheit näher gewesen, wenn in vorchristlichen Zeiten ihre großen Weisen von dem Vorhandensein und dem Wirken vernunftbegabter geistiger Wesenheiten sprachen, deren Aufgabe es ist, sich um das Ergehen jedes einzelnen Menschen zu bekümmern. Erst die naturwissenschaftliche Denkweise der letzten Jahrhunderte glaubte, Leben und Wachstum allein aus den chemischen und physikalischen Eigenschaften der Materie erklären zu können. Sie hat sich in diesem Aberglauben völlig festgefahren. Viele moderne Forscher sind übrigens bereits über das bisherige Vorurteil hinausgeschritten, wenn es auch in der Laienwelt noch einige Jahre fortwirken mag.

Die alten Kulturvölker und unsere germanischen Vorfahren sprachen von Göttern, die in bestimmter Weise in den Menschen und in der Natur wirksam waren.

In unserer Zeit scheint von dem alten Wissen über die in der Natur wirkenden „Geister" nicht mehr viel übrig geblieben zu sein, es ist der Zivilisation zum Opfer gefallen. Man muß schon nach Irland fahren, wo ich noch erlebt habe, daß die Menschen mit Sicherheit von den „Feen" sprechen und manche Leute sie noch zu „schauen" vermögen. Man kennt die Orte ihrer Wirksamkeit und umgeht sie beim Bauen von Straßen, Eisenbahnlinien und Überlandleitungen.

Auch in skandinavischen Ländern rechnet man an manchen abgelegenen Wohnplätzen noch mit dem Vorhandensein von „Elementargeistern".

Interessant ist aber, daß auch ganz westlich, technisch eingestellte Menschen unter besonderen Umständen noch koboldartige Wesen erleben; so beschreibt z. B. der berühmte erste Überflieger des Ozeans von Amerika nach Europa, Charles Lindbergh, wie er im Zustand äußerster Ermüdung die Hilfe solcher Wesen erfahren hat. Wenn also durch Ermüdung, Hunger, Erregung sich die Seele aus dem Gehirn herauslockert, dann erlebt auch der Westmensch die Existenz von Naturgeistern und unter Umständen deren

Vom Ursprung des menschlichen Körpers 31

Freundlichkeit und Hilfsbereitschaft. Das beschreibt auch ein deutscher Arzt, der im Paddelboot den Ozean überquerte, im Augenblick höchster Lebensgefahr. Neuerdings aber kommen seltsame Berichte von amerikanischen Fliegern zu uns. Auf langen, anstrengenden Flügen über den Meeren sehen sie „kleine fußhohe Männchen" über die Tragdecks spazieren. Sie nennen sie „Gremlins", was etwa unseren Kobolden entspricht. Die Piloten reden nicht gerne davon, in der Sorge, ausgelacht zu werden und ihr Patent zu verlieren; den Flugmedizinern machen diese Erlebnisse übermüdeter Fernflieger, aber auch der für die Raumschiffahrt trainierenden Flieger große Sorge; selbstverständlich erklärt man sie für „Halluzinationen".

Ganz anderer Art und von weit höherem „Rang" sind die geistigen Wesen, die die urchristliche Weisheit kannte. Sie wurden besonders von Dionysius Areopagita, einem Schüler des Apostels Paulus, als die Engelhierarchien beschrieben. Sie sind die Helfer des göttlichen Schöpfers bei der Erschaffung und Erhaltung des Weltalls und des Menschen.

Niemand wäre auf die Idee gekommen, die Wunder der Menschwerdung in der einseitig physikalisch-chemischen Weise verstehen zu wollen, wie es die Wissenschaft teilweise heute noch versucht. Immerhin ist bei diesem Versuch, wenn er auch als restlos mißglückt anzusehen ist, eine ungeheure Fülle von Einzelheiten erforscht worden, die für das Verständnis des menschlichen Körpers von großem Wert sind. Das wollen wir dankbar anerkennen.

Um es noch einmal auszusprechen: Die „Frucht", wie der Arzt das werdende Kindchen im Mutterleib nennt, entsteht also aus der befruchteten Eizelle, die wie ein Pflanzensamen in den Mutterboden der Gebärmutterwandung eingelegt ist. Und wie beim Pflanzensamen die Kräfte der Erde und die Kräfte des kosmischen Umkreises gemeinsam tätig sind, so wächst die menschliche Frucht zunächst aus den Kräften des mütterlichen Nährbodens, also des mütterlichen Blutes, die das befruchtete Ei „rücksichtslos" an sich zu reißen versteht. Aber wie bestimmte Kräfte die Pflanze durch die Wurzel mit der Erde verbinden, außerdem aber andersgeartete

Kraftwirkungen die Pflanze in der Richtung zur Sonne sich entfalten lassen, so sind auch in der Menschenbildung irdische und kosmische Bildekräfte am Werk. Gerade bei nüchternem Hinschauen erkennen wir in diesem Wirken der Bildekräfte nicht nur hohe Weisheit, Zielstrebigkeit und liebevolles Interesse am irdischen Geschehen. Solche Qualitäten gibt es aber nur bei mit Geist und Seele begabten Wesen. Wer ein Kind in seinem Werden betrachtet, kann daher nicht beim naturwissenschaftlich Erfaßbaren stehenbleiben, denn dieses ist nur die materielle Grundlage für die Existenz auf der Erde.

Der Mensch und die Natur

Schaust du in die Natur, etwa in die Tierwelt, wie da die kleinen Rehkitzen oder die Vögel, oder wie im Schweinestall die Ferkel zur Welt kommen ohne Hebamme und sonstige Hilfeleistung, oft in Wind und Regen, so befällt dich vielleicht so etwas wie Neid. Alles geht so selbstverständlich vor sich ohne Aufregung und ohne viel Umstände. Von Schwangerschaftsbeschwerden bei Tieren in der freien Wildbahn weiß man nur ganz wenig oder nichts. Nur die vom Menschen im Stall gehaltenen Tiere leiden ähnlich wie die Menschen unter Störungen der Schwangerschaft und Geburt. Und während die neugeborenen Tiere bereits kurze Zeit, oft nur ein bis zwei Stunden nach der Geburt sich auf ihre eigenen Beine stellen und bald bei der Mutter Nahrung suchen können, ist das neugeborene Menschlein ein völlig hilfloses Wesen, das ohne sorgsamste Betreuung kaum einige Stunden am Leben bliebe. Die von den Zoologen gemachte Unterscheidung von „Nesthockern" und „Nestflüchtern" ist in diesem Zusammenhang ohne wesentliche Bedeutung.

Für die Tiere und ihr Fortkommen ist von der Natur in jeder Weise gesorgt; die Natur ist die Freundin der Tiere, der Mensch aber würde von derselben Natur zugrundegerichtet, wenn er ihren Kräften allein ausgesetzt wäre. Du siehst, das Tier paßt hinein in die Natur, es wird von ihr getragen und erhalten; es besitzt die

Der Mensch und die Natur 33

natürlichen Instinkte und die körperliche Beschaffenheit, um sich in der Naturumgebung zurechtzufinden, wenn auch anfangs nicht ganz ohne Hilfe seines Elternpaares. Das Tier ist ein Stück Natur.

Die inneren Organe höherer Säugetiere unterscheiden sich grob anatomisch nicht grundsätzlich von den Organen des Menschen, die Niere des Schweines beispielsweise ist sogar vollkommener gebaut als die des Menschen; ähnlich ist es bei der Leber und einigen anderen Organen. Manche Organfunktionen höherer Tiere sind denjenigen des Menschen gleichwertig oder sogar überlegen. Die anatomische Forschung der letzten Jahre ist aber zu sehr überraschenden Ergebnissen gelangt, die kurz zusammengefaßt etwa folgendermaßen ausgesprochen werden können: In keinem Stadium seiner Entwicklung, angefangen vom befruchteten Ei, ist der Mensch Tier. Die befruchtete Eizelle des Menschen ist schon in sehr frühem Entwicklungsstadium deutlich von Affeneiern zu unterscheiden. Damit ist die da und dort noch immer auftauchende Behauptung der Abstammung des Menschen vom Affen endgültig erledigt.

Ein Mensch ist Mensch in jeder Phase seiner Entwicklung, er braucht sich also nicht erst zum Menschen zu entwickeln.

Ein menschliches Ei besitzt von Anfang an nachweisbare Beziehungen zum Organismus seiner Mutter, während ein Hühnerei in einer Kalkschale gebrütet wird und zum Beispiel ein Froschei sich frei im Tümpel entwickelt.

Wäre der Mensch nichts grundsätzlich Anderes als ein Teil der Natur, das höchste Säugetier oder gar ein durch unnatürliches Verhalten in der Verkümmerung begriffenes Säugetier, wie es in verschleierter Form noch immer behauptet wird, so könnte man unsere Kinder tatsächlich wie junge Hunde oder Kälber „aufziehen" und berechtigterweise Bücher über die „Aufzucht" der Kinder schreiben, die sich dann genausogut für die Züchtung junger Tiere eigneten. Der Mensch, als nur „biologisches Wesen" aufgefaßt, ist aber ohne Sinn, ohne Aufgabe und Existenzberechtigung in der Welt.

Kurz gesagt, besteht zunächst der Unterschied zwischen dem höchsten Säugetier und dem Menschen darin, daß das Tier bei der Geburt oder doch kurz nachher alles, was für sein Leben notwendig ist und was seinen ganzen Lebensinhalt ausmacht, bereits kann; der Mensch aber muß alles erst lernen. Besonders das Menschsein muß erst allmählich gelernt werden. Das Tier ist bei der Geburt oder kurz danach fix und fertig, es wird nur größer und stärker; es eilt geradezu in seinem Wachstum vorwärts, bis es in wenigen Wochen oder Monaten geschlechtsreif wird. Dann ist allerdings sein eigentliches Lebensziel bereits erfüllt.

Der Mensch ist dagegen bei der Geburt in allem unfertig, hilflos schlafend im Bewußtsein, unfähig, an der Erhaltung seines Lebens entscheidend mittätig zu sein und ohne die Fähigkeit der Fortbewegung. Verglichen mit dem jungen Tier, ist der Säugling eine Frühgeburt, und zwar nicht nur in seiner Gestalt, sondern auch in allen seinen Lebensäußerungen. Ein neugeborenes Äffchen sieht oftmals reifer und sogar menschenähnlicher aus als manches neugeborene Kind.

Die merkwürdige Stellung, die der Mensch gegenüber der Natur und deren Kräften einnimmt, darf nicht übersehen oder verwischt werden. Es ist nicht ohne weiteres richtig zu fordern, der Mensch solle „naturgemäß" leben. Diese Forderung ist richtig für das Vieh; der Mensch lebt aber erst dann richtig, wenn er die Natur versteht und beherrscht und sich ihrer Kräfte nach von Weisheit geleiteter Auswahl bedient. Die bisherigen Ansichten über das Problem Mensch und Natur bedürfen einer gründlichen Revision.

Der Mensch stammt nicht von den Affen ab, sondern die Affen und die anderen höheren Tiere sind seine in der Entwicklung zurückgelassenen „Verwandten". Viel zu wenig wird die Tatsache beachtet, daß der neugeborene Mensch als einziges Lebewesen auf dem Rücken liegt. Augen und Hände sind der Welt zugewandt, bereit, zu gegebener Zeit aktiv mit der Umwelt in Verbindung zu treten. Die oberen Gliedmaßen dienen wie bei den dem Menschen am nächsten verwandten Säugetieren die Beine hauptsächlich als Stützorgane und Fortbewegungsmittel. Bei der Nahrungsaufnahme an der Mutterbrust ist das Gesicht des Kindes der Mutter zugewandt, im Gegensatz zu allen ihm körperlich verwandten Säugetieren doch die einzig menschenwürdige Haltung. Der Sinn der Schöpfung ist der Mensch, aber die Tiere haben durch ihr Zurückbleiben seine Höherentwicklung erst ermöglicht. Es ist dies eine Art Opfer.

Wir können auf diese Dinge hier nicht näher eingehen; es ist aber zum Verständnis vieler grundsätzlicher Fragen, wie beispielsweise der Ernährung, notwendig, von der gegensätzlichen Stellung des Menschen zu den Naturreichen zu sprechen.

Die Kräfte des Pflanzenreiches oder gar des Mineralreiches sind nämlich dem Menschen im Laufe der Erdentwicklung noch fremder geworden als diejenigen des Tierreiches. Das kann vielleicht am Beispiel der Schwerkraft am ehesten deutlich werden. Diese Naturkraft würde den Menschen dauernd zu Boden ziehen. Solange der Mensch gesund und nicht total ermüdet ist, hält er sich aufrecht, immer entgegen der Schwerkraft. Diese aufrechte Haltung verdankt er nicht einer Naturkraft, sondern der Kraft seines Geistes. Der aufrechte Gang einiger Tierarten läßt sich mit der aufrechten Haltung des Menschen in keiner Weise vergleichen. Der Mensch lebt also kraft seines Geistes dauernd gegen die wichtigste Naturkraft, eben die Schwere. So muß er sich auch gegen andere Kräfte der Natur behaupten und sich dauernd zur Wehr setzen.

Wir werden sehen, wie wir uns auch bei der Ernährung ständig gegen die Kräfte der Nahrung wehren müssen, denn wir würden sonst von jeder natürlichen Nahrung „vergiftet". Die Verdauung besteht ja in der Überwindung der natürlichen Kräfte der Nahrung. So steht der Mensch in allen seinen Lebensäußerungen im Gegensatz zur ihn umgebenden Natur. Davon wird noch viel zu sprechen sein. Nur als Herr über die Natur ist der Mensch lebensfähig.

Von der Vererbungslehre

Im vorigen Kapitel sahen wir, daß es nicht länger haltbar ist, die zweifellos auch vorhandenen nahen Beziehungen des Menschen zu den Naturreichen allein zu berücksichtigen und dabei die gewaltigen Unterschiede zwischen dem Menschen und allen Naturreichen zu verkennen. Eine ähnlich schwerwiegende Verkennung liegt in dem einem modernen Ratgeber für Mütter entnommenen Satz, daß „alle Eigenschaften des Körpers und der Seele eines Menschen grundsätzlich erbmäßig bedingt" seien. Es ist hier nicht von Belang, daß der eine oder andere Forscher heute bereits anders über die Vererbung denkt, praktisch ist diese enge Auffassung von der Vererbung aller Anlagen noch allgemein vorherrschend.

In der Schule lernt man, daß die „Gene" die Träger der Erbanlagen in den Geschlechtszellen sind, und daß sich der Vorgang der Vererbung genau berechnen läßt.

In den letzten Jahren hat die Vererbungsforschung aber die Lehre von der strengen Gesetzmäßigkeit der Vererbungsvorgänge weitgehend widerrufen müssen, denn nur äußerliche Merkmale wie Haarfarbe, Irispigmentfarbe etc. vererben sich streng gesetzmäßig; bei den sonstigen Genwirkungen wurde manche Unregelmäßigkeit festgestellt; man spricht da von Polygenie, Polyphaenie oder Heterophaenie. Es hat sich gezeigt, daß nicht nur der Organismus als Ganzes, sondern auch die Erbanlagen von einem übergeordneten „Kraftfeld" organisiert und geleitet werden. Darunter ist das zu verstehen, was wir im Verlauf unserer Darstellungen als die „höheren Wesensglieder" beschreiben werden, insbesondere was wir den „Bildekräfte-Organismus" nennen, der alle Lebensvorgänge beherrscht. Wichtig ist aber in unserem Zusammenhang, daß die Erbanlagen durch „Mutation", also durch Einflüsse von innen und außen, verändert werden können. Dabei werden die feineren, wertvolleren Anlagen meist eher und stärker verändert als die weniger wichtigen, denn sie sind weniger widerstandsfähig gegenüber schädigenden Wirkungen. So kann das Erbgut leicht verdorben, mindestens aber vergröbert werden, also degenerieren. Aus solchen Vorgängen erklärt sich die Degeneration ganzer Völker, von der die Geschichte berichtet.

Es besteht nun gar keine Nötigung, über diese Fragen anders zu denken, solange niemand an der Behauptung zu zweifeln wagt, daß

Von der Vererbungslehre

der Mensch allein das Produkt seiner Eltern sei. Gerade dieses Wagnis wird aber in diesem Buch unternommen, und es wird aus der folgenden Darstellung hoffentlich einleuchten, weshalb es so dringend an der Zeit ist, die bisherigen Denkgewohnheiten abzulegen, und welche wichtigen Folgerungen für eine neue Auffassung vom Wesen des Menschen daraus erwachsen.

Wenn der obige Satz von der Vererbung aller Eigenschaften des Körpers und der Seele richtig wäre, dann müßte es möglich sein, die genialen Anlagen etwa eines Goethe von seinen Eltern und Voreltern abzuleiten. Das ist zwar oft versucht worden, aber noch nie wirklich gelungen. Niemand wird bestreiten wollen, daß viele Anlagen des Körpers und manche inneren Wesenszüge der Eltern sich im Kinde wiederfinden; im Grunde sind es aber doch sehr häufig nebensächliche und an der Oberfläche liegende Ähnlichkeiten.

Gewiß gab es in der Familie des großen Musikers Johann Sebastian Bach vor ihm und nach ihm zahlreiche gute Musiker, und in anderen Familien gab es ganze Reihen von großen Mathematikern; das sind einwandfreie Tatsachen, an denen nicht gerüttelt werden soll. Ob allerdings solche Anlagen *nur* durch Vererbung zu erklären sind, das ist die Frage, die hier gestellt wird.

Gewisse Grundveranlagungen körperlicher und seelischer Art sind sicher bei jedem Kind von der Geburt an vorhanden und müssen von den Eltern und Ärzten erkannt und weitgehend bei der Erziehung und ärztlichen Behandlung berücksichtigt werden. Daher werden alle Eltern große Enttäuschungen erleben, die versuchen, ihre Kinder nach den Vorstellungen zu erziehen, die sie sich als zu erreichendes Ziel der Erziehung bilden. Ein Kind läßt sich auf die Dauer nicht in eine bestimmte Form pressen, jedenfalls nicht ohne Schaden zu nehmen. Eines Tages wird es zur Auflehnung oder zu schwerer Erkrankung führen, wenn Eltern ihre Kinder zu sehr nach ihren oft gut gemeinten, in Wirklichkeit aber egoistischen Wünschen und Vorstellungen zu erziehen versuchen.

Viele bei der Geburt vorhandene Anlagen können nicht verändert, fehlende nicht ersetzt werden. Ein Kind mit mehr praktischer

Begabung sollte man nicht in einen geistigen Beruf zu zwängen versuchen; das Ergebnis wird durchaus unbefriedigend sein. Vernünftige Eltern lassen ein solches Kind ruhig einen praktischen Beruf ergreifen, auch wenn der Vater Akademiker ist. Ein unmusikalisches Kind sollte man nicht mit einem Musikinstrument quälen; eher sollte man beobachten, ob es nicht andere künstlerische Anlagen mitgebracht hat.

Ebenso wie man aber krankhafte körperliche Anlagen ärztlich behandeln läßt, so braucht man auch schlechte Charakterveranlagungen nicht einfach hinzunehmen. Man muß versuchen, sie zu ändern und wird das je nach dem Lebensalter auf verschiedene Weise tun können.

Alle diese praktischen Fragen beurteilt man heute noch einseitig auf der Grundlage der Vererbungslehre. Aber wieder müssen wir den Einwand machen, daß sie vorwiegend von biologischen Untersuchungen ihren Ausgang nahm. Gregor Mendel, der vor hundert Jahren die ersten Vererbungsgesetze gefunden hat, arbeitete mit Pflanzen. Wir sahen aber, daß der Mensch nicht wie die Pflanzen in die Naturreiche einzuordnen ist, sondern daß er sich darüber hinaus entwickelt hat.

Doch wollen wir nicht übersehen, daß die Vererbungsforschung in den letzten Jahren viele neue Erkenntnisse ergeben hat:

Die menschliche Eizelle ist nur ein 0,4millionstel Gramm schwer und ein zehntel Millimeter groß. „Durch die Befruchtung erhält das Ei den mächtigen Anstoß zu einer Entwicklung, die in der Folge maximal viele Jahrzehnte währt. Ohne den Befruchtungsreiz geht ein Ei schon nach wenigen Tagen zugrunde." Die befruchtete Eizelle stellt die erste Erscheinungsform des Menschen dar; sie besteht aus einem Zelleib und dem Zellkern, beides umschlossen von der Zellmembrane. Der Zelleib funktioniert aktiv, der Zellkern dagegen passiv. Der Zellkern ist der Hauptträger der Vererbung. Man glaubt heute, daß die Zellkerne das materielle Substrat des Gedächtnisses sind.

Anpassung und Vererbung sind die Voraussetzungen für die Zelldifferenzierung, also die Zellteilung und damit die ganze Entwicklung. Dabei erfolgt durch den Zelleib die Nahrungsaufnahme und das Wachstum. Ohne den Zellkern wäre keine Auswirkung der Vererbung auf die Leistungen der Zelle möglich. Die Differenzierung eines Organismus ist die unmittelbare Wirkung von Gestaltungskräften. Diese Zitate nach Professor Blechschmidt kommen den anthroposophischen Anschauungen sehr nahe, nur wird nicht von der Wirksamkeit des Ich des Menschen gesprochen, durch die in das ganze Geschehen die einmalige Prägung zur Individualität jedes Menschen erfolgt. Professor Blechschmidt spricht aber immer wieder von „immateriellen Kräften" und „Stoffwechselfeldern", worunter er Kraftfelder versteht, die die Erbmaterie, Zellkerne, Chromosomen und Gene ergreifen und die ganzen Entwicklungsprozesse überhaupt in Gang setzen. Endlich scheint der bisherige Aberglaube überwunden zu sein, der den materiellen Faktoren Fähigkeiten zuspricht, die Körperteile von sich aus niemals besitzen können. Statt „immaterielle Kräfte" sollte man genauer sagen „geistige Kräfte", denn alle Lebensvorgänge sind Wirkungen des geistigen Ichs. In den Lebensvorgängen erkennt man Ordnung, Weisheit, Zielstrebigkeit und eine dem werdenden Menschlein dienende Liebe, alles Eigenschaften, von denen man mit Sicherheit sagen kann, daß sie nicht von Körpern, sondern nur von den den Körper bildenden geistigen Kräften herstammen.

Von der Einmaligkeit jedes Kindes

„Schon der einzellige menschliche Keim ist ein individueller Organismus." So eindeutig spricht neuerdings Professor Blechschmidt von der Einmaligkeit jedes Kindes und bestätigt damit die Darstellung dieses Buches.

Wie kommt aber mein Kind zu den ganz neuen, von den Eltern grundverschiedenen Merkmalen des Körpers und Eigentümlichkeiten seines Wesens?

Wir wissen, daß die Eiweißsubstanz, aus der fast der ganze Körper besteht, bei jedem von uns individuell gestaltet ist; ebenso wissen wir, daß das Bild der Hautleistchen, das wir vom Daumenabdruck kennen, bei jedem Menschen durchaus einmalig und einzigartig auf der ganzen Erde ist, ja daß sogar die Haare eines Menschen sich in ihrer Feinstruktur von den Haaren aller anderen Menschen unterscheiden.

Im Gegensatz zur Pflanzenwelt, in der die jungen Pflanzen in nichts von den Genossen ihrer Gattung abweichen, und im Gegensatz zu den Tieren, bei denen ebenfalls die Jungen von den Eltern keine grundsätzlichen Gestaltunterschiede aufweisen, finden wir an jedem Säugling, ja bereits an vielen Neugeborenen Körperformen, etwa an der Ohrmuschel, oder sogar Eigenheiten des Wesens, die es in der ganzen Familie und in der Ahnenreihe nicht in genau gleicher Weise gibt; auch in kinderreichen Familien gibt es unter den Geschwistern stärkste Unterschiede. Das geht so weit, daß wir heute unsere Kinder ganz individuell erziehen müssen, ja wir können sie nicht einmal mehr nach einem allgemeingültigen Schema ernähren, ohne ihrer Eigenart Gewalt anzutun. Schon Neugeborene reagieren durchaus individuell.

Es ist daher wichtiger, bei unseren Kindern das Neue, Einzigartige in ihrem Wesen zu erforschen und, wenn dieses Neue gut ist, zur vollen Entfaltung zu bringen, als in der heute üblichen Weise vorwiegend die vererbten Eigenschaften zu beachten. Nicht in dem der Familie bereits Bekannten, Alten, sondern in dem Neuen, das jedes Kind in die Welt hereinträgt, liegt die einzigartige Möglichkeit, daß neue Kräfte, Fähigkeiten oder Ideen zur Wirksamkeit gelangen, die die immer mehr in Verfall geratende Welt so dringend nötig hat. Aus jedem Kinde, das geboren wird, könnte sich ja eine Individualität entwickeln, die der Menschheit entscheidend vorwärts hilft und ihr einen neuen Weg zum lichtvollen Aufstieg aus der gegenwärtigen Verfinsterung weist. Wie oft ist nicht im Verlauf der Menschheitsgeschichte dem Schoße einer durchaus unauffälligen Familie ein führendes Genie entsprossen!

Indem wir auf die Einmaligkeit jedes Kindes, überhaupt jedes Menschen hinweisen, gelangen wir zu folgenden Feststellungen: in der Pflanzenwelt gleicht unter gleichen Lebensbedingungen die Tochterpflanze der Mutterpflanze wie „ein Ei dem anderen". In der

Tierwelt gleicht jedes Exemplar einer Tiergattung dem anderen in körperlicher und seelischer Beziehung; bei den höchstentwickelten Säugetieren gibt es allerdings gewisse Unterschiede, die aber nicht grundsätzlicher Art sind.

Beim Menschen finden sich gewisse Gleichheiten der Volksstämme und Rassen; es hat aber keinen Sinn, beim Menschen von Gattungen und Arten zu sprechen, denn jeder einzelne ist gewissermaßen eine Gattung für sich. Er hat zwar Lebensprozesse und Stoffwechselkräfte wie seine Mitmenschen; er hat Seelenregungen, wie sie ähnlich auch in der Seele aller anderen Menschen schwingen können. Aber darüber hinaus besitzt er ein Fünkchen Geist, dessen Wesen und Streben bei jedem Menschen anders ist. Dadurch ist jeder Mensch unverwechselbar und einmalig.

Dieser geistige Funke ist es, durch den die Seele in einer ganz bestimmten Art und Weise denkt, fühlt und will; durch ihn verlaufen sogar die Stoffwechselvorgänge bei jedem Menschen in besonderen Unterschieden. Der Geist bestimmt auch die Gesten der Hände und seinen Gang, ja, er prägt die einmalige Struktur in jede Zelle des Körpers hinein.

Es erhebt sich die große Frage: Wie kommt diese Einmaligkeit jedes Menschen zustande?

Von der Verkörperung des Kindeswesens

Wir haben zunächst vom werdenden Kind im Mutterleib so gesprochen, als ob es nur seinen lebendigen Körper besäße und sonst nichts. Wir sprachen auch von den Vererbungskräften, durch die dieser Körper Gestalt und Eigenschaften erhält, die in vieler Hinsicht Familienähnlichkeiten erkennen lassen. Dann aber stießen wir auf die Einmaligkeit des Körpers und des ganzen Wesens des Kindes, deren Herkunft aus der bisherigen Darstellung nicht zu verstehen sind.

Wenn wir jetzt den Versuch zur Erklärung des völlig Neuen und Einzigartigen machen, das jedes Kind an sich trägt, so berühren wir damit eines der größten Geheimnisse der Menschwerdung.

Außergewöhnliche Geschehnisse ereignen sich meist an besonderen Orten und unter ganz besonderen Vorbedingungen, und so ist auch der Ort des Geheimnisses, das wir jetzt darstellen wollen, durchaus ungewöhnlich: ich meine den Innenraum der Gebärmutter.

Im Jahre 1954 erschien eine wissenschaftliche Arbeit von N. J. Eastman, einem der bekanntesten Frauenärzte von Nordamerika, unter der Überschrift „Mount Everest in der Gebärmutter". Es war also im Jahre der Erstbesteigung des Mount Everest, des höchsten Berges der Erde, in dem ein Mediziner sich veranlaßt sah, auf die außergewöhnlichen „klimatischen" Verhältnisse hinzuweisen, die in der Gebärmutter zu finden sind und die den auf dem höchsten Gipfel der Erde gefundenen Lebensbedingungen in tatsächlich erstaunlicher Weise gleichen.

Diese Ähnlichkeit bezieht sich vor allem auf den Sauerstoffgehalt. Das werdende Kind in der Gebärmutter muß nämlich mit einer Sauerstoffmenge leben und sich entwickeln, wie sie in der verdünnten Luft und dem höchsten Gipfel der Erde gefunden wurde, ja, eigentlich ist sie noch geringer als dort. Bei so wenig Sauerstoff brauchen die Bergsteiger Atmungsgeräte, für das ungeborene Kind aber sind solche abnormen Luftverhältnisse offenbar genau richtig.

Dementsprechend verhält sich auch die Zahl der roten Blutkörperchen und die Menge des Blutfarbstoffes. Der Embryo besitzt eine Blutzusammensetzung, wie sie ähnlich nur bei Menschen vorkommt, die lange Zeit auf den höchsten Bergen gelebt haben. Unter solchen Lebensbedingungen würden wir Erwachsenen sofort das Bewußtsein verlieren und zugrunde gehen.

Man kann also ohne jede Übertreibung sagen, daß in der Gebärmutter Lebensbedingungen herrschen, wie sie sonst nur auf oder sogar oberhalb der höchsten Bergesgipfel der Erde im Kosmos vorhanden sind. Der Körper des werdenden Kindes ist einerseits in wunderbarer Weise in den Mutterleib eingebettet, der ihm einen idealen Schutz gewährt; andererseits ist er aber außer von der Wand der Gebärmutter von den sogenannten Eihäuten umhüllt und

Von der Verkörperung des Kindeswesens 43

dadurch vom unmittelbaren Anschluß an den mütterlichen Organismus ausgesondert. Die Eihäute sind von der größten Bedeutung für die Entwicklung des Embryos insofern, als sie in der Zeit des Heranreifens der beginnenden Verbindung der Geistseele mit dem Kindeskörper dienen. Im Augenblick der Geburt ist ihre Aufgabe erfüllt; sie werden daher als „Nachgeburt" ausgeschieden. Ähnlich ist es mit der Plazenta, dem sogenannten Mutterkuchen; sie ist ein vom mütterlichen Blut erfülltes Organ und dient der Ernährung des werdenden Kindes; aber der Nahrungsstrom fließt nicht unmittelbar vom mütterlichen Organismus in den Embryo hinüber, sondern erst durch den Filter der Plazenta. So wird der Embryo zwar vom Mutterleib getragen, geschützt und genährt, aber sein Werden und Wachsen vollzieht sich doch weitgehend abgetrennt vom mütterlichen Organismus, und die erwähnten Hüllen ermöglichen ihm ein vom Leben der Mutter in vieler Hinsicht isoliertes Eigendasein.

Aber beim Embryo liegen noch andere ungewöhnliche Verhältnisse vor. Dadurch, daß er im Fruchtwasser schwimmt, ist er der Schwerkraft weitgehend entzogen. Außerdem besitzt der kleine Körper nur eine sehr geringe Menge fester mineralischer Substanz. Der 3–4 Monate alte Embryo besteht zu 93% aus Wasser; selbst bei der Geburt besteht er noch zu 80% aus Flüssigkeit, d.h. nur zu etwa einem Fünftel aus festen Bestandteilen.

Versucht man diese so außerordentlichen wissenschaftlichen Feststellungen zu verstehen, so kommt man zu der Auffassung, daß das werdende Kind im Mutterleib völlig andere Lebensverhältnisse braucht als nach der Geburt. Das Kind vor der Geburt ist also eigentlich noch kein richtiges Erdenwesen, sondern ein dem Kosmos und seinen Kräften anheimgegebenes Wesen.

Tiefste Erkenntnisse über die Lebensbedingungen des Embryos verdanken wir den geisteswissenschaftlichen Forschungen Rudolf Steiners.

Welchen Sinn kann ein solches dem einseitig naturwissenschaftlichen Denken völlig unverständliches Geschehen haben?

Wenn die weisen Lehrer früherer Zeiten unseren Vorfahren ein tiefes Geheimnis klarmachen wollten, benutzten sie eine Bildersprache, von der uns letzte Reste in unseren Märchen und Sagen überliefert sind. Gerade die neueste Forschung hat zur Entdeckung der unerhörten Weisheit geführt, die in den Bildern der unserem heutigen Verstand zunächst so unverständlichen Märchen verborgen liegt. Man erkennt jetzt, daß der Kulturfortschritt der Menschheit durch die Märchen maßgebend beeinflußt wurde, und daß unsere Vorfahren ein tiefes Wissen von den Geheimnissen des Lebens, des Werdens und des Vergehens der Menschen besaßen, von dem wir heute oft nur noch die materielle Seite kennen.

Wenn die Menschheitsführer alter Zeiten also die Geheimnisse der Geburt des Menschen verdeutlichen wollten, sprachen sie vom Storch, der die Kinder bringt. Da die Kinder natürlich auch damals von den Müttern zur Welt gebracht wurden, kann sich dieses Bild des Storches nicht auf die körperliche Geburt bezogen haben, zumal diese ja für niemanden ein Geheimnis war. In den Märchen aller Kulturvölker wird immer wieder von der Hilfe gesprochen, die durch weiße Vögel, Schwäne, Tauben und Störche den Menschen geleistet wird. Die Forschung hat ergeben, daß es sich in diesem Fall immer darum handelt, daß die weißen Vögel die Verbindung herstellen zwischen der geistigen und der irdischen Welt. Das eindrucksvollste Bild einer solchen Vermittlung zwischen Himmel und Erde stellt wohl die Taube bei der Jordantaufe Christi im Evangelium dar (Matth. 3;13).

Wenn also das Märchen davon spricht, daß der Storch die Kinder bringt, so handelt es sich ohne Zweifel um die Einkleidung des aus unserem modernen Bewußtsein weitgehend entschwundenen Vorgangs, daß nämlich sich bei der Geburt Geist und Seele eines Kindes aus der seelisch-geistigen Welt zur Erde begeben. Für unsere Vorfahren war offensichtlich der Geist wichtiger als der Körper.

Wir sprechen beim Sterben eines Menschen davon, daß der Körper den Geist entläßt. Aus dem Märchen vom Storch erfahren wir, auf welche Weise der Geist den Körper bei der Geburt ergreift und ihn als seine Wohnung für ein Erdenleben bezieht. Eine solche

Verbindung des Geistes mit dem Körper verlangt zu ihrem Vollzuge außergewöhnliche Umstände. Aber wir haben ja in den geschilderten Verhältnissen innerhalb der Gebärmutter, unter denen der noch fast unmaterielle Körper des Kindes lebt und heranwächst, alle Vorbedingungen vor uns, die ein solches Sichverbinden ermöglichen. Mit einem schon ganz den Gesetzen der materiellen Welt unterworfenen Körper kann sich ein Geist nicht verbinden. Deshalb muß der Körper des Embryos so beschaffen sein, wie es hier dargestellt wurde. Die ganzen komplizierten Geschehnisse der Schwangerschaft gewinnen unter diesem Blickwinkel einen tiefen Sinn; rein biologisch würde für sie keine unbedingte Notwendigkeit bestehen.

Diesen Vorgang der Verbindung des Geistes mit dem Körper nennt man „Verkörperung" oder mit dem wissenschaftlichen Namen „Inkarnation", was „Einsenkung in das Fleisch" bedeutet. In dieser Verkörperung des Geistes eines Menschen haben wir die grundlegende Tatsache zu sehen, die dem werdenden Kind die Merkmale der Einmaligkeit aufprägt. Das einmalig Neue in jedem werdenden Menschen stammt also nicht von den Eltern, im Gegenteil: der von den Eltern herkommende Körper des Kindes nimmt mit dem Geist etwas gänzlich Neues in sich auf.

Vom Ich des Menschen

Wenn wir in obigem Zusammenhang vom Geist, von der Seele und dem Körper des Menschen sprechen, so müssen dabei die genauen Unterschiede, die zwischen diesen Gliedern des Menschenwesens bestehen, beachtet werden.

Eine Seele hat jedes mit Empfindung und Bewußtsein begabte Lebewesen, also die Tiere und der Mensch. In der Seele gibt es aber ein Zentrum, das nur der Mensch besitzt. Das ist der Geist. Er ist der göttliche Funke, der Seele und Körper eines Menschen je nach seiner Eigenart als Instrument benützt. Da dieser geistige Funke den einzelnen Menschen von allen seinen Mitmenschen unterscheidet, kann man ihn auch das „Ich" nennen.

Dieses Ich ist der innerste Kernpunkt unseres Wesens, die eigentliche, uns in jedem Menschen einmalig gegenübertretende Persönlichkeit.

Man kann nicht genau genug auf den Unterschied zwischen Menschen und Tier hinschauen (siehe *Der Mensch und die Natur*). Das Tier in der freien Wildbahn kennt keinerlei Ausschweifung oder Laster. Die kennt nur der Mensch, und zwar um so mehr, je weiter er sich von der Natur zur Kultur oder Zivilisation „entwikkelt" hat. Das Tier überfrißt sich nie; es hört rechtzeitig auf, wenn der Hunger gestillt ist. So in allem; besonders auch in seinem Triebleben, das streng, geradezu asketisch geordnet verläuft unter enger Bindung an bestimmte Zeiten.

Man könnte also sagen, das Tier führe ein moralischeres Leben als der Mensch. Dies wäre aber ein erheblicher – übrigens oft genug begangener – Irrtum, denn das Tier handelt aus einer zwangsmäßigen Bindung, an in ihm und in seiner natürlichen Umwelt liegende Gesetze. Der Mensch aber ist das einzige Wesen, das „nein" sagen kann; sein Gehirn kann alle nur denkbaren Gedanken denken, seine Hände können nach allem greifen, sein Herz kann alles wünschen und sein Wille alles begehren. Er ist nicht an Gesetze gebunden wie das Tier; er kann weitgehend frei handeln, weil er allein ein „Ich" hat. Mit Hilfe der Erkenntnisse, die ihm das Ich verschafft, hat er die Möglichkeit, sich selbst Grenzen zu setzen für sein Denken, Fühlen und Wollen. Beachtet er diese nicht, so kommt er in Gefahr, sich zu verlieren. Der Mensch, der einfach zu dem zurückkehren wollte, was man so „Natur" nennt, kann leicht unter die Natur ins Chaos hinabsinken.

Es gibt in der Entwicklung gestörte Kinder, die mit drei Jahren noch nicht „Ich" zu sich sagen, die ihre Mutter noch nie richtig angeschaut haben. Ihr Blick vermag nicht an Gegenständen oder Menschen zu haften, sondern irrt unablässig hin und her, ohne das Gesehene klar und bestimmt erkennen zu können. Ihr innerstes Wesen versteht die Eindrücke so wenig, daß Gesichtseindrücke sie entweder völlig unberührt lassen oder aber in panische Angst versetzen. Bei diesen Kranken ist das geistige Zentrum nicht richtig mit der Seele verbunden, so daß ihrem Wesen innere Ruhe, Stetigkeit und die Möglichkeit des Erkennens der Außenwelt fehlt. Sie vermögen sich der geistigen Entwicklungsstufe des Menschen nur zu nähern, wenn ihnen der Arzt oder der Heilpädagoge helfen können. Der Blitz des Erkennens der Mutter ist im Auge eines solchen armen Kindes nie zu entdecken. Sein Blick bleibt leer und stumpf. Was es tut, wird nicht aus einem inneren Zentrum, sondern nur auf Anregung durch Sinneseindrücke getan; und so ist alles ohne Richtung und Ziel. Man kann ein solches Kind nicht erziehen; man kann es auch nicht für seine Taten verantwortlich machen, denn dazu wäre das Vorhandensein eines Ichs nötig. Man kann es nicht einmal ansprechen, denn „es selbst" ist sozusagen nicht vorhanden; es kann ja auch nicht „ich" zu sich sagen. Nur sein Körper ist da, dieser lebt und wächst oft normal heran wie bei anderen Kindern. Ein solches Kind hat auch seelische Empfindungen, Gefühle, Triebe, Leidenschaften; seine Seele ist also in ihren Regungen zu erkennen. Aber ein solches Kind kann sich nicht von innen heraus, also aus wirklichem Erkennen des Gesehenen, freuen, etwa beim Anblick der Eltern oder Geschwister; denn das, was wir hier das Ich nennen, kommt nicht zur vollen Auswirkung, weil es sich aus irgendeinem Grunde nicht ganz verkörpern konnte. Vielleicht wird durch diese Schilderung deutlicher, was unter Leib, Seele und Geist zu verstehen ist. Auf jeden Fall ist die Beschäftigung mit diesen Begriffen zwar kein leichtes, aber doch ein lohnendes Bemühen.

Von der Wiederverkörperung

Wir sahen, daß das Ich bei manchen Kindern, deren Körper einen ererbten oder einen im Mutterleib entstandenen Schaden erlitten hat, sich nicht völlig „verkörpern", inkarnieren, kann. Dann wirkt ein solches Kind krank und unvollständig; sein geistiges Ich konnte den Körper nicht ganz in Besitz nehmen, die Vereinigung von Leib und Geistseele ist nur unvollkommen gelungen.

Das werdende Kind

Manchmal kann dieser komplizierte Vorgang durch besondere Behandlung oder therapeutische Erziehung nachgeholt werden.

Aber auch beim körperlich normal gebildeten, völlig gesunden Kind beginnt die Besitzergreifung der Leibesorgane zwar bei der Geburt, es dauert aber Jahre, bis der von der Mutter geborene Körper vollkommen „durchtränkt" ist vom Ich des Kindes, denn dieses Ich muß die ganze ererbte Materie des Körpers umschmelzen und austauschen, bis nach etwa sieben Jahren kein Rest mehr von den Stoffen vorhanden ist, aus denen der Körper des Neugeborenen einstmals bestand. Ein solcher Stoffaustausch vollzieht sich auch das ganze Leben hindurch; immerfort werden Zellen abgestoßen oder ausgeschieden, sei es von der Haut durch Abschilfern der obersten Hautzellen, durch Nachwachsen der Nägel und Haare, oder sei es durch Abbau von Bestandteilen der inneren Organe, die laufend durch den Darm ausgeschieden werden. Unablässig sind die Stoffe des Körpers in der Ausscheidung und Verwandlung begriffen. Darüber haben gerade neueste Forschungen interessante Tatsachen zutage gefördert. Wenn die zweiten Zähne erscheinen, so ist das der äußere Ausdruck dafür, daß die erste Körperverwandlung beendet ist; der jetzt vorhandene Körper hat stofflich mit dem von den Eltern stammenden Leib nichts mehr zu tun; das Kind hat von diesem Zeitpunkt an eigentlich erst seinen eigenen Körper. Dieser ist vom eigenen Ich „aufgebaut" worden, allerdings in Anlehnung an das von den Eltern stammende „Modell". So entsteht aus dem, was die Eltern körperlich hergegeben haben, und aus dem Neuen, was aus der geistigen Welt sich inkarniert hat, die Einheit des Menschen, bis in die letzte Zelle hinein vom Ich geprägt.

Wenn das Ich oder wie man meist sagt: der Geist den Körper beim Tode wieder „aufgibt", dann zerfällt der Körper, er „verwest". Der Geist, der ja aus göttlicher Substanz besteht, ist aber unzerstörbar und lebt weiter in der geistigen Welt, seiner „Heimat". Eines Tages, vielleicht Jahrhunderte nach dem Tode, senkt er sich aus der geistigen Welt hernieder und inkarniert sich wieder in einem von einem Elternpaar neu gezeugten Körper. Diesen Vorgang nennt man „Wiederverkörperung" oder „Reinkarnation".

Davon wissen alle großen Kulturen der Weltgeschichte, davon spricht die Bibel an einer ganzen Reihe von Stellen; das war unseren Vorfahren und erleuchteten Geistern wie Goethe, Lessing und vielen anderen eine feste Gewißheit, und die Zahl der Menschen, denen dieser Gedanke vertraut ist, ist auch heute wieder erstaunlich groß. Manche kleinen Kinder sprechen wie selbstverständlich davon und sagen etwa: „Wie ich früher auf der Welt war, da war ich der und der". Im Moment allerdings, wenn mit fünf oder sechs Jahren der Erdenverstand, also der Intellekt erwacht, ist dieses Wissen meist verschüttet, so wie es allgemein in der abendländischen Menschheit viele Jahrhunderte lang verschüttet war, was für eine gewisse Zeit notwendig war. In der Anthroposophie Rudolf Steiners und in manchen anderen Weltanschauungen ist viel über diese Probleme gearbeitet und geforscht worden.

Wem diese Gedankengänge völlig fern liegen, der soll sich davor hüten, sie „glauben" zu wollen. Das wäre ganz falsch und jedenfalls unanthroposophisch. Er sollte sich darüber genauer informieren und dann selbst einmal praktisch damit zu leben versuchen. Was für einen Sinn kann ein solches Leben wie das eines geistig gestörten Kindes haben? Wie ist der Tod eines Kindes während der Geburt oder in jungen Jahren zu verstehen? Wie ist es zu ertragen, ein einmaliges Leben nur leben zu können, das so voller Irrtümer und Fehlhandlungen war? Wieviel kann ich in den neuen Lebenswiederholungen selbst tun zur Wiedergutmachung alles dessen, was ich in diesem oder in früheren Leben meinen Mitmenschen Unrechtes getan habe? Bin ich auf die Erlösertat Christi am Kreuz angewiesen, ohne die Verpflichtung und die Möglichkeit zu haben, gewisse Verfehlungen selbst auszugleichen? Eine Fülle von Fragen erhebt sich bei der Vorstellung, daß der geistige Kern, das Ich jedes Menschen nicht nur nach dem Tode in einer verwandelten geistigen Lebensform weiter existiert, sondern aus dieser geistigen Existenz eines Tages in ein neues Erdenleben wiedergeboren wird. Was ist die wirkliche Ursache für diese merkwürdige Tatsache, daß die Kinder sich immer wieder schnell zurechtfinden in den irdischen Verhältnissen?! Manches Neugeborene hat schon bei der Geburt

50 *Das werdende Kind*

ein Aussehen und eine Verhaltensweise, daß man unwillkürlich
denkt: eine ganz reife Seele. Andere machen dagegen einen ganz
„unbefangenen" Eindruck, so, als hätten sie noch nicht viel erlebt;
es scheinen junge Seelen zu sein, die noch nicht viele Wiederverkör-
perungen hinter sich haben. Man sollte solche Gedanken einmal
nachprüfen, indem man immer wieder still am Bett eines Kindes
beobachtend und nachsinnend sitzt und sein Wesen, also das
Wesentliche an ihm, auf sich wirken läßt.

Der Dichter Christian Morgenstern, der uns neben seinen
Galgenliedern Werke voll tiefer Lebensweisheit hinterlassen hat,
prägte das Wort: „Man versteht den Menschen erst sub specie
reincarnationis" (d. h. im Lichte der Wiederverkörperung).

Praktische Folgerungen

Wenn wir durch das bisher Gesagte die Vorstellung erweckt
haben sollten, das Kind sei ein Wesen, das außer dem biologischen
Anteil, also dem lebendigen Körper, auch noch Seele und Geist
besitzt, so wäre diese Darstellung nicht gelungen. Wir müssen
vielmehr unzweideutig aussprechen, daß nicht das Körperliche,
sondern das Geistig-Seelische die primäre Grundlage des Menschenwesens ist. Was auch immer im Körper geschieht, wird vom
Geist verursacht, er steht am Anfang. „Es ist der Geist, der sich den
Körper baut", sagt ein weises Wort Schillers in einem seiner
Dramen. Und so müssen wir sagen: unser Kind ist ein Geistwesen,
ein Ich, das sich für sein Leben auf der Erde in einen Körper
inkarniert, den ihm ein ihm schicksalsmäßig entsprechendes Elternpaar schafft. Unserer Auffassung mögen viele der üblichen Theo-
rien entgegenstehen, es läßt sich aber zeigen, daß sie mit der
Wirklichkeit übereinstimmt.

Die materialistische Weltanschauung der letzten Jahrhunderte
stellte die wirklichen Tatbestände geradezu auf den Kopf. Für den
Materialisten ist ja nur das äußere körperliche Geschehen vorhanden. Wirklichkeitsfremd, wie er in seinem Denken ist, traut er dem
nach seiner Meinung nur aus Erdenstoffen aufgebauten Körper die

Praktische Folgerungen

Fähigkeit zu, aus sich heraus Leben zu entfalten und gar die Äußerungen des Seelenlebens und die schöpferischen Fähigkeiten des Geistes gewissermaßen „auszuschwitzen". Gegenüber der Existenz einer unabhängig vom Körper vorhandenen Geistseele stellt er sich blind.

Ebensowenig dürfen wir uns als Eltern einer weiteren schwerwiegenden Schlußfolgerung aus unserer neu gewonnenen Erkenntnis entziehen: wir sollen uns nicht länger einbilden, wir Menschen könnten die Erzeuger unserer Kinder sein. Das vermag nur Gott, der Schöpfer. Gewiß, ohne die Vereinigung von Mann und Weib und ohne die Darbietung eines Mutterschoßes wird kein Kind geboren. Wir Eltern sind aber nur Helfer bei dem wunderbaren Ereignis der Vereinigung eines neuen Geistwesens mit einem irdischen Körper. Diese Hilfestellung ist der tiefere Sinn jeder Eheschließung.

In dieser Auffassung vom Kinde, das zu uns „hiederkommt", erkennen wir den Anlaß zu der Ehrfurcht, mit der wir dem Kind gegenüberstehen sollen, wie es der am Anfang des Buches zitierte Spruch des römischen Dichters Juvenal sagt. Mit dieser inneren Einstellung werden wir niemals in den Fehler so mancher Eltern verfallen, das Kind als unser Eigentum, als eine Art Besitzstück oder gar als Spielzeug zu betrachten. Solche Fehler rächen sich bitter; die Erfahrung zeigt immer wieder, daß so behandelte Kinder – meist Einzelkinder – den Eltern im späteren Leben durch krassen Egoismus und liebloses Verhalten schwerste Enttäuschungen bereiten.

Was unser Kind von uns und den Vorfahren als Anlagen ererbt hat, bedeutet für die Eigenart seines Ichs oft eine schwere Belastung, mit der es sich manchmal sein ganzes Leben lang auseinandersetzen muß. Es ist darum, wie wir bereits erwähnten, nicht ohne weiteres richtig, vererbte Anlagen besonders zu pflegen und dadurch der individuellen Entwicklung unnötigerweise Schwierigkeiten zu bereiten. In vielen Fällen ist sogar das Gegenteil richtig. Von den Erbanlagen fügen sich ja diejenigen, die der Eigenart des Kindes entsprechen, unauffällig seinem Wesen ein. Schwierig wird es nur mit den vererbten Anlagen, die nicht zur Individualität des Kindes passen. Die unvollkommene Übereinstimmung zwischen den Erbanlagen und dem individuellen Wesen jedes Kindes ist der Grund für manche Krisen, durch die es sich im Laufe der Jahre hindurchkämpfen muß, und zwar sind es vor allem die noch ausführlich zu behandelnden sogenannten Kinderkrankheiten, die dem Kind geradezu als Helfer zur Überwindung nicht passender Vererbungsanlagen dienen. Eltern, Erzieher und Ärzte müssen daher diese für eine harmonische Entwicklung notwendigen Krisenzeiten erkennen, nicht um sie zu unterdrücken, sondern um in großer Zurückhaltung dem Kinde helfend bei deren Überwindung zur Seite zu stehen.

II. Die Schwangerschaft

Eheberatung

Manche Partner suchen vor der Eheschließung den Rat des Arztes, weil gesundheitliche Bedenken bestehen. Wem allerdings das große Glück widerfahren ist, den Ehepartner gefunden zu haben, der ihm vom Schicksal bestimmt ist, wird sich kaum durch ärztliche Einwände von der Eheschließung und dem Willen, Kinder zu haben, abbringen lassen wollen. Das kann auch von jedem Arzt gebilligt werden, für den es sich bei der Verbindung zweier Menschen um mehr als um ein biologisches Ereignis handelt.

Doch wird der Arzt nicht jede im ersten Liebesüberschwang geplante Eheschließung als vom Schicksal gewollt anerkennen beziehungsweise in manchen Fällen Bedenken äußern. Es wird auch immer wieder vorkommen, daß die Partner aus hohem Verantwortungsbewußtsein gegenüber den eventuell zu erwartenden Kindern von einer Eheschließung, zumindest aber von einer Schwangerschaft Abstand nehmen, wie beispielsweise bei schweren körperlichen oder geistigen Erbkrankheiten, z. B. Bluterkrankheit oder Spaltungsirresein.

Ich kenne ein junges Ehepaar, bei dem der Mann an einer vererbbaren Blindheit leidet. Daher verzichteten diese Menschen aus Verantwortung freiwillig auf eigene Kinder und haben im Lauf der Zeit vier Waisenkinder adoptiert. Jeder Besuch, den ich als Arzt in dieser Familie zu machen habe, ist ein zu Herzen gehendes Erlebnis für mich. Dieses Elternpaar hat ein leuchtendes Vorbild edler Menschlichkeit vor uns hingestellt. „Wenn Sie dabei an sich denken und nicht ausschließlich an das Schicksal des Kindes, dann unterlassen Sie besser eine Adoption" sagte einmal der Adoptivvater dieser Kinder zu einem ratsuchenden Herrn.

Jedenfalls ist es falsch, sich gegenüber den möglichen Folgen einer Erbkrankheit blind zu stellen. Beide Ehepartner sollten sich also vor dem Entschluß zur Verbindung ihrer Schicksalswege einer gründlichen ärztlichen Untersuchung unterziehen, insbesondere dann, wenn ein Elternteil selbst ein erbliches Leiden hat, wenn erbliche Erkrankungen in der Verwandtschaft aufgetreten sind, bei einer Eheschließung zwischen Blutsverwandten oder aber in höherem Alter.

Schwangerschaftsberatung

Wird eine Schwangerschaft vermutet, so ist es spätestens nach der sechsten Woche sinnvoll, daß sich die hoffende Frau zu einer Untersuchung zu ihrem späteren Geburtshelfer begibt. Neben der Kontrolle des Blutdrucks, der Nierentätigkeit und der Blutbeschaffenheit (Blutarmut?) handelt es sich vor allem um die Feststellung der Form des knöchernen Beckens, das ja zunächst das Kind aufnehmen und später bei der Geburt durchlassen muß. Ein plattes, rachitisches Becken stellt unter Umständen ein Geburtshindernis dar, auf das der Geburtshelfer vorbereitet sein muß. Der Frauenarzt hat die Möglichkeit, durch Messungen festzustellen, ob das Becken die für die Geburt richtige Weite besitzt.

Auch wenn die erste Schwangerschaftsuntersuchung befriedigend ausfällt, ist eine regelmäßige ärztliche Betreuung anzuraten, gerade wegen der immer häufiger vorkommenden Schädigungen der Kinder im Mutterleib. Dem Arzt sind Auffälligkeiten mitzuteilen, eventuelle familiäre Leiden (Epilepsie, Diabetes u. a.), auch akute fieberhafte Erkrankungen. Ganz besonders sind Blutabsonderungen aus der Scheide anzugeben, auch wenn sie zunächst unbedeutend erscheinen (siehe „Gefahren für das werdende Kind").

Doch sollte bei diesen Untersuchungen neben der körperlichen Seite auch das seelische Anliegen der werdenden Mutter nicht vergessen werden. Durch geduldiges Beantworten der auf sie nun einstürmenden Fragen und Schwierigkeiten kann er ihr zu dem zum Gedeihen der jungen Frucht so erforderlichen seelischen Gleichgewicht verhelfen und damit die vertrauensvolle Basis schaffen für die regelmäßige ärztliche Betreuung und eine komplikationslose Entbindung.

Besonderheiten der ersten drei Schwangerschaftsmonate

Es ist eine ganze Anzahl von Erkrankungen und von Einwirkungen bekannt, die das Kind im Mutterleib schädigen können; dazu gehören Geschlechtskrankheiten (Syphilis), Röteln, Gifte und bestimmte Parasiten (siehe „Gefahren für das werdende Kind"). Von sonstigen Einflüssen sind Schreckerlebnisse zu erwähnen und, was bisher viel zu wenig beachtet wurde, Schäden aus unvollständiger Ernährung der hoffenden Frauen oder aus qualitativ ungenügender, weil mit Schadstoffen durchsetzter, Nahrung. Die neuerdings heraufziehende Gefahr der Verseuchung unserer Nahrung (Lebensmittel und Trinkwasser) durch radioaktive Stoffe bedroht die gesunde Entwicklung unserer Kinder und Kindeskinder durch Keimschädigung der Eltern und ist in ihrem Umfang noch gar nicht vorauszusehen (siehe hierzu auch das zur Polio-Impfung Gesagte).

Die Zeiten sind also vorbei, wo man sich mit dem Glauben trösten konnte, das Kind im Mutterleib sei in seiner Entwicklung ganz selbständig und von den Vorgängen im mütterlichen Organismus so unabhängig, daß diese keine Schädigungen hervorzurufen in der Lage seien.

Gewiß kann man sich einen vollkommeneren Schutz und eine größere Geborgenheit, als sie der Mutterschoß dem Kinde bietet, kaum vorstellen. Trotzdem aber gibt es Gefahren genug, die diese natürlichen Schutzeinrichtungen zu durchbrechen vermögen; doch hängen diese bei näherer Betrachtung eigentlich alle mit unserer Zivilisationsentwicklung zusammen. Bei einigermaßen vernünftigem Verhalten der Mutter sind Schädigungen des Kindes also durchaus vermeidbar; denn vom göttlichen Schöpfer aus ist eigentlich jede nur erdenkbare Schutzvorrichtung für das kleine, empfindliche Wesen getroffen worden.

Sehen wir jetzt einmal davon ab, daß es sicherlich tief im Schicksal mancher Menschen begründet ist, mit mißgebildeten oder kranken Organen geboren zu werden, so scheinen doch diejenigen Forscher Recht zu haben, die eine unzureichende Ernährung der Mutter als Hauptschadensursache des werdenden Kindes annehmen, und zwar unzureichend weniger im Hinblick auf die Quantität als auf die Qualität ihrer Ernährung. Vielen der in Frage kommenden Zivilisationsschäden unterliegen heute fast ausnahmslos alle Mütter; aber die Erfahrung lehrt doch, daß die Kinder von Müttern, die sich vor und in der Schwangerschaft so vollwertig ernährt haben, wie das heute noch möglich ist, wesentlich widerstandsfähiger sind als die Kinder „normal" essender Mütter.

Besonders in England hat man darüber ausführliche Untersuchungen angestellt und dabei beobachtet, daß Kinder aus einem niederen sozialen Milieu (was dort gleichbedeutend mit Hunger und minderwertiger Ernährung ist) mit wesentlich schlechteren Aussichten, was Mißbildungen und Organschäden betrifft, zur Welt kommen.

Angesichts dieser Beobachtungen werden unsere jungen Mütter begreifen, welche Achtsamkeit das werdende Kind während und sogar schon vor Beginn der Schwangerschaft verlangt, wenn es gesund zur Welt kommen soll. Eine gesunde junge Frau, die sich richtig, d.h. vielseitig und mit möglichst in natürlichem Zustand belassener Nahrung ernährt, braucht im Falle einer Schwangerschaft keine Mißbildungen oder Organerkrankungen bei ihrem Kindlein zu befürchten. Aber je schlechter der Gesundheitszustand der jungen Mutter ist, um so wichtiger ist für sie eine möglichst natürliche Verhaltensweise und einwandfreie Kost.

Damit ist nicht eine besonders reichliche Ernährung etwa mit viel Eiern und Fleisch gemeint, sondern viel wichtiger als die Menge ist die Beschaffenheit der Nahrung. Über sie und ihre naturgemäße Zusammensetzung wird in diesem Buch noch ausführlich gesprochen werden.

Aber nicht nur zur Vermeidung von Entwicklungsstörungen und späteren Krankheiten ist eine sorgfältig und vielseitig ausgewählte Ernährung der jungen Mutter notwendig, sondern auch zur Erhöhung der funktionellen Leistungsfähigkeit des Neugeborenen. Selbst die Geburt überstehen Kinder von richtig ernährten Müttern besser als andere.

Besonderheiten der ersten Schwangerschaftsmonate 57

Durch die Fortschritte der Kinderheilkunde konnte die Sterblichkeit der Säuglinge in den letzten fünfzig Jahren gewaltig gesenkt werden; aber immer noch gibt es verhältnismäßig viele Kinder, die durch Schwierigkeiten, die mit der Geburt zusammenhängen, sterben oder aus anderen Gründen die ersten Lebenstage nicht überleben.

In den Hungerzeiten, die einzelne Völker Europas infolge der Kriege durchzumachen hatten, konnte man immer wieder beobachten, daß man durch Zusatzernährung der schwangeren Mütter den Prozentsatz der Sterbefälle der Kinder während und kurz nach der Geburt herabsetzen kann. Die kindliche Entwicklung im Mutterleib ist also durchaus beeinflußbar, und zwar ganz wesentlich durch die Qualität der mütterlichen Ernährung.

Gegen die Auswirkungen des Schwangerschaftserbrechens sind die werdenden Kinder weitgehend geschützt. Bei schwerem und sehr lang dauerndem Verlauf des Erbrechens bedürfen sie nach der Geburt aber doch besonders genauer Beobachtung und ärztlicher Betreuung, und zwar auch noch während der ersten Lebensjahre. Auf jeden Fall sollte sich eine Mutter mit schwerem Erbrechen in der Schwangerschaft unbedingt in ärztliche Behandlung begeben. Ich habe immer wieder die Erfahrung gemacht, daß man mit biologischen Methoden in den meisten Fällen erheblich helfen kann. Man muß in einem solchen Fall alles tun, um eine mangelhafte Versorgung mit Mineralsalzen (Eisen, Kalk) und Vitaminen zu beheben.

Oft spielen bei diesen Schwangerschaftsbeschwerden auch seelische Momente eine größere Rolle, als die jungen Mütter sich und dem Arzt eingestehen wollen. Die neue innere Orientierung, die Einstellung auf das Kind, das jetzt Opfer von der Mutter verlangt, muß ganz bewußt und möglichst bald vollzogen werden. Wie oft habe ich erlebt, daß unerwünschte Kinder an Magenpförtnerkrampf erkrankten. Sicherlich erklären sich auch andere Erkrankungen des Kindes aus organischen oder seelischen Störungen bei der Mutter.

Zu den Gefahren, die einem werdenden Kinde besonders in den ersten drei Schwangerschaftsmonaten drohen, muß man unbedingt die Röntgenstrahlen rechnen. Ganz besonders in der ersten Zeit, wo die Anlagen aller inneren Organe sich bilden, aber auch während der ganzen Schwangerschaft sollten Röntgendurchleuchtungen und vor allem Röntgenaufnahmen des Bauches nur in besonderen Notfällen gemacht werden, das gleiche gilt für die leider immer mehr zur Routine werdenden und ohne ernsthaften Grund durchgeführten Ultraschalluntersuchungen.

Über Schwangerschaftsbeschwerden

In vorangegangenen Kapiteln wurde bereits dargestellt, daß ein Kind nicht einfach als eine Art Erzeugnis der Eltern zu verstehen ist. Das Wort „Niederkunft", das heute törichterweise auf die Mutter angewandt wird, während eben doch das Kindlein „herniederkommt", deutet, wie so oft die Sprache tiefe Weisheiten ausdrückt, auf ein Herniederkommen aus der geistigen Welt hin. Die eigene Art des neuen, zur Erde strebenden Wesens bringt es mit sich, daß es nicht ohne weiteres in die leibliche Hülle, die die Eltern ihm bieten, hineinpaßt. Es muß sich erst hineinfinden oder sogar hineinkämpfen, um sich „verkörpern" zu können. Dieser Vorgang ist die tiefere Ursache der Schwangerschaftsbeschwerden. Die Störungen des „Sicheinlebens", für die keine befriedigende andere Erklärung vorhanden ist, lassen den geschilderten Verkörperungsvorgang erst richtig verstehen, wie man ja oft erst bei nicht normalem Verlauf eines Vorganges aufmerksam wird und zum Verständnis des normalen gelangt.

Wenn du, liebe junge Mutter, versuchst, in dieser Weise deine Beschwerden, die dir vielleicht viel zu schaffen machen, als sinnvoll und notwendig zu verstehen, wirst du sie leichter ertragen.

Es ist ja wirklich kein echtes Ideal, sich ein Kind zu wünschen, das einem selbst in allen Dingen ähnlich ist. So wird ein Kind von sehr ausgeprägter Eigenart seiner Mutter vor der Geburt und auch im späteren Leben sicherlich manche Schwierigkeiten bereiten,

Über Schwangerschaftsbeschwerden

mehr als ein Kind mit großer Familienähnlichkeit. In einem solchen Fall sollten die Eltern besonders aufmerksam sein; denn sie sind dazu ausersehen, einem Menschen-Ich zur Verkörperung zu verhelfen, das eine besonders ausgeprägte Individualität ist, von dem also auch unter Umständen besonders wertvolle Taten zu erwarten sind.

Jedenfalls siehst du, daß die körperlichen Beschwerden, wie überhaupt alle körperlichen Vorgänge, aus sich selbst heraus nicht zu verstehen sind und oft geradezu sinnlos, ja grausam erscheinen müssen. Nur als Ausdruck der hinter ihnen sich vollziehenden geistigen Vorgänge werden sie sinnvoll und verständlich.

Zwar gibt es eine naturwissenschaftliche Erklärung für deine Beschwerden, z. B. daß sich die verschiedenen Eiweißarten des Kindes und der Eltern, die bei einer Empfängnis zusammentreffen, nicht vertragen. Diese chemische Erklärung wollen wir als Teilerklärung gelten lassen, aber die verschiedenen Eiweißarten von Vater, Mutter und Kind konnten sich ja nur so bilden, wie sie geworden sind, weil jeder Mensch ein einzigartiges Ich besitzt.

Gerade in der Beobachtung, daß das Kind eine neue Eiweißart bilden kann, die unter Umständen wie Gift auf die Mutter wirkt, sehen wir ja einen Beweis für unsere Auffassung, daß sich ein ganz neues Wesen in dem von den Eltern gelieferten Leib verkörpert. Im Moment der Geburt sind die Beschwerden plötzlich nicht mehr vorhanden, denn nun ist ja der körperliche Zusammenhang gelöst. In ganz seltenen Fällen geht allerdings die Unverträglichkeit des mütterlichen und des kindlichen Eiweißes so weit, daß das Kind sogar die Muttermilch nicht verträgt.

Infolge einer Schwangerschaft entstehen leichtere und manchmal ernstere Störungen besonders bei Frauen, die der Umstellung auf den neuen Zustand und den daraus sich ergebenden größeren Anforderungen in irgendeiner Hinsicht nicht voll gewachsen sind. Die Beschwerden können übrigens in der ersten Schwangerschaft erheblich sein, bei einer folgenden aber gänzlich fehlen und umgekehrt.

Das morgendliche Übelsein und Erbrechen, bei dem nur Magenschleim, selten aber Speisen entleert werden, führt nicht zur Gewichtsabnahme. Es kann oft durch Kauen von rohen Haferflocken gebessert werden, oder man trinkt täglich drei bis vier Tassen Leber-Gallen-Tee.

Manchmal kommt es aber zu schwerem, kaum stillbarem Erbrechen der aufgenommenen Speisen. Hierbei sollte unbedingt der Arzt um Rat gefragt werden, zumal oft jede Eßlust fehlt und erhebliche Gewichtsverluste eintreten können.

Weitere Beschwerden sind das Sodbrennen, dem man mit Heilerde innerlich oder einigen Haselnüssen begegnet, die man solange kaut, bis ein geschmackloser Brei im Munde entstanden ist. Heruntergeschluckt bindet er die Magensäure.

Oder starker Speichelfluß, weit mehr als ein Liter pro Tag, tritt ein. Er wird oft durch gut gekaute Wacholderbeeren gebessert.

Bei Schwellungen im Gesicht oder an den Beinen muß der Arzt unbedingt aufgesucht werden; man bringt praktischerweise eine Probe des Nachturins gleich mit. Handelt es sich dabei bloß um Stauungen, so eignet sich das Hauttonikum (Weleda), das man in die Haut reibt, gut zur Beseitigung dieser Beschwerde.

Vor allem starke Müdigkeit ist manchmal auf Blutarmut zurückzuführen und bedarf der Untersuchung. Es ist aber falsch, ohne Blutuntersuchung irgendein Eisenpräparat zu nehmen. Dasselbe gilt von anderen Medikamenten, Vitaminpräparaten usw. Man hüte sich vor allem vor dem künstlichen Vitamin D in jeder Form. Eine festgestellte Blutarmut bedarf dringend der Behandlung, ebenso eine Kreislaufschwäche.

Besonders in den letzten Schwangerschaftsmonaten sollte der Urin wiederholt untersucht werden, auch wenn keine besonders auffallenden Beschwerden wie Kopfschmerzen und Übelkeit bestehen.

Erschwerung des Atmens, besonders in den letzten drei Monaten, ist durch die Raumbeengung im Leib verständlich; ihr versucht man durch ruhiges, tiefes Atmen (hauptsächlich Ausatmen!) abzuhelfen. Gleichzeitig besteht oft Herzklopfen, das meist auch keiner

Über Schwangerschaftsbeschwerden 61

besonderen Behandlung bedarf. Ähnlich ist es mit Schmerzen im Ischiasnerv.

Dagegen sollte man venöse Blutstauungen in den Beinen, die zur Entstehung von Krampfadern führen, beachten und behandeln lassen. Hierbei hilft oft außer bestimmten Kreislaufmitteln eine Wickelung mit einer elastischen Binde, ein Gummistrumpf oder Kreislaufstrümpfe.

Größte Aufmerksamkeit ist einer geregelten Verdauung zu widmen. Notfalls nimmt man morgens einen Brei aus Weizenschrot, Weizenkeimen und einheimischen, ungemahlenen Leinsamenkörnern (je einen Eßlöffel abends einweichen in einem Viertelliter Wasser unter Hinzufügung von ein bis zwei zerschnittenen Feigen oder Pflaumen, morgens kalt oder angewärmt als erstes Frühstück essen).

Zu den häufigsten Störungen der Erwartungszeit gehören Hämorrhoiden am Darmausgang und an den Schamlippen. Sie können der werdenden Mutter erhebliche Beschwerden machen und die freudige Stimmung, die in dieser Zeit vorherrschen sollte, trüben. Besonders bei lange berufstätig gewesenen Frauen treten solche Blutumlaufstockungen im Unterleib auf. Hier muß und kann der Arzt helfen; in leichteren Fällen kann man sich mit den Hämorrhoidalzäpfchen der Weleda behelfen, die ein kreislaufanregendes Mittel enthalten.

Außerdem sorgt man bei diesen Beschwerden besonders sorgfältig für die Verdauung und macht jeden Abend ein etwa sechs Sekunden dauerndes kaltes Sitzbad (nicht länger!), hüllt den Unterleib dann ohne Abtrocknen in ein Frottiertuch und legt sich sofort zu Bett. Eine solche Kaltwasseranwendung ist aber nur dann angebracht, wenn sie anschließend ein wohltuendes Wärmegefühl auslöst. Bei ungenügender Durchwärmung des Körpers regt man die Blutzirkulation durch eine Bürstenmassage an; bei Besserung der Hautdurchblutung kann man nach der Bürstung eine kurze kalte Abreibung anschließen. Ganz allgemein gilt der Grundsatz, daß irgendwelche Bäder oder sonstige Anwendungen mit kaltem

Wasser nur an Körperteilen gemacht werden dürfen, die vorher genügend warm waren.

Alle möglichen Eßgelüste, Geschmacksänderungen und auffälliger Betätigungsdrang oder auch Unlustgefühle gehören ebenso zu den Schwangerschaftsbeschwerden wie Ängste, depressive Verstimmungen und starke Stimmungsschwankungen. Bei den letztgenannten Erscheinungen kann die Mariendistel oder das Johanniskraut als Tropfen, Kapseln oder Tee genossen helfen, indem sie den gestörten Lebensstoffwechsel anregen.

Wie verhalte ich mich in der Schwangerschaft, um Schädigungen des Kindes oder eine Fehlgeburt zu vermeiden?

Die vielen jungen Ehefrauen, die berufstätig sind, müssen verstehen lernen, daß die Mutterschaft jetzt ihr eigentlicher Beruf ist. Die ganze Lebenseinstellung wird dadurch verändert, und oft wird man zu der Erkenntnis gelangen, daß die Rücksicht auf diesen neuen Beruf wichtiger ist als alle bisherigen Berufsgründe, auch wenn dadurch das Einkommen der Familie geringer wird. Aber das muß die junge Mutter selbst entscheiden; hier können nur einige Ratschläge gegeben werden, die nach Möglichkeit eine Schädigung des werdenden Kindes ausschließen.

Du solltest dir genügend Ruhe verschaffen, also früh zu Bett gehen und nach dem Mittagessen ein bis zwei Stunden ganz entspannt ruhen, und zwar völlig entkleidet im Bett.

Ungünstig ist jede Bewegung, die den Eigenrhythmus des Organismus in Unordnung bringt, also vor allem Schreibmaschinenschreiben, Nähen auf der Maschine und viele sonstige Maschinenarbeiten, wenn sie stundenlang geschehen; ebenso einseitige, sitzende Tätigkeit mit nach vorn gebeugtem Oberkörper.

Wichtig ist auch, keine extremen Veränderungen in der Höhenlage des Aufenthaltsortes vorzunehmen, also nicht aus der Tiefebene ins Hochgebirge und umgekehrt zu reisen, wenn nicht gerade ein äußerer Zwang dazu vorliegt; auch das Fliegen wird man tunlichst unterlassen.

Wie verhalte ich mich in der Schwangerschaft? 63

Du solltest wie jede andere erwartende Frau auf jeden Fall schweres Tragen, Heben und starkes Recken, z. B. beim Wäscheaufhängen, aber auch längeres Niederhocken vermeiden; ebenso Omnibus- und Autofahrten über größere Strecken oder gar das Mitfahren auf dem Motorrad, also alles, was den Körper stark stößt und erschüttert, besonders in den ersten und letzten drei Monaten der Schwangerschaft.

Man sollte sich hüten, sich während der Tragezeit „mit ganzer Seele" an eine Tätigkeit „zu verlieren"; dazu gehören auch manche Arbeiten im Beruf der Hausfrauen, z. B. Teigrühren, Garnwickeln, Stricken. Die vielseitige Tätigkeit der Hausfrau ist an sich die günstigste für diese Zeit, wenn man sich nicht gerade beim Wäscheaufhängen allzusehr reckt. Im Sitzen solltest du die Beine nicht so viel übereinanderschlagen.

Aber die Hausfrau darf nicht glauben, daß ihre Tätigkeit im Haushalt oder auch die Einkaufswege das regelmäßige Spazierengehen mit ganz gelöster Seele ersetzen können. Ausgiebige tägliche Bewegung in Licht und Luft gehört dem Kindlein in dir. Du tust also gut daran, regelmäßig zu wandern oder spazierenzugehen, aber in den späteren Monaten der Schwangerschaft bedeutet eine Viertelstunde körperlicher Bewegung so viel an Leistung wie sonst etwa eine Stunde.

Bei zunehmendem Wachstum der Gebärmutter wird die Bauchatmung naturgemäß immer mehr ausgeschaltet und die werdende Mutter muß sich vorwiegend auf die Brustatmung umstellen. Zu diesem Zweck macht man bei geöffnetem Fenster und in leichter Kleidung Atemübungen mit Einatmung und Ausatmung durch die Nase; dabei werden die Arme elastisch schwingend gehoben und gesenkt. Der Hauptwert muß auf die restlose Ausatmung gelegt werden; es wird aber sofort wieder eingeatmet, wenn sich die Lunge entleert hat. Ebenso wird auf der Höhe der Einatmung keine längere Pause gemacht, sondern bald wieder ausgeatmet. Dreimal täglich zehn lange Atemzüge genügen.

Über eine spezielle Schwangerschaftsgymnastik läßt man sich am besten vom Arzt oder einer darin erfahrenen Krankengymnastin beraten. Jede Übertreibung ist dabei von Übel. Mehr dazu im Kapitel: *Von der schmerzfreien Geburt.*

Vermeide alle starken Abführmittel und versuche, Verstopfung durch Diät mit genügendem Genuß von Wasser oder durch abführende Tees zu regeln, z.B. nicht zu starken Hamburger- oder Clairotee, oder durch den vorher beschriebenen Leinsamenbrei (siehe *Über Schwangerschaftsbeschwerden*).

Über die neuesten Erkenntnisse vom Rauchen wird noch berichtet werden (siehe *Vom Rauchen in der Schwangerschaft und der Stillzeit*).

In den ersten drei Monaten der Schwangerschaft und vom siebenten Monat an kommen Fehlgeburten bzw. Frühgeburten nicht ganz selten vor, besonders, wenn es sich um die erste Schwangerschaft überhaupt handelt oder wenn schon einmal eine Fehlgeburt vorgekommen war.

Neuere Untersuchungen haben einen deutlichen Zusammenhang zwischen sexueller Aktivität und Fehl- oder Frühgeburt aufgezeigt. Vermeide also bei vorhandener Gefahr jeden Geschlechtsverkehr, besonders zur Zeit der sonst fälligen Periode.

Die Anzeichen einer drohenden Fehlgeburt sind Blutungen und Schmerzen, ähnlich wie bei einer Periode. Im Falle solcher Beschwerden lege dich sofort zu Bett und bleibe in Rückenlage mit ganz stillgehaltenen Beinen liegen, bis der Arzt erscheint. Bei frühzeitigem Eingreifen kann in vielen Fällen eine Fehlgeburt vermieden werden.

Welche Zeichen bedeuten Gefahr in der Schwangerschaft?

In der Erwartungszeit bist du vor vielen Gefährdungen behütet. Es ist, als ob du unter einem besonderen Schutz ständest. Von sonst üblichen Krankheiten bleibst du weitgehend verschont. Die Mehrzahl der jungen Frauen fühlt sich während der Schwangerschaft besonders wohl, gesünder als in jeder anderen Zeit ihres Lebens. Sie sind leistungsfähiger, seelisch ausgeglichener und widerstandsfähiger gegenüber Infektionen und Krankheiten überhaupt.

Es geschieht daher eigentlich nur aus Vorsicht und zur Beruhigung, wenn hier auf einige Anzeichen hingewiesen wird, die dich veranlassen müssen, den Arzt oder mindestens die Hebamme um Rat zu fragen:

1. Blutungen, ähnlich der Monatsblutung, wenn auch geringer.
2. Stärkere Übelkeit und Erbrechen nach dem dritten Schwangerschaftsmonat und erhebliche Schwächezustände.
3. Schwellungen der Hände, Knöchel und Augenlider.
4. Starke und andauernde Kopfschmerzen oder Sehstörungen.
5. Gewichtszunahme von mehr als einem Kilogramm pro Monat.

Vergiß nicht, dem Arzt eine Probe des Nachturins mitzubringen!

Darf ich in der Schwangerschaft Sport treiben?

Ich wünsche dir, daß du die Zeit, in der du dein Kind erwartest, als deine gesündeste Lebensperiode bezeichnen kannst. Aber Gesundheit ist nicht gleichbedeutend mit Robustheit in körperlicher Hinsicht. Wenn du dich völlig frisch und leistungsfähig fühlst, obgleich du einen großen Teil deiner Kräfte dem neuen Wesen, das in dir wohnt, zur Verfügung stellst, so ist das eine ganz große Leistung.

Es wäre falsch und der Feinheit all der komplizierten Vorgänge, die sich in dir ereignen und von denen wir anfangs schon sprachen, wenig entsprechend, wenn du ausgerechnet jetzt sportliche Leistungen zu vollbringen trachtest. In diesen Monaten gilt es nicht, Kräfte nach außen zu verbrauchen, sondern nach innen zu schicken.

Intensive Gymnastik, auch Eurythmie, Turnen und alle extremen Bewegungen der Gliedmaßen fallen also aus, ebenso natürlich Skilaufen und Reiten wegen der Gefahr des Stürzens. Tennisspielen, Leichtathletik und Geräteturnen müssen jetzt unterbleiben. Schwimmen, wenn es nicht gerade bei starkem Wellenschlag in der See oder in sehr kaltem Wasser geschieht, ist in der ersten Schwangerschaftshälfte erlaubt und sogar erwünscht. Selbstverständlich unterläßt man das Springen und das Tauchen. Mäßiges Radfahren ist für Geübte zulässig.

Wie wirkt sich frühere sportliche Betätigung auf Schwangerschaft und Geburt aus?

Der heutige Sportbetrieb ist an sich für eine spätere Schwangerschaft wenig günstig. Als früherer Sportarzt habe ich auf diesem Gebiet zahlreiche Erfahrungen sammeln können. Es ist leider eine sehr betrübliche Tatsache, daß Sportlerinnen häufig versagen, wenn sie eine Schwangerschaft oder Geburt zu bestehen haben. Die Reservekräfte ihres Kreislaufes haben sie den Rekorden geopfert, besonders die Schwimmerinnen. Die Beckenmuskulatur der Turnerinnen und der Leichtathletinnen ist oft hart und dick, statt weich und elastisch zu sein. Wirbelsäulen und Bandscheiben der Reiterinnen sind nicht selten geschädigt.

Das oft männlich-eckige und harte, wenig schöne Aussehen der Rekordsportlerinnen verrät die ungesunde und schädliche Wirkung solchen schon zur Berufsarbeit gewordenen Sportbetriebes.

Aus diesen Beobachtungen muß leider der Schluß gezogen werden, daß der Rekordsport, wie er heute betrieben wird, die Grenzen des Vernünftigen überschritten hat. Damit wird natürlich nichts gegen den Sport an sich gesagt. Unsere Jugend treibt gegenwärtig sicher eher zu wenig als zu viel Sport. Er sollte wieder mehr als Spiel und nicht als eine todernste Sache betrieben werden (siehe *Sportliche Betätigung*).

Was soll ich in der Erwartungszeit essen?

Wer in seiner Lebensweise und seinen Eßgewohnheiten immer schon genügend Rücksicht auf seine Gesunderhaltung genommen hat, braucht bei eingetretener Schwangerschaft nicht viel zu ändern. Du kannst also essen, worauf du Lust hast, und kannst auch den in diesem Zustand auftretenden Gelüsten nachgeben. Dabei ist es

Was soll ich in der Erwartungszeit essen? 67

richtiger, einmal eine Mahlzeit einzuschieben als zu viel auf einmal zu essen. Regelmäßige Essenszeiten solltest du aber nach Möglichkeit einhalten.

Es ist selbstverständlich, daß du in der Erwartungszeit mit Tee und Kaffee sehr vorsichtig bist; dazu gehört auch der ziemlich viel Coffein enthaltende Mate-Tee. Warnen muß der Arzt vor dem Genuß von „koffeinhaltigen Erfrischungsgetränken", die unter verschiedenen Decknamen angeboten werden. Diese enthalten zwar nur wenig Koffein, aber mehrere bedenkliche Drogen; am bedenklichsten ist aber ein Zusatz von Orthophosphorsäure, von dem die aufpeitschende Wirkung ausgeht. Diese Säure kann die Leber schädigen, zumal das Getränk, wie die Reklame sagt, eiskalt getrunken werden soll. Ebenso vermeidet man scharfe Gewürze.

Alkoholgenuß kommt in dieser Zeit nicht in Frage (siehe *Alkohol in der Schwangerschaft*), ebensowenig das Rauchen, über das in einem besonderen Kapitel neueste Forschungsergebnisse mitgeteilt werden (siehe *Vom Rauchen in der Schwangerschaft und der Stillzeit*).

Unsere heutige Kost enthält meist zu viel Eiweiß; Eier, Fleisch und Fische sollen daher auch in der Ernährung der jungen Mutter nur in kleinen Mengen genossen werden. Das tägliche Ei ist absoluter Unsinn. Eier, die älter sind als acht bis zehn Tage, haben übrigens längst nicht mehr den ursprünglichen Wert.

Als Fleisch wählt man möglichst das von jungen Tieren. Bei Umstellung auf vegetarische Kost darf kein Mangel entstehen, besonders nicht an Eiweiß. Den normalen Eiweißbedarf deckt man vor allem durch Milchprodukte. Man vermeidet alle blähenden Gemüse, besonders Kohlarten, und achtet dabei nach Möglichkeit auf eine einwandfreie Düngung.

Im ersten Vierteljahr der Schwangerschaft ist das Bircher-Müsli besonders empfehlenswert, dafür vermeidet man ein Überangebot von Mehl- und Teigwaren. Im zweiten Vierteljahr wählt man mehr die süßen Früchte, z.B. Südfrüchte, zu denen auch die süßen Mandeln gehören.

Im dritten Vierteljahr der Schwangerschaft bevorzugt man in der Nahrung Getreidegerichte wegen ihres Mineralgehaltes (Weizen, Gerste, Grünkern, Roggen, Hirse; weniger Hafer).

Diese Anregungen sollen in keiner Weise engherzig befolgt werden, denn in der Ernährung ist jede Einseitigkeit und jeder Fanatismus von Übel. Deshalb vermeide ich ganz bewußt jede Vorschrift, etwa die Umstellung von einer bisher gemischten auf eine vegetarische Kost oder gar auf übertriebene Rohkost; letzteres schon nicht, weil die minderwertige Qualität unserer Gemüse fast überall den Genuß in ungekochtem Zustand unmöglich macht.

Zur täglichen Kost einer werdenden Mutter gehört aber in jedem Fall: hochwertiges, möglichst dunkles Roggenbrot; Milch, auch in Form von Sauermilch, Buttermilch, Dickmilch, Joghurt oder Kefir, und zwar in einer Menge von mindestens einem Viertelliter pro Tag; Gemüse in frischem Zustand und jede Art von Salat (Kopf-, Feld-, Endivien-, Kresse-, Hopfen-, Gurkensalat); Obst, möglichst aus unserem Klima, je nach der Jahreszeit und möglichst täglich Gewürzkräuter wie Petersilie, Schnittlauch, Basilikum, Bohnenkraut, Pimpernell, Liebstöckel, Thymian, Majoran etc. Letztere kann man auch in pulverisierter Form den Speisen zufügen, wie sie in den Reformhäusern und Naturkostläden zu haben sind. Natürlich bevorzugt man frische Kräuter, die sich jede junge Frau notfalls in Blumentöpfen ziehen kann. Neuere Forschungen (G. A. Winter u. a. m.) machen es wahrscheinlich, daß die in den Gewürzkräutern entdeckten Stoffe und Kräfte es sind, die unseren Eltern und Vorfahren die größere Widerstandsfähigkeit gegenüber Infektionen verschiedener Art verliehen haben; unsere Anfälligkeit sollte Anlaß genug sein, den Gewürzpflanzen eine ganz neue Beachtung zu verschaffen (siehe *Lebensförderung durch Gewürze*).

Es ist ein oft vorkommender Irrtum zu glauben, daß reichlicher Obstgenuß das Gemüse ersetzen könne. Gemüse enthält unentbehrliche Mineralsalze, die im Obst fehlen.

Die Regelung der Verdauung ist eine Frage der Eßgewohnheiten; hierbei ist das richtige Brot von besonderer Wichtigkeit. Zu empfehlen sind alle Qualitätsbrote, besonders Demeter-, Steinmetz-, Felke-, Waerlandbrot, Pumpernickel und andere, vor allem die im Holzofen gebackenen dunklen Brotsorten. Selbstverständlich vermeidet man sorgfältig, frischgebackenes Brot zu essen.

Nicht selten entsteht Verstopfung durch zu geringe Flüssigkeitsaufnahme. Man trinkt dann Kräutertees und Fruchtsäfte oder die verschiedenen Elixiere (Sanddorn, Hagebutten, Schlehen usw.); Frischmilch bewirkt oft Verstopfung und Blähungen.

Empfehlenswert ist auch das Kollathfrühstück, das im Reformhaus zu haben ist; ebenso die Kruska.

Was kann ich für die Erhaltung meiner eigenen und der werdenden Zähne des Kindes tun?

Eine oft gehörte Redensart sagt, daß jedes Kind die Mutter einen Zahn kostet.

Diese Einstellung solltest du dir auf keinen Fall zu eigen machen, denn bei richtigem Verhalten ist die Opferung deiner Zähne in der Schwangerschaft durchaus unnötig, wenn auch das Kind viel Kalk und andere Salze zu seiner Entwicklung braucht. Viele junge Frauen glauben, eine Schädigung ihrer Zähne durch Einnehmen von irgendwelchen Kalk- oder Vitamintabletten vermeiden zu können. Doch das ist ein Irrtum, der schon oft zu großen Enttäuschungen geführt hat.

In jeder halbwegs gesunden Nahrung, besonders aber in der Milch, im Käse, in gutem Brot und im Gemüse, ja oft schon im Trinkwasser, ist viel mehr Kalk enthalten als der menschliche Organismus täglich braucht. Aber die Fähigkeit zur Aufnahme dieses Kalkes ist bei vielen Menschen gestört, und daher ist ihr Blut arm an Kalk.

Der erhöhte Kalkbedarf in der Schwangerschaft kann dann nicht befriedigt werden. Dem Speichel dieser Mütter fehlte das Pufferungsvermögen für die im Mund aus Nahrungsresten entstehenden Säuren.

70   *Die Schwangerschaft*

Zur Vermeidung solcher Störungen hilft das Einnehmen der üblichen Kalktabletten meist nichts, denn diese Art von Kalk wird aus denselben Gründen wie der Nahrungskalk gar nicht oder nur in geringem Grad aufgenommen. Genau gesagt, wird noch nicht ein Prozent des mineralischen Kalks ins Blut übergeführt. Viele Ärzte verordnen daher aus der Natur genommenen Kalk in homöopathischer Verarbeitung, um durch ihn die darniederliegende Fähigkeit zur Kalkaufnahme wieder anzuregen. Der Organismus lernt dadurch, den Kalk aus der Nahrung zu verwerten, soweit es seinem Bedürfnis entspricht. Mir hat sich als besonders wirksam der Aufbaukalk Nr. I und II (Weleda) gezeigt. Wenn erforderlich, wird man verschiedene potenzierte Präparate, unter anderem auch Fluorcalcium in homöopathischer Form, verordnen.

Mit der vielfach empfohlenen Beimischung von Fluor bzw. Fluorsalzen zum Trinkwasser wird in der Bundesrepublik Deutschland immer noch experimentiert und es gibt bisher keine einheitliche Stellungnahme, weil die Wirkung ebenso wie die Benützung fluoridierten Kochsalzes oder die Einnahme von Fluortabletten sehr umstritten ist, zumal die Dosierung sehr schwierig ist und unvorhersehbare, unerwünschte Nebenwirkungen und Spätschäden nicht auszuschließen sind. So ist z. B. die Fluorverbindung mit Natrium, das Natrium-Fluorid, ein ausgesprochenes Atemgift, das schon in äußerst geringen Dosen die Zellatmung unterbindet. Dauermedikation kann darum nachteilige Auswirkungen auf die geistige Entwicklung von Kindern haben.

Wer sich vernünftig ernährt und seine Zähne richtig pflegt, braucht zum Schutz gegen Karies kein zusätzliches Fluor!

Zur richtigen Zahnpflege gehört vor allem eine kleine Zahnbürste, mit der man auch die hintersten Winkel erreichen kann. Die Borsten sollen aus Kunststoff sein, weil sich in den Markkanälen der Naturborsten gerne Bakterien ansiedeln. Systematisches Bürsten aller Zahnflächen (von rot nach weiß) braucht etwa 2–3 Minuten. Es soll gleich nach *jeder* Mahlzeit geschehen, vor allem nach Süßspeisen, am wichtigsten ist es abends. Die Zahnpasta soll keine chemischen Desinfektionsmittel oder andere die natürlichen

Die Erhaltung der Zähne

Mundbakterien schädigenden Zusätze enthalten – das gilt auch für Mundwasser. Mir haben sich über Jahrzehnte die entsprechenden Weleda-Präparate gut bewährt. Übrigens braucht eine Zahnpasta nicht zu schäumen, was sich ja nur durch Zusätze von Seifen oder Netzmitteln erreichen läßt. Es ist der Weleda gelungen, auf Salzbasis eine „Sole"-Zahncreme zu entwickeln, die nicht schäumt, trotzdem sehr gut reinigt und erfrischt und durch besondere Zusätze zur Gesunderhaltung der Zähne und des Zahnfleisches beiträgt. Wird diese Zahncreme versehentlich verschluckt, so ist das ganz unschädlich.

Über die Verwendung von Vitaminpräparaten werden wir noch mehrmals zu sprechen haben, besonders bei der Rachitisbehandlung. In Übereinstimmung mit neuen wissenschaftlichen Untersuchungen muß man vor dem wahllosen Gebrauch von synthetischen Vitaminpräparaten dringend warnen (siehe *Von den Vitaminen*).

Ganz ohne Zweifel spielt die Ernährung ihre entscheidende Rolle nicht nur bei der Erhaltung der Zähne der Mutter und bei der Ausbildung gesunder Zähne des Kindes, sondern auch bei der Verhinderung von Mißbildungen des Kiefers und des übrigen Knochensystems.

Für die gesunde Bildung der Zähne ist ganz besonders wichtig die Zeit, in der sie im Kiefer allmählich heranwachsen, und das ist lang vor ihrem Durchbruch. Die Mineralisierung der mit etwa 6 Jahren zuerst durchbrechenden bleibenden Zähne, der sogenannten Sechsjahrmahlzähne, die an jedem Ende der Milchzahnreihe erscheinen, und der zuerst wechselnden unteren mittleren Schneidezähne beginnt in den ersten Monaten nach der Geburt. Ihre Kronen sind mit etwa 4 Jahren fertig, ihr Wurzelwachstum ist aber erst mit 9 bis 10 Jahren abgeschlossen. Bei den später kommenden Zähnen verschieben sich diese Zeiten entsprechend. Die Weisheitszähne schließlich beginnen ihre Kronenbildung frühestens mit etwa 8 bis 9 Jahren und brechen nicht vor etwa dem 16. Lebensjahr durch, meist erst viel später, wenn sie nicht überhaupt fehlen oder aus Platzmangel und wegen falscher Lage im Kiefer eingeschlossen bleiben. Sie sind oft deshalb schlechter als die anderen Zähne, weil in der frühen Jugend mehr auf vernünftige Ernährung geachtet wird als zur Zeit ihrer Bildung (siehe auch das Kapitel *Zähne, Zahnung, Zahnwechsel*).

Die Zähne entwickeln sich also nicht wie ein Baum, wo sich oben die Krone und unten die Wurzeln entfalten. Ihr Wachstum im Kiefer beginnt an der Krone; ganz zum Schluß, beim schon durchgebrochenen Zahn, werden erst die Wurzeln vollends ausgebildet. Die „Haut" der Zahnkrone ist der Schmelz, er lagert sich von innen nach außen an. Von den Schmelzbildezellen bleibt nach getaner Arbeit nur noch ein ganz feines Häutchen übrig, das nicht mehr in der Lage ist, neuen Schmelz zu bilden. Schmelzwunden, seien sie mechanisch oder durch Karies entstanden, können also nicht mehr heilen. Was einmal zerstört ist, kann nur noch durch die Kunst des Zahnarztes ersetzt werden. Der fertige Schmelz besteht zu 98% aus mineralischer Substanz und ist das härteste Gebilde des ganzen Körpers. Diese große mechanische Härte ist aber zugleich die Ursache seiner biologischen Schwäche.

Der Schmelz ist nach dem Durchbruch des Zahnes fertig, er kann nur noch durch Einlagerung von Speichelsalzen etwas nachreifen. War die Bildung des Schmelzes durch eine schwere Ernährungsstörung, insbesondere eine Rachitis, beeinträchtigt, so ist er in den Bezirken mangelhaft verkalkt, die gerade zu der Zeit entstanden. Die sonst glatte Oberfläche ist grübchenartig aufgerauht und bleibt es zeitlebens.

Die Verkalkung der Milchzähne beginnt übrigens schon im Mutterleib, bei den zuerst kommenden etwa im 5. Schwangerschaftsmonat. Im Laufe des 1. Lebensjahres werden dann die Kronen aller Milchzähne fertig. Wenn schließlich auch noch die Wurzeln der letzten Milchmahlzähne ganz ausgebildet sind, mit etwa 4 Jahren, beginnen schon die Abbauvorgänge an den Wurzeln der Milchschneidezähne durch die darunterliegenden Zahnkeime der bleibenden Zähne.

So ist also die Mutter zuerst durch ihre eigene Ernährung und nachher durch die richtige Ernährung des heranwachsenden Kindes verantwortlich für einen gesunden Aufbau der Zähne von innen heraus. Sowie aber die Zähne durchgebrochen sind, kann falsche Nahrung sie von außen zerstören. Wenn kohlenhydrathaltige Speisereste an den Zähnen kleben bleiben, mangels genügender Selbstreinigung durch tüchtiges Kauen und mangels richtiger Zahnpflege, dann vergären diese Zahnbeläge und die dadurch entstehenden Säuren greifen den Schmelz an und entkalken ihn. Die schwersten Schäden entstehen dabei durch Fabrikzucker, besonders, wenn den ganzen Tag über geschleckt wird und der Mund nie zuckerfrei ist. Bei kariesanfälligen Gebissen sind leider auch Honig und süßes Trockenobst (Datteln, Rosinen usw.) örtlich an den Zähnen gefährlich. Man sollte Honig entsprechend auf die uns angemessene Süße, z. B. eines Apfels, verdünnen und eben nur sparsam zum Süßen verwenden.

Selbstverständlich ist es nicht nur zur Gesunderhaltung der Zähne, sondern auch zum richtigen Aufbau der Kiefer nötig, daß kräftig gekaut wird. Altbackenes, hartes Vollkornbrot steht zu jeder Jahreszeit zur Verfügung. Will man Äpfel, Möhren, Rettiche, Kohlrabi usw. roh essen und das sollte man möglichst viel tun, so zerkleinere man sie nicht maschinell, sondern beiße von ihnen herunter. Denn gutes, kräftiges Kauen fördert wohlgeformte Kiefer und gesunde Gebisse. Diese Ratschläge gelten besonders für Flaschenkinder, da die Saugtätigkeit am Gummisauger der Entwicklung der Zähne und des Kiefers nicht gerade förderlich ist (siehe *Wie stille ich mein Kind* und *Kieferveränderungen schädigen die Gesundheit*).

Wie bereite ich mich körperlich auf die Geburt vor?

Eine Schwangerschaft ist kein krankhafter Zustand; sie sollte vielmehr als eine Zeit erhöhter Gesundheit erlebt werden. Daher sind eigentlich nur einige wenige Änderungen der Lebensweise notwendig, wovon in den vorangegangenen Kapiteln ja bereits gesprochen wurde. Wenn du also keinerlei ungesunde Gewohnheiten hattest, braucht sich dein Leben äußerlich nicht erheblich zu

74   *Die Schwangerschaft*

verändern. Du wirst feststellen, daß die durch das kleine heranwachsende Wesen in dir bewirkte Umstellung deinem Körper in
vieler Hinsicht gut tut. Oft bedeutet dies den Anfang einer besonderen körperlichen Blüte.

Wie bereits erwähnt, sind alle Genußgifte, wie Kaffee, Alkohol
und Nikotin, aber auch schwarzer Tee, Mate-Tee und „Kola"-
Getränke ohne Zweifel für das werdende Leben nicht günstig.
Vermeidung der Genußgifte schont den Kreislauf und das vege-
tative Nervensystem und sollte daher nicht nur im Interesse des
Kindes, sondern auch im eigenen erfolgen. Die Geburt, die ja
immerhin die ganzen Kräfte in Anspruch nimmt, wird von einer
Mutter, die sich in dieser Hinsicht Opfer auferlegt hat, erfahrungsgemäß besser überstanden als von einer kaffee- und nikotinsüchti-
gen Frau.

Zur Vorbereitung auf die Geburt gehört zunächst eine sorgfältige
Hautpflege, etwa durch Trockenbürsten, durch Luftbäder und
nicht zu häufig angewandte Wannenbäder. Mehr als zweimal in der
Woche sollte keine Frau warm baden, außerdem dürfen die Wannenbäder in der Schwangerschaft nicht wärmer als 36 Grad Celsius
sein. Zusätze von Fichtennadelextrakt, auch Schlehen- oder Laven-
delzusätze sind erwünscht. Bewährt hat sich mir das Hauttonikum
(Weleda) zur Anregung und Erfrischung.

Größte Vorsicht ist bei Sonnenbädern geboten; niemals sollte
sich eine hoffende Frau längere Zeit in die Sonne legen. Die
Anwendung eines guten pflanzlichen Hautöls ist zu empfehlen.

Wichtig ist die frühzeitige Pflege der Brustwarzen. Sind diese
sehr flach, so zieht man sie täglich morgens und abends aus dem
Warzenhof vor, wobei man bei sehr wenig vortretenden Warzen
eine Milchpumpe zu Hilfe nimmt. Oft sind sie durch ungeeignete,
unporöse Büstenhalter geschädigt und haben ihre normale Festigkeit verloren. Auf jeden Fall reibt man sie in den letzten Schwangerschaftsmonaten täglich mit einigen Tropfen Zitronensaft ein;
dadurch erhalten sie ihre rechte Festigkeit wieder. Falsch dagegen
ist es, sie häufig mit Fett zu behandeln, denn dadurch wird ihre

Wie bereite ich mich körperlich auf die Geburt vor? 75

Oberfläche erweicht. Nur ab und zu einmal kann man ein Öl oder eine fette Salbe verwenden.

Die Brustdrüsen können täglich durch einige Streichungen zur Warze hin gekräftigt werden; meist ist ihr Gewebe durch zu straff sitzende Büstenhalter erschlafft. Viele Modelle von Büstenhaltern engen die Brust ein und schnüren seitlich oft die Durchblutung der Drüse ab. Das Material ist so wenig luftdurchlässig, daß die Warze dauernd in einer feuchten Kammer liegt und dabei ihre normale Festigkeit verliert. Das dauernde Tragen enger Büstenhalter ist absolut unnötig und verunschönt nur die Brustform; der Muskulatur wird durch das starke Heben der Drüse die Arbeit abgenommen, sie erschlafft, und das traurige Ergebnis ist dann eine Hängebrust. Selbstverständlich gibt es festliche Kleider, bei denen das Tragen eines Büstenhalters unerläßlich ist; aber viele junge Mädchen tragen diese „Geräte" ohne wirkliche Notwendigkeit. Jetzt endlich ist es höchste Zeit, die Brüste sich frei entwickeln zu lassen, damit sie durch das Stillen nicht ihre Form verlieren.

Zu den Vorbereitungen auf die Geburt gehört auch die Regelung der Verdauung, worauf nochmals hingewiesen werden soll. Diese sollte durch Diät erfolgen (siehe *Über Schwangerschaftsbeschwerden* und *Was soll ich in der Erwartungszeit essen?*).

Im neunten Monat der Schwangerschaft macht man zur Vorbereitung auf die Geburt jeden zweiten Tag ein Sitzbad, z. B. mit Lindenblütentee. (Eine Handvoll Lindenblüten mit einem Liter kochenden Wassers übergießen. Fünf Minuten zugedeckt ziehen lassen, nach Durchsieben dem Sitzbad beifügen. Wasserwärme nicht über 37 Grad Celsius. Badedauer bis zu zehn Minuten, in den letzten zwei Wochen nur fünf Minuten.)

Die schwangere Frau hat normalerweise ein verstärktes Bedürfnis nach Schlaf. Zehn Stunden Nachtschlaf und eine Stunde Mittagsruhe sind notwendig. Bei der Mittagsruhe muß mindestens die Oberkleidung abgelegt werden. Der tägliche Spaziergang darf nicht vergessen werden.

Ehelicher Verkehr ist ärztlicherseits bis etwa acht Wochen vor der Geburt erlaubt (siehe *Wie verhalte ich mich in der Schwangerschaft?*).

Ich empfehle jeder schwangeren Frau, eine spezielle Schwangerschaftsgymnastik zu betreiben. Derartige Kurse werden vielfach angeboten und helfen den Körper auf die Geburt vorzubereiten.

Seelische Entwicklung in der Zeit der Schwangerschaft

Jetzt, gegen Ende der Schwangerschaft, wenden sich deine Gedanken mehr und mehr der Geburt zu. Denk nicht mit Angst an die möglichen Schwierigkeiten bei der Geburt und höre nicht auf die Frauen, die dir durch Schauergeschichten das Gruseln beibringen wollen. Was die unendlich vielen Mütter vor dir geschafft haben, von denen sicher viele nicht so gut vorbereitet waren wie du, das schaffst du selbst mindestens genau so gut. Freue dich auf dein Kindchen, das du nun bald im Arm haben wirst!

Bedenke, daß dein Körper für diese größte Aufgabe geschaffen und vorzüglich eingerichtet ist und daß er deinem Geist gehorchen wird, wenn du mit frischem Mut der Geburt entgegengehst. Die Erde hat ja ihren Sinn nur dadurch, daß sie der Lebensraum für die Menschen ist. Und du gibst deinen Körper her, damit ein neuer Mensch darin Raum gewinnt, um nachher auf der Erde wirken zu können. Vielleicht wird dein Kind einmal eine bedeutende Rolle spielen, vielleicht wird es einen bescheidenen Platz im Leben ausfüllen. Entscheidend ist, mit welchen Gedanken du seine Entwicklung begleitest. Die Mutter ist für einen Menschen und seinen Lebensweg in der ersten Lebenszeit meist von größerer Bedeutung als der Vater.

Triff deine Vorbereitungen für das Wochenbett mit möglichst großer Sorgfalt und so rechtzeitig, daß du mindestens acht Wochen vor dem errechneten Termin für alle Fälle gerüstet bist.

Neben all den praktischen Vorbereitungen für den ungestörten Verlauf der Schwangerschaft, der Geburt und des Wochenbettes solltest du aber ganz bewußt an das denken, was man seelische

Seelische Entwicklung in der Zeit der Schwangerschaft 77

Hygiene nennt. Dein Kind kann von Anfang an nicht recht gedeihen, wenn deine Seele von Sorge und Angst erfüllt ist, und es wird ihm gut tun, wenn du gelassen, heiter und voll Hoffnung bist. Wir wissen heute ganz genau, daß seelische Bedrückung zu verkrampfter Atmung und schon dadurch allein zur Störung vieler Organfunktionen führt. Die Erfahrung zeigt, worauf Rudolf Steiner hingewiesen hat, daß ganz bestimmte Verbildungen am Kopf des werdenden Kindes infolge falschen Verhaltens der jungen Mutter auftreten können; dazu gehören beispielsweise völlige Untätigkeit und Langeweile oder aber zu viel Vergnügungen.

Es ist von größter Bedeutung, daß du alle erschreckenden Eindrücke zu vermeiden suchst. Du wirst also in dieser Zeit möglichst nicht ins Kino oder zum Fernsehen gehen, weil du dabei Schreckerlebnissen ausgesetzt bist. Außerdem ist es falsch, Zerstreuung zu suchen, denn wir alle sind ja viel mehr zerstreut als uns gut ist. Du brauchst daher keine Zerstreuung, sondern stärkste Sammlung aller deiner Seelenkräfte auf das eine große Ziel: dein gesundes Kind.

Also gilt es nach innen zu leben, anstatt nach außen zu zerflattern. Rudolf Steiner gab jungen Müttern oft den Rat, Bilder großer Künstler öfters und in Ruhe zu betrachten und in der Seele nachzuempfinden; besonders die Madonnenbilder von Raffael, vor allem die Sixtinische Madonna empfahl er für diesen Zweck. Du wirst es selbst bald fühlen, welche helfende Kraft von einem solchen Bilde ausgeht, wenn man es immer wieder auf sich wirken läßt (siehe Rudolph Steiner: „Gebete für Mütter und Kinder" und „Die Erziehung des Kindes vom Gesichtspunkte der Geisteswissenschaft"; Näheres dazu im Anhang: *Bücher für Eltern*).

So kann die Schwangerschaft für dich eine Zeit sein, in der du deine innere Einstellung zu tiefen Lebensfragen einmal überprüfst. Das bedeutet aber nicht, daß du deine Seele in der Erwartungszeit mit schweren Problemen belasten sollst. Es ist zwar jetzt die richtige Zeit, sich der Verantwortung für das Schicksal des kommenden Kindes bewußt zu werden; das kann aber geschehen ohne

78   *Die Schwangerschaft*

die geringste Trübung der heiter gelassenen Grundstimmung deines
Gemütes. Es ist ja das froheste Ereignis deines Lebens, dem du
entgegengehst.

Die älteren Geschwister

Wenn bereits Kinder in der Familie vorhanden sind, ist es
wichtig, mit ihnen frühzeitig vom zu erwartenden Geschwisterchen
zu sprechen. Man kann ihnen sagen und sie sogar mit der Hand
fühlen lassen, daß das Kind im Leibe der Mutter heranwächst. Man
kann ihnen aber auch das uralte Märchen vom Storch erzählen.
Wenn man es richtig macht, kann man vom Storch selbst dann
sprechen, wenn man den Eindruck hat, daß die Kinder schon
irgendwie „aufgeklärt" sind. Man muß dann aber den wahren
Sachverhalt schildern und nicht behaupten wollen, daß der Storch
das Kind bringt. Denn das wäre eine Unwahrheit und würde auf die
Kinder nur ungünstig wirken. Wenn man aber von der Seele des
Kindes spricht, die der Storch vom Himmel herunterträgt, dann
wird man den Kindern eine Wahrheit nahebringen, die sie nicht
leicht mißverstehen, ebensowenig wie unsere Vorfahren, denen
durch die weisen Männer und Volksführer der wahre Sachverhalt
einer Menschwerdung mittels dieses Märchenbildes versinnbild-
licht wurde (siehe *Von der Verkörperung des Kindeswesens*).
Spricht man mit seinen Kindern ungeschickt über das Ereignis
der Geburt, dann kann es einem wie dem Vater gehen, der seinem
Sohn erzählt, die Mutter sei in der Klinik, der Storch habe ihr ein
Brüderchen gebracht und habe sie dabei ins Bein gebissen, worauf
der Fünfjährige sagt: „Die arme Mutti, erst die schwere Entbindung
und dann auch noch ins Bein gebissen!"
Bei richtiger Mitteilung des bevorstehenden großen Ereignisses
werden sich die älteren Geschwister sicherlich mitfreuen, sie werden besonders artig und hilfreich sein, wenn sie wissen, daß das
Kindchen von dir unter dem Herzen getragen wird. Man muß sie
also voll an dem Ereignis beteiligen; sie, die Geschwister, sind es,
die ein neues Schwesterchen oder Brüderchen bekommen werden.

Die älteren Geschwister 79

Es wird ihnen mitgehören und ihrem Schutz anvertraut sein. Und nach der Geburt kommt es darauf an, daß man die älteren Geschwister nicht vernachlässigt, damit keine Eifersuchtsstimmung aufkommt.

Bei einer Geburt im Hause wird man natürlich ältere Geschwister einige Tage anderswo unterbringen, später aber sollen sie ruhig die ganze Pflege miterleben, vor allem das Stillen. Es wird sich dadurch eine wohltuende Harmonie im Familienleben anbahnen und eine echte geschwisterliche Gesinnung bei den älteren Kindern entwickeln, vor allem, wenn sie kleine Handreichungen leisten und Pflichten für das Geschwisterchen übernehmen dürfen.

Solche Erlebnisse innerhalb der Familie sind oft charakterbildend; auch sind sie eine Grundlage für die Entwicklung von Verantwortungsgefühl den Mitmenschen gegenüber.

III. Gefahren für das werdende Kind

Warnungen

Die Zahl der mit Mißbildungen und Gehirnschäden geborenen Kinder hat in den letzten Jahren so zugenommen, daß in diesem Buch offen darüber gesprochen werden muß. Wenn die jungen Mütter über die Ursachen dieser traurigen Ereignisse rechtzeitig aufgeklärt worden wären, könnten viele der Gefahren, die dem werdenden Kind im Mutterleib drohen, abgewendet werden. Es ist eine allgemein anerkannte Tatsache, daß solche Mißbildungen oder Störungen der embryonalen Entwicklung nicht selten auch durch unvorsichtige Anordnungen von Ärzten hervorgerufen werden, vor allem dann, wenn die Frauen ihrem behandelnden Arzt eine möglicherweise eingetretene Schwangerschaft verschweigen.

In den ersten drei Monaten einer Schwangerschaft ist das werdende Kind am stärksten gefährdet, weil in dieser Zeit die kindlichen Organe ihre grundlegende Anlage erfahren.

Eine der häufigsten Ursachen für Mißbildungen sind Abtreibungsversuche, die durch instrumentale Eingriffe oder durch chemische Mittel gemacht worden sind.

Es hat sich herausgestellt, daß schwere Mißbildungen, z.B. Gaumenspalten, Wolfsrachen etc., entstehen können, wenn die Mutter in den ersten drei Monaten der Schwangerschaft größere Mengen von Hormonen, z.B. Cortison, einnimmt. Andere Mißbildungen werden sogar durch übertriebenen Genuß von künstlichen Vitaminen verursacht.

Während der ganzen Schwangerschaft sollten die werdenden Mütter größte Zurückhaltung gegenüber allen chemisch-synthetischen Medikamenten, Drogen sowie Genußgiften üben.

Ähnliches gilt auch für Mittel, die Borsäure, Arsen und Menthol enthalten, die auch in der Kinderbehandlung nicht mehr verwendet werden sollten.

Auch Unfallverletzungen und extreme Klimaveränderungen können Keimschädigungen zur Folge haben.

Warnungen

Das Contergan-Unglück hat gezeigt, wie gefährlich der Gebrauch von Schlafmitteln ist. Natürlich ist Contergan bei weitem nicht das einzige Mittel, das Verkrüppelungen beim Embryo hervorrufen kann. Die Ärzte der ganzen Welt sind sich darüber einig, daß das hemmungslose Schlucken von Tabletten aller Art eine zunehmende Gefährdung der Menschheit ist; bei einer Schwangerschaft gilt dies aber in erhöhtem Maße. Bei einigen Viruskrankheiten (Röteln, Mumps, Windpocken und asiatischer Grippe) besteht die Gefahr des Eindringens von Viren aus dem mütterlichen in das kindliche Blut.

Zuckerkranke Frauen müssen sehr sorgfältig ärztlich überwacht werden, da starke Blutzuckerschwankungen zu Entwicklungsstörungen des Embryos führen können.

Unter gar keinen Umständen darf bei einer werdenden Mutter eine Röntgenuntersuchung oder Bestrahlung vorgenommen werden, und zwar nicht nur nicht am Leib, sondern an keiner Körperstelle. Dasselbe gilt natürlich von jeder Art von Bestrahlung mit radioaktiven Strahlen. Auch die Ultraschalluntersuchung wird heute viel zu automatisch und ohne strenge Indikation angewandt.

Es ist leider viel zu wenig bekannt, wie sehr unsinnige Schlankheitsdiäten das werdende Leben gefährden können. Ist eine Frau zu Beginn der Schwangerschaft übergewichtig, sollte sie ihre Bemühungen bis nach der Entbindung verschieben, zumal sie im Verlauf der Schwangerschaft in der Regel weniger zunehmen wird als ihre untergewichtige Geschlechtsgenossin.

Von Parasiten, die von Haustieren stammen, ist besonders der Hundewurm gefährlich. Das mindeste, was gefordert werden muß, ist eine alle sechs Monate wiederholte Wurmkur beim Hund. Auch andere Haustiere können durch Würmer Mutter und Kind schädigen. Die Toxoplasmose, die durch solche Würmer hervorgerufen wird, ist wegen ihrer Wichtigkeit in einem besonderen Kapitel besprochen worden.

Auch Impfungen in der Schwangerschaft können das Kind schädigen, so z.B. die Pockenschutzimpfung; diese soll daher während einer Schwangerschaft, besonders aber in den ersten und

82 Gefahren für das werdende Kind

letzten drei Monaten, unterbleiben. Auch die mit lebenden Viren
vorgenommene Polio-Schluckimpfung sollte in den ersten Schwangerschaftsmonaten unterlassen werden. Die Tuberkulose-Impfung
mit der BCG-Vakzine ist nur dann anzuraten, wenn die schwangere
Frau in der unmittelbaren Umgebung von an offener Tuberkulose
Erkrankten lebt und eine Isolierung nicht möglich ist. Das gleiche
gilt für die Hepatitis-Impfung (siehe auch *Grundsätzliches zur
Impffrage*).

Suchtmittel

Unsere Jugendlichen kommen immer stärker mit Drogen bzw.
Rauschgift in Berührung. So bleibt es nicht aus, daß auch junge
schwangere Frauen Rauschgifte nehmen, ja sogar süchtig sind. Für
die leichteren Drogen gilt genau das gleiche wie für Alkohol, Kaffee
und Nikotin. Es muß vor den Schäden gewarnt werden. Noch
schlimmer ist das bei den sogenannten harten Drogen. Es kommen
bereits viele Kinder zur Welt, die durch den „Genuß" harter
Drogen der Mutter, z.B. Heroin, süchtig sind. Diese Kinder leiden
in den ersten Wochen ihres Lebens, abgesehen von bleibenden
gesundheitlichen Schäden, unter schweren Entzugserscheinungen.
Hier müssen vor allem Freunde und fähige Menschen rechtzeitig
helfend eingreifen und möglichst schon in früher Schwangerschaft
der Mutter zu einer Entziehung verhelfen.

Vom Rauchen in der Schwangerschaft und der Stillzeit

Der enorm angestiegene Zigarettenkonsum macht es nötig, daß
man in einem Ratgeber für junge Eltern auch auf das Rauchen und
seine Gefahren eingeht.

Besonders für junge Menschen, deren vegetatives Nervensystem
oft noch nicht widerstandsfähig und stabil ist, besteht bei täglichem
Zigarettenrauchen eine ernste Gefährdung der Gesundheit. Nun
bringt aber die heutige Lebensweise einen großen Teil unserer
Jugend in den Zustand starker Reizempfindlichkeit des vegetativen,

Vom Rauchen in der Schwangerschaft und der Stillzeit 83

also des Eingeweide-Nervensystems. Wer sich täglich genügend in der Natur tummelt, etwa Sport und Spiele treibt, anstatt in der Stube nach vorne gebückt am Schreibtisch oder an der Maschine zu arbeiten, dem schaden einige Zigaretten pro Tag nicht viel. Der größte Teil unserer jungen Leute führt aber das Leben von Stubenhockern und von Leuten, deren Ernährungsweise in bezug auf die Qualität der Nahrung mangelhaft genannt werden muß. Viele Abende in der Woche werden im Kino oder in rauchigen Lokalen zugebracht.

Bei einer solchen Lebensweise bedeutet das Zigarettenrauchen eine sehr ernste Gefahr. Die Lebensversicherungsgesellschaften, besonders in den USA, stellen fest, daß die Zahl der Herztodesfälle im gleichen Maße wie der Zigarettenverbrauch ansteigt. Magenkranke, die nicht aufhören zu rauchen, können ihre Schleimhautentzündungen nicht überwinden. Frauen altern früher, wenn sie rauchen; ihre Hormondrüsen, besonders die Eierstöcke, werden geschwächt.

Obwohl die am Zigarettenkonsum interessierten Kreise, wozu auch die Steuerbehörden gehören, es nicht gerne hören oder sogar abstreiten, besteht ein direkter Zusammenhang zwischen der bedenklichen Ausbreitung des Lungenkrebses und dem Rauchen. Dafür gibt es folgende Beweise: Das Zigarettenrauchen begann etwa um das Jahr 1900, bald darauf auch der Lungenkrebs. Zuerst rauchten fast nur Männer, später auch die Frauen, dementsprechend verhält sich das Auftreten des Lungenkrebses. Alle Berufe sind gleichmäßig daran beteiligt. Der Rauch enthält sicher nachgewiesene krebserzeugende Stoffe, mit denen man im Tierversuch Krebs erzeugen kann. Alle diese Punkte zeigen den Zusammenhang zwischen Zigarettenkonsum und dem Anstieg der Lungenkrebsfälle.

Filter bieten keinen nennenswerten Schutz, da sie nur die fast ungefährlichen Farbstoffe absorbieren. Es kann daher nicht genug vor dem Inhalieren des Zigarettenrauches gewarnt werden. Da besonders die Frauen es für unter ihrer Würde halten, nicht zu inhalieren, lassen sie sich viel schwerer vom Rauchen abbringen als

Männer. Wer es aber nicht aus Gründen der Willensstärkung fertigbringt, das Rauchen zu unterlassen, dem sollte der Arzt Nicobrevin oder ein gleich gutes Mittel verordnen. Der bekannte Forscher Lickint gibt an, daß bei dem jetzigen Zigarettenverbrauch eine Million der heute lebenden deutschen Bevölkerung die Aussicht hat, an Lungenkrebs zu erkranken.

In Zimmern, in denen sich Säuglinge und Kinder aufhalten, darf auf keinen Fall geraucht werden. Bei ungeborenen Kindern hat man schon nach wenigen Zigarettenzügen ihrer Mütter eine Pulsbeschleunigung festgestellt. Stillende Mütter können durch Rauchen ihren Kindern sogar Nikotinvergiftungen beibringen. Nikotin ist ja eines der stärksten Gifte, die wir überhaupt kennen.

Tabakpflanzen werden nach einem weitverbreiteten Verfahren heute mit arsenhaltigen Insektenbekämpfungsmitteln besprüht. Dadurch gelangt nach neuen Forschungen Arsen in relativ hoher Dosis in die Lunge des Rauchers. In einer einzigen Zigarette wird eine Arsenmenge nachgewiesen, die siebzehnmal so hoch ist wie die Konzentration, die in Nahrungsmitteln als Höchstmenge zugelassen ist. Tabakraucher sind daher von chronischer Arsenvergiftung bedroht, die sich in Gewichtsabnahme bei gleichzeitiger Organverfettung und Gewebsverfall äußert und besonders die Entstehung einer Schrumpfleber oder eines chronischen Nierenleidens begünstigt.

Weitere Forschungen neueren Datums haben ergeben, daß der Gehalt der Muttermilch an Vitamin C bei rauchenden Frauen bedeutend niedriger liegt als bei nicht rauchenden. Dabei zeigte sich, daß dieser Vitamin-C-Mangel weder durch zusätzlichen Verzehr von Früchten noch weniger aber durch Einnahme von Vitamin-C-Tabletten ausgeglichen werden kann. Auch diese Befunde zeigen, daß das Rauchen werdender und stillender Mütter zu Schädigungen des Kindes führt, das ja besonders in den Winter- und Frühjahrsmonaten einen hohen Bedarf an Vitamin C hat.

Da Rauchen das gesamte Immunsystem schwächt, erkranken Raucher häufiger an Grippe und die Infektion verläuft deutlich schwerer als bei Nichtrauchern.

Außerdem nehmen Raucherinnen in der Schwangerschaft weit weniger an Gewicht zu, ihre Kinder haben eine geringere Körperlänge, einen geringeren Kopfumfang und vor allem ein geringeres Körpergewicht. Auch sind die morphologisch erkennbaren Schäden an den Gefäßen der Plazenta und der Nabelschnur besonders stark ausgeprägt.

So reihen sich die Forschungsergebnisse aneinander, aber immer sind sie alarmierend. Erfahrungsgemäß werden von Rauchern immer wieder Versuche unternommen, mit dieser Gewohnheit aufzuhören; die werdende oder stillende Mutter aber trägt nicht nur die Verantwortung für sich selbst, sondern auch für ein werdendes menschliches Wesen – ihr Kind. Und da es „weniger schädliche" Zigaretten nicht gibt, gibt es nur ein einziges wirksames Mittel gegen die Nikotinsucht: noch heute mit dem Rauchen aufzuhören.

Alkohol in der Schwangerschaft

Immer ist das Kind in Gefahr, Schaden zu erleiden, wenn die Mutter während der Schwangerschaft Alkohol zu sich nimmt. Die noch nicht voll entwickelte Leber des ungeborenen Kindes kann den die Plazentaschranke übersteigenden Alkohol nicht abbauen. Es kommt zu Mißbildungen des Embryos, und das nicht nur bei alkoholsüchtigen Müttern. Deshalb sollte eine Schwangere auf jeglichen Alkoholgenuß verzichten, und zwar nicht nur während der Dauer der Schwangerschaft, sondern ebenfalls in der Stillzeit, denn der Alkohol geht auch über die Muttermilch auf das Kind über und richtet dort Schaden an.

Röteln

Die an sich harmlose Erkrankung an Röteln kann in den ersten drei Schwangerschaftsmonaten beim Kind Schädigungen hervorrufen, besonders an Augen, Ohren und Herz. Man nimmt an, daß das Rötelnvirus über die Plazenta an den Keim gelangt. Zum Glück kommt es nur bei einer relativ kleinen Anzahl solcher Fälle zu

86   *Gefahren für das werdende Kind*

Mißbildungen. Frauen, die nicht sicher sind, als Kind die Röteln durchgemacht zu haben, sollten schon bei der Eheschließung einen Rötelnimmunitätstest durchführen lassen und bei einem negativen Ergebnis mit ihrem Arzt die Frage einer Rötelnimpfung besprechen.

Toxoplasmose

Dabei handelt es sich um eine Infektionskrankheit, bei der ein winziger Parasit, den die schwangere Frau in sich trägt, auf das werdende Kind übergeht. Der Parasit dringt durch den Mutterkuchen (Plazenta) aus dem Blut der Mutter in das Blut des werdenden Kindes ein. Dieses stirbt entweder vor der Geburt oder erleidet in selteneren Fällen sehr schwere Schädigungen vorwiegend des Nervensystems, in welchem entzündliche Herde auftreten. Die dadurch entstehenden Zerstörungen im Gehirn, im Auge oder dem Ohr sind bisher nicht heilbar und meist sehr ernster Natur.

Die Krankheitserreger können außer von Haustieren (Hund, Katze, Kaninchen) auch von Schafen, Tauben und Edelpelztieren auf die werdende Mutter übertragen werden. Frauen, die mit den erwähnten Tieren zu tun haben, sollten sich im Falle einer Schwangerschaft einer Untersuchung unterziehen, auch wenn sie sich nicht selbst krank fühlen. Bei frühzeitiger Behandlung läßt sich eine Schädigung des Kindes vermeiden.

Jeder Schwangeren ist zu empfehlen, kein rohes oder halbgares Fleisch zu essen, keine streunenden Tiere zu berühren, eigene Haustiere sehr sauberzuhalten und sich selbst nach deren Pflege sorgfältig zu waschen.

Der Rhesusfaktor

Immer häufiger stoßen junge Eltern auf Erörterungen, die vom „Rhesusfaktor" handeln, sei es, daß bei ihnen selbst oder bei Bekannten Totgeburten oder Fehlgeburten vorkommen. Die Zahl solcher Fälle steigt derartig an, daß man dazu übergeht, bei möglichst allen jungen Eltern durch Blutuntersuchung festzustellen, ob sie rhesuspositiv oder rhesusnegativ sind. Es ist daher angebracht, hier über dieses etwas komplizierte Problem Auskunft zu geben, soweit das heute möglich, d. h. wissenschaftlich erforscht ist.

Durch Untersuchungen, die man mit dem Blut von Rhesusaffen machte, gelang die Aufdeckung der Ursache der erwähnten Fehlgeburten. Man fand bei der weißen Menschenrasse bestimmte Eigenschaften der roten Blutkörperchen. Etwa 85% sind „rhesuspositiv", der Rest „rhesusnegativ". Wenn beide Eltern rhesuspositiv oder rhesusnegativ sind, dann ist alles in Ordnung; ebenso wenn die Frau rhesuspositiv und der Mann rhesusnegativ ist.

Wenn aber umgekehrt der Mann rhesuspositiv und die Frau rhesusnegativ ist, kann sich in manchen Fällen der Rhesusfaktor des Vaters durch Vererbung auf die Kinder übertragen. Dann kann in einer Schwangerschaft etwas von dem rhesuspositiven Blut des werdenden Kindes durch die Plazenta ins Blut der Mutter dringen. Dort entstehen Abwehrkräfte, die das „fremde", d. h. rhesuspositive Blut zerstören. Das geschieht entweder schon während der Schwangerschaft oder erst nach der Geburt. Die Zerstörung der roten Blutkörperchen des Kindes führt zu schwerer Blutarmut, zu sofort nach der Geburt einsetzender meist tödlicher Gelbsucht oder zu schwerer Schädigung des Gehirns.

Merkwürdigerweise geschieht dem ersten Kind einer solchen rhesusnegativen Mutter meist nichts, wohl aber dem zweiten und den folgenden.

Man kann diese Kinder dadurch retten, daß innerhalb der ersten sechs Stunden nach der Geburt ein weitgehender Blutaustausch vorgenommen wird. Glücklicherweise ließ sich bisher eine ernstere Schädigung solcher Kinder, die fremdes Blut erhalten haben, nicht feststellen. Wie bei jeder Bluttransfusion bleibt das eingegossene Blut nicht lange erhalten; es wird abgebaut, d. h. „verdaut"; es dient also nur als Anreiz zur schnellen Regeneration, Neuerzeugung eigenen Blutes. Dazu scheint also bereits das neugeborene Kind

88   *Gefahren für das werdende Kind*

imstande zu sein, denn kein Mensch kann mit fremdem Blut in den Adern leben, jedenfalls nicht längere Zeit.

Für Eltern, die sich gesunde Kinder wünschen, hat die Erforschung dieser schwierigen Zusammenhänge folgende Konsequenzen:

Man vermeide bei sich selbst nach Möglichkeit jede nicht unbedingt nötige Bluttransfusion (Bluteingießung in die Venen). Wenn eine solche Maßnahme aber im Krankheitsfall doch aus zwingenden Gründen erforderlich ist, darf sie nur nach genauer Blutuntersuchung und Berücksichtigung des Rhesusfaktors gemacht werden.

Heute befürchtet man, daß selbst häufigere intramuskuläre Bluteinspritzungen das Blut bereits sensibilisieren (d. h. überempfindlich machen) können. Auch in solchen Fällen ist also die rechtzeitige Bestimmung des Rhesusfaktors angebracht.

Übrigens hat dieses Problem nichts zu tun mit den üblichen Blutgruppen A – B – 0 usw.

Durch reichlichen Genuß von Zitrusfrüchten mit ihrem hohen Gehalt an Vitamin C und durch Sorge für genügenden Kalkgehalt des Blutes (aber nicht durch Vitamin D!) kann man die Brüchigkeit der feinen Blutgefäße (Kapillaren) behandeln und so dem Einschwemmen kindlichen Blutes in den mütterlichen Kreislauf vorbeugen. Neuerdings gibt es auch ein Anti-Rhesus-Serum. Es wird sofort nach der Entbindung gespritzt und schützt dann das nächste Kind.

Mongolismus

Der sogenannte Mongolismus hat seinen Namen durch das mongoloide Aussehen der Kinder bei diesem Krankheitsbild. Durch eine Hautfalte, die vom Oberlid ausgehend zum inneren unteren Augenwinkel zieht, wird eine seitlich ansteigende Lidspalte und ein Schielen vorgetäuscht. Außerdem bestehen wulstig aufgeworfene Lippen. Zunächst ist die geistige Entwicklung eines solchen Kindes verzögert, später wird eine verschiedengradige Schwachsinnigkeit bemerkbar. Die Ursache ist in einer Schädigung der elterlichen Keimzellen zu finden (47 anstelle von 46 Chromosomen).

Die relative Häufigkeit von mongoloiden Geburten bei älteren Eltern sehen wir nicht so sehr in dem höheren Lebensalter an sich, sondern vielmehr darin, daß ältere Menschen im Verlaufe ihres Lebens durch Genußgifte, aber auch durch mangelhafte Ernährung, Drogen, Pillen oder Röntgenstrahlen ihr Erbgut unter Umständen nachhaltiger schädigen konnten. Es ist aber eine Unsitte, jede etwas ältere schwangere Frau mit solchem „Wissen" zu verunsichern, da sich darüber niemals eine Regel aufstellen läßt. Fruchtwasseruntersuchungen zur Feststellung einer mongoloiden Schädigung sollten wegen der damit verbundenen Risiken nur auf Anraten des Arztes und nur in zwingenden Fällen durchgeführt werden.

Eltern, die ein mongoloides Kind zur Welt gebracht haben, soll für diese Aufgabe Mut gemacht werden. Sie werden bei gesteigerter Aufmerksamkeit das Wesen dieses besonderen Kindes und ihre Schicksalsaufgabe für es erkennen können.

Außerdem gibt es in fast allen zivilisierten Ländern der Erde inzwischen heilpädagogische Einrichtungen und Dorfgemeinschaften, in denen diese Kinder weiter gefördert werden und sogar eine angemessene Berufsausbildung erfahren können.

Im übrigen werden sie häufig sowohl in der Familie wie auch in den Heimen durch die Ausstrahlung ihres Wesens als „Sonnenschein" empfunden.

Lähmungen und andere Mißbildungen

Wegen der Zunahme „spastisch gelähmter" Kinder muß hier gesondert auf diese Schädigung aufmerksam gemacht werden. Schon im Säuglingsalter beim „Erüben" der Gliedmaßenbewegungen fallen bestimmte starre oder krampfhafte Muskelbewegungen auf. In manchen Fällen ist auch die Mund- und Saugmuskulatur betroffen.

Dieser Krankheit liegt eine Schädigung der „Pyramidenbahnen" von Gehirn und Rückenmark zugrunde, meist infolge einer Verletzung unter der Geburt oder noch am Ende der Schwangerschaft.

Hier sollte man alles oben unter „Warnungen" Gesagte beachten. Besonders aber müßte jede Manipulation oder Hektik, die den Geburtsverlauf beeinflussen oder beschleunigen soll, verboten sein.

Vor der Entbindung solltest du eigentlich immer einen guten Kontakt zu deinen Geburtshelfern herstellen und ihnen deine Einstellung und Bereitschaft zu einer ganz natürlichen Geburt deutlich machen.

IV. Empfängnisverhütung

Probleme der Empfängnisverhütung

Die geradezu unheimliche Zunahme der Menschen auf der Erde können wir uns nicht erklären, aber wir müssen annehmen, daß ihr nicht nur biologische, sondern ganz bestimmte geistige Ursachen zugrunde liegen, wie das bei allen Geschehnissen der Fall ist.

Die Übervölkerung kann sich eines Tages zu einer echten Bedrohung der Menschheit auswachsen, falls nicht der Mensch selbst für eine Verminderung der Geburten sorgt. Wir wollen hoffen, daß dies nicht auf gewaltsame Weise durch Krieg, Technik oder Chemie geschieht.

Seit der Verwendung der Anti-Baby-Pille – dieses scheußliche Wort läßt sich leider kaum umgehen, wenn man verständlich bleiben will – soll die Geburtenziffer in den USA unter die Hälfte der bisherigen Werte gefallen sein. Auch die Bundesrepublik hat eine sehr niedrige, ja ständig sinkende Geburtenzahl, ähnlich ist es in anderen Ländern. So wird z. B. aus Australien die Stillegung geburtshilflicher Stationen in den Krankenhäusern gemeldet, die sich wirtschaftlich nicht mehr halten lassen. Da die staatlich gelenkte Geburtenregelung in Asien und Afrika noch kaum zur Auswirkung gelangt ist – in Rotchina z. B. wächst die Bevölkerung jedes Jahr etwa um die Einwohnerzahl der Bundesrepublik –, muß man von einem Selbstmord der weißen Rasse sprechen, wenn die Maßnahmen nicht mit großer Weisheit gehandhabt werden.

Aber die Notwendigkeit einer ethisch vertretbaren Geburtenbeschränkung liegt in gewissem Umfang auch bei uns vor und wird daher auch von seiten der Kirchen ernsthaft erörtert. Das Problem ist vielschichtig und keineswegs eine vorwiegend medizinische Frage. Viele geniale Menschen waren die letzten Kinder einer großen Geschwisterschar. Werden also nur ein oder zwei Kinder geboren, so besteht die Gefahr eines schwerwiegenden Verlustes an großen Begabungen. Das ist gerade für uns Deutsche in unserer gegenwärtigen Lage eine ernste Gefahr; denn das Volk „der Dichter und Denker" befindet sich in kultureller Hinsicht auf einer steil abfallenden Linie. Es ist überhaupt ein ernster Schritt, den wir Menschen mit der bewußten Geburtenregelung zu tun wagen, also in ein Gebiet hinein, das offenbar unserer Willkür entzogen bleiben sollte; aber unsere Zeit verlangt eine völlig neue Einstellung zu vielen Fragen des sozialen Lebens. Beschreiten wir den Weg einer wirklich verantwortungsbewußten Elternschaft, dann führt er uns vielleicht in Richtung auf die zu erringende Freiheit des Handelns, des Handelns aus Moral ein Stück weiter.

Durch bewußte Elternschaft wird nicht weniger, sondern weit mehr an das Verantwortungsbewußtsein appelliert. Der tiefere Sinn des körperlichen Einswerdens ist zwar die Zeugung neuen Lebens; daneben aber behält die wechselseitige Beglückung des Zusammenseins ihr volles Recht als wesentlicher Bestandteil einer Ehe, auch wenn eine neue Empfängnis verhütet wird.

Zu diesem Thema gibt das Buch „Mit Freuden Frau sein" und der Folgeband sehr wesentliche Wege (siehe *Bücher für Eltern*).

Die Anti-Baby-Pille

Die Empfängnisverhütung durch Hormone, also durch die Anti-Baby-Pille, gehört meiner Überzeugung nach zu den Methoden, die der Arzt nur mit Bedenken verordnen kann. Daß sie das Hormongleichgewicht und in Verbindung damit das Empfindungsleben erheblich stört, lehrt mich die bisherige Erfahrung. Es mag so robuste Frauen geben, die nicht weiter darunter leiden. Bei sensibleren dagegen sind die Beschwerden oft so erheblich, daß sie den Gebrauch der Pille bald wieder aufgeben. Es treten Schlafstörungen auf, auch nervöse Reizbarkeit oder Gefühlskälte gegenüber dem Ehemann und Abneigung gegen den ehelichen Verkehr. Manchmal kommt es zu Krampfaderschmerzen und zu Erkrankungen der Schilddrüse. Außerdem zeigt sich eine Gier auf alles Eßbare, besonders aber Süßigkeiten und demzufolge unerwünschte Gewichtszunahme. Überhaupt fühlen die Frauen sich in ihrem Wesen verändert, was ja auch bei der Einnahme anderer Hormone vorkommt. Es wurden Fälle beschrieben, wo der Ehemann impotent wurde, wenn seine Frau die Pille nahm. Jedenfalls wird das Eheleben nicht selten gestört.

Aus aller Welt wird das gehäufte Auftreten von Mehrlingsgeburten gemeldet, die nach Weglassen der Pille auftreten; eine schwedische Frau brachte Siebenlinge von je 300 Gramm Gewicht zur Welt. All diese Dinge scheinen mir zu beweisen, daß die Pille eine „Sünde gegen die Natur" bedeutet.

Die Pharmakologen befürchten Schädigungen, nicht nur für die Frauen, sondern auch für eventuelle spätere Kinder.

Nach meinen bisherigen Erfahrungen muß ich also von der Verwendung der Anti-Baby-Pille abraten; dabei sehe ich einmal ganz von den ethischen und religiösen Einwänden ab. Erfreulicherweise äußern sich viele junge Ehepaare mit dem Ausspruch: jedenfalls nicht vor dem dritten Kind.

Die Zeitwahl

Für viele Eltern ist die Methode der „Zeitwahl", also Enthaltsamkeit vom ehelichen Verkehr an den fruchtbaren Tagen, zu empfehlen, nur mit der Einschränkung, daß sie bei Frauen mit sehr kurzem Cyclus nur bedingt brauchbar ist. Wenn nämlich die Periode vom ersten Tag einer Monatsblutung bis zum ersten Tag der nächsten Blutung nur etwa 21 Tage und die Blutungsdauer 5 oder 6 Tage beträgt, überschneidet sich die zu Ende gehende Blutung mit der fruchtbaren Zeit und fällt mit dem letzten Tag der Blutung zusammen. 15 Tage vor der nächsten Menstruation erfolgt der Eisprung, 21 minus 15 ergibt 6; d.h. eine unfruchtbare Zeit gibt es nur vom 10. bis zum 21. Tag. Es ist also ein Irrtum zu glauben, daß die ersten Tage nach einer Menstruation immer unfruchtbar seien. In solchen Fällen ist die Messung der Basaltemperatur die Methode der Wahl. Darüber unterrichten sich die Ehepaare am besten bei ihrem Frauenarzt, der im Einzelfall für die Beratung des richtigen Mittels zur Empfängnisverhütung zuständig ist.

Andere Möglichkeiten der Empfängnisverhütung

Der Frauenarzt muß entscheiden, ob ein den Muttermund abschließendes Pessar bei einer Frau zweckdienlich ist; dieses muß allerdings alle zwei Monate spätestens gewechselt werden, was seiner Anwendung oft im Wege steht. In den meisten Fällen bleibt aber dem Arzt nur der Rat übrig, daß der Mann einen Gummischutz benutzt. Das ist bestimmt keine Ideallösung – die uns offensichtlich verwehrt ist –, aber der beabsichtigte Zweck wird wenigstens mit Sicherheit erreicht, und die Hingabe der Eheleute wird von Unsicherheit und Angst befreit.

Es gibt außerdem noch eine Vielzahl chemischer Mittel wie Pasten und Sprays zur Einführung in die Scheide, die den Zweck haben, den männlichen Samen abzutöten. Ganz allgemein kann aber hier gesagt werden, daß die chemischen Verhütungsmittel unsicher sind und außerdem die Gefahr einer Schädigung eines doch werdenden Kindes in sich bergen. Die wachsende Zahl im Mutterleib geschädigter Kinder sollte Warnung genug vor unvollkommen wirksamen und gesundheitsschädigenden Vorbeugungsmethoden sein!

Warnen muß der Arzt auch vor der frühzeitigen Trennung während des Verkehrs; es entsteht dadurch ein beiderseitiges Unbefriedigtsein, aus dem schließlich eine physische Abneigung der Eheleute gegeneinander wird. Auf jeden Fall aber bewirkt dieses Verfahren nervöse Störungen bei Mann und Frau.

Die operativen Methoden führen in der Regel zur endgültigen Sterilisation. Ihre sittliche und rechtliche Einschätzung ist ein zusätzliches Problem. Hierzu gehören die Unterbindung der Eileiter der Frau oder der Samengänge des Mannes. Auch das Einpflanzen einer sogenannten Spirale in die Gebärmutter ist durchaus problematisch. Es führt zwar nicht zur bleibenden Empfängnisunfähigkeit, ist aber gesundheitlich bedenklich und auch moralisch umstritten, da ihre Wirkung einer dauernden mechanischen Frühabtreibung gleichkommt.

V. Die Geburt

Geburt zu Hause oder in einer Klinik?

Diese Frage ist einer ernsthaften Überlegung wert. Manche Gefahren, die in einer Klinik durch die Zusammenballung vieler Menschen unvermeidbar sind, fallen zu Hause fort. So ist es eine bekannte Tatsache, daß Brustdrüsenentzündungen bei Geburten im Hause seltener vorkommen als in der Klinik. Ähnlich ist es mit Klinikinfektionen wie Grippe, Schälblasen oder Soor-Infektion, wozu neuerdings die „Hospitalseuche" infolge der leichtsinnigen Verwendung von Penicillin und anderer Antibiotika getreten ist. In Holland werden siebzig von hundert Kindern zu Hause geboren, während in Schweden fünfundneunzig Prozent der Geburten in Kliniken stattfinden.

Wenn du also in der glücklichen Lage bist, eine Hebamme zu finden und ein geeignetes Heim zu besitzen, solltest du deinem Kind als Stätte seiner Geburt die elterliche Wohnung bieten. Selbst eine Mietwohnung hat ihre Vorteile. Beachtenswerter als die gesundheitlichen Vorzüge, die eine Geburt im Hause zu bieten vermag, sind aber die Gemütswerte. Sind sie etwa weniger wichtig?

Ein Kreißsaal, wie der Raum für die Geburten in der Klinik heißt, ist oft ein ungemütlicher, unpersönlicher Ort mit grellem Licht, hastenden Menschen und Unruhe, der heutzutage dem Maschinenraum einer Fabrik nicht unähnlich ist. Überall drohen Apparate, die dich gar nichts angehen und nur für besondere Fälle notwendig sind. In einem solchen Raum ein Kind mit Freude und Zuversicht zur Welt zu bringen, ist schon eine große seelische Leistung. Und der neue Weltbürger wird gleich von der Technik empfangen, die von der ersten Minute an sein Leben zu beherrschen versucht.

Wieviel anders ist es dagegen in der eigenen Wohnung, mag sie noch so einfach sein! Du bist in deiner gewohnten Umgebung, alles ist dir vertraut, nichts beängstigt dich. Du kannst dich ganz auf die Geburt konzentrieren. Du bist nicht eine Gebärende unter vielen, sondern kannst ganz du selbst sein. Dein Mann ist bei diesem bedeutsamen Familienereignis anwesend. Er wird sich nützlich machen, wird dir die Hand halten, den Rücken stützen, dir gut zusprechen und dein Gesicht mit Rosmarin oder Kölnisch Wasser abreiben oder dir sonst eine Erfrischung verschaffen. So kann gerade die Geburt im Elternhaus ein unvergeßliches Erlebnis für deine Familie werden.

Sollte eine Hausgeburt aber nicht möglich sein, so wählst du dir am besten mit Hilfe des Arztes deines Vertrauens eine Klinik aus und machst dich mit einer Hebamme bekannt, die dir angenehm ist. Erkundige dich, ob dein Mann bei der Geburt anwesend sein kann (siehe *Die Anwesenheit des Vaters bei der Geburt*) und suche dir, wenn irgend möglich, eine Klinik aus, in der dein Kind auch nach der Geburt bei dir bleiben darf (siehe *Soll das Neugeborene in meinem Zimmer bleiben oder nicht?*).

Wichtig ist auch, ein Krankenhaus zu wählen, in dem man die hohe Bedeutung der Muttermilchernährung anerkennt und nicht aus Bequemlichkeit oder Mangel an Personal die ersten entscheidenden Maßnahmen zum Ingangbringen der Milchbildung versäumt, wie es leider in vielen Gebärkliniken üblich ist (siehe *Wie stille ich mein Kind?*). Wie schnell ist man heute mit der Flasche bei der Hand! Ehe du dich's versiehst, erhält dein Kind statt lebendiger Muttermilch eine Milchkonservennahrung – nur, weil man sich nicht mehr auf die Behandlung der Milchdrüsen versteht oder zu bequem dazu ist. Damit aber beginnt schon oft in der Klinik eine ganze Kette von Schädigungen, die man heute unter dem Sammelbegriff „Zivilisationsschäden" zusammenfaßt.

Auch über deinen Wunsch, daß die „Käseschmiere" bei deinem Kind nicht entfernt werden soll, sprichst du am besten vorher mit deinem Arzt (siehe *Vom neugeborenen Kind*). Viele Geburtshelfer haben für diesen Wunsch volles Verständnis.

Manche Kliniken bieten heute die sogenannte „ambulante Geburt" an. Dabei entbindet die Schwangere in der Klinik und kehrt etwa sechs Stunden später mit einer Hebamme und dem Neugeborenen nach Hause zurück. Doch scheint mir diese Verfah-

Geburt zu Hause oder in einer Klinik?   97

rensweise wenig glücklich, da sie die Nachteile beider Lösungen in sich vereinigt.

Die Frage, ob die Geburt deines Kindes zu Hause oder in der Klinik stattfinden soll, entscheidet sich aber endgültig bei der unbedingt notwendigen ärztlichen Untersuchung am Ende des siebenten oder am Beginn des achten Schwangerschaftsmonats. Auch eine erfahrene Hebamme ist zur Entscheidung dieser Frage und zur Vornahme der Untersuchung in der Lage. Jede werdende Mutter ist durch das Hebammengesetz verpflichtet, bei der Entbindung die Hilfe einer Hebamme in Anspruch zu nehmen. Die Nichtbeachtung dieser Bestimmung kann den Tod des Kindes verschulden, was dann zu gerichtlicher Bestrafung führt.

Durch die erwähnte Untersuchung wird festgestellt, ob eine normale Geburt zu erwarten ist oder nicht. Bestehen ein enges Becken, eine Mehrlingsschwangerschaft, eine regelwidrige Lage des Kindes, Anzeichen einer Schwangerschaftsvergiftung oder anderer Erkrankungen der Mutter, dann ist die Geburt in einer Klinik notwendig. Liegt aber keine dieser Erscheinungen vor, so kann die junge Frau ihr Kind in ihrem Heim zur Welt bringen, wenn die Zimmer geräumig genug und gut heizbar sind; außerdem muß natürlich geschickte weibliche Hilfe ausreichend vorhanden sein, und zwar möglichst sowohl für die Mutter als auch zur Versorgung des Kindes gleich nach der Geburt, damit es nicht unversorgt beiseitegelegt wird, bis die Hebamme mit der Mutter fertig ist.

Über die nötigen Gebrauchsgegenstände und die Wäscheausrüstung für Mutter und Kind kann sich die junge Frau durch ihre Hebamme beraten lassen. Die Apotheken halten „Wochenbettpakkungen" vorrätig, in denen die notwendigsten Dinge zusammengestellt sind. Die Kinderwäsche muß frisch ausgekocht und gebügelt sein. Bügeln ist die beste Methode, um Wäsche in den Zustand ausreichender Keimfreiheit zu bringen. Papierwindeln sollte man erst bei älteren Kindern verwenden.

Für die Klinikgeburt hält die Mutter ihr „Sturmgepäck" mindestens acht Wochen vor dem Geburtstermin bereit. Es besteht aus

einem kleinen Koffer mit mindestens drei auskochbaren Nacht-
hemden, die sich vorne zum Stillen leicht öffnen lassen; einem
gestrickten Bettjäckchen, Morgenrock und Hausschuhen sowie
den persönlichen Toilettensachen, einschließlich Stillbüstenhalter.
Außerdem gehören in dieses Gepäck genügend Wäsche für die
Heimreise des Kindes und die Bekleidung der Mutter für die
Heimfahrt.

Die Anwesenheit des Vaters bei der Geburt

Viele Ehemänner stehen den Geschehnissen während einer
Schwangerschaft etwas rat- und hilflos gegenüber und fühlen sich in
eine Außenseiterposition abgedrängt. Diese Schwierigkeiten ver-
stärken sich noch, wenn der Vater bei der Geburt nicht dabei ist. Es
fällt ihm schwer, diesem winzigen, zerbrechlichen, fremden Wesen
gleich „väterliche Gefühle" entgegenzubringen. Außerdem sollte
man nicht unterschätzen, was es für die Beziehung der Eheleute
zueinander bedeutet, wenn der Mann seine Frau in ihrer „schweren
Stunde" nicht allein läßt.

Daher bestehen immer mehr Männer darauf, die Geburt ihres
Kindes mitzuerleben. Nach anfänglichem Zögern haben auch die
Ärzte nichts mehr dagegen einzuwenden, hat sich doch die Anwesenheit des Ehemannes häufig günstig ausgewirkt, ja einige der
modernen Geburtshilfemethoden (Lamaze, Odent) gehen sogar
von einer aktiven Mithilfe des Mannes aus. Wichtig ist in jedem
Fall, daß der Vater genügend vorbereitet ist. Er sollte etwas über die
seelischen und körperlichen Vorgänge während der Wehen erfahren haben und über die einzelnen Phasen der Geburt Bescheid
wissen. Entspannungs- und Atemhilfen kann er mit seiner Frau
schon vorher einüben, um ihr dann während der Geburt auch
wirklich beistehen zu können. Er kann trösten, ermutigen, keinesfalls darf er aber in Unruhe oder Angst verfallen bei den oft heftigen
seelischen und körperlichen „Stürmen" in den letzten Geburtsphasen. Manche Hebammen erlauben auch, daß der Vater selbst die
Nabelschnur durchtrennt und der Mutter das Neugeborene nach

der ersten Versorgung in die Arme legt. Auch sonst wird es noch genügender Hilfeleistungen bedürfen, bis dann der stolze Vater die nächsten Verwandten und Freunde endlich benachrichtigen kann.

Von der schmerzfreien Geburt

Vor dreihundert Jahren wurde Eufamie Macfarlane in Castle Hill (Edinburgh) lebendig verbrannt, weil er für die Schmerzstillung bei der Geburt eintrat. Zweihundert Jahre später starb im gleichen Edinburgh der Frauenarzt Simpson und wurde unter riesiger Beteiligung der Bevölkerung beigesetzt. Er war der Erfinder der „narcose à la reine", die von dem Arzt Snow zur schmerzlosen Entbindung der Königin Viktoria angewandt worden war und daher ihren Namen erhalten hat.

Seitdem sind viele Mittel zur Schmerzbetäubung bei der Geburt verwendet und wieder fallengelassen worden, aber in den meisten Kliniken werden heute doch Lachgas oder andere weniger harmlose Mittel zu diesem Zweck eingesetzt.

Sicher ist es Aufgabe des Arztes, jeden Schmerz und so auch die Geburtsschmerzen zu lindern und auf ein von allen Frauen ertragbares Maß zu verringern. Aber ohne Zweifel nehmen viele der bisher verwendeten Methoden nicht genügend Rücksicht auf die Gesundheit des zur Welt kommenden Kindes und rauben zudem der jungen Mutter das große Erlebnis des Geburtsvorganges. Ich habe schon viele junge Mütter gesehen, die es tief bedauerten, durch die Narkose die Geburt ihres Kindes verschlafen zu haben. Auch ist die Verwendung wehentreibender und betäubender Mittel für die Frauen selbst nicht unbedenklich, denn die statistische Zahl von störungsfreien Wochenbetten ist in rascher Abnahme begriffen.

Aber bei der Geburt geht es ja vor allem um das Kind, und alle Maßnahmen, die das Kind schädigen können, sollten bewußt unterlassen werden. In diesem Punkt wird ganz ohne Zweifel in unserer Zeit Bedenkliches getan. Dazu gehören außer der Narkose und den Wehenmitteln die Geburtsfestlegung (-beschleunigung oder -verzögerung) durch chemische Mittel auf einen bestimmten

Zeitpunkt. Beispielsweise soll es in Amerika Entbindungskliniken geben, in denen Geburten nur zwischen acht und zehn Uhr vormittags stattfinden. Durch solche Methoden, die einer übertriebenen Rücksichtnahme auf das Klinikpersonal entsprungen sind, versündigt man sich gegen gesetzmäßige Zusammenhänge zwischen dem Menschen und seinem ganz persönlichen Lebenslauf, von dem die Geburt ja der erste Akt ist. Die Geburtsstunde als eine „Sternenstunde" anzusehen, sollte auch dem modernen Menschen noch innerlich möglich sein, selbst wenn er dem, was sich heute vielfach als Astrologie breitmacht, völlig fernsteht. Damit, daß man den Zeitpunkt einer Geburt in ehrfurchtsloser Weise durch Gesichtspunkte der Bequemlichkeit und Nützlichkeit bestimmen läßt, tut man dem neu in die Welt eintretenden Kind sicherlich ebensowenig einen guten Dienst, als wenn man den Empfängnistermin allein durch kühle Berechnung herbeizuzwingen sucht. Außerdem wird durch solche Maßnahmen die Gesundheit der Mutter eventuell bleibend geschädigt.

Zum Glück haben gewissenhafte Ärzte und Geburtshelfer diese schlimme Entwicklung erkannt. Durch Aufklärung und Unterrichtskurse werden die werdenden Mütter so auf die Geburt vorbereitet, daß einerseits die Angst genommen wird, andererseits die aktive „Rolle" erkannt und vorher geübt werden kann. So gehen diese Frauen mit Zuversicht und entspannt an dieses bedeutsame Ereignis heran und verspüren viel weniger Schmerz. Allerdings: eine absolut schmerzfreie Geburt gibt es nicht und eine natürliche Geburt mit diesen bewußten Vorbereitungen ist auch nicht so „bequem" wie eine Narkoseentbindung.

Wegweisend war zunächst der englische Arzt Dr. Read, durch dessen Methode, ohne Betäubungsmittel, allein durch geübte körperliche und seelische Entspannung und durch bewußte Beherrschung der Angst eine weitgehend schmerzfreie Entbindung erfolgen konnte (siehe *Bücher für Eltern*).

Die Methode Lamaze (siehe *Bücher für Eltern*) geht sozusagen den umgekehrten Weg: nicht durch Entspannung, sondern durch gezielt eingesetzte Anspannung soll die schmerzlose Geburt ermöglicht werden. In umfassenden Schulungskursen werden beide Partner auf die Geburt bzw. die Geburtshilfe vorbereitet.

Wir verweisen auch auf Leboyer (siehe *Bücher für Eltern*), der eine Art geburtshilfliche Psychoprophylaxe schulen läßt, in Gruppen durch Hebammen und Psychologen. Das Besondere bei dieser Methode ist sicher das einfühlsame und moralische Wirken und die vielen Ratschläge, wie das Neugeborene zu empfangen und zu betreuen ist.

Für welche Form der Entbindung sich die junge Frau aber entscheidet, sie sollte sich in jedem Fall vorher ausreichend unterrichten, denn die unvorbereitete Frau ist häufig von beängstigenden Ahnungen und furchterregenden Erzählungen belastet. Während der Geburt weiß sie nicht, was mit ihr geschieht, was sie gegen die anbrandenden Schmerzen tun kann und wie auf die Wehen zu reagieren ist. Sie leidet hilflos, sie atmet falsch und wird immer mehr verkrampft, d. h. sie kommt in eine Angst-Spannungs-Verkrampfung mit gesteigertem Schmerzempfinden.

Die unterrichtete Frau, die weiß, was während der Geburtsarbeit vorgeht, hat auch die Techniken erlernt, ihren Körper und damit ihren Schmerz zu beherrschen. Während der Gebärmutterkontraktionen entspannt sie bewußt die Muskulatur und benutzt eine entsprechend helfende Atemmethode. Sie weiß die Kontraktionspausen zu nutzen und schafft so Energiereserven. Da sie die verschiedenen Geburtsphasen und den ungefähren Zeitablauf kennt, kann sie sich auch weitgehend darauf einstellen. Sie hat also viel eher die Möglichkeit, die Geburt bewußt zu erleben und wird eher etwas von der Erhabenheit dieses Ereignisses spüren können.

Anzeichen für den Geburtsbeginn

Drei Zeichen hat die schwangere Frau als Alarmsymptome für den Geburtsbeginn anzusehen. Diese sind: schmerzloser Abgang von blutigem Schleim, schmerzfreier Abgang des Fruchtwassers, was entweder in starkem Schwall oder auch langsam sickernd erfolgen kann und Einsetzen von Wehen. Von diesen drei Zeichen genügt eines, um den Geburtsbeginn anzuzeigen. Du wartest also nicht ab, bis alle drei eingetreten sind, auch kann die Reihenfolge durchaus eine andere sein als hier angegeben; jedenfalls, wenn eines dieser Zeichen eintritt, sorgst du für sofortige Benachrichtigung der Hebamme oder für die beschleunigte Fahrt in die Klinik, die nach erfolgtem Blasensprung wegen der Gefahr eines Nabelschnurvorfalls unbedingt im Liegen unternommen werden sollte.

Unter Wehen versteht man schmerzhafte Zusammenziehungen der Muskulatur der Gebärmutter, die den Schmerzen bei der Periode ähneln. Der Schmerz schwillt an und ab, dann erfolgt eine Pause von anfangs etwa zwanzig Minuten Dauer. Verkürzt sich die schmerzfreie Zwischenzeit auf etwa fünf Minuten oder noch weniger, dann kannst du mit dem Beginn der Geburt rechnen.

Wenn es nun soweit ist, gehst du mit Ruhe und Zuversicht der Geburt entgegen in der Überzeugung, daß dir nicht mehr zugemutet wird als du ertragen kannst.

Vom Verlauf der Geburt

Die Geburt eines Kindes ist ein Ereignis von ehrfurchtgebietender Erhabenheit und eigentlich nur vergleichbar mit dem Todesereignis. Wie beim Sterben sich der Geist vom Körper löst, so beginnt beim Geborenwerden der Geist eines neuen Menschen den Körper endgültig als seinen irdischen Wohnsitz zu ergreifen. Lernt die Mutter die Geburt als ein solches Geschehnis zwischen geistiger und irdischer Welt aufzufassen, dann geht sie mit einer ganz anderen Einstellung an die Geburt heran. Sie versteht, daß ein so wesentliches Ereignis nicht ohne persönliche Opfer und Schmerzen geschehen kann. Wir haben es erlebt, daß junge Frauen, die eine Ahnung von der wirklichen Größe der Geburtsvorgänge besaßen, die Geburtsbeschwerden mit voller Bereitwilligkeit auf sich nahmen. Der tiefste Grund aller Angstgefühle liegt ja in der Gottverlassenheit des modernen Menschen. Wird diese grundlegend falsche Einstellung durch die Gewißheit des Verbundenseins mit einer höheren Welt überwunden, dann entsteht ein Gefühl von Lebens-

Vom Verlauf der Geburt

sicherheit, in welchem Angst keinen Platz mehr hat. Diese vertrauensvolle Stimmung sollte jede werdende Mutter in sich tragen, wenn jetzt die Geburt beginnt.

Jede junge Mutter soll, wenn die Stunde der Entbindung heranrückt, die einzelnen Phasen des nach höchster Weisheit ablaufenden Geburtsvorganges kennen. Bereits während der Schwangerschaftszeit war der jungen Frau Gelegenheit gegeben, sich durch sogenannte Entspannungsübungen auf die zu erwartende Geburt vorzubereiten, und sie spürte bereits die wohltuende Wirkung der Entspannung auf Körper und Seele. Sie ahnt, daß bei einer völligen Entspannung des Körpers Furcht unmöglich ist, und läßt so gelöst und entspannt die Geburt auf sich zukommen. Zunächst hat sie die Zeit der Eröffnungswehen zu durchleben, das heißt die Zeit, in der die Organe und Muskeln des Geburtsweges sich durch rhythmische Dehnung für den Durchtritt des Kindes erweitern. Sie wurde belehrt, daß sie in dieser Periode der Geburt nur ihre Gedanken abzuschalten und die Muskeln der Gebärmutter und der Scheide arbeiten zu lassen hat. Bei einer völlig entspannten Frau, die dem Arbeiten ihrer Organe keinen Widerstand entgegensetzt, wird sich diese Phase der Geburt in aller Natürlichkeit und damit ohne erhebliche Schmerzen abspielen. Dazu wird auch die Atmosphäre im Geburtszimmer beitragen, die im Vertrauensverhältnis zwischen der jungen Mutter und ihren Geburtshelfern begründet sein soll.

Nach der notwendigen Eröffnung der Gebärmutter folgt dann der Augenblick, wo die Gebärende in den sogenannten Austreibungswehen selber aktiv in den Geburtsablauf eingreift, indem sie durch kräftiges Pressen mithilft, den Körper ihres Kindes durch den Geburtsweg zu treiben. Während dieser Zeit wird sie empfinden, wie der Mitpreßreflex in ihr geradezu ein Gefühl der Befriedigung auslöst, wie ein nie gekanntes Glücksgefühl sie ergreift darüber, an der Geburt ihres Kindes mithelfen zu dürfen.

Unter ihrer Mithilfe wird der führende Teil des Kindes, in der Regel der Kopf, durch den Geburtskanal gepreßt. Ist der Kopf durchgetreten, so folgt bei der nächsten Wehe der kindliche Körper nach. Das Kind ist geboren.

Etwa zehn Minuten später endet die Geburt mit dem Zutagetreten der Nachgeburt, bei dem der Mutterkuchen, Eihäute und die restliche Nabelschnur ausgeschieden werden.

VI. Das Wochenbett

Das Wochenbett

Obgleich Schwangerschaft und Geburt keine Krankheiten sind, beanspruchen sie doch die physischen und psychischen Kräfte unserer Frauen in hohem Maße. Die Zeit des Wochenbetts sollte daher ganz der Erholung der jungen Mutter dienen.

Bei den Germanen hatte der Monat 27 Tage; so lange etwa braucht der Mond für einen Umlauf am Himmel bis zu seiner Rückkehr an den Ausgangspunkt. Diesen Zeitraum unterteilte man in drei gleiche Teile zu neun Tagen und kam so zur Neuntagewoche. Nach neun Tagen konnte die „Wöchnerin" aus dem „Wochenbett" aufstehen. Diese Ausdrücke stammen also aus uralter Zeit, wo die Woche neun Tage hatte.

In vielen deutschen Entbindungsanstalten läßt man die Mütter, ähnlich wie in Nordamerika, schon in den ersten Stunden nach der Geburt aufstehen. Dieses Verfahren hat sich bewährt, aber es darf nicht dazu führen, daß die Wöchnerinnen nicht jede Gelegenheit zum Schlafen ausnützen, vor allem nach dem Stillen. Die Milchbildung wird durch das frühe Aufstehen offenbar nicht gestört.

Für die Rückbildung der Gebärmutter und die Festigung der Bauchmuskulatur sind Bewegung und geeignete Gymnastik und Massage sicher von Vorteil. Die Erfahrung zeigt, daß auch durch das Stillen die Rückbildungsvorgänge günstig beeinflußt werden.

Viele Wöchnerinnen haben am vierten oder fünften Tag nach der Entbindung ein ausgesprochenes Stimmungstief. Es wird durch hormonelle Umstellungen verursacht und hat schon manche junge Mutter erschreckt, die sich Vorwürfe machte, weil sie über die Geburt ihres Kindes nicht einfach immer nur glücklich war.

Wochenbettbesuche sind zunächst nur den nächsten Angehörigen erlaubt. Längere Unterhaltungen sollten dabei vermieden werden. Andere, noch so wohlgemeinte Besuche müssen in den ersten zwei bis drei Wochen möglichst verhindert werden, allein schon wegen der regelmäßig damit verbundenen Einschleppung von Erkältungskrankheiten oder Schlimmerem. Das Neugeborene darf keinesfalls von Besuchern angefaßt oder gar geküßt werden.

Viele junge Mütter leiden im Wochenbett an Schlafstörungen – ein Ausdruck der inneren Verkrampftheit, in der sie sich oft befinden. Wenn das erst richtig erkannt ist, genügt oft die Erkenntnis zur Erzielung von Entspannung und Gewinnung einer ganz gelassenen Hingabe an die Freude über das Kind. Mir hat sich als Hilfsmittel dazu der Beruhigungs- und Schlaftee (Weleda) oder ein ähnlich guter Tee bewährt. Allein schon im Hinblick auf den Übertritt von Bestandteilen chemischer Schlaftabletten durch die Milch auf das Kind sollten Schlaftabletten nicht eingenommen werden. Oft ist ein pflanzliches Mittel zur Kreislaufanregung das beste Schlafmittel.

Bewährt hat sich ebenfalls, von der Geburt an dreimal täglich fünf Tropfen Arnica D 4 mit etwas Wasser vor dem Essen einzunehmen; das dient der Vermeidung einer Thrombosenbildung und nebenher der allgemeinen Kräftigung; Schlehenelixier fördert den Schlaf, gibt Kraft und regt die Milchbildung an.

Ebenso wie die Nahrung einer stillenden Mutter so vollwertig und vielseitig wie möglich sein sollte, so wird man auch durch diätetische Mittel ihre Erholung und Kräftigung zu fördern suchen. Zu diesem Zweck kommen vor allem die Elixiere der Firmen Wala und Weleda in Frage (Schlehen-, Sanddorn-, Hagebutten-, Rosenelixier u. a. m., neuerdings auch ohne Zucker hergestellt), die im Reformhaus zu haben sind. Ich erwähne nur diese beiden Firmen, weil ich die Güte ihrer Erzeugnisse kenne und mit anderen ähnlichen Mitteln verschiedener Hersteller nur ungenügende eigene Erfahrungen besitze.

Unbedingt sollte aber ein gutes, nicht synthetisches Kalkpräparat in der Stillzeit genommen werden (z. B. der allbekannte Aufbaukalk I und II, Weleda). Zugleich kann man mit guten Badezusätzen zur Kräftigung wirksam beitragen (z. B. Prunus- oder Rosmarinbadezusatz von Wala oder Weleda). Außerdem lassen sich Stoffwechsel, Kreislauf und allgemein schwache Konstitution durch Massagen und Einreibungen in die Haut anregen (z. B. mit Hauttonikum,

Das Wochenbett

Massageöl mit Arnica oder Calendula-Hautöl, Weleda und Aconitöl, Wala). Notwendig ist oft auch an das Vorhandensein einer Blutarmut zu denken und den Arzt deswegen um Rat zu fragen.

Zur Ernährung der Wöchnerin sei noch einiges gesagt: In den Kliniken hat man oft den Eindruck, als ob man noch nie etwas von modernen Ernährungsmethoden gehört habe. Immer wieder erlebt man, daß den jungen Müttern kurz nach der Geburt Rotkohl mit Bratwurst oder Hülsenfrüchte und dergleichen angeboten wird.

Die Diät einer stillenden Mutter soll leicht verdaulich, vitaminreich, mineralstoffreich und in jeder Hinsicht qualitativ vollwertig sein. Auf keinen Fall darf sie zu wenig Eiweiß enthalten; allerdings ist die typische Schlachtplatte vieler Klinikküchen nicht als Ideal anzusehen. Wenn Bedürfnis nach Fleisch besteht, sollte es möglichst nur weißes, nicht zu fettes Fleisch von jungen Tieren sein; der Eiweißbedarf sollte aber vor allem durch Quark und andere nicht riechende und nicht scharfgewürzte Käsesorten gedeckt werden. Da viele Frauen in dieser Zeit, ebenso wie die Neugeborenen, mit Blähungen zu tun haben, ist der Zusatz von Kümmel, z.B. zum Käse oder auch zu Kartoffeln und Gemüse anzuraten. Notfalls läßt man eine Tasse Fenchel- oder Kümmeltee trinken (eine große Prise Kümmel auf eine große Tasse Wasser, 10 bis 15 Minuten kochen lassen).

Blähungen werden meist durch Brot hervorgerufen, besonders, wenn es zu frisch ist. Leider gibt es kaum noch irgendwo die mit Kümmel, Fenchel und anderen Gewürzen gebackenen Brote; man muß sich also eine Brotsorte aussuchen, die bekömmlich ist und möglichst nicht zu Blähungsbeschwerden führt. Natürlich kommen nur Brote aus nicht stark ausgemahlenen Mehlen in Frage; auch die hellen Roggenbrote sind ihrer wichtigsten Nährstoffe durch Ausmahlen beraubt. Man denke an die vollwertigen Demeter-Produkte, z.B. Demeter-Brot, Demeter-Zwieback und Demeter-Teigwaren.

Zu Beginn der Hauptmahlzeiten sollten ein bis drei Eßlöffel rohgeriebenes Gemüse, vor allem rohe Möhren, gegessen werden, die man eventuell mit etwas Sahne anmachen kann; das kommt aber nur in Frage, wenn das Gemüse anständig, d.h. nicht mit großen Mengen chemischer Düngemittel gedüngt oder mit gefährlichen Schädlingsbekämpfungsmitteln gespritzt wurde.

Der Genuß von rohem Obst ist sehr wünschenswert; es kann in Abwechslung mit der Gemüserohkost vor den Hauptmahlzeiten gegessen werden. Oder auch zu anderen Zeiten, etwa als Zwischenmahlzeit. Leider stellt man immer wieder fest, daß der Säugling bei zu viel Rohkost Leibschmerzen bekommt oder z.B. nach Apfelsinen wund wird. Es hat sich bewährt, nach 18 oder 19 Uhr kein Obst mehr zu essen und überhaupt die Abendmahlzeit auf etwa 18 Uhr zu verlegen, weil die Verdauungskräfte nachts schwächer sind als am Tage. Was also in den späten Stunden des Tages gegessen wird, bleibt zunächst unverdaut liegen und beschwert den Magen, drückt auf's Herz und begünstigt u.a. die Entstehung von Blähungen.

Im Kapitel über die Milchbildung (siehe *Gibt es Mittel zur Vermehrung der Milchbildung?*) wird gesagt, daß die Wöchnerin viel trinken muß; sie muß nämlich einen Liter „über den Durst" trinken, damit genügend Milch entsteht. Was sie trinkt, ist dann weniger wichtig als wieviel; natürlich keine Genußmittel wie Bohnenkaffee, starken schwarzen Tee, Matetee oder gar Coca-Cola, Alkohol (siehe *Alkohol in der Schwangerschaft*) und ähnliches. Dafür Milch (Sauermilch, Buttermilch, Bioghurt, schwedische Langmilch), Malzkaffee, Obstsäfte, Schlehen- und andere Elixiere (Sanddorn, Rosen, Hagebutten u.a.), deutsche Tees, besonders Milchbildungstee der Weleda. Sehr wirksam ist auch die Anwendung des Milchbildungsöls.

Notwendig ist die Anschaffung eines Stillbüstenhalters, möglichst auf jeder Seite einzeln zu öffnen, mit Wegwerfeinlagen.

Das Rauchen in der Zeit der Schwangerschaft und des Stillens ist natürlich streng verboten (siehe *Vom Rauchen in der Schwangerschaft und der Stillzeit*).

Bei auffälliger Gewichtszunahme sollten dicke Suppen, Breikost, Kartoffeln und vor allem Nährbier wegfallen.

Tritt dagegen starker Gewichtsabfall ein, ist dringend ärztlicher Rat einzuholen. Etwa alle zwei bis drei Wochen sollte das Gewicht kontrolliert werden.

Auch jetzt ist sorgfältige Zahnpflege zu betreiben.

Man kann jede junge Mutter beglückwünschen, die ein ungestörtes, freudeerfülltes Wochenbett erlebt und nach der Rückkehr in ihr Heim eine geschickte Mutter oder eine erfahrene Pflegerin zur Hilfe vorfindet. Die ersten sechs Wochen braucht die junge Frau zum Einleben in ihre neuen Aufgaben der Kinderpflege und zur Ergänzung der Kräfte, die sie ihrem Kinde abgegeben hat und während des Stillens weiter abgibt.

Das müssen sich auch die jungen Väter und Ehemänner sehr lebhaft zum Bewußtsein bringen und keine Anforderung stellen, zu deren Erfüllung die zunächst ganz auf das Kind eingestellten Frauen körperlich und seelisch noch nicht wieder in der Lage sind.

Dagegen bietet gerade diese Zeit den Ehemännern Gelegenheit genug, durch tatkräftiges Mithelfen im Haushalt und bei der Kinderpflege der Genesung ihrer tüchtigen Frauen zu dienen. In vielen Familien scheut sich der junge Vater nicht, häusliche Pflichten zu übernehmen und vor allem der jungen Mutter bei der nächtlichen Versorgung des Kindes zu helfen. Nur zum Stillen ist der junge Vater leider nicht in der Lage.

Die hohe Zeit deines Lebens

Vom biologischen Standpunkt aus gesehen ist die junge Frau nach der glücklichen Geburt ihres Kindes auf dem Höhepunkt des Lebens angelangt. Mit berechtigtem Stolz kann sie auf ihre Leistung schauen. Die Freude über ihr Kind und über all die neuen Beglückungen, die das Stillen und die Pflege ihres Kindes mit sich bringen, ist voll verständlich und berechtigt.

Aber es gilt doch, einen ganz klaren Kopf zu behalten. Wir sprachen ja schon davon, daß der Mensch die Tatsache nicht übersehen darf, daß die Eltern allein nicht einen neuen Menschen erschaffen können, auch nicht mit Hilfe sämtlicher Vererbungsgesetze, sondern daß dies nur der Schöpfer aller Dinge vermag. Die Eltern handeln aber immerhin als Beauftragte und Helfer Gottes. Indem die Mutter ihren Körper zur Verfügung stellt, kann ein Kindeswesen seine Niederkunft aus der geistigen Welt vollziehen.

Das ist ohne Zweifel eine ganz große und herrliche Aufgabe, und es ist daher berechtigt, daß du jetzt die Würde einer Mutter zur Schau trägst.

Ein Tier hat in diesem Stadium seines Daseins das Endziel erreicht. Was jetzt noch kommt, ist höchstens eine Wiederholung.

Ganz anders verhält es sich beim Menschen. Denken wir nur daran, daß sich die Tiere sehr bald nicht mehr um ihre Jungen zu kümmern brauchen. Diese stürmen geradezu in ihrer körperlichen Entwicklung voran und erreichen in kurzer Zeit selbst die Geschlechtsreife, womit auch ihr Daseinszweck und -sinn erfüllt ist. Davon war ja bereits die Rede.

Die Darstellung der Entwicklung deines Kindes hat dir aber gezeigt, daß der Mensch die Tierstufe überwunden hat. Er besitzt den göttlichen Funken seines Ichs, und daher kann sein Endziel nicht ein biologisches, sondern nur ein geistiges sein.

Solche Gedankengänge solltest du in der Zeit nach der Geburt im Herzen bewegen. Es genügt nicht, daß du dein Kind mit deinen Liebesbeweisen überschüttest. Es ist zwar dein Kind, aber du bist nicht seine Besitzerin, sondern die Beauftragte im Dienste eines Höheren.

Jetzt mußt du gemeinsam mit deinem Mann zusehen, daß ihr der neuen Aufgabe, dem sich verkörpernden Geist ein Heim auf der Erde zu schaffen, in dem er zur vollen Reife kommen kann, gerecht werdet. Das erfordert die Anspannung eurer ganzen Geistes- und Seelenkräfte.

Auch hierbei steht ihr nicht allein und verlassen da. Denn wie die Entstehung des Kindes nicht ohne die Mitwirkung geistig-kosmischer Kräfte und Wesen möglich ist, so ist es auch mit der weiteren Entwicklung. Achte nur einmal darauf, wie oft dein Kind wie von unsichtbarer Hand vor Unfällen behütet wird! Achte auch einmal auf die vielen guten „Einfälle", die dir ohne dein Zutun von irgendwoher kommen, dann wirst du schon merken, wie dir als Mutter die Hilfe der göttlich-geistigen Welt täglich zuströmt. Du mußt dir solche Erfahrungen nur nicht mit dem Verlegenheitsausdruck der Spießer und Materialisten als „Zufall" erklären, das heißt verdunkeln. Der moderne junge Mensch muß sich in solchen Fragen eine neue Nüchternheit und Sachlichkeit erwerben und den Mut haben, die Dinge zu sehen wie sie sind. Die Materie des Gehirns kann ja von sich aus weise Gedanken und Einfälle nicht produzieren. Wer schickt sie uns aber dann?

In der Zeit einer Hochstimmung der Seele, wie sie die Zeit nach der Geburt ist, kann die junge Frau am ehesten solche Gedanken verstehen. Sie hat ja fast ihr Leben geopfert und ist nahe an der Schwelle des Todes gewesen, damit neues Leben aus ihr hervorgehen konnte.

Soll das Neugeborene in meinem Zimmer bleiben oder nicht?

Wie manche andere Ärzte habe ich schon vor vielen Jahren auf die Unsitte hingewiesen, Mutter und Kind nach der Geburt zu trennen und das Kind in ein Kinderzimmer zu bringen. Das ist auch eine der fragwürdigen Errungenschaften der letzten Jahrzehnte, die wieder verschwinden muß. Psychologisch gesehen ist sie eine unnötige Härte, weil die Mutter viel ruhiger wäre, wenn sie ihr Kind im gleichen Zimmer wüßte.

Von ganz wenigen Ausnahmen abgesehen, sollte man Mutter und Kind also nicht auseinanderreißen; denn wenn mit der Abnabelung auch die äußere Verbindung zerschnitten wurde, so bestehen zwischen beiden noch unsichtbare Bande, die durch die räumliche Trennung vorschnell gelöst werden, ohne daß eine Notwendigkeit dafür vorliegt. Im Gegenteil, das Kinderbett gehört neben das Bett der Mutter, und zwar so, daß sie ihr Kind immer ansehen kann, wenn sie möchte. Stark unruhige Kinder kann man natürlich zeitweise oder über Nacht in ein anderes Zimmer bringen. In den meisten Fällen würde sich das Kind aber sicherlich sofort beruhigen, wenn man es der Mutter gäbe, nach deren Wärme und Liebe es verlangt.

Aber auch einen anderen Vorteil dieser Methode sollte man sich klarmachen: die meisten Mütter gehen, vor allem beim ersten Kind, nicht ohne Unsicherheit und Scheu an dieses zerbrechliche Wesen heran und stehen eventuell etwas hilflos vor ihrem weinenden Kind. Hat nun die junge Mutter Gelegenheit, ihr Kind ständig zu beobachten, seine Reaktionen kennenzulernen und sich bei Arzt, Hebamme oder Säuglingsschwester Rat zu holen, so wird sie ihr Kind schneller verstehen und lieben lernen. Und sie wird sich für ihre eigene Kräftigung mehr Zeit lassen. Nicht selten verlassen nämlich junge Frauen das Krankenhaus viel zu früh, weil sie nicht dauernd von ihrem Kind getrennt sein wollen. Es ist daher zu hoffen, daß die aus rein technisch-wirtschaftlichen Gründen und aus einer falsch verstandenen Hygiene entstandene Trennung langsam überwunden wird. Du solltest dich also bei der Auswahl der Klinik, in der du dein Kind zur Welt bringen willst, auch nach diesem Punkt genau erkundigen.

Du und deine Nerven

Ich habe die Gewohnheit, möglichst jeder Wöchnerin bei passender Gelegenheit einen kleinen Vortrag über das Thema zu halten, mit dem dieses Kapitel überschrieben ist, und ich glaube, dadurch schon manche Tränen vor dem Vergossenwerden bewahrt zu haben.

Wenn du dich einmal kritisch bei der Versorgung des Kindes beobachten würdest, würde dir bestimmt die Verspanntheit und innere und äußere Verkrampfheit auffallen, mit der du dich in deine neuen Aufgaben kopfüber hineingestürzt hast. Mit dem Wunsche, alles so genau wie möglich zu machen, gibst du bei jeder Tätigkeit „zu viel Gas", wie der Autofahrer sagt. In alles steckst du zu viel Kraftaufwand und läßt es an innerer Gelassenheit fehlen. Sorge und Angst um das Leben und die Gesundheit deines Kindes beunruhi-

Du und deine Nerven

gen deinen Schlaf; jedes Weinen zerrt an deinen Nerven, und du witterst gleich Gefahr für dein Kleines.

Die allgemeine Angst, die auf dem Grund der Welt liegt, hat dich gepackt und vergällt dir die Freude an deinem Kinde. Das ist vor allem in den ersten sechs Wochen der Fall, den sogenannten „dummen sechs Wochen", in denen das Kleine sich in besonders heftiger Weise mit der neuen Umwelt auseinandersetzen muß, bis es sich eingewöhnt hat.

Aber wenn ich dir nun mitteile, daß die ersten sechs Wochen aus einer alten Erfahrung heraus „dumm" genannt werden, so wird dir das vielleicht interessant sein. Sechs Wochen dauert es oft, bis deine Milch gleichmäßig fließt und das Kind die Mahlzeit um zwei Uhr nachts nicht mehr verlangt, sondern durchschläft. Die Mutter selbst braucht meist so lange, bis sie die Anstrengungen und Folgen der Geburt überwunden hat.

Sechs oder sieben Wochen hält eine junge Frau meist diese übertriebene Anspannung aus, dann kommt die erste Nervenkrise mit vielen Tränen und großer Verzweiflung. Sie glaubt, eine völlig untüchtige Mutter zu sein und befürchtet, für ihre neuen Aufgaben nicht genügend Kräfte zu besitzen.

Wenn du das aber nun vorher weißt, wirst du rechtzeitig Schritte zur Vermeidung dieses Zusammenbruchs der Nervenkräfte tun. Du wirst dir vielleicht von deiner Mutter oder der Schwester helfen lassen, du wirst dich mehr ausruhen, du wirst regelmäßig spazieren-gehen und wirst abends einen Schlaftee (Weleda oder ähnlich) trinken. Vor allem aber mußt du dir innerlich einen Ruck geben und dich bemühen, dein Verhalten dem Kinde gegenüber gründlich zu ändern.

Wenn das Kind allein auf deinen Verstand angewiesen wäre, würde es ohnehin nicht gedeihen; aber es ist ja aus der geistigen Welt gekommen und ist nicht gottverlassen hier auf der Erde. Ein fast unerschöpflicher Besitz von Gesundheit und Lebenskraft ist ihm mitgegeben, es ist unendlich weisheitsvoll eingerichtet und ausgerüstet. Du brauchst also nur grobe Fehler zu vermeiden und in die Pflege und Ernährung des Kindes Ordnung, Regel und Sauberkeit hineinzubringen, dann findet sich dein Kind von selbst bei dir zurecht. Es geht zwar nicht immer ganz ohne ein paar Tränen ab, aber das ist ja noch kein Unglück. Was andere unerfahrene Mütter gelernt haben, das schaffst du bestimmt auch.

Sieh dein Kind genau an und lasse dir noch zwei wertvolle Hilfen geben, durch die du selbst prüfen kannst, ob deinem Kind Gefahr droht. Wir werden von diesen Dingen später noch sprechen, erwähnen sie aber bereits hier wegen ihrer Wichtigkeit. Zuerst beachte die Schlafhaltung der Ärmchen! Solange sie hochgehalten werden, also die Händchen neben dem Köpfchen liegen und die Unterarme nicht schlaff herabhängen, kann das Kind nicht ernstlich krank sein. Es ist wie bei einer Pflanze mit gesund hochgehaltenen oder welk herabhängenden Blättern.

Und zweitens achte auf den Duft, den das Körperchen deines Kindes ausströmt! Solange dein Kind diesen Duft noch hat, ist keine Krankheit im Anzug. Eine beginnende Rachitis z. B. läßt den Duft vergehen; aber auch bei anderen Erkrankungen ändert sich der geradezu überirdische Duft. Erst im normalen Zahnungsalter, also wenn das Kind mit etwa neun Monaten regelmäßig feste Nahrung zu essen pflegt, verschwindet dieser himmlische Duft und macht allmählich einem ganz erdenfesten Körpergeruch Platz. Jetzt, wenn es feste Nahrung kaut, ist dein Kind erst wirklich ein voller Erdenmensch geworden, sein Geist hat sich nunmehr ganz der Erde zugewendet.

Wenn du diese Dinge weißt, dann wirst du über dich und deine tränenreiche Verzweiflung bald lachen können, und du wirst in wenigen Tagen die erste Nervenkrise überstanden haben.

Schon jetzt mache ich dich darauf aufmerksam, daß eine zweite ähnliche Krise mit etwa drei Monaten und eine dritte oft mit neun Monaten, gemessen an der Lebenszeit deines Kindes, droht. Wissen ist Macht, und diese gibt dir die Möglichkeit, die sonst mit großer Regelmäßigkeit bei jungen Müttern zu beobachtenden Krisenzeiten ohne Schaden zu überstehen. Im Wochenbett hast du die beste Gelegenheit, dir diese Dinge zum Bewußtsein zu bringen.

Wochenbett, Monatsregel und erneute Schwangerschaft

Bei stillenden Frauen bleibt die Monatsregel meist bis zum Abstillen aus; oft erfolgt nach Beendigung des Wochenbettes, also sechs bis acht Wochen nach der Geburt, einmal eine ziemlich starke Blutung, was aber ganz normal und kein Grund zur Besorgnis ist. Das Kind trinkt an diesen Tagen die Milch offensichtlich weniger gern, es kann aber ruhig weitergestillt werden.

Bei nicht stillenden Müttern tritt gewöhnlich nach Ablauf des ersten Monats nach der Entbindung die erste Regel wieder auf, und zwar auch oft in besonders starker Form. Von da ab ist der Regelverlauf und -rhythmus meist ganz normal.

Es entspricht der ärztlichen Erfahrung, daß auch bei stillenden Frauen eine neue Schwangerschaft eintreten kann. Schon etwa drei bis vier Wochen nach der Entbindung verläßt ein Ei wieder den Eierstock und eine Befruchtung kann eintreten. Also auch bei wegbleibender Monatsregel ist während der Stillzeit eine neue Schwangerschaft möglich.

Das normale Wochenbett dauert sechs bis acht Wochen. Dann ist eine Nachuntersuchung durch die Hebamme oder den Geburtshelfer notwendig zur Feststellung, ob die Unterleibsorgane sich ordentlich zurückgebildet haben. Wenn das der Fall ist, kann der eheliche Verkehr wieder aufgenommen werden.

Störungen des Wochenbettes

Nach der Entbindung bleibt in der Gebärmutter, wo der Mutterkuchen gesessen hat, eine offene Wundfläche zurück, die in der Zeit des Wochenbettes ausheilen muß.

Bei richtigem Verhalten und vollwertiger Ernährung reichen die Selbstheilungskräfte der jungen Mutter völlig aus, allerdings ist peinlichste Sauberkeit und sachkundige Versorgung durch die Hebamme notwendig. Die ganze Familie kann aber mithelfen, daß keine Ansteckung ins Haus geschleppt wird. Angehörige und Besucher, die irgendwie Eitererreger einschleppen könnten, müssen daher unbedingt ferngehalten werden. Es genügt ein Schnupfen, eine kleine Grippe oder Bronchitis zur Gefährdung der Wöchnerin; gefährlich sind natürlich Erkrankungen wie Halsentzündung, Angina, eine Furunkulose oder dergleichen.

Die junge Mutter mißt morgens beim Aufwachen und nachmittags etwa um 16 Uhr ihre Körpertemperatur, die nicht über 37,5° bei Messung in der Achselhöhle betragen soll.

Steigt die Temperatur über 38°, so liegt meist eine beginnende Brustdrüsenentzündung, mindestens aber eine Milchstauung vor oder aber es handelt sich um eine Erkrankung der Unterleibsorgane. Ob das Einschießen der Milch allein eine wesentliche Erhöhung der Körperwärme hervorruft, ist nicht sicher.

Bis zur völligen Ausheilung der Gebärmutter zeigt sich der sogenannte Wochenfluß (Lochien). Dieser kann sich zersetzen, was sich durch üblen Geruch bemerkbar macht. Es treten dann Temperaturen über 38°, Kopfdruck und allgemeines Unbehagen auf.

Auch eine Stockung im Wochenfluß kann ähnliche Erscheinungen hervorrufen. Beide Störungen kommen in den ersten acht bis zehn Tagen nach der Entbindung vor. Sie sind meist leicht vom Arzt zu beseitigen, der bei Fieber unbedingt gerufen werden muß.

Wesentlich ernster zu bewerten ist es, wenn an mehreren Tagen Temperaturerhöhungen über 38,5° auftreten, die mit Sicherheit nicht durch eine Brustdrüsenentzündung oder eine andere Erkrankung zu erklären sind. Da es sich dabei um das übertragbare Kindbettfieber handeln könnte, ist die Hebamme oder Pflegerin zur Meldung an den Amtsarzt verpflichtet. Sie muß die Pflege der Wöchnerin sofort abgeben, damit sie die Krankheit nicht auf andere junge Mütter überträgt. Die Pflege der erkrankten Wöchnerin muß von einer Schwester übernommen werden oder es muß Überweisung in eine Klinik erfolgen. Mutter und Kind dürfen in diesem Falle nicht von derselben Pflegerin besorgt werden.

Kindbettfieber verläuft meist, beginnend am dritten oder vierten Tag nach der Entbindung, mit Schüttelfrost und plötzlichem Fieberanstieg auf 40° oder darüber. Aber auch eine heftig einsetzende Brustdrüsenentzündung kann mit ähnlich schweren Sympto-

Störungen des Wochenbettes

men einsetzen. Selbstverständlich ist in solchen Fällen sofort ein erfahrener Arzt zu rufen.

Glücklicherweise kommt Kindbettfieber nur noch sehr selten vor.

Für die häufiger auftretende Venenentzündung gaben wir bereits Arnica D 4 als erprobtes Vorbeugungsmittel an, das dreimal täglich fünf Tropfen vom Zeitpunkt der Geburt an mit etwas Wasser vor dem Essen zu nehmen ist, also auch, wenn keine Krankheitszeichen vorliegen. Arnica verhindert außerdem die Gefahr des Auftretens einer Embolie und wirkt heilend und kräftigend. Man sollte es daher vier bis sechs Wochen lang einnehmen. Weiter empfiehlt sich das morgendliche Einreiben der Unterschenkel mit Hauttonicum von Weleda, eventuell auch das Tragen von Stützstrümpfen.

VII. Das Kind nach der Geburt

Vom neugeborenen Kind

Endlich ist es soweit, die Geburt ist glücklich überstanden, dein Kind liegt vor dir. Du hast seinen ersten Schrei vernommen, du hast dich überzeugt, daß es lebt, und ein nie geahntes Glücksgefühl erfüllt deine Seele. Du darfst es anfassen, küssen, du schaust es an – es ist das schönste Kind der Welt – dein Kind.

Aber kaum ist der Mensch auf diesem unruhevollen Planeten angekommen, da wird er bereits vom Alltag des Erdendaseins erfaßt. Du kommst zunächst noch nicht dazu, den Geburtstag deines Kindes in Ruhe zu feiern.

Sorgfältig abgenabelt, wird der neue Erdenbürger durch eine geschickte Pflegerin im warmen Bad kurz abgespült, dann vorsichtig mit dem angewärmten Badetuch abgetupft, damit nur ja die „Käseschmiere" erhalten bleibt. Sie soll nur im Gesicht und an den Händen entfernt werden. Sie besitzt, was wiederholt wissenschaftlich festgestellt wurde, stark „inhibitorische Eigenschaften", durch die sie die Haut des Kindes gegen Infektionen aus der neuen, keimreichen Umgebung schützt.

Diese fettige, meist das Neugeborene ganz bedeckende Schicht erleichtert das Herausgleiten aus dem Mutterschoß ohne Zweifel erheblich. Nun hat sich aber gezeigt, daß diese Masse außer dem Fett eiweißartige Stoffe, Mineralsalze und sogar Vitamine enthält. Eine so wertvolle Substanz hat sicherlich noch weitere Aufgaben, und zwar zunächst die des Schutzes der Haut. Die Hebammen wissen das genau und benutzen die Käseschmiere daher gerne und mit bestem Erfolg zur Pflege ihrer eigenen Haut. Außerdem dient die Käseschmiere als Schutz vor Abkühlung des Kindes, und zuletzt ist sie eine Art Nahrung, die in wenigen Tagen von der Haut des Kindes aufgesogen wird.

Schon vor vielen Jahren habe ich in einer Veröffentlichung die Erhaltung dieser wertvollen Schicht gefordert. Zunächst wurde ich deswegen vielfach scharf angegriffen; heute aber wird schon in sehr

Vom neugeborenen Kind

vielen Hebammenschulen und Kliniken die Käseschmiere belassen. Ich habe immer wieder die Erfahrung gemacht, daß diejenigen Kinder, bei denen man diese Schutzschicht nicht entfernte, die „Gelbsucht der Neugeborenen", die ja unter Umständen ernste Folgen haben kann, nur in sehr leichter Form bekamen.

Nachdem das Geburtsgewicht auf der Babywaage und die Körperlänge mit einem Meßband festgestellt worden sind, wird das Kleine rasch mit angewärmter Wäsche bekleidet und gewickelt, und nun liegt es endlich mit einer Wärmflasche versehen im Bettchen oder in der Wiege und kann sich von den Erlebnissen und Anstrengungen der Geburt erholen.

Inzwischen ist bei dir die Nachgeburt zutagegetreten, du bist gewaschen und zurechtgemacht und liegst nun auch in deinem Bett. Wenn es räumlich irgend möglich ist, läßt du dir das Kinderbettchen so neben dein Bett schieben, daß du dein Kind anschauen kannst, wann immer du willst (siehe *Soll das Neugeborene in meinem Zimmer bleiben oder nicht?*).

In den nächsten Stunden schwinden allmählich die Folgen der Anstrengung und der Erregung, die selbstverständlich mit den hinter dir liegenden Ereignissen verbunden sind, und nun kommt dir dein Glück und die neue Mutterwürde ganz zum Bewußtsein. Allerdings nur, wenn du die Geburt ohne Narkose erlebt hast, ist es dir von vornherein möglich, dich mit deinem Kind in ganzer Liebe verbunden zu fühlen. Durch eine Betäubung entsteht eine Zeitlücke in deinem Bewußtsein, die du nicht so ohne weiteres überbrücken kannst. Eines der wichtigsten Erlebnisse deines Lebens hast du dir durch die Narkose rauben lassen, was allerdings manchmal nicht zu vermeiden ist (siehe *Von der schmerzfreien Geburt*).

Es geht dir dann ähnlich wie manchem Vater, dem auch die Anknüpfung liebevoller Gefühle gegenüber seinem Kind anfangs Schwierigkeiten macht. Das kleine Wesen im Bettchen ist ihm noch etwas unheimlich. Außerdem muß er es erst verwinden, daß sich auf einmal alles um Mutter und Kind dreht und er beiseitegeschoben ist. Erst den ersten Gratulanten gegenüber gewinnt er schließlich die würdige Haltung eines Vaters, der sich seiner

Das Kind nach der Geburt

Leistung bewußt ist. In manchen Fällen ist es zweckmäßig, den Vater frühzeitig darüber aufzuklären, daß neugeborene Kinder nicht gleich die volle Schönheit ihrer Erzeuger besitzen; sonst kann es arge Enttäuschungen geben.

Während du nun hoffentlich den ersten erholsamen Schlaf findest, liegt dein Kindchen längst ruhig schlafend da. Im Innern seines Körpers aber gehen vom Augenblick der Durchtrennung der Nabelschnur an Umwandlungen und Veränderungen vor sich, von deren Umfang und Tragweite sich der Laie nur schwer ein Bild zu machen vermag. Diese Vorgänge sind besonders gewaltig in den ersten Tagen des Lebens, und in dieser Zeit kannst du dem Kind nur durch möglichst große Ruhe und Warmhaltung helfen. Die Gefühlswärme, mit der ihr jungen Eltern das kleine Wesen empfangt, genügt allein in keiner Weise; es bedarf – besonders in den ersten Wochen – vor allem auch sehr viel physischer Wärme. So soll das Kind beim Wechseln der Windeln jeweils nur ganz kurze Zeit entblößt werden. Neun lange Monate war es ja von der Wärme des Mutterleibes umhüllt, also mindestens von 37 Grad Celsius; jetzt muß es sich plötzlich an die sehr viel geringere Bett- und Zimmerwärme gewöhnen. Wenn da nicht aufgepaßt wird, beginnt es seinen Lebenslauf mit einem Schnupfen. Bei wie vielen Kindern fängt das Leben auf diesem rauhen Planeten mit einer Erkältung an!

Aber dieser Temperatursturz aus der Brutwärme in die Stubenwärme ist nur eines seiner großen Erlebnisse der ersten Tage. Wir schilderten, wie das Kind während der Embryonalzeit unter Lebensbedingungen heranwuchs, die es in ähnlicher Art auf der ganzen Erde nicht noch einmal gibt und die nur vergleichbar sind mit Verhältnissen in der Atmosphäre oberhalb der höchsten Gipfel des Himalajagebirges; gleichsam in kosmischen Höhen war der Körper des Kindes dem Hereinwirken nicht irdischer Kräfte ausgesetzt. Dann machte es den schweren Gang durch die Enge der mütterlichen Geburtswege durch, und nun sind wieder außergewöhnliche Vorgänge notwendig, um dem Kind den Eintritt in die irdische Welt des Raumes und der Zeit zu ermöglichen.

Vom neugeborenen Kind

Waren es vor der Geburt Lebensumstände, in deren Bereich die irdischen Naturgesetze bis auf einen kleinen Rest unwirksam waren, so sind es jetzt Existenzbedingungen, die durch Messen, Zählen und Wiegen festgelegt und kontrolliert werden können.

Vom Augenblick der Abnabelung an ist das Kind ein von der Mutter körperlich getrenntes Wesen. Die Versorgung mit Sauerstoff durch das mütterliche Blut hat aufgehört. Zum ersten Male entfaltet sich die Lunge, und an Stelle der durch den Mutterkuchen filtrierten Luft atmet das Neugeborene jetzt mit uns allen gemeinsam dieselbe Erdenluft. Damit ist es unser Mitbürger und Zeitgenosse geworden. Gleichzeitig hat es mit uns gemeinsam Anteil am Licht und an der Wärme unserer Welt. Bisher lebte es untergetaucht im Fruchtwasser, also in einer eiweißhaltigen Flüssigkeit, die es sonst auf der Erde nirgendwo gibt. Jetzt ist es aus einem Wasserwesen ein Luftwesen geworden; das Wasser, das ihm vorher das Leben vermittelte und zugleich Schutzhülle war, ist weggefallen. Jetzt bedarf das Kind neuer Hüllen, die die Mutter ihm in der sorgsam erwärmten Zimmerluft, in warmer, weicher Kleidung und einem warmen Bettchen bietet.

Gemessen, gewogen, gebadet, der Luft, dem Licht und der äußeren Wärme ausgesetzt ist es – so sollte man meinen – den Elementarkräften der Erde, dem Wasser, der Luft und der Wärme überliefert worden und damit habe sich sein Eintritt in diese Welt nun endgültig vollzogen. Das ist aber ein Irrtum, denn was wir bis jetzt schilderten, waren nur die mehr äußerlichen Geschehnisse; nun aber erfolgen noch weitere gewaltige Umstellungen und Veränderungen im Innern des kindlichen Körpers, die darauf hinweisen, wie grundlegend anders die Lebensbedingungen vor der Geburt im Vergleich mit den jetzigen waren. Der erste Atemzug der Lunge hat zunächst eine erhebliche Umleitung des Blutkreislaufes bewirkt. Bisher strömte das Blut zwar auch durch den kindlichen Körper und trug die von der Mutter durch die Nabelschnur einfließende Nahrung an alle seine Organe heran, aber der Blutstrom umging die Lunge, die ja bis dahin noch nicht entfaltet und tätig war. Jetzt kommt der Lungenkreislauf in Gang, die Zwischenwand zwischen

Das Kind nach der Geburt

dem rechten und dem linken Herzen schließt sich, und das Blut erfrischt sich in der Lunge durch die Atemluft und strömt dann durch den ganzen Körper weiter. Wie der Blasebalg des Schmiedes das Feuer, so facht das mit Sauerstoff beladene Blut die ganzen Lebensprozesse an. Dadurch erst beginnt im Organismus das selbständige Leben und Wachsen.

Bis zur Geburt gab es im Embryo nur Aufbauen und Wachsen, und zwar mit Hilfe von Kräften, die durch das mütterliche Blut in den Körper hineingetragen wurden, und von anderen Krafteinwirkungen, bei denen die Eihäute eine Rolle spielten, die durch die Geburt weggefallen sind. Jetzt aber, mit dem ersten Atemzug, beginnt nicht nur ein Kraftzuwachs, sondern zugleich auch ein Verbrauch eigener Kräfte. Jetzt wechseln Aufbau und Abbau miteinander ab, die Lebenstätigkeit führt zur Ermüdung des Kindes, die Blase und der Darm fangen mit ihren Ausscheidungen an, und so bedeutet bereits der erste Tag des Lebens zugleich den ersten Schritt des „Altwerdens". Die Sprache drückt diese Tatsache in sehr feiner Weise aus, denn es heißt schon am ersten Tag: das Kind ist einen Tag „alt", sie sagt nicht „jung". Und Eltern und Ärzte sollten daran denken, daß es in ihre Macht gegeben ist, durch Ernährung, Erziehung und gut oder schlecht gewählte Medikamente den schon jetzt beginnenden Vorgang des Älterwerdens zu beeinflussen. Wir können den Ablauf des Lebens unserer Kinder beschleunigen oder verlangsamen. Wir sollten diese Verantwortung vom ersten Tage an voll empfinden und unsere höchste Aufgabe darin sehen, den Lebensablauf in dem genau richtigen, natürlichen Zeitmaß sich vollziehen zu lassen. Alles, was ein Kind frühreif macht, geht von seiner Jugendzeit verloren. Darüber werden wir noch eingehend zu sprechen haben, denn auf keinem Gebiet wird mehr an unseren Kindern gesündigt als auf diesem (siehe *Rachitis* und *Wachstums- und Entwicklungsbeschleunigung als Ursache von Schäden*).

Schon der erste Atemzug leitet eine Abbauleistung ein, die geradezu gewaltig ist. Sie besteht darin, daß die Blutkörperchenzahl des embryonalen Blutes, die fast doppelt so hoch ist wie die eines gesunden Erwachsenen, nach der Geburt in wenigen Stunden oder

Vom neugeborenen Kind

Tagen auf die Hälfte verringert wird. Der Embryo hat sieben bis acht Millionen rote Blutkörperchen im Kubikmillimeter. Mit dieser enormen Zahl kann man nur in so verdünnter Luft leben, wie sie auf den höchsten Bergen gefunden wird oder eben in Verhältnissen, wie sie in der Gebärmutter vorliegen. Jetzt gehen in jeder Minute Billionen roter Blutkörperchen zugrunde, bis die Zahl von nur vier Millionen pro Kubikmillimeter erreicht ist. Bei ungenügendem Wärmeschutz des Neugeborenen verläuft dieser Vorgang zu schnell. Außerdem benötigt die Leber, die hauptsächlich diese Zerfallsprodukte verdauen muß, genügend Wärme dazu. Wird das Neugeborene also nicht ausreichend warmgehalten, bleiben die Zerfallsprodukte zu konzentriert im Blut und das Kind erleidet eine schwere Gelbsucht, die ihm gefährlich werden kann. Eine leichte, vorübergehende Gelbfärbung der Haut ist dagegen ungefährlich.

Wir sprachen bereits davon, daß die Erhaltung der Käseschmiere auch dem Zweck der Warmhaltung dient. Zunächst ist die Produktion der Eigenwärme beim Kind noch sehr gering, und auch die Regulierung seiner Wärme ist dem Kind aus eigener Kraft noch nicht möglich.

Die normale Körperwärme des ausgetragenen Kindes liegt bei Darmmessung zwischen 36,8 und 37 Grad Celsius. Temperaturen über 37,2 sind nicht mehr normal; sie treten aber bei stark schreienden, temperamentvollen Kindern schon infolge der Anstrengung des Schreiens auf, allerdings nur um wenige Striche und nur vorübergehend. Das Fieberthermometer darf nicht zu weit, also nur mit dem verdünnten unteren Ende eingeschoben werden, weil es sonst einige Striche mehr anzeigt. Bei Frühgeburten schwankt die Temperatur meist stark und bedarf dauernder Kontrolle.

Es gibt noch eine ganze Reihe wunderbarer Ereignisse im Leben des Neugeborenen, so z. B. die rasche Glättung der zuerst oft stark runzeligen Haut, die Zurechtschiebung der bei der Geburt oft arg verdrückten Schädelknochen, das Ingangkommen der Stoffwechselorgane, des Mundes, der Speiseröhre, des Magens und des Darmes. Das Wunderbarste aber ist die Einregulierung der Zusammenarbeit von Atmung und Herzschlag, wobei sich erst beim Heranwachsenden das Verhältnis allmählich so gestaltet, daß auf jeden Atemzug vier Herzschläge kommen. Hierher gehört auch die unbegreifliche Tatsache, daß vom ersten Atemzug an die rhythmische Tätigkeit von Herz und Lunge beginnt und ohne Aussetzen und ohne Ermüdung bis zum letzten Atemzug weitergeht. Es ist eines der großen Rätsel des Lebens.

Dieses Geschehen allein genügt, um uns auf die Doppelnatur des Menschen hinzuweisen. Durch die Geburt gelangt der Körper des Kindes weitgehend in die Gewalt der Naturgesetze, aber die Funktion seiner Organe ist nur teilweise der Schwerkraft und den anderen Gesetzen der Natur unterworfen; sie gehorchen mehr geistigen Gesetzen, sie beziehen auch ihre Kraft direkt aus geistigen Quellen. Das gilt besonders für alle Funktionen, die rhythmisch verlaufen. Solche Rhythmen wie der Herz-Lungen-Schlag sind der Ausdruck für das Ineinanderwirken von Seele und Körper.

Zu den frühesten Abbauvorgängen gehören auch die jetzt beginnenden Darm- und Blasenentleerungen. Zunächst entleert der Darm das grünschwarze Kindspech, das aus eingedickten Verdauungssäften, verschlucktem Fruchtwasser, abgestoßenen Darmwandzellen und Wollhaaren von der Haut des Embryos besteht. Es ist meist nach drei bis vier Tagen entleert; darauf erscheint der erste regelrechte Milchstuhl, der goldgelb gefärbt ist und angenehm aromatisch riecht. Da das Kind noch wenig Milch trinkt, wird in den ersten Tagen nur ein- oder zweimal Urin entleert, später steigert sich dies bis zu dreißigmal pro Tag. Die erste, bald nach der Geburt erfolgende Urinabsonderung ist manchmal durch darin enthaltene Salze rötlich gefärbt, eine völlig harmlose Erscheinung.

Während die Schleimhäute der Luftwege und des Darmes bei der Geburt zunächst „steril" sind, das heißt also, keinerlei Besiedlung mit Bakterien aufweisen, beginnt schon wenige Stunden nach der Geburt eine rasch zunehmende Ansiedlung von Bakterien. Von dieser Darmflora, wie man diese Bakterien nennt, werden wir noch sprechen müssen (siehe *Gesunderhaltende Bakterien* und *Über den Mißbrauch von Arzneimitteln*).

Übrigens niest ein Kind normalerweise zehn- oder elfmal am Tag, wobei sich die Nase von störendem Schleim entleert. Dabei handelt es sich also nicht um eine Erkältungserscheinung; diese ist erst bei häufigerem Niesen anzunehmen.

Es wird dir aufgefallen sein, daß wir bisher zwar von der Atmung, dem Kreislauf und vom Verdauungssystem gesprochen haben, aber noch mit keinem Wort vom Gehirn und dem übrigen Nervensystem. Wir müssen dies jetzt nachholen; denn ohne Zweifel sind das Gehirn und das Rückenmarksnervensystem sowohl für das noch ungeborene als auch für das geborene Kind von ganz überragender Bedeutung. Aber von deren Tätigkeit ist äußerlich nichts zu erkennen. Wir sehen die Brust atmen, fühlen das Herz schlagen, den Darm erkennen wir in seiner Tätigkeit an seinen Bewegungen, der Speichel fließt, Urin und Stuhl werden ausgeschieden, die Gliedmaßen werden bewegt; von der Nerventätigkeit ist aber so ohne weiteres äußerlich nichts erkennbar; für ihre Arbeitsweise ist es charakteristisch, daß sie sich ganz in der Stille, in völliger Unbeweglichkeit vollzieht.

Nun macht in einem frühen Stadium der Embryonalentwicklung die Kopfgröße die Hälfte der ganzen Körpergröße aus. Und auch noch nach der Geburt ist der Kopf im Verhältnis zum übrigen Körper viel größer als beim ausgewachsenen Menschen. Daraus allein sind wir berechtigt, auf die sicher entsprechend große Bedeutung des Gehirns für die ganze Entwicklung des werdenden Menschen zu schließen. Anatomisch ist das Nervensystem sogar am weitesten in seiner Entwicklung vorausgeschritten. Es ist also das ausgereifteste von allen Organsystemen. Im Alter von fünf Monaten wiegt der Embryo zwar kaum 500 g; aber sein Nervensystem besitzt dann schon etwa zwölf Millionen Nervenzellen, also bereits die Anzahl, die der erwachsene Mensch hat.

Aber das Neugeborene reagiert noch wenig auf äußere Anregung und Reizung der Sinnesorgane, jedenfalls nicht mit Bewußtsein, sondern nur reflektorisch. Auch seine Bewegungen geschehen noch ohne Steuerung durch das Gehirn. Diese Tatsache ist aber von ganz besonderem Interesse. Wir sehen nämlich, daß die Bewegung der

126   *Das Kind nach der Geburt*

Gliedmaßen auch ohne Mitwirkung des Gehirns oder Rückenmarks möglich ist. Allerdings sind diese Bewegungen noch ungeordnet und nicht auf bestimmte Ziele gerichtet. Beweglichkeit ist, wie wir heute wissen, eine ursprüngliche Eigenschaft alles Lebendigen. In allem lebenden Protoplasma, im Eiweiß jedes Vogeleis z. B., sind gewisse rhythmische Bewegungen festgestellt worden. So bewegt sich der Embryo im Mutterleib, ohne daß er dazu angeregt wird.

Man hat darauf hingewiesen, daß der ganze große Kosmos sich in unablässiger Bewegung befindet. Und nun sieht man, daß auch der kleine Kosmos, der Mensch also, von Anfang an die Fähigkeit der Bewegung besitzt. Aber erst, wenn das Nervensystem weiter ausgestaltet ist und dadurch dem Gehirn Bewußtsein von dem Zustand, also der räumlichen Lage und den Stoffwechselverhältnissen seiner Muskeln zugeleitet werden kann, kommt Ordnung in die Bewegung; sie werden dem bewußten Willen unterworfen und können dadurch auf ein Ziel gerichtet werden.

Einige wissenswerte Zahlen

Als Neugeborenes wird das Kind in den ersten Lebenstagen bezeichnet, und zwar solange, bis die mit der äußeren Trennung des kindlichen und des mütterlichen Organismus verbundenen Erscheinungen überwunden sind, vor allem bis der Nabelschnurrest abgefallen ist. Dies ist nach acht bis vierzehn Tagen der Fall.

Neugeborene Knaben sind heutzutage etwa 50 bis 54 cm lang und wiegen im Durchschnitt 3400–3500 g, Mädchen sind etwa 2 cm weniger lang und wiegen 10 bis 200 g weniger. Aber es gibt bei diesen Maßen beträchtliche Schwankungen je nach Rasse und Familie (große oder kleine Eltern). Einen gewissen, wenn auch nur unwesentlichen Einfluß hat die Ernährung und die Ruhe der Mutter während der Schwangerschaft. Die Schwankungsbreite des normalen Geburtsgewichtes reicht von 2000 bis zu 5000 und mehr Gramm. Kinder mit einem Gewicht unter 2000 g sind bestimmt Frühgeburten, sofern es sich nicht um Zwillinge handelt.

Einige wissenswerte Zahlen 127

Der Längenzuwachs beträgt durchschnittlich
im ersten Monat 4 bis 5 cm,
im 2. und 3. Monat je 3 cm,
im 4. und 5. Monat je 2 bis 3 cm, dann
bis zum 12. Monat je 1 bis 2 cm,
mit 12 Monaten sind die Kinder bis 75 cm,
mit 24 Monaten bis 87 cm lang.

Nach der Geburt tritt meist ein Gewichtsverlust von 150 bis 300 g ein, der allerdings wesentlich geringer bleibt, wenn die „Käseschmiere" nicht von der Haut entfernt wird. Vom 4. oder 6. Tag an steigt das Gewicht wieder, so daß zwischen dem 8. und 15. Tag das Geburtsgewicht meist wieder erreicht ist. Nicht gerade selten ist dies aber wesentlich später erst der Fall.

In den ersten zwei bis drei Monaten nimmt das Gewicht täglich um 25 g (20 bis 30 g) zu. Manche Säuglinge nehmen bis zu 40 g täglich zu, andere weniger als 20 g. Beides liegt noch innerhalb der normalen Grenzen.

Vom dritten Monat an steigt das Gewicht täglich um durchschnittlich 20 g; gegen Ende des ersten Lebensjahres nur um ca. 10 g. Ein gutgenährtes Kind verdoppelt sein Gewicht im Laufe des fünften Monats und verdreifacht es mit elf bis zwölf Monaten.

War das Geburtsgewicht verhältnismäßig klein, dann steigen die Werte meist schneller an.

Bei Brustkindern verläuft die Gewichtskurve meist ohne größere Schwankungen; genau dasselbe gilt für Kinder mit Demeter-Nahrung oder ähnlich vollwertigen Nahrungen. Bei Flaschenkindern kommen im allgemeinen größere Schwankungen der Kurve vor.

Am Ende des zweiten Lebensjahres ist das Geburtsgewicht meist vervierfacht, es beträgt also etwa zwölf Kilogramm.

Es ist keine Kunst, das Gewicht eines Kindes erheblich zu steigern. Die wirkliche Ernährungskunst aber besteht darin, jede Überernährung zu vermeiden. Übergewichtige, überernährte Kinder sind im Falle einer Krankheit mehr in Gefahr als Kinder mit geringerem Gewicht.

Von der ersten ärztlichen Untersuchung

Möglichst schon am ersten Lebenstag deines Kindes solltest du den Arzt zu einer gründlichen Untersuchung rufen. Jede Erstuntersuchung eines Neugeborenen ist für mich noch heute genau wie vor vierzig Jahren ein freudig erregendes Erlebnis. Ich will dir ein klein wenig von dem erzählen, was der Inhalt dieses Erlebnisses ist.

Habe ich ein solches kleines Männlein oder Fräulein vor mir liegen, so interessiert mich zunächst sein ganzes Aussehen. Ist seine Haut glatt und rosig oder verschrumpelt und runzelig wie bei einem alten ausgetrockneten Menschen? Ich weiß dann, ob es lange in der Geburt gestanden hat oder nicht, ob es übertragen ist oder rechtzeitig geboren, ob es bald etwas zu trinken braucht oder ob man damit noch warten kann.

Ich beachte die Wollhaare, die oft den Körper bedecken; ich prüfe das Faltenmuster der Handflächen und Fußsohlen, die Vollständigkeit der Finger und Zehen, die Länge der Fuß- und Fingernägel. Natürlich untersuche ich die gute Ausbildung des ganzen Körpers, das Gesicht mit Augen, Nase und Lippen und vergleiche die Größe des Kopfes mit der des Brustumfanges. Körperlänge, Geburtsgewicht sind die wichtigsten Maße zur Beurteilung der „Geburtsreife". Zu geringe Körperlänge, Untergewicht, starke Wollbehaarung, schwache Reaktion auf äußere Reize, also Berührung und Kälte, außerdem Fehlen des Saugreflexes weisen auf Unreife hin.

Dann stelle ich fest, ob der Schädel unter der Geburt gelitten haben könnte, ob also eine Geburtsgeschwulst im Entstehen ist und ob etwa die Schädelknochen, die ja noch sehr verschieblich sind, zusammengedrückt sind. Ich sehe mir die Größe der Fontanellen an und prüfe sie mit dem tastenden Finger, ebenso die einzelnen Nähte der Schädelknochen. Der Teil des Schädels, der das Gehirn umschließt, ist beim Neugeborenen verhältnismäßig groß; die Nähte, mit denen die einzelnen Knochen des Schädeldaches zusammengehalten werden, sind noch nicht fest. Dadurch können sie jedem Druck während der Geburt ausweichen und das Gehirn

Von der ersten ärztlichen Untersuchung

erleidet meistens keinen Schaden. Die Mittelnaht läßt oberhalb der Stirn eine oft fünfmarkstückgroße Lücke, die große Fontanelle genannt, und am Hinterkopf die wesentlich weniger ausgedehnte kleine Fontanelle erkennen. Die große Fontanelle ist nur durch die Kopfhaut und eine feste andere Haut gegen Verletzungen von außen geschützt; man kann das Pulsieren des Blutes im Kopf durch diese Häute hindurch tasten. Durch diese noch nachgiebigen Nähte und Fontanellen kann der Schädel dem raschen Wachstum des Gehirns und jeder Blutdruckschwankung im Kopf nachgeben.

Die Bedeutung der Fontanellen ist wahrscheinlich viel größer als wir bisher wissen und in Betracht ziehen. Schließt sich die kleine Fontanelle schon bald nach der Geburt, so soll die große Fontanelle erst mit achtzehn Monaten geschlossen sein. Bei sogenannten kleinköpfigen Kindern geschieht dies oft etwas früher. Heute wird durch die Einwirkung bestimmter Ernährungsmethoden und durch schematische Vitamin-D-Verordnung ein verfrühter Fontanellenschluß – oft schon mit zehn Monaten! – bewirkt. Verfolgt man die geistige Entwicklung solcher Kinder, so findet man eine frühreife, einseitig intellektuelle Entwicklung und in besonders schweren Fällen einen frühen Stillstand der geistigen Entwicklung. Auf diese schwerwiegenden Folgen achtet man heute viel zu wenig (siehe *Rachitis*)!

Jetzt nehme ich einen Spatel oder kleinen Löffel und sehe mir die Mundhöhle und besonders den Gaumen an. In diesem Bereich gibt es ja Mißbildungen verschiedener Art, die später durch Operation beseitigt werden können, jetzt aber beim Saugen möglicherweise Schwierigkeiten machen.

Dann untersuche ich, ob etwa ein Schiefhals vorhanden ist, d. h. ob einer der Kopfnickmuskeln verkürzt ist und so eine schiefe Kopfhaltung verursacht. Danach tastet mein Finger die Wirbelsäule ab und prüft darauf die volle Beweglichkeit der Arme und Beine in den Gelenken und Muskeln.

Sehr genau wird der Zustand der Nabelwunde untersucht und der Nabel wieder sauber verbunden, wobei ich der Mutter zeige, daß die Nabelbinde, die das sterile Mulläppchen auf dem Nabel fixieren soll, von unten nach oben gewickelt wird, daß also die erste Bindentour unterhalb des Nabels liegen muß, damit die nächsten dachziegelartig darüber gelegt werden können. Dadurch wird erreicht, daß die Nabelbinde nicht nach unten abrutscht, sondern fest anliegt.

Dann nehme ich das Hörrohr und prüfe die Herztöne. Es ist ja wichtig zu wissen, ob etwa ein angeborenes Herzklappengeräusch vorliegt. Normalerweise soll das Neugeborene einhundertundvierzig Herzschläge und etwa fünfundfünfzig Atemzüge in der Minute haben; oft aber hat sich der Rhythmus zwischen Herz und Atmung noch nicht richtig eingespielt, und man findet einhundertsechzig und mehr Herzschläge. Dann muß man warten und öfter nachuntersuchen. Meist ist dieses Mißverhältnis nach sechs Wochen überwunden.

Jetzt kommt der Leib an die Reihe. Meine Finger tasten die in diesem Alter normalerweise sehr große Leber. Die Größe der Milz wird untersucht, die aber nicht tastbar sein darf. Die Festigkeit der Bauchwand wird auf etwaige Bruchöffnungen nachgesehen und die Geschlechtsorgane und die Darmöffnung geprüft.

Ein schneller Blick untersucht die Hautfarbe, die jetzt am ersten oder zweiten Tag noch nicht gelblich gefärbt sein darf. Ich finde bei vielen Neugeborenen im Genick, am Hinterkopf und in der Augengegend die sogenannten blassen Feuermale, die meist ohne Bedeutung sind und von allein verschwinden (siehe *Besondere Vorkommnisse im ersten Lebensalter*).

Zum Schluß schaue ich mir die Ohrmuschel genauer an, ihre Form, ihre Größe, ihren Sitz am Kopf, ihre Proportionen, ihre grobe oder feine Ausgestaltung in allen Teilen und die Unterschiede zwischen rechts und links. Anthropologen und Vererbungsforscher haben vieles Interessante über die Gestaltung der Ohrmuscheln ausgesagt, aber sie haben häufig nicht beachtet, daß das Ohr als freigetragenes Organ am meisten über die leiblich-seelischen Veranlagungen Aufschluß geben kann und darüber, was sich das Kind aus seiner langen Vergangenheit mitbringt, die es als geistiges Wesen hinter sich hat, und was dann im Laufe des Lebens bestätigt

Körper, Leben, Seele und Geist 131

wird. Aus der Vererbung allein hat noch kein Mensch die immer wieder neue Gestalt der Ohrmuscheln erklären können.

Die Körperformen sind eben der Abdruck der gestaltbildenden Kräfte, die sich an der Prägung, die sie dem Körper gegeben haben, studieren lassen, denn „es ist der Geist, der sich den Körper baut".

Das ist etwa der Verlauf der ersten ärztlichen Untersuchung, die in wenigen Minuten geschehen sein muß, damit dein Kind sich nicht erkältet. Du siehst, wie wichtig für den Arzt, der immer das ganze Kind mit allen Gliedern seines Wesens, also Leib, Leben, Seele und Geist zu erfassen sucht, der Körper ist, der, wie man berechnet hat, aus etwa zweihundert Milliarden Zellen besteht. Er ist der Träger der Gestaltungskräfte, der Spiegel der Seele und der Stempelabdruck des sich in einem neuen Schicksal ausleben wollenden Geistes. Von den vier Wesensgliedern, die der Mensch besitzt, ist er das vollkommenste; seine Gestalt und seine Festigkeit machen ihn zum geeigneten Werkzeug für das Leben und Wirken des Geistes und der Seele auf der Erde.

Wie entdecke ich bei meinem Kind das Leben, die Seele und den Geist?

Auf diese entscheidende Frage kann nur eine Wissenschaft Antwort geben, der das körperliche Geschehen nicht als die ganze Wirklichkeit, sondern nur als deren äußerlich erkennbare Form gilt. Eine solche Wissenschaft, die auf der einen Seite die Ergebnisse der Naturwissenschaft voll anerkennt, diese auf der anderen Seite aber nur als einen Ausschnitt des Ganzen betrachtet und sich nun bemüht, den übrigen Teil der wirklichen Vorgänge zu erforschen, ist für unsere Zeit die von Rudolf Steiner begründete anthroposophische Geisteswissenschaft. Der aufgeschlossene heutige Mensch sollte zur Kenntnis nehmen, daß hier eine umfassende neue Welt- und Menschenkunde existiert. Die grundsätzlichen Anschauungen unseres Buches fußen auf dieser neuen Wissenschaft.

Der ganze Mensch besteht außer seinem Körper aus Leben, Seele und Geist. Wir wollen einmal an deinem Kinde zu entdecken

versuchen, welche Rolle diese vier verschiedenen „Wesensglieder"
im Leben eines Menschen spielen.

Zu diesem Zweck setzen wir uns beide an die Wiege, in der dein
wenige Tage altes Kind frisch gewindelt und gesättigt schläft.
Sorgsam von dir auf eine Seite gelegt, liegt es mit nach oben
geschlagenen Ärmchen da, ein Bild der Unschuld und der Zufriedenheit. Daß das kleine Körperchen lebt, merken wir am Gang des
Atems und an der Wärme der Händchen und Bäckchen. Berührun-
gen empfindet es offenbar noch nicht sehr deutlich.

Ist es nicht ein ähnliches Erlebnis für uns, dieses ruhig schlafende
Wesen zu betrachten, als wenn wir eine Pflanze anschauen? Auch
an ihr finden wir einen lebenden, durchgestalteten Körper und daß
sie lebt und wächst, erkennen wir vor allem an der nach oben
strebenden Haltung ihrer Zweige und Blätter.

Wie eine verwelkte, ausgetrocknete Pflanze sah das Neugeborene gleich nach der Geburt aus. Es ließ die Ärmchen hängen wie
eine solche Pflanze ihre Blätter. Aber nach dem Genuß der
Muttermilch hat sich heute bereits die Haut geglättet, sie ist prall
und rosig geworden, die Schädelknochen haben sich inzwischen
zurechtgeschoben, kurz, es ist eigentlich ein wesentlich anderes
Bild als unmittelbar nach der Geburt.

Ein lebloses Gebilde wäre zu solchen Veränderungen natürlich
nicht fähig. Wir wissen, daß es in dem Kind und in der Pflanze
Äußerungen des Lebens sind, die diese Veränderungen bewirkt
haben. Kräfte des Lebens verursachen Wachstum, Heilung, Blühen
und Gedeihen, sie sind im Aufbaustoffwechsel tätig, und alles, was
durch sie geschieht, läßt höchste Weisheit und Folgerichtigkeit
erkennen.

Wenn du jetzt nahe an dein Kind herankommst, bemerkst du
einen ganz besonderen Duft des Körpers. Ich meine jetzt nicht
gewisse „Düfte", die auch zeitweilig notwendigerweise am Kinde
zu bemerken sind, sondern den besonderen wunderbaren Duft, den
der Körper eines gesunden Säuglings verströmt. Merkwürdigerweise wird er vielen Müttern gar nicht bewußt, und doch ist diese
Ausstrahlung ein kleines Wunder mehr, das zu beobachten uns ein

Körper, Leben, Seele und Geist

Kind ermöglicht. Einen köstlicheren Duft gibt es auf der ganzen Erde nicht, er ist höchstens annähernd vergleichbar mit edelstem Rosenduft oder dem Aroma eines hochwertigen Pfirsichs. Dieser Duft ist eine ganz besondere Lebensäußerung der Säuglinge. Er verschwindet bei einer Krankheit, und er kommt oft wieder bei der Genesung. Brustkinder haben ihn in viel höherem Maße als Flaschenkinder. Mit dem Durchbrechen der Zähne verschwindet er endgültig, um einem erdenfesten Körpergeruch Platz zu machen. Auch dieses Duften haben Pflanze und Säugling gemeinsam, solange sie sich blühender Gesundheit erfreuen.

Da auf einmal regt das Kind seine Glieder, seine Augen öffnen sich blinzelnd, es verzieht den Mund und das Gesicht zu den erstaunlichsten Grimassen, es gähnt, saugt an den Fingern, schmatzt mit den Lippen, und dann beginnt es zuerst langsam, darauf immer heftiger zu weinen; dieses steigert sich, bis das Gesicht krebsrot wird und ein wütendes Geschrei ertönt. Jetzt wäre es durchaus unangebracht, dein Kind noch mit einer Pflanze zu vergleichen, denn sein verändertes Verhalten erinnert mehr an das Benehmen eines hungrigen kleinen Tieres. Wir werden ganz anders in der Seele angesprochen durch dieses Verhalten als vorher. Wir spüren etwas von der inneren Erregung, die in dem Kinde vorgeht, in unserer Seele mit. Weil wir selbst eine Seele besitzen, können wir die Seelenregungen des Kindes verstehen und erkennen, daß sein Zorn von dem nicht befriedigten Verlangen nach Nahrung herrührt.

Nur wenige Tage oder Wochen werden vergehen, dann kennst du aus der Art des Weinens heraus, ob dein Kind Durst hat oder ob seine Stimmung etwa durch nasse Windeln oder Leibschmerzen verdorben wurde. Und wieder nach einigen Wochen wirst du das Weinen deines eigenen Kindes unter vielen weinenden Kindern heraushören.

Auch an der Tatsache, daß das Weinen deines Kindes bereits so früh unverwechselbar ist, kannst du das menschlich Besondere dieses Kindes eigentlich schon an einem allerersten kleinen Zipfel erfassen. Bei genauer Beobachtung kann man tatsächlich schon sehr früh ganz besondere Verhaltensweisen etwa an der Art des Finger-lutschens oder an sonstigen kleinen Eigenheiten herausfinden, ja, es wird behauptet, daß jedes Kind sich schon im Mutterleib auf seine ganz besondere Weise „benimmt". Da jeder Körper, wie wir bereits sahen, bis in seine Eiweißstruktur schon bei der Geburt einmalig geprägt ist, erscheint das nicht so ganz abwegig. Sicher ist aber, daß Besonderheiten noch im Laufe des ersten Lebensjahres deutlich erkennbar werden.

Wir haben jetzt gemeinsam einige ganz einfache Beobachtungen gemacht, von denen wir sagen müssen, daß sie durchaus in ihrem Wert voneinander zu unterscheiden sind, und zwar in vierfacher Weise: *Zuerst* haben wir den Körper des Kindes betrachtet mit allem, was wir an ihm greifen, fühlen, sehen, wiegen, messen und berechnen können. Alles das bildet seinen physischen Körper.

Zweitens haben wir festgestellt, daß dieser Körper atmet, warm ist, sich erholt hat, seine beschädigte Form wieder herstellen konnte und nicht zuletzt, daß er wie eine Pflanze duftet. In all diesen Vorgängen äußern sich unsichtbare Kräfte, die den physischen Körper zum Gedeihen und Wachsen, also zum Leben bringen. Ohne sie wäre der physische Leib tot und besäße nur die Eigen-schaften unbelebter Materie. Wir nennen diese belebenden, bilden-den Kräfte „lebendige Bildekräfte" oder auch einfach „Lebens-kräfte".

Drittens haben wir noch eine andere Art von Beobachtungen am Kinde gemacht: seine Stimmungsänderung, die Äußerung seines Durstes, der Erregung, die sich in den Bewegungen seiner Gliedma-ßen und im wütenden Weinen zu erkennen geben, sein Wachsein und seine Empfindungsfähigkeit. Bei genauem Nachdenken kön-nen wir diese sich nur beim wachen Kinde äußernden Regungen als aus seiner Seele herrührend erkennen. Wir stellen also fest, daß wir „Seelenkräfte" im Kinde tätig gefunden haben. Wie sich diese durch Unzufriedenheit und Zorn zu erkennen geben, wenn der Leib Nahrung braucht, so äußern sie sich nach der Sättigung als Harmo-nie und Zufriedenheit.

Körper, Leben, Seele und Geist

Viertens haben wir innerhalb der Seelenregungen und der ganzen Lebensäußerungen allererste Besonderheiten feststellen können, die nur dieses eine Kind in dieser Art besitzt. Von diesen Besonderheiten haben wir bereits gesprochen und sie als Äußerungen des Ichs bezeichnet, das innerhalb der Seele und innerhalb des lebendigen Körpers etwas ganz Persönliches, nur diesem Kinde Zugehöriges bewirkt (siehe *Vom Ich des Menschen*). In der ganz besonderen Art und Weise, wie dein Kind dich anblickt, kannst du das Einmalige und Einzigartige, das dieses Kind in der Welt darstellt, vielleicht am ehesten erfahren. Im Blick äußert sich das Ich des Menschen am deutlichsten, mehr als in Gesten oder in der Art zu sprechen. Im Blick berührt sich dein Ich mit dem Ich des Kindes am eindeutigsten.

Es ist nun von Wichtigkeit, daß du beobachtest, wie beim schlafenden Kind sich von diesen Seelen- und Ichkräften nicht das geringste äußert. Sie sind während des Schlafes im Körper offensichtlich nicht in derselben Weise tätig wie im Wachzustand.

Die Wesensglieder des Menschen

A Physischer Körper	besteht aus	der physischen Substanz
B Bildekräfte	dienen	dem Leben, Wachstum, Regeneration,
C Seelenkräfte	dienen	dem Seelenleben [Fortpflanzung
D Ichkräfte	dienen	dem Geist, der Individualität, dem Ich

Die drei Naturreiche und der Mensch

1. Mineralreich	besteht aus	A	(Erde, Wasser, chemi-
2. Pflanzenreich	besteht aus	A + B	sche Elemente)
3. Tierreich	besteht aus	A + B + C	

---

4. Mensch	besteht aus	A + B + C + D

Diese vier verschiedenen Wesensglieder kannst du bei deinem Kinde unterscheiden, weil du selbst sie auch besitzt, natürlich in viel ausgeprägterem Maße. Äußerlich sehen und erfassen kannst du von diesen Vieren nur eines, nämlich den physischen Leib. Zu ihm rechnen wir das, was wir mit unseren fünf gewöhnlichen Sinnen feststellen und was die Ärzte im Laboratorium untersuchen kön-

Das Kind nach der Geburt

nen, also alles, was fest, flüssig und luftförmig ist und was sich warm oder kalt anfühlt. Wir haben aber bereits im Kapitel *Vom Ursprung des Lebens* kennengelernt, daß alles Leben aus dem Wasser entsteht, allerdings nicht aus gekochtem oder destilliertem Wasser, sondern aus dem Wasser, das die aus dem Weltall stammenden kosmischen Lebenskräfte enthält. Es sind das lebendige Bildekräfte von derselben Art, wie sie im Blut und in den Körpersäften deines Kindes tätig sind. Unser gechlortes Leitungswasser enthält kaum noch etwas von solchen Kräften, weshalb alle Orte glücklich zu preisen sind, die frisches Quellwasser oder genügend Regenwasserzufluß haben; denn nur diese sind aufgeladen mit kosmischen Bildekräften. Die Mutter gibt bis zur Geburt ihrem Kinde durch die Nabelschnur von ihren eigenen kostbaren Bildekräften ab. Dabei fließt allerdings nicht das Blut der Mutter in das Kind hinüber; es tritt also keine Blutvermischung zwischen Mutter und Kind ein, sondern die dazwischengeschaltete Plazenta wirkt ähnlich wie ein Filter und läßt außer dem Sauerstoff nur Kalk, Glukose, Eisen, Fettsäuren und Hormone durch. Diese Substanzen sind die Überträger der mütterlichen Bildekräfte. Später fließen mit der Muttermilch diese Kräfte direkt in das Kind hinüber; bei Kuhmilchernährung spendet die Kuh von ihren Bildekräften. Wir sehen, es ist da ein großer Kreislauf, vom Kosmos ausgehend und alles Lebende auf der Erde verbindend. Man kann diese Kräfte nicht mit den Augen wahrnehmen, aber ihre Wirkung ist bis in alle Einzelheiten bekannt. Ja, es gibt sogar eine Laboratoriumsmethode zur Untersuchung der lebendigen Bildekräfte. Es ist dies die Methode der „empfindlichen Kupferchlorid-Kristallisationen", die uns heute in die Lage versetzen, über die Lebenskräfte in den Naturreichen und im Menschen nicht nur allgemein, sondern ganz konkret zu sprechen (siehe *Bücher für Eltern*).

Ähnlich wie alle flüssigen Bestandteile des menschlichen Körpers von den lebendigen Bildekräften gesteuert sind, so wird der Stoffwechsel der luftförmigen Stoffe von den Seelenkräften dirigiert. In jeder Körperzelle sind ja unablässig Sauerstoff und andere Gase tätig. Sie werden angetrieben von den Seelenkräften, die also nach

Körper, Leben, Seele und Geist

zwei Richtungen hin arbeiten: Einmal treiben sie vom ersten
Atemzug an alle Lebensvorgänge im Menschen an, zum andern
aber ermöglichen sie im Laufe der kindlichen Entwicklung die
Entfaltung von Bewußtsein und Empfindung, also das, was wir
gewöhnlich unter Seelenleben verstehen. Ohne die Seele würde der
Körper deines Kindes sich etwa so verhalten wie eine Pflanze, d. h.
er würde lebendig sein und wachsen, aber er würde sich nicht aus
einem inneren Antrieb heraus bewegen, er würde nicht wach sein,
keine Empfindungen haben und nicht zur Besinnung kommen
können.

Ein noch viel feineres Instrument brauchen aber die Ich-Kräfte
oder der Geist des Menschen, um sich im Körper äußern zu
können. Entsprechend der Feinheit dieser Kräfte ist auch ihr
Instrument nicht ohne weiteres als solches erkennbar. Das Ich lebt
und wirkt mittels der Körperwärme und es dirigiert entsprechend
dieser Tätigkeit die Wärmeverhältnisse im Organismus, die ja in
jedem Körperorgan anders sind und rätselhafterweise auch nicht
durch das rasch strömende Blut gleichmäßig im Körper verteilt
werden. Wenn du beispielsweise erschrickst, d. h. also, wenn dein
Ich durch Schreck schockiert wird, geht dein Blut auf geheimnisvolle Weise nach innen, die Haut wird kalt und blaß, und kalter
Schweiß bricht dir aus. Wenn du dich schämst, dringt dein Blut
vermehrt in deine Haut, du errötest, und die Hautwärme steigt an.
Schon an diesen wenigen Beispielen erkennst du, wie dein Ich die
Blutwärme benutzt, um sich körperlich zu äußern.

Am ganz jungen Kind, das noch kein Bewußtsein hat und nur
wie eine Pflanze lebt, wächst und gedeiht, ist nichts von Seelenleben
und Ich-Tätigkeit zu erkennen; insofern ist es noch dauernd
schlafend. Die Seele und das Ich zeigen sich erst, wenn das Kind aus
seinem Ur-Schlaf erwacht. Aber dieses Erwachen ist ja zuerst noch
eine Art Träumen, und erst allmählich wird das Aufwachen bewußter. Anfangs lächelt das Kind noch rein körperlich, noch unbeseelt.
Im Volksmund spricht man dann von Engelslächeln. Erst allmählich wird das Lächeln vom Gefühl der Freude und der guten Laune
beseelt. Ebenso ist es mit dem Auge, das erst nach und nach

Das Kind nach der Geburt

zielgerichtete Blicke zeigt, bis dann eines Tages wie ein Blitz das Ich im Erkennen der Mutter aus dem Auge hervorbricht.

So vollzieht sich also die Inkarnation, die Verkörperung des Geistes und der Seele. Diese ergreifen nach der langen Vorbereitungszeit der Schwangerschaft bei der Geburt den Körper und tauchen beim ersten Atemzug darin unter, um die ganzen komplizierten Geschehnisse und Verwandlungen und das weitere Wachstum antreiben und leiten zu können. Von ihnen stammt die Kraft und die Weisheit, die in all diesen Vorgängen tätig ist. Geist und Seele richten sich in ihrem neuen Gehäuse ein und ruhen nicht, bis die letzte Körperzelle ihrer Eigenart entsprechend umgestaltet und der Körper dadurch zu ihrem vollkommenen Werkzeug geworden ist. Und dann, wenn diese unermüdliche Tätigkeit nach Wochen oder Monaten bis zu einem gewissen Grade beendet ist, tauchen Geist und Seele im Blitz des Auges, im bewußten Lächeln, im zielgerichteten Bewegen der Gliedmaßen immer deutlicher auf, und nun wechselt das unbewußte Schlafleben mit dem bewußten Wachsein ab.

Der Körper war also von der Geburt an nicht nur erfüllt von Leben, sondern auch von Seele und Geist. Diese haben zwei Aufgabengebiete: einmal betreiben sie das Werden und Wachsen des Körpers, das sich im Unbewußten abspielt, und zu anderen Zeiten entfalten sie eine bewußte Tätigkeit. Entscheidend ist also zu wissen, daß es die zuerst in der ganzen körperlichen Entwicklung tätigen Kräfte sind, die später im immer mehr aufwachenden Seelenleben Bewußtsein und schließlich im dritten Lebensjahr Selbstbewußtsein, d.h. „ein Bewußtsein seiner selbst", ermöglichen; anders ausgedrückt heißt das aber: der Mensch denkt, fühlt und handelt mit denselben Kräften, mit deren Hilfe er gewachsen ist und seine körperliche Entwicklung vollzogen hat.

Um der besseren Verständlichkeit dieser komplizierten Zusammenhänge willen stellen wir uns die bisher am Kinde gemachten Beobachtungen jetzt noch einmal zusammen. Dabei gehen wir aber bewußt in umgekehrter Reihenfolge vor, um das Geist-Ich an den

Körper, Leben, Seele und Geist 139

Anfang setzen zu können, denn alles Geschaffene hat seinen Ursprung im Geist.

I. Das Ich oder der Geist des Menschen verleiht dem Körper die einzigartige Eiweißstruktur und einmalige Gestaltung, es ist der Planer und Leiter aller Prozesse der Seele und des Lebens, des Wachstums und der ganzen Entwicklung, es gibt dem Menschen die aufrechte Haltung und den für ihn charakteristischen Gang. Es verleiht ihm im späteren Leben Verantwortlichkeit, schöpferische Fähigkeiten und Selbstbewußtheit. Durch den Geist ist der Mensch aus den Naturreichen herausgehoben. Er kann sogar in gewissem Umfang in sein Schicksal ändernd eingreifen.

II. Vom Geist erhält der Seelenorganismus seine individuelle Prägung. Die Seele umfaßt das ganze Gebiet unseres Denkens, Fühlens und Wollens; dazu gehören Wahrnehmung, Bewußtsein, Empfindung, Triebe, Leidenschaften, Sympathie und Antipathie. Aus der Seele kommen auch die eigentlichen Antriebskräfte für die Bewegungsvorgänge, besonders auch die unermüdliche Tätigkeit von Atmung und Kreislauf. Durch diese Kräfte ist der Mensch mit den Tieren verwandt, die ja auch eine Seele besitzen. Wir werden später noch sehen, daß in der Seele letzten Endes die Ursachen des Krankseins zu suchen sind (siehe *Was ist Krankheit?*).

III. Die Grundlage des Lebens, aller Stoffwechselprozesse und der Aufbautätigkeit des Organismus sind die lebendigen Bildekräfte; sie äußern sich im Wachstum, in der Entwicklung, Wiederherstellung und Heilung. Ihr Wirken verläuft ohne Bewußtheit, ähnlich wie das Leben der Pflanzen, mit denen der Mensch durch den „Bildekräfteorganismus" verwandt ist.

IV. Der physische Leib besteht aus Stoffen, die der Schwerkraft und den übrigen Naturgesetzen unterworfen sind. Von sich aus zu keiner Tätigkeit und Entwicklung fähig, wird er erst von den eben genannten höheren Wesensgliedern in Funktion gesetzt. Ohne die Durchsetzung mit den lebendigen Bildekräften würde er sofort den Naturkräften anheimfallen und als Leichnam verwesen. Durch seinen physischen Leib ist der Mensch mit dem Mineralreich verwandt.

140 *Das Kind nach der Geburt*

Und dadurch, daß der Geist die drei anderen Wesensglieder durchdringt, bilden diese eine Einheit. Ihr gemeinsamer Ursprung ist der Geist, ihr gemeinsames Abbild ist der Mensch, wie wir ihn sehen und erleben.

Wo ist der „Sitz" der Seele und des Geistes?

Nachdem wir so durch unbefangene Beobachtung die ersten. Schritte zur Entdeckung der übersinnlichen Wesensglieder des Menschen getan haben, fragen wir nun noch ganz präzise, wo, an welchem Ort also im Kinde wir diese finden. Zu allen Zeiten hat ja die Menschen die Frage nach dem Ort, wo die Geistseele im Körper sitzt, bewegt.

Unsere Antwort auf diese Frage lautet: In allen Tätigkeiten, die im Körper geschehen, können wir ihr Wirken finden. Alles, was feste Gestalt angenommen hat, also der eigentliche Körper, ist zwar von der Geistseele mit Hilfe der Lebenskräfte aufgebaut worden und trägt, wie wir sahen, daher den Stempel der Einmaligkeit bei jedem Menschen; aber in den Stoffen des physischen Körpers finden wir die Geistseele nicht mehr, sie hat sich weitgehend daraus zurückgezogen. Anders ist es in den Körperflüssigkeiten, im Blut, in der Lymphe und im Gehirnwasser; darin leben die Bildekräfte. Sie sind so innig mit den Körpersäften verbunden, daß beispielsweise ausgeflossenes und geronnenes Blut erst nach etwa acht Tagen abstirbt, d. h., erst dann ist es von den lebendigen Bildekräften ganz verlassen worden.

Wieder anders ist es in allen Luft- und Gasbestandteilen des Menschen; in ihnen sind die Seelenkräfte unmittelbar wirksam. In unserer Lunge und von da ausgehend im Blut und dann in jeder Körperzelle findet ja dauernd ein rhythmischer Wechsel statt, bei dem der Sauerstoff der Atemluft eingeatmet und die für den Menschen unbrauchbare Kohlensäure ausgeatmet wird. In dieser Tätigkeit sind die seelischen Kräfte am Werk; auf diese Weise erhalten die Organe ihre Antriebe, und alle Bewegung wird in Gang gesetzt. Aus den Seelenkräften stammt der Rhythmus und die wunderbare Unermüdlichkeit dieser Vorgänge. Der Atem stockt, das Herz droht stehenzubleiben, wenn die Seele Schreck erlebt; das Herz „hüpft" vor Freude und es schlägt matt bei Traurigkeit.

Und noch anders ist es in den Wärmezuständen des Organismus, wo die Ich-Kräfte ihren „Sitz" haben. Wenn im Winter der Körper kalt wird, erlahmt das Ich. In der Fieberwärme ist es ungeheuer aktiv und kämpft um seine Existenz im Körper. Es ist der große Kämpfer gegen die Krankheiten. Seine Waffe ist das Fieber. Nur bei normaler Körpertemperatur sind wir innerlich harmonisch und haben ein gesundes Lebensgefühl. Die Vorgänge des Ichs sind zwar die intimsten, zugleich aber auch die wichtigsten, die sich im Menschen vollziehen.

So läßt sich die Frage nach dem „Sitz" der nichtstofflichen, also übersinnlichen Bestandteile der ganzen menschlichen Persönlichkeit beantworten. Die Seele und der Geist des Menschen werden meist nicht in ihrer so wichtigen Tätigkeit im menschlichen Organismus berücksichtigt. Wenn überhaupt ernsthaft von den Aufgaben gesprochen wird, die vom Geist und der Seele erfüllt werden, denkt man fast nur an die Verstandesentfaltung. Wir sehen aber aus den hier geschilderten Beobachtungen am Kind, wie Geist und Seele aus ihrer aufbauenden Tätigkeit in den Organen des Körpers, in denen sie zunächst untergetaucht waren, immer mehr „auftauchen" und dann erst in bewußten und zielgerichteten Bewegungen der Händchen und Beinchen, später im mit dem Gefühl der Freude erfüllten Blick des Auges, im Erkennen der Eltern und Geschwister sichtbar werden. So sind die Äußerungen des Wollens, des Fühlens und des Denkens die Stufen des immer mehr erwachenden Seelenlebens.

Von der Umwandlung des Modellkörpers

Die Vererbungstheorie der Naturwissenschaft geht davon aus, daß der Mensch ausschließlich von Vater und Mutter erzeugt wird. Wir wissen aber jetzt, daß nur der Leib von den Eltern herstammt, und daß die Geistseele des Kindes als dritter Faktor an der

Das Kind nach der Geburt

Entstehung eines neuen Menschenkindes beteiligt ist. Wir haben auch erfahren, daß unsere Vorfahren über diese Tatsachen besser unterrichtet waren als die so furchtbar gescheit gewordenen Menschen der Gegenwart, die aus der Wirklichkeit nur den gröbsten, d.h. den materiell greifbaren Teil anerkennen wollen. Die „volle Wirklichkeit" sieht für uns nach den bisherigen Darstellungen doch so aus, daß die Eltern nur den Körper liefern, dem sie allerdings von ihren Lebenskräften mitgeben. Dieser von uns als „Modell" bezeichnete Körper ist tatsächlich allein der Träger der Vererbung, denn er ist aus dem Vererbungsstrom von Eltern und Voreltern her entstanden.

Aber was die heutige Vererbungslehre vollkommen übersieht, ist die Tatsache, daß das, was vererbt wird, nicht der materielle Stoff des Kindeskörpers ist, sondern die darin wirkenden und ihn aufbauenden lebendigen Bildekräfte. Physische Materie wird nicht vererbt; sie wird ja, wie wir sehen, alle sieben Jahre vollständig ausgewechselt. In den physischen Leib prägt sich aber die Vererbung ein und läßt sich daraus wieder ablesen und erkennen.

Nun beginnt, wie wir weiter vorne sahen, schon in der Schwangerschaft das Einleben, d.h. die Einkörperung dessen, was wir das Ich, die Seelenkräfte und auch die eigenen Lebenskräfte nennen, die sich das Ich mitbringt, in diesen von den Lebenskräften der Eltern erfüllten Körper. Nach der Geburt setzt sich dieser Vorgang in der geschilderten Weise fort, aber der geerbte Körper kann nicht das für die Einmaligkeit des Ichs in jeder Hinsicht passende Gehäuse sein. Daher muß nun das Ich gemeinsam mit seinen Seelenkräften versuchen, das vorgefundene „Modell" so umzugestalten, wie es seinen eigenen Anlagen entspricht.

Mit dieser Umgestaltung ist das Ich in den ersten sieben Lebensjahren intensiv beschäftigt, und wenn die zweiten Zähne erscheinen, ist die ganze Materie des bei der Geburt vorhandenen Körpers ausgewechselt. Nach und nach hat sich aus dem „Modellkörper" ein ganz neuer Körper gebildet, dessen Stofflichkeit vom Ich vollständig umgeprägt wurde.

Von der Umwandlung des Modellkörpers 143

Wenn, wie das zumeist der Fall ist, die Eigenart unseres Ichs nicht ganz besonders stark ausgeprägt ist, dann bleibt dieser zweite Körper dem von den Eltern gelieferten „Modellkörper" sehr ähnlich. Handelt es sich aber bei dem Ich des sich verkörpernden Kindes um eine in seinen Anlagen von den Eltern stark abweichende Persönlichkeit, dann tritt eine stärkere Umwandlung des „Modellkörpers" ein und es ergibt sich, daß das Kind nach dem Zahnwechsel keinem seiner Eltern mehr richtig ähnlich ist. In diesem Falle spielt dann die Vererbung im weiteren Leben nur noch eine verhältnismäßig geringe Rolle.

Wenn die Erziehung eines Kindes in den ersten Jahren auffallende Schwierigkeiten macht, lassen sich darin die Spannungen und Kämpfe zwischen dem Ich und den Vererbungskräften erkennen und mit Anteilnahme und Verständnis verfolgen. Solche Kinder verlieren meist ihre Ungebärdigkeit, wenn sie sich gegenüber den Vererbungskräften endlich durchgesetzt oder – was natürlich auch vorkommt – sich ihnen resignierend unterworfen haben.

Ganz besonders sind die Kinderkrankheiten Ausdruck solcher Kämpfe des Ichs mit den vererbten Anlagen. Daher hat der Arzt die Aufgabe, diese Kinderkrankheiten besonders behutsam zu behandeln. Es ist wohl verständlich, daß Ärzte, denen die hier vertretenen Anschauungen zur Erfahrung geworden sind, für die amtlich geförderten Verhütungsmaßnahmen durch Scharlach-, Masern-, Keuchhustenserum kein Verständnis haben. Ebenso große Bedenken bestehen aber gegenüber der übertriebenen Verkalkung des Knochensystems, die durch die bekannten Vitamin-D-Präparate (Vigantolstöße, Vigorsan u. a. m.) erzielt wird, weil die dadurch zu früh und zu stark verhärteten Knochen dem Ich bei seinem Umwandlungsprozeß unnötigen Widerstand entgegensetzen bzw. den Umschmelzungsprozeß verhindern (siehe *Rachitis*).

Die im Modellkörper vorhandenen, zum Ich passenden Erbanlagen werden ohne Schwierigkeiten akzeptiert. Wie anders sich die Vererbung beim Menschen als beim Tier auswirkt, läßt sich am Beispiel der Sprachentwicklung einsehen. Ohne Zweifel ist der Drang des einige Wochen alten Säuglings, mit dem Mund Laute zu

144   *Das Kind nach der Geburt*

erzeugen, aus einer vererbten Anlage zu erklären. Während aber die
Lautbildung selbst bei den höchstentwickelten Tieren nur zu immer
gleichen, in ganz bestimmten Situationen angewandten Lauten
führt, die zu keiner Fortbildung in der Lage sind, ergibt die vererbte
Anlage beim Menschen ein Sprachwerkzeug, das in großzügigster
Weise weiterbildungsfähig ist und dem menschlichen Säugling die
Freiheit eröffnet, in sämtliche Sprachen der Erde hineinzuwachsen.
Der Mensch ist also im Gegensatz zum Tier durch die Vererbung
nicht auf die Möglichkeiten seiner Vorfahren festgelegt und eingeschränkt, sondern er besitzt die Freiheit, sich durch Umwandlung
seiner Erbanlagen neue, fast unbegrenzte Fähigkeiten zu erarbeiten.

Praktische Folgerungen

In ganz kleinen Schritten vollzieht sich die körperliche Entwicklung, und in engem Zusammenhang mit der körperlichen Reifung
vollzieht sich das Auftauchen des Bewußtseins aus den zunehmend
reifer werdenden Organen des Leibes. Es sind das unendlich feine,
intime und außerdem für die spätere Gesundheit wichtige Vorgänge. Denn bei der Geburt wird ja ein Körper aus dem Material,
das die Eltern geliefert haben, geboren, der gewissermaßen nur im
Rohbau fertig ist. Die ganze feinere Ausgestaltung der Organe fehlt
noch und wird nun von den höheren Wesensgliedern, also den
Kräften der Geistseele in Zusammenarbeit mit den lebendigen
Bildekräften dem physischen Leib eingeprägt. In der Geistseele lebt
der „Bauplan" oder das Bild dessen, der entstehen soll, wie in der
Seele des Bildhauers die Idee des Kunstwerks lebt, das aus dem
Werk seiner Hände entsteht.

Und wie ein Künstler für seine Arbeit Stille und Konzentration
nötig hat, so braucht der Künstler in deinem Kinde, nämlich das Ich
und mit ihm die Seele, Ruhe, Sammlung und Zeit.

Während dein Kind still im Bettchen liegt, gehen all die geschilderten Vorgänge in ihm vor sich (siehe *Vom neugeborenen Kind*).
Alles, was in seiner Umgebung geschieht, muß aber sein Organis-

Praktische Folgerungen 145

mus miterleben, denn das Kind ist noch völlig ungeschützt seiner Umwelt ausgeliefert. Wir Erwachsenen können unsere Erlebnisse in der Seele festhalten, ohne daß sie gleich hineinwirken in den Körper; beim Kind steckt aber die Seele, wie wir sahen, noch völlig im Körper drin, in allen Organen, und so mußt du das Kind behandeln, als ob es im Ganzen ein feinempfindendes Sinnesorgan wäre. Wie das Auge schon von einem Staubkorn schwer gereizt werden kann, so empfänglich ist das ganze Kind für jede Unruhe, Hast, Lärm, Aufregung und jede heftige Gemütserregung, die sich ein Mensch im Kinderzimmer zuschulden kommen läßt.

Jedes Aufschrecken führt z. B. Verkrampfungen der Blutgefäße herbei und wirkt störend auf die plastizierende Tätigkeit der Geistseele ein. Es sind also nicht nur vorübergehende Störungen zu befürchten, die auftreten, sondern lange nachwirkende Schäden des Aufbaus der Organe, die oft die eigentlichen Ursachen erst im späteren Leben auftretender Organschwächen sind.

Wir schilderten ja auch, wie nach der Geburt das Zusammenspiel von Atmung und Kreislauf in Gang kommt; aber das ist nur der handgreiflichste dieser Vorgänge. Das ganze Zusammenarbeiten seiner verschiedenen Organsysteme muß das Kind in diesen Wochen und Monaten erst lernen.

Nun ist es aber wichtig zu wissen, daß es bestimmte Arten von Störungen sind, die ferngehalten werden müssen; das ist vor allem jeder technische Lärm. Dazu gehört besonders das Radio. Auch die Radiomusik ist für das Kind ein ihm völlig fremdes Geräusch, während wirkliche Musik, z. B. Gesang, der vom Singenden direkt und nicht auf elektrische Wellen übertragen an das Ohr des Kindes dringt, durchaus erwünscht und gesund ist. Auf diesem Gebiet erlebt man geradezu unglaubliche Zeichen von Unverstand. So kenne ich einen Apotheker, der in jedem Zimmer der Wohnung ein Radio hat und auch im Zimmer des Säuglings, denn „das Kind muß sich von vornherein an Radio gewöhnen". Eine junge Mutter aus meiner Praxis kam zu einer Freundin zum Besuch des noch ganz jungen Säuglings und fand neben dem Bettchen ein laut brüllendes Radio. Auf ihre erstaunte Frage erhielt sie die Erklärung der Mutter

Das Kind nach der Geburt

des Kindes: „Meine Ärztin hat gesagt, das Kind ist so nervös, es braucht eine Geräuschkulisse."!!!

Man kann natürlich die Ängstlichkeit auf diesem Gebiet übertreiben. So wurde das Kind eines bekannten Millionärs in einem besonders gebauten Flügel des Hauses untergebracht, in dem alle Geräusche durch Gummibeläge der Zimmer und andere schalldämpfende Mittel ausgeschaltet wurden. Dieses Kind wurde bald sehr nervös und überempfindlich, und das Gegenteil von dem trat ein, was bezweckt war.

Jähzornausbrüche von Erwachsenen können das Entstehen akuter Krankheiten bewirken. Aber der Lärm, den die älteren Geschwister machen oder den du bei ruhigem Hantieren im Haushalt verursachst, stört ein Kind merkwürdig wenig. Wenn das Kind also einige Monate alt ist, braucht man mit solchen Geräuschen nicht mehr so ängstlich zu sein. An sie soll es sich gewöhnen. Unbeherrschtheit, Wut und alle anderen moralischen Entgleisungen können dagegen seine Entwicklung ungünstig beeinflussen.

In den ersten Tagen und Wochen sei man ganz besonders behutsam, beherrsche seine Bewegungen und zwinge sich zu innerer und äußerer Ruhe beim Zurechtmachen des Kindes; ohne Verkrampfung und Ängstlichkeit versorgt man sein Kind – die Angst der Mutter kann die Aufbaukräfte lähmen.

Du kannst dir vielleicht auch vorstellen, daß strenge zeitliche Regelung das Einspielen der Körperfunktionen nur günstig beeinflussen wird. Das gilt für die Ernährung, aber auch für die ganze Versorgung des Kindes.

Aus dem erweiterten Wissen wird dir einleuchten, wie notwendig es ist, bestimmte Vorschläge für den Umgang mit dem Kinde zu beachten. Entscheidend wichtig ist, daß du jede Art von Ängstlichkeit in dir bekämpfst oder nicht erst aufkommen läßt. Vorsicht ist etwas ganz anderes als Angst! Zur Kinderpflege und Erziehung gehört Gottvertrauen. Mit Intellekt allein geht's jedenfalls nicht (siehe *Erzieherische Grundlagen*).

VIII. Der Säugling

Von der Kinderpflege

Über Leben und Gedeihen ihres Kindes sollte die Mutter Tagebuch führen, in dem außer den nüchternen Daten auch besondere Erlebnisse des Kleinen selbst und der Eltern mit ihm aufgeschrieben werden. Ein solches Buch ist später eine Quelle der Freude, außerdem hat es großen praktischen Wert, besonders im Falle einer Erkrankung.

Als Anregung gebe ich einige wesentliche Punkte an, die aufgezeichnet werden sollten: Geburtstag und genaue Geburtsstunde. Klinik- oder Hausgeburt, mit oder ohne ärztliche Hilfe, etwaige Komplikationen. Geburtsverlauf, Geburtsgewicht, Körperlänge, Aussehen, Haar- und Augenfarbe und deren Veränderung. Verhalten beim Anlegen. Muttermilch. Wann Geburtsgewicht wiedererreicht, Gewichtsabnahme. Nabel. Kopf heben in Bauchlage. Reagieren auf Anruf. Fixierendes Sehen mit beiden Augen. Erstes wirkliches Weinen mit Tränen, erstes Lächeln. Lallen. Taufe. Kopf wird frei gehalten. Beginn der vorbeugenden Rachitisbehandlung. Erstes Erkennen der Mutter. Erstes Greifen. Aufrichten des Oberkörpers. Umdrehen von der Rücken- in die Bauchlage und umgekehrt. Freies Sitzen. Abstillen. Ernährung, besondere Neigungen oder Unverträglichkeiten. Erste Gemüse- und Obstzulage. Erstes Aufstellen. Zähne. Brotessen. Erste Worte. Unterscheidung von Personen der Umgebung. Kriechen, Stehen. Erster Geburtstag. Größe und Gewicht. Freies Laufen.

Wortschatz mit 1½ Jahren. Erstes Sprechen von sich selbst als Ich. Erste Sätze. Temperament. Verhalten. Sauberkeit.

Gesundheitliche Angaben. Erkrankungen. Impfungen. Beginn des Zahnwechsels.

Wiegeergebnisse gesondert aufschreiben.

Die Mutter sollte versuchen, die Besonderheit des Wesens ihres Kindes zu erkennen und niederzuschreiben, nicht, weil es ein Wunderkind, sondern weil es eine einmalige Persönlichkeit ist, ein

Ich. Es geht also um die Beobachtung: was hat das Kind nicht aus der Vererbung, sondern was hat es sich aus der geistigen Heimat mitgebracht? Dabei ist jedoch zu berücksichtigen, daß diese Wesenseigenschaften erst im Laufe der Jahre sicher zu erkennen sind; es ist aber gut, sich schon früh darüber Gedanken zu machen. Die vererbten Anlagen werden ja vom Ich allmählich umgeschmolzen, ebenso wie jede Zelle des ersten Körpers, von dem im achten Lebensjahr nichts mehr vorhanden ist. So radikal ist die Arbeit des Ichs, daß die ganze Materie, aus der der Körper bei der Geburt bestand, im Laufe der ersten sieben Lebensjahre ausgetauscht wird. Auf diese Weise entsteht ein zweiter Körper, der dem Bauplan des Ichs entspricht, also bis in die letzte Zelle hinein eigenes Produkt ist. Den ersten Körper nannte Rudolf Steiner „Modellkörper"; seine Stoffe werden zwar ausgewechselt, aber seine Gestalt dient beim langsamen Aufbau des zweiten Körpers gewissermaßen als Modell, so wie das Gipsmodell vom Künstler zur Schaffung der endgültigen Form seines Kunstwerkes benützt wird.

Bei jedem pflegerischen Handgriff, bei jedem Herantreten an das Bettchen deines Kindes sei dir bewußt, daß du noch innig mit ihm verbunden bist. Die Durchtrennung der Nabelschnur war zwar die Lösung deines Kindes von dir in körperlicher Beziehung; aber viele unsichtbare, unkörperliche Bindungen sind noch zwischen euch vorhanden. Das merkt jede Mutter von selbst am Wohlbefinden und guten Gedeihen ihres Kindes. Ist sie seelisch verkrampft, so sind ihre Bewegungen ungelöst und wirken beunruhigend auf das Kind. Tritt sie mit Gelassenheit und harmonisch gestimmt an das Kind heran, wirkt ihre Nähe wohltuend und aufbauend.

Das allein ist bereits einer der Gründe für das meist bessere und leichtere Gedeihen der zweiten und dritten Kinder, daß die Mutter mit weniger Sorge und Angespanntheit beladen ist; sie hat es ja bereits einmal erlebt, daß das Kind eigentlich „von selbst" gedeiht, wenn man es nur nicht stört. Dieses „von selbst" ist allerdings eine ähnlich faule Ausdrucksweise wie das Wort „zufällig". Ein kindlicher Körper gedeiht nur, weil in ihm ein wirkender Geist am Werk ist und der Körper hat seine Weisheit nicht „von" oder „aus sich

Von der Kinderpflege 149

selbst", sondern letzten Endes vom Geiste des göttlichen Schöpfers.

Man weiß seit langem genau, daß das Kind in seinem ersten Lebensjahr mehr lernen muß als jemals im späteren Leben. Unablässig arbeitet die Seele und in ihr der Geist an der Entwicklung des Kindes. Sie bringen es zum Greifen, zum Aufrichten, zum Stehen, zum Sprechen und zum Denken. Je weiter der Körper in seiner Durchgestaltung gediehen ist, um so mehr tauchen Seele und Geist aus ihm auf und äußern sich in Tätigkeiten des Bewußtseins, die wir als die großen Fortschritte in der Entwicklung unserer Kinder mit Freude registrieren. Davon sprechen wir noch (siehe *Von der zeitgerechten Entwicklung des Kindes*).

Aber wir dürfen diese so feinen Vorgänge nicht stören. Sie sind an bestimmte Altersstufen, Lebensrhythmen gebunden, sie brauchen Ruhe und Geduld. Jede Verfrühung und Vorverlegung dieser Entwicklungsstufen wirkt sich wie bei einer im Treibhaus künstlich gezüchteten Pflanze aus; sie zeigt bald, daß sie wenig widerstandsfähig ist und früh dahinwelkt. So fehlt deinem Kinde später – oft erst nach Jahrzehnten zeigt sich dies – die rechte Leistungsfähigkeit gerade dann, wenn es darauf ankommt, seinen Mann zu stehen. Es ist ein weitverbreiteter Egoismus der Eltern, wenn sie den Wunsch haben, daß ihr Kind möglichst früh stehen, gehen und sprechen kann (siehe *Entwicklungsbeschleunigung als Ursache von Schäden*).

Naturgemäß steckt mehr Empfindung und Wille als Bewußtheit hinter diesem ersten Tun. Verständige Eltern freuen sich, wenn diese Fähigkeiten nicht vorzeitig, sondern zur rechten Zeit auftreten. Hier geht es nicht um Geschwindigkeitsrekorde. Die Aufgabe der Mutter ist nicht „Aufzucht" oder Züchtung, sondern Erziehung des Kindes; das bedeutet ein ruhiges Reifenlassen seiner Anlagen.

Mit der Pflege des Körpers beginnt schon die Erziehung deines Kindes. Das erste Erziehungsmittel ist die Nahrung. Damit hilfst du der aufbauenden Tätigkeit von Seele und Leib; deshalb ist ihre Güte und Auswahl so wichtig und indem ich die Nahrung zu geregelten Zeiten reiche, helfe ich dem Kind, Ordnung und Rhyth-

150 Der Säugling

mus in seine inneren Vorgänge zu bringen. Über die Ernährung sprechen wir im einzelnen in einem besonderen Abschnitt (siehe „Die Ernährung des Säuglings").

Alle weiteren Erziehungsmaßnahmen beziehen sich zunächst auf die Pflege des Körpers. Von da aus prägen sie sich der Seele ein. Also die freudige, zeitgerechte und liebevolle Versorgung des Kindes wirkt auf Leib und Seele gleichermaßen aufbauend.

Das Bett des Kindes

Wir haben diese Frage wegen ihrer Wichtigkeit an verschiedenen Stellen des Buches berührt (siehe auch *Soll ich mein Kind in einer Wiege wiegen?* und *Wie ist es mit der Warmhaltung des Leibes?*). Oft wird sie entschieden durch die Kosten. Wenn man aber mit dem Bettchen nicht prunken will, so kann man sich auch mit geringem Aufwand helfen.

Man stelle sich immer vor, wie geschützt das Kind im Schoß der Mutter aufgehoben war. Es ist daher eine Barbarei, ein Kind gleich in ein Gitterbett zu legen. Das Kind braucht ja noch eine wärmende Hülle und außerdem Schutz vor allem, was aus der Umgebung herandringt. Daher ist für die ersten Wochen ein Korbbettchen besonders geeignet. Notfalls ist ein Wäschekorb völlig ausreichend und jedenfalls besser als viele der kostspieligen Betten. Und ganz selbstverständlich gehört ein Betthimmel (Wiegenschleier) zu einem vollkommenen Kinderbett. Man nimmt am besten hellrote Seide, und wenn man es besonders gut machen will, legt man darüber noch hellblaue Seide. Auf diese Weise entsteht im durchfallenden Sonnenlicht eine wunderbar wohltuende und beruhigende Purpurfarbe. Sehr schön ist auch Naturseide. Ein solcher Betthimmel ist nicht nur zur Beruhigung des Kindes gedacht als vielmehr auch zur Verstärkung der die Rachitis verhütenden Wirkung des Sonnenlichtes (siehe *Rachitis*).

Du mußt nämlich wissen, daß das Kind nicht wie der Erwachsene durch Blau, sondern durch Rot, durch leuchtendes, edles,

Das Bett des Kindes

nicht blutfarbenes, Rot beruhigt wird; aber die wohltuendste Wirkung wird durch Purpur bewirkt.

Jede einigermaßen geschickte Mutter kann sich auf diese Weise ein reizendes Bettchen herstellen. Gepunktete oder sonstwie gemusterte Stoffe sind weniger geeignet für ein Kinderbett. Besonders schön ist es, wenn man die Innenwände des Körbchens noch mit hellrotem oder weißem Stoff füttert.

Die Matratze des Bettes soll einteilig, absolut flach und ziemlich hart, also straff gefüllt sein; natürlich ohne Federkern. Das beste Material ist wohl Roßhaar oder Kapok, auch Seegras ist brauchbar. Auf keinen Fall darf die Matratze aus Schaumstoff bestehen, da Schaumgummi nicht atmet, also Wärmestaus entstehen können, die eine gesunde Entwicklung beeinträchtigen. Die früher allgemein verwendeten Füllungen bestanden aus Häcksel oder Spreu, besonders von der Hirse. Diese wurden mit Hilfe eines Siebes gründlich entstaubt und konnten häufiger gewechselt werden. Es besteht kein Zweifel, daß Kinder auf einer solchen Unterlage warm und gesund gelagert waren, jedenfalls besser als auf manchen modernen Matratzen.

Ein Kopfkissen ist überflüssig, denn das Kind soll ganz flach liegen. Allenfalls kann ein ganz dünnes Roßhaarkissen benutzt werden; auf keinen Fall aber ein Federkissen, da es am Kopf eine schädliche Erhitzung bewirkt. Diese beiden Ratschläge sind zur Vermeidung von Wirbelsäulenverbiegungen genau zu befolgen (siehe auch das Kapitel über *Die Bauchlage*).

Die Matratze kann durch ein Gummituch geschützt werden, am besten mit einer dünnen, waschbaren Wollauflage darüber, in jedem Fall darf das Gummi nirgendwo mit der Haut des Kindes in Berührung kommen.

Als Decke wählt man eine gute Wolldecke, möglichst aus Schafschurwolle; Baumwolle genügt nicht. Die Decke steckt in einem waschbaren Bezug, der an den vier Ecken kräftige Bänder besitzt, mit denen die Decke unter der Matratze befestigt wird. Empfehlenswert sind für ältere Säuglinge die käuflichen Strampeldecken oder ein Strampelsack.

Der technische Fortschritt treibt auf diesem Gebiet seltsame Blüten: in Kinderkrankenhäusern gibt es bereits Babybetten mit Mikrophonen, die das Schreien der Kinder ins Schwesternzimmer übertragen, und mit elektrischen Feuchtigkeitsmeßgeräten, die anzeigen, wenn das Kind trockener Windeln bedarf.

Soll ich mein Kind in einer Wiege wiegen?

Entgegen der Ansicht fast aller Autoren trete ich schon seit vielen Jahren ganz entschieden für das Wiegen der Kinder in einer Wiege ein. Für mein eigenes fünftes Kind habe ich eine Wiege besonders bauen lassen, in der seitdem eine ganze Reihe Kinder und jetzt bereits meine Enkel gewiegt worden sind. Die häufige Beobachtung älterer Kinder, die noch bis fast an das Erwachsenenalter heran jeden Abend oder auch mitten in der Nacht zum Schrecken ihrer Angehörigen und der Nachbarn mit einem rhythmischen Singsang und schaukelnden Bewegungen alle nebenan, darunter und darüber Wohnenden wecken, brachte mich auf den Gedanken, den Ursachen dieses krankhaften Tuns nachzugehen. Es zeigt sich, daß alle durch Zivilisation noch nicht verdorbenen Völker auf der ganzen Erde ihre Kinder selbstverständlich wiegen, vor allem nordische Völker, und daß die verschiedenen Völkerstämme unseres Volkes Wiegen der verschiedensten Art solange verwendeten, bis sie durch moderne „hygienische" Lehren auf falsche Weise „gescheit" wurden. Außerdem ergab es sich, daß alle gesunden Kinder das natürliche Bedürfnis nach wiegender Bewegung haben, das sich später in tänzerischen Reigenkreisen äußert. Daraus erklärt sich auch die Begeisterung der Kinder für das Schaukeln auf der hängenden Schaukel, auf dem Schaukelpferd oder im Schaukelstuhl.

Die nächtlichen Schaukeleien sind also Versuche, die im Säuglingsalter nicht befriedigten Bedürfnisse nach rhythmischer Bewegung nachzuholen. Vielleicht ist auch der Hang unserer Jugend nach stark rhythmischer Musik aus einer Nichtbefriedigung früher rhythmischer Bedürfnisse zu verstehen.

Soll ich mein Kind in einer Wiege wiegen?   153

Ich ließ daher in großer Zahl Säuglinge in Wiegen neuer oder alter Bauart wiegen, wobei die Mütter das richtige Tempo durch das Singen eines Wiegenliedes herausfanden. Das Ergebnis war eindeutig. Von keinem dieser gewiegten Kinder habe ich jemals erfahren, daß es im zweiten Lebensjahr oder später beim Einschlafen „geschaukelt" hat. Das gesunde und absolut normale Bedürfnis nach rhythmischer Bewegung war durch das tägliche, nur kurze Minuten dauernde Wiegen im richtigen Lebensalter befriedigt worden, und damit hatte das Kind schlafen gelernt.

Niemals wird ein Kind dadurch verwöhnt; es braucht ja nur wenige Minuten gewiegt zu werden. Der Vorgang des Wiegens ahmt den rhythmischen Wechsel der Ein- und Ausatmung nach, wobei der kleine Ruck am Umkehrpunkt zwischen den Hin- und Herbewegungen in seiner steten Wiederholung die Ausschaltung des Bewußtseins aus dem Nervensystem anregt. Darauf folgt notwendigerweise das Einschlafen.

Bei unserem eigenen fünften Kind fanden wir erst den richtigen Rhythmus heraus, als unsere Vierte, damals Vierjährige, sich an die Wiege setzte und dazu als Wiegenlied sang: „Hoch soll sie leben!" Ein schöneres Wiegenlied fiel ihr gerade nicht ein, aber uns war es aus dem Herzen gesungen.

Eine baulich sehr schöne Schaukelwiege aus dem Jahre 1800 mit einem Uhrwerk, das die Wiege dreiundvierzig Minuten lang zum Schaukeln bringt, wie sie im Victoria- und Albert-Museum in London zu sehen ist, ist allerdings nicht nachahmenswert. Bis etwa zu dem Zeitpunkt, wo das Kind die ersten Zähne bekommen hat, ist das Wiegen richtig. Dann gehört das Kind in ein Bett.

Übrigens kann man ohne große Mühe und Kosten aus jedem Stubenwagen oder Kinderbett eine Wiege machen, indem man sie einfach auf einem Wiegengestell, ähnlich wie bei einem Schaukelpferd, befestigt (Bezugsquelle siehe Anhang).

Soll ich mein Kind stundenlang weinen lassen?

Ein gesundes Kind, das satt ist und nicht in völlig nassem Windelpack liegt, weint nicht ohne Grund. Es gibt allerdings besonders unruhige Kinder, die eher weinen als andere, z.B. schon, wenn eine Falte in der Kleidung sie drückt oder dergleichen, oder vielleicht auch aus Langeweile; sie wollen unterhalten sein und sind sofort ruhig, wenn man sich mit ihnen beschäftigt. Für solche „Schreikinder" ist ein Betthimmel aus orangefarbener Seide oder dergleichen zu versuchen, ein Rat, der von Rudolf Steiner stammt.

Es gibt aber eine Ausnahme. Das ist eine Periode etwa Ende des ersten oder im zweiten Lebensmonat, in der fast alle Kinder ihre „Schreistunde" haben. Diese beginnt meist zur selben Minute; z.B. täglich um 17.20 Uhr und dauert ein bis zwei Stunden. Die kleinen Schreier schreien dann aus vollem Hals „wie am Spieß", bis sie krebsrot werden, und sind durch keine Macht der Welt zu beruhigen, selbst nicht beim Aufnehmen durch die Mutter oder durch Wiegen.

Wenn also keine Veranlassung erkennbar ist, das Kind am Tag sich nicht als gestört gezeigt hat und die Schreierei bereits an den Tagen vorher ähnlich und zur gleichen Zeit geschah, dann kannst du mit Recht annehmen, daß diese gewaltige Kraftäußerung deines Bambinos nichts anderes ist als die Schreistunde, die erste sportliche Betätigung, durch die Herz und Lunge gekräftigt werden. Nimm dann deine Nervenkraft zusammen und freue dich über die erste „Rekordleistung" deines Sprößlings. Sie zieht sich manchmal über vier Wochen hin, selten länger, jeden Abend von neuem anfangend.

Ein Kind, das öfters am Tage schreit, ist entweder nicht satt, was man besonders bei Brustkindern oft nur schwer beurteilen kann (man sollte dann häufiger die Trinkmenge kontrollieren, indem man den Säugling vor *und* nach dem Trinken wiegt), oder es hat eine Störung, z.B. Leibschmerzen von Blähungen oder dergleichen. Dann gibt man ihm Fencheltee zu trinken, bei Blähungen mit Zufügung von Anis, nimmt es eventuell auf den Arm mit dem Bauch nach unten, die warme Hand darunter geschoben, und mit der anderen Hand klopft man ihm den kleinen Podex. Ist man glücklicher Besitzer einer Wiege, so kann man das Kind auch einige Minuten wiegen. Sonst trägt man es auf dem Arm und macht dazu wiegende Bewegungen. Man kann notfalls auch um den Nabel etwas Kümmelöl einmassieren oder ein trockenes, warmes Kamillenblütensäckchen auflegen.

Schwache Kinder oder solche von Eltern in vorgeschrittenem Alter sind manchmal zu ruhig; so kann es vorkommen, daß Kinder nicht weinen, obgleich sie zu wenig Nahrung erhalten und hungern.

Nach dem Trinken schreien fast alle Kinder, bis man sie zum Aufstoßen verschluckter Luft gebracht hat, bis sie also ihr „Bäuerchen" gemacht haben. Darüber wird im Kapitel „Die Ernährung des Säuglings" noch gesprochen.

Wie ist es mit der Warmhaltung des Leibes?

Im allgemeinen werden unsere Kinder heutzutage zu kalt gehalten. Aus dem vollkommenen Schutz des Mutterleibes heraus werden sie oft gleich nach der Geburt in ein Gitterbettchen gesteckt, das von allen Seiten dem Wind und der Zugluft Zutritt gewährt. Da nützt alles Zudecken nicht viel. Viele sehr beliebte Arten von Kinderbettchen sind vom gesundheitlichen Standpunkt abzulehnen; sie sind zwar „hygienisch", aber ungesund. Das oft noch übliche Kinderkörbchen ist viel geeigneter als die modernen Gitterbettchen; ahmt es doch die Form der Gebärmutter noch in etwa nach und ist wirklich noch eine Hülle für das Kind (siehe *Das Bett des Kindes*).

Mit Ausnahme schwüler Hochsommertage kann man ein Kind in den ersten Monaten kaum zu warm betten, der Leib und auch die Nieren brauchen eben viel Wärme. An heißen Tagen entfernt man die Federkissen, unter denen sich die Wärme staut – ein sehr gefährliches Ereignis! Aber unter nicht zu schweren Wolldecken kommt es niemals vor, wenigstens nicht in der gemäßigten Zone.

156   *Der Säugling*

Einer der häufigsten Pflegefehler und Anlässe für Unbehagen, Leibweh und stundenlangen „Schluckauf" ist der, daß man den Leib des Kindes beim Öffnen des Windelpacks kalt werden läßt.

Beim Öffnen des Windelpacks, der ja fast immer einen feuchten Dunst von etwa 37° C Wärme enthält, kommt es durch Verdunstung zu einer erheblichen Abkühlung, ist doch die Zimmertemperatur meist nicht höher als 18 bis 20° C. Diesen Wärmeabfall von fünfzehn und mehr Graden nimmt der Leib des Kindes oft übel; es entstehen kolikartige Leibschmerzen, wenn nicht Schlimmeres. Besonders in den jahreszeitlichen Übergangsperioden geschieht hierdurch manches Unheil, z. B. auch Blasenerkältungen. Was tut man dagegen? Man sorgt für Wärme im Zimmer, wenn man das Kind saubermacht, notfalls durch eine Wärmesonne oder dergleichen. Dann geht man beim Öffnen des Windelpacks schnell mit einem Handtuch in den halbgeöffneten Pack hinein und trocknet die Haut des Kindes ab. Anschließend hält man den Unterkörper sorgfältig bedeckt. Schnelles und geschicktes Handeln ist hier notwendig. Die neuen Windeln wärmt man übrigens möglichst an, am einfachsten nach altbewährter Methode im Bettchen des Kindes unter dem Federbett; das gilt natürlich für alle Wäsche, die man dem Kinde anlegt. Für angewärmtes Waschwasser ist dein Kind dir, mindestens in der kalten Jahreszeit, immer dankbar. Über die Abhärtung werden wir noch sprechen (siehe *Abhärtung und Kleidung*).

Ein kleines Schaffell auf der Matratze, vor allem im Winter, wirkt oft Wunder.

Der Schluckauf

Leidet das Kind öfter für längere Zeit am Schluckauf, der ja durch einen Zwerchfellkrampf hervorgerufen wird, so liegt der Grund an einem Fehler in der Pflege. Entweder ist beim Neuwindeln der Leib kalt geworden oder die Nahrung des Flaschenkindes war zu kalt. Über die Vermeidung der Abkühlung des Leibes wurde im vorigen Kapitel bereits gesprochen.

Beim Flaschenkind ist es notwendig, nach einigen Minuten die Flasche im Wärmebecher aufzuwärmen, wenn man nicht die Abkühlung durch einen wollenen Überzug der Flasche von vornherein verhindert. Der alte griechische Arzt Hippokrates empfahl zur Beseitigung des Schluckaufs, die Kinder mit einer Vogelfeder in der Nase zu kitzeln; denn beim Niesen wird das Zwerchfell gespannt, und der Schluckauf hört auf. Ein warmes Kamillensäckchen auf den Leib gelegt, tut es meistens auch. Man kann den Schluckauf aber ebensogut mit einigen Tropfen Zitronensaft vertreiben, mit denen man die Lippen des Kindes befeuchtet.

Kehrt der Schluckauf aber trotz Beachtung dieser pflegerischen Maßnahmen häufig wieder, kann auch eine Nahrungsunverträglichkeit vorliegen. Man sollte dann versuchsweise auf „Körnerwasser" (siehe *Vollwertige Säuglingsernährung*) umstellen.

Luftschlucken

Bei Säuglingen, die lange Zeit so weinen, daß man den Eindruck von Schmerzen hat, sollte die Mutter prüfen, ob nicht der Leib aufgebläht und wie eine Trommel gespannt ist. Auch gesunde Kinder schlucken nicht selten mit der Nahrung Luft, die den Magen ausdehnt und dadurch das Zwerchfell hochdrängt. Das beeinträchtigt Atmung und Herzfunktion beträchtlich und macht dem Kind starke Beschwerden. Besonders leicht kann dieser Zustand eintreten, wenn die Nasenatmung durch Schnupfen behindert ist, und das Kind beim Trinken Luft mitschluckt.

In einem solchen Fall gibt die Mutter dem Kind zunächst einmal 30 g Kümmeltee zu trinken (eine kräftige Prise Kümmelsamen auf eine große Tasse Wasser, 15 Minuten kochen). Dadurch wird die Luft im kindlichen Organismus unschädlich gemacht. Nicht immer aber genügt diese Maßnahme. Der Arzt führt dann einen ganz dünnen Gummischlauch (Magensonde) ein und entleert auf diese Weise die Luft; so kann der manchmal bedrohlich aussehende Zustand rasch behoben werden. Jungen Säuglingen hilft man gegen

Blähungsbeschwerden am besten mit Fenchel- und Anistee (etwa 30 g trinken lassen). Dazu kommt ein Leibwickel mit Kamillentee oder eine Einreibung des Nabels mit Kümmelöl.

Soll man den Kindern einen Schnuller geben?

Gelegentliches Lutschen ist harmlos. Wird es aber zur Gewohnheit, so kann es zu entstellenden und gesundheitsschädlichen Kieferverformungen führen; es sollte allerspätestens vor dem Zahnwechsel aufhören. Brustkinder lutschen weniger als Flaschenkinder, weil sie nicht nur ihren Hunger, sondern auch ihr Saugbedürfnis stillen können. Ist Flaschenernährung nötig, sollte man die sogenannten NUK-Sauger benutzen, die den Verhältnissen beim Trinken an der Mutterbrust nachgebildet sind. Es gibt auch einen entsprechenden NUK-Beruhigungssauger. Bei größeren Kindern, die schon verlutschte Gebisse haben, ist der NUK-Kieferformer hilfreich.

Lutschen am Finger ist viel schwerer abzugewöhnen als am Schnuller, der zum Glück gelegentlich unbrauchbar wird oder verlorengeht (siehe *Kieferveränderungen schädigen die Gesundheit* und *Das Daumenlutschen*).

Die Bauchlage

Aus Übersee kommt die Empfehlung zu uns, die Kinder von Geburt an an die Bauchlage zu gewöhnen. Nachdem seit Adam und Eva die Kinder in der Rücken- oder Seitenlage bestens gediehen sind, erscheint dieser Rat wenig überzeugend. Im Gegenteil warnen heute schon viele Ärzte vor den Nachteilen: der Brustkorb entwickelt sich schlecht, Bauch- und Beinmuskulatur bleiben schlaff und nur die Rückenmuskulatur wird gekräftigt. Die Kinder erwerben lediglich verfrühte, einseitige Muskelfähigkeiten: Kopfheben, Hochstemmen usw. Das Erüben umfassender menschlicher Bewegungen und Gebärden wird unterdrückt. Als Begründung wird oft angegeben, daß die Gefahr der Atembehinderung oder gar des

Erstickens nach Erbrechen der Nahrung dadurch verhindert werde. Das ist anatomisch nicht gerechtfertigt und wird viel besser durch „Abklopfen" der Luft nach dem Stillen erreicht. Bei ausgesprochenen „Speikindern" genügt die Seitenlage oder kurzfristige Bauchbettung.

Ich sehe darin außerdem wieder einmal mehr den Versuch, dem Menschen tierische Gewohnheiten beizubringen, denn gerade die Rückenlage ist ein typisches Kennzeichen für den Unterschied zwischen Tier und Mensch. Kein Tier ist dazu fähig. Die Blickrichtung der Tiere ist auf den Boden gerichtet, während der Mensch nach vorn und oben schaut und schon der Säugling beim Trinken an der Mutterbrust oder an der Flasche den Blickkontakt mit der Mutter hat. Menschliche Bewegungen sind Gebärden, die die Möglichkeit zur freien Äußerung seines Wesens geben. Dies zu erüben fordert Raum für das Gliedmaßenspiel und den freien Blick.

Es ist daher notwendig, diese von irgendeinem „Gelehrten" stammende Marotte eindeutig abzulehnen, denn es geht hier um eine grundsätzliche Frage. Gerade die neueste Wissenschaft kommt zu der Feststellung, daß der Mensch von der Befruchtung an Mensch und in keinem Stadium seiner Entwicklung Tier ist. Der Mensch ist zwar verantwortlich für die Tiere, aber er ist kein Tier und sollte sich daher wie ein Mensch und nicht wie ein Tier verhalten (siehe *Der Mensch und die Natur*).

„Haben Sie schon mal eine Katze auf dem Rücken liegen sehen?" fragte ein Kinderarzt eine Mutter, die ihr Kind nicht dauernd auf den Bauch legen wollte.

Die tägliche frische Luft

In den ersten sechs Lebenswochen läßt man die Kinder im warmen, gut gelüfteten Zimmer.

Nach der sechsten Lebenswoche sollte das Kind aber doch täglich an die frische Luft gebracht werden. Man stellt das Bettchen anfangs an das geöffnete Fenster, wo es bei gutem Wetter viele Stunden stehen kann, wenn der Kopf gegen Wind und Sonne

geschützt ist. Nur muß man dazu noch wissen, daß schon eineinhalb Meter vom Fenster entfernt die aufbauende Wirkung des
Sonnenlichtes nurmehr ungenügend ist. Wer im glücklichen Besitze
einer Veranda oder gar eines Gartens ist, sollte das Kind nur hierhin
bringen und das Ausfahren im Wagen vermeiden.

Die Auspuffgase lagern auf der Straße besonders bei Windstille
oder an Kreuzungen dicht am Boden. Man sollte darum beim Kauf
eines Kinderwagens einen Wagen mit hohen Rädern wählen. Diese
bieten den Kindern einen wesentlich besseren Schutz und sind auch
für die Versorgung bequemer. Kinder, die sich schon selbst aufrichten, müssen durch einen gutsitzenden Gurt vor dem Herausfallen
geschützt werden.

Ältere Kinder sieht man leider immer noch in niedrigen Sportwa-
gen. Was nützt eine Ausfahrt, wenn das Kind statt guter Luft nur
Benzinabgase einatmet?

Bei kaltem Wind kühlt ein Kind sehr schnell aus. Man scheue
besonders Ostwind und Kälte von mehr als vier Grad Celsius unter
Null. Bei größerer Kälte müssen jedenfalls die Kleidung und die
Zudecke entsprechend wärmer sein; dazu tritt bei kalten Winden
eine Wärmflasche. Es lohnt sich aber in jedem Falle, das Kind ins
Freie zu bringen. Das sollte an keinem Tag des Jahres gänzlich
unterlassen bleiben; bei ungünstigem Wetter genügen schon eine
halbe oder eine viertel Stunde. Über Abhärtung sprechen wir noch
im Kapitel *Abhärtung und Kleidung*.

Es hat aber keinen Zweck, wie man es oft sieht, ein Kind mit
geschlossenem Verdeck und Windschutzscheibe auszufahren; von
der frischen Luft abgeschlossen, wird es dabei nur unnötig beim
Fahren gerüttelt und dem Lärm der Straße ausgesetzt. Nur wenn
der Weg durch stark von Autos befahrene Straßen geht, ist eine
solche Isolierung des Kindes richtig; im Park und auf dem Spielplatz sollte das Verdeck geöffnet sein.

Aussichtsfenster am Kinderwagen fördern die Reizüberflutung
der Sinnesorgane und erzeugen Nervosität und spätere Konzentrationsschwäche. Das gilt besonders für Wagen mit „Klarsichtschei-
ben" an der Vorderseite oder am Boden für die Bauchlage.

Beim Ausfahren mit dem Auto ins „Grüne" gelten für Säuglinge ähnliche Bedenken. Es ist immer die Fahrtdauer gegen die gewonnene Wald- und Feldruhe abzuwägen.

Für den Transport im Auto verstaue man die Tragetasche oder das Kinderwagenoberteil so auf dem Rücksitz, daß bei plötzlichem Bremsen nichts ins Rutschen kommen kann. Wichtig ist, für ausreichende Belüftung zu sorgen, um gefährliche Hitzestaus zu vermeiden. Für ältere Kinder, die schon lange genug sitzen können, verwende man die als sicher getesteten Kindersitze, die entsprechend auf dem Rücksitz befestigt sein müssen. Zum Glück ist das Fahren für Kinder auf den Vordersitzen gesetzlich verboten.

Das Sonnenbad

Das Sonnenlicht ist von größter Wichtigkeit für die gesunde Entwicklung des Säuglings. Zum Beispiel wird ohne ausreichende Besonnung der Kalk aus der Nahrung nicht genügend aufgenommen beziehungsweise werden wichtige Vitamine nicht richtig gebildet. Die Folge kann eine Rachitiserkrankung sein. Der Grund ist vor allem das Fehlen der Ultraviolettstrahlen des Sonnenlichts. In Industriestädten mit ihren „Dunstglocken" ist diese Gefahr besonders gegeben.

An warmen Tagen kann man schon mit Säuglingen Sonnenbäder machen; allerdings vor der 6. Lebenswoche nur mit ärztlicher Genehmigung. Man beginnt mit wenigen Minuten und steigert die Dauer bis auf höchstens zehn bis fünfzehn Minuten. Der Kopf sollte geschützt werden. Am wirksamsten ist die Sonne am Vormittag. Im Frühjahr muß man mit Sonnenbädern vorsichtig sein. Kinder mit heller Haut setzt man der Sonne nur solange aus, als es ihnen offensichtlich Freude macht. Niemals sollte man es zu Sonnenbrand kommen lassen; je langsamer die Bräunung eintritt, durch die sich ja der Organismus gegen die zu starke Bestrahlung schützt, um so besser ist sie.

So unentbehrlich die Sonnenbestrahlung für das Kind ist, so kann doch jede zu frühe und zu starke direkte Sonneneinwirkung schädlich sein. Die Schädeldecke und die Haare sind noch dünn und zart und der Körper hat noch nicht gelernt, Bräunungsstoffe als Abwehr zu bilden. Natürlich gibt es lichtarme Jahreszeiten, Wohnungen und Gegenden, wo man damit freigiebiger sein muß. In Mitteleuropa und besonders in Südeuropa gilt es, dabei vorsichtig zu sein.

Im Schatten dagegen kann ein Kind unbedenklich stundenlang stehen. Nur darf man dabei auf keinen Fall vergessen, den Lauf der Sonne zu beobachten. Nicht selten erleiden Babys Sonnenstiche oder Schlimmeres, weil ihre Mütter dies nicht bedachten und der Kinderwagen nach kurzer Zeit in der prallen Sonne stand.

Von den statischen Funktionen

Die immer häufiger vorkommenden Wirbelsäulenverbiegungen bei Kindern und Jugendlichen lassen vermuten, daß die Ursachen für diese besorgniserregenden Erkrankungen schon im Säuglingsalter gelegt werden. Hier spielt wieder die Verfrühung und Beschleunigung des Aufrichtens, Stehens und Gehens eine Rolle (siehe *Entwicklungsbeschleunigung als Ursache von Schäden*). Vor allem ist es das zu frühe und zu lange Sitzenlassen der Säuglinge, das zu einer falschen Belastung und Entwicklung der Wirbelsäule führt. Das gilt auch für das Benutzen von Tragegurten vor dem 4. Lebensmonat. Bei Tragetüchern ist das Kind besser abgestützt, es muß aber warm genug angezogen sein. Das Problem liegt hier mehr in der Unvernunft der Eltern, die nun keine Hemmungen mehr haben, das Kind überall mit hinzuschleppen, selbst in Kaufhäuser, Versammlungen, ins Kino und zu anderen turbulenten Gelegenheiten und dadurch ganz andere Schädigungen veranlagen.

Gewiß verhalten sich die Kinder sehr unterschiedlich, und gerade das Bedürfnis des Sichaufrichtens tritt inganz verschiedenem Alter auf. Deshalb können hier nur allgemeine Richtlinien angegeben werden, die man nach Möglichkeit einhalten soll.

Die statischen Funktionen entwickeln sich zeitgerecht etwa nach folgendem Zeitplan: Am Ende des ersten Lebensmonats hebt das

Von den statischen Funktionen   163

Kind in Bauchlage den Kopf für kurze Zeit und ruht sich zwischendurch immer wieder aus, indem es das Köpfchen seitlich hinlegt. Es soll täglich nur kurze Zeit auf den Bauch gelegt werden (siehe *Die Bauchlage*). Im vierten Monat hebt der Säugling den Oberkörper, indem er sich auf die Arme stützt. Vom sechsten Monat ab beginnt das Kind zu knien. Man kann es bereits ins Ställchen bringen und sich frei bewegen lassen. Im siebenten bis achten Monat beginnt das Kriechen; es beeindruckt immer wieder, wie individuell jedes Kind sein Krabbeln gestaltet. Viele Kinder aber überspringen dieses Stadium und richten sich gleich zum Stehen auf. Jetzt darf das Kind auch für kurze Zeit sitzen; jedoch soll man es möglichst erst im zehnten oder elften Monat frei sitzen lassen. Es ist falsch, das frühzeitigere Sitzen etwa im Wagen mit Unterstützung von Kissen erreichen zu wollen. Auch zu langes Sitzen, z.B. bei stundenlangen Autofahrten, ist von Übel. In dieser Zeit zieht sich das Kind an den Gitterstäben des Ställchens hoch; später hängt es sich mit den Armen über die Querleiste und schiebt sich so seitlich weiter, bis es dann durch Weitergreifen mit den Händen um das ganze Ställchen herumgehen lernt. Von da aus ist nur noch ein kleiner Schritt zum freien Lauf, der aber erst im zweiten Lebensjahr gekonnt werden soll.

Bei einer solch langsamen Entwicklung hat die Muskulatur, vor allem die des Rückens, genügend Zeit zur kräftigen Entwicklung. Mit den Muskeln und Sehnen bilden sich auch die Bandscheiben richtig aus; darunter versteht man die elastischen Knorpelscheiben zwischen den Wirbelknochen. Bei Kindern, die diese Zeiten nicht einhalten und schon früher stehen und laufen, besteht die Gefahr späterer Funktionsschwächen (Bandscheibenschäden). Eine besondere Bandscheiben-Wirbelsäulen-Erkrankung, die sogenannte Scheuermannsche Krankheit, hat innere, organische Ursachen. Sie tritt während bzw. nach der Pubertät auf.

Was von der Kräftigung der Wirbelsäulenmuskulatur gesagt wurde, gilt auch für die anderen Teile des Bewegungssystems, besonders für die Fußgelenke und das Fußgewölbe. Die Fußmuskulatur und die Sehnen der verschiedenen Fußgelenke werden durch freie Entwicklung ohne Schuhe besonders zur Festigung gebracht. Unebenheiten der Unterlage des Ställchens, später das Barfußlaufen auf Wiese und Sand gewährleisten eine gut entwikkelte Fußmuskulatur

Der Fuß des Kindes sieht bis zum dritten und vierten Lebensjahr normalerweise völlig platt aus, weil das Fußgewölbe von einer Fettschicht ausgefüllt ist. Diese bleibt erhalten, bis die Fußmuskulatur fest genug ist, um das Gewicht des Kindes zu tragen. Gibt man dem Kinde aber hohe Schuhe, womöglich noch mit Gelenkstützen oder gar Einlagen, so behindert man die Entwicklung der Fußmuskulatur. Der Herrgott hat schon gewußt, was nötig ist; wir brauchen da nicht mit so plumpen Mitteln nachzuhelfen.

Man weise daher den Rat des Schuhhändlers zum Kauf von Stiefeln mit Gelenkstützen ab und kaufe dem Kinde gutgearbeitete Halbschuhe mit biegsamer Sohle oder gute Sandalen.

Man sollte aber darüber hinaus dem Kind möglichst oft Gelegenheit geben, auf Sand oder Rasen barfuß zu laufen; zu frühes, stundenlanges Pflastertreten, das vielen Kindern zugemutet wird, kann leicht eine gesunde Entwicklung der Füße stören.

Säuglingsgymnastik oder nicht?

Wer einmal mit innerer Anteilnahme beobachtet hat, wie das Baby mit den Händen übt, wie es dem Händchen zuschaut, das sich öffnet und schließt und sich in allen Richtungen dreht, der weiß, daß dies eines der rührendsten und intimsten äußerlich sichtbaren Erlebnisse und Ergebnisse des Sich-Findens von Seele und Körperlichkeit ist.

Und wer dann einmal Schülerinnen des Erfinders der Säuglingsgymnastik gesehen hat, wie sie die Gliedmaßen des Kindes in schnellem, dem Kinde völlig fremdem Tempo und Rhythmus hinund herzerren, als ob es Maschinenteile seien, der begreift, daß Säuglingsgymnastik ein heller Wahnsinn und geradezu ein Vergehen am Kind ist. Wenn zur Verteidigung solcher Methoden darauf hingewiesen wird, daß die Kinder sich über ihre Kunststücke freuen, so ist das ein gefährlicher Kurzschluß. In wenigen Tagen kann man die gesunden Instinkte eines Kindes verderben. So kann man durch die Gymnastik eine Entwicklung anregen, die genau so „gut und schön" ist wie das Blühen einer künstlich getriebenen Treibhauspflanze – der Schaden kommt erst nach Jahren zum Vorschein und zeigt sich in Schwächen des Bewegungssystems, das zu früh und dazu in unnatürlicher Weise angeregt wurde.

Etwas ganz anderes ist das Spiel einer Mutter, die ihrem Kind immer mal die Hand an die Füßchen hält, damit es sich abstoßen lernt, oder die das Kind auf den Bauch legt und dann zu Drehungen des Kopfes anregt. Solche zarte und spielerische Beeinflussung kann niemals schaden. Sie dient im Gegenteil dazu, etwaige Schwächen (z. B. Hüftgelenkluxation, siehe *Besondere Vorkommnisse im ersten Lebensalter*) aufzudecken und das Kind so vor Schlimmerem zu bewahren.

Natürlich richtet sich mein Einwand nicht gegen Gymnastik, die aus therapeutischen Gründen (z. B. bei spastischen Lähmungen) betrieben wird. Es gibt einige erprobte, gute Methoden, die von Ärzten verordnet werden, wie etwa die sehr erfolgreiche Bobath-Gymnastik und -Therapie.

Die Pflege der Haut

Die Pflege der Haut deines Kindes erfordert oft besondere Aufmerksamkeit und Geschicklichkeit. Das Neugeborene hat eine krebsrote Haut, die meist sehr empfindlich und für Entzündungen leicht empfänglich ist, vor allem in den ersten Wochen und Monaten. In der Wochenbettzeit soll die Hebamme oder die Pflegerin immer zuerst das Kind säubern und zurechtmachen und danach erst die Mutter; denn es kommt immer wieder vor, daß Eitererreger aus dem Wochenfluß der Mutter auf das Kind übertragen werden. In dieser Zeit ist also auf die peinliche Sauberhaltung der Hände der Mutter und der Pflegerin besonders großer Wert zu legen.

Der Säugling

Solange die Nabelwunde nicht völlig abgeheilt und trocken ist, wird das Kind nicht gebadet – abgesehen vom ersten kurzen Bad gleich nach der Abnabelung –, sondern nur mit lauwarmem Wasser gewaschen. Dazu benutzt man eine Kinderseife, z. B. eine Kamillenseife.

Für die Reinigung des Gesichtes verwendet man einen besonderen Waschlappen, der durch seine Farbe von dem für den Körper benutzten Waschlappen zu unterscheiden ist. Auch das Waschwasser für die Gesichtswäsche nimmt man aus einer besonderen Schale. Der behaarte Kopf braucht nicht unbedingt täglich gewaschen zu werden. Für die Reinigung von Augen, Nase und Ohren nimmt man am besten Watte oder Zellstoff.

Später zeigt sich eine feine Abschilferung der obersten Hautschicht, die sogenannte Schuppung der dritten Lebenswoche, die aber ohne krankhafte Bedeutung ist. In derselben Zeit bilden sich auch oft rote Stippchen, die mit Stoffwechselvorgängen zusammenhängen. Die Haut ist eben der Spiegel von allem, was im Innern des Körpers geschieht. Bei Brustkindern treten oft Pusteln auf, wenn die Mutter zu viel Citrusfrüchte (Apfelsinen, Mandarinen etc.) gegessen hat.

Auf dem behaarten Kopf in der Gegend der großen Fontanelle hat das Kind oft fettige Absonderungen in Form eines grauen Grindes. Diese Hautausschwitzung ist harmlos und mehr oder weniger bei jedem Kind vorhanden. Sie kann ohne Gefahr für die große Fontanelle mit etwas Öl aufgeweicht werden. Dann schabt man sie am besten immer wieder einmal geduldig mit dem Rand einer Karte oder einem Staubkamm ab.

Die Haare des Kindes soll man mit einer weichen Kinderbürste bürsten. Eine härtere Bürste würde die Haut zu größerer Talgabsonderung anregen. Die Sorge, daß man beim Bürsten die große Fontanelle verletzen könnte, ist unbegründet. Man verwende aber keine Perlonbürste, sondern eine mit Naturhaaren und ganz feinen Borsten.

Man kann den schützenden Fettmantel der Haut in seiner Wirksamkeit dadurch erhöhen, daß man das Kind etwa alle acht

Tage einmal mit einem rein pflanzlichen, also nicht mineralischen Hautöl einreibt, wobei man jeden Fettüberschuß mit einem Handtuch wegnimmt. Also nur so viel Öl verwenden, wie die Haut bereitwilligst aufsaugt! Das gilt besonders für leicht frierende und geschwächte Kinder. Sehr zu empfehlen ist dafür Johanniskrautöl (z. B. das „Rotöl" der Firma Jucunda). Für die Hautpartien, die mit den nassen und verschmutzten Windeln in Berührung kommen, braucht man Salben, durch die eine schützende Fettschicht auf der Haut erzielt wird (Weleda Calendula-Kindercreme, -Öl, -Puder und -Seife, eine vollständige Pflegeserie der Firma Weleda; Kombustinsalbe; Fissancreme; Walter Rau Kamillenkinderöl, -creme).

Darf das Kind stundenlang in feuchten Windeln liegen?

Da ein Säugling im Laufe eines Tages bis zu dreißigmal die Windeln naßmacht, ist es unmöglich, ihn jedesmal trockenzulegen. Es ist aber selbstverständlich, daß das Kind vor jeder Mahlzeit in saubere Windeln kommt und daß es auch zwischendurch mehrmals frisch gewindelt wird, besonders, wenn es durch Weinen zu erkennen gibt, daß es sich ungemütlich fühlt. Dies gilt auch für die Nacht, jedoch genügt ein einmaliges oder höchstens zweimaliges Windeln im Laufe der Nachtstunden. Dieses Erneuern des Windelpacks muß für die Mutter eine Maßnahme sein, die ohne Beunruhigung des Kindes in wenigen Sekunden mit einigen geschickten Handgriffen erledigt wird.

Im allgemeinen windelt man das Kind wegen nasser Windeln mindestens siebenmal im Laufe eines Tages. Normalerweise hat das Kind bis zu drei Darmentleerungen täglich; danach sollte es unbedingt sofort mit sauberen Windeln versehen werden.

Neuerdings kommen immer mehr gut aufsaugende Papiereinlagen oder -windeln in Gebrauch, die dann weggeworfen werden. Sie sind praktisch und hygienisch z. B. für kurze Reisen. Bei längerer Anwendung besteht aber Gefahr für die Haut (bei weiblichen Säuglingen eventuell Pilzbildung) durch Veränderungen im Hautbakterienmilieu aufgrund der chemischen Vorbehandlung.

Gummihosen sollte man bei Säuglingen nicht verwenden, weil sie den Unterleib zu stark erwärmen, so daß es beim Öffnen der Hose leicht zu Erkältungen kommt. Außerdem werden viele Kinder wund bei Verwendung von Gummi. Allenfalls ist eine nicht völlig umschließende Einlage im Windelpack erlaubt. Sie sollte nicht größer sein als 30 × 35 cm. Besser ist eine Windelhose aus unentfetteter Schafwolle über die Windeln, die den Uringeruch nicht annimmt. Zu beziehen durch die im Anhang genannte Adresse oder auch leicht selbst zu stricken.

Das Baden

Selbstverständlich badet man immer vor einer Mahlzeit und nie mit gefülltem Magen. Im Winter genügen zwei Bäder in der Woche, im Sommer drei. Ältere Säuglinge mit gutem Fettpolster kann man – wenn nötig – etwas öfter baden lassen. Badedauer bis zu fünf Minuten, Wassertemperatur 36–37° C bei völlig eingetauchtem Badethermometer. Zimmerwärme 20° C. Während des Bades bleiben Fenster und Türen geschlossen. Alle zum Baden nötigen Gebrauchsgegenstände müssen vor Beginn handgerecht bereitliegen, so daß die Mutter sie mit der freien Hand bequem erreichen kann (Badethermometer, eine Schüssel mit lauwarmem Wasser für das Gesicht, ein verschließbares Gefäß für Watte oder Zellstoff, ein Gefäß für gebrauchte Watte oder Zellstoff, ein Waschlappen für das Gesicht, ein Waschlappen für den Körper, Kinderseife, Kinderpuder, Hautcreme, Haarbürste und Kamm, Badehandtuch, frische Wäsche). Übrigens kommt man bald mit dem altbewährten „Hebammenthermometer", nämlich dem eingetauchten Ellenbogen, zur Bestimmung der richtigen Wasserwärme aus.

Die Ohren des Kindes sollen nicht unter Wasser kommen. Der Unterleib wird zuletzt gewaschen. Bei Mädchen wäscht man immer vom Geschlechtsteil nach dem After zu, nie umgekehrt, da sonst Bakterien vom After in die Scheide gelangen.

Nach dem Bade, das für viele Kinder eine erhebliche Anstrengung ist, wird das Kind sorgfältig abgetrocknet, besonders auch in allen Hautfalten und in den Handflächen. Beim Mädchen öffnet man die Schamlippen und wischt sie mit Watte und Öl wieder von vorne nach hinten vorsichtig aus. Bei Jungen schiebt man zu diesem Zweck vorsichtig die Vorhaut zurück. (Besteht eine Phimose, siehe *Besondere Vorkommnisse im ersten Lebensalter,* dann ist das nicht möglich.) Diese Prozedur braucht man aber nicht nach jedem Bad vorzunehmen, ein- bis zweimal im Monat genügt. Dann werden alle Hautfalten am Hals, in den Achselhöhlen, Leistenbeugen und Geschlechtsteilen leicht eingepudert. Als Puder hat sich mir besonders der Aktivpuder der Firma Klosterfrau bewährt, ebenso der Walter Rau Kamillenkinderpuder; Weleda Calendula-Kinderseife und -puder (siehe auch *Die Pflege der Haut*).

Soll das Kind täglich gebadet werden?

Einige unrichtige Pflegemaßnahmen stammen aus den Kinderkliniken, wo manches nach Schema gemacht wird aus Gründen, die mit dem inneren Betrieb der Anstalt zusammenhängen. Dazu gehört unter anderem das tägliche Baden der Säuglinge. In der Familie sollte man von dem täglichen Bad absehen, besonders, wenn es mit dem täglichen Gebrauch von Seife verbunden ist. Dadurch wäscht man dem Kind den wertvollen Talg aus der Haut, der es gegen Abkühlung, Infektion und übergroße Empfindlichkeit gegenüber äußeren Reizen schützt. Dieser Talg verleiht dem Kinde das „dicke Fell" gegen alles, was an es herandringt. Säuglinge werden am Unterkörper sowieso täglich mehrmals gewaschen. Der übrige Körper ist ja keiner großen Verschmutzung ausgesetzt. Der unnötig herausgebadete Hauttalg kann durch ein noch so feines Hautöl nur unvollkommen ersetzt werden. Oft sind es sogar Mineralöle, also vom Teer herkommende Öle, statt pflanzliche Öle, die als Hautöl für Kinder angepriesen werden. Zu empfehlen ist Weleda-Kinderbad, kein Reinigungs-, sondern ein medizinischer Badezusatz; Walter Rau Kamillenkinderbad oder Lindos Bademilch.

Vom Schlaf des Kindes

Der Schlaf deines Kindes sei dir heilig! Vermeide es nach Möglichkeit, das kleine Wesen aus dem Schlaf herauszureißen, oder wecke es so behutsam wie möglich. Auch der Vater, der vielleicht erst in den späten Abendstunden nach Hause kommt, sollte so viel Achtung vor dem Schlaf seines Kindes haben, daß er es nicht herausnimmt, weil er „auch etwas von seinem Kind haben" will.

Wir haben ja weiter vorn besprochen, welche Geschehnisse im Leibe des tiefschlafenden Kindes vor sich gehen. Diese Vorgänge sind für die spätere Entwicklung so wichtig, daß sie nicht gestört werden sollten. Wie bei allem, was das Kind betrifft, sollte immer an die zukünftige Gesundheit gedacht werden, für die jetzt die Grundlage gelegt wird. Du bemerkst beim Neugeborenen und auch beim älteren Kinde die gesunde Schlafhaltung mit nach oben gehaltenen Unterarmen und geballten Fäustchen. Die Sinnesorgane arbeiten nicht; das Bewußtsein ist ausgeschaltet. Manche Kinder sehen im Schlaf sehr blaß aus.

Geist und Seele sind im Schlaf in den dem Bewußtsein dienenden Organen, also dem Gehirn, nicht tätig, daher reagiert es nicht auf Reize wie Ansprechen und Anfassen. Nur die Stoffwechselorgane sind offensichtlich aktiv. Ab und zu bewegen sich die Lippen wie beim Saugen, Blähungen gehen ab. Aber die Nieren und der Darm scheiden im Tiefschlaf nicht aus; dies geschieht also nur beim beginnenden Erwachen.

Das Kind ist während des Schlafes wieder in ähnlichem Zustand wie im Mutterleib: ohne Bewußtsein, und somit wieder in einer großen Aufbau- und Ausgestaltungstätigkeit seines ganzen Organismus begriffen. Geist und Seele und die durch sie verursachte kraftverbrauchende Bewußtseinstätigkeit sind ausgeschaltet; um so intensiver kann sich daher der weitere Aufbau entfalten, der, wie wir sahen, durch die unbewußten geistig-seelischen Kräfte geschieht.

Das Neugeborene schläft fast den ganzen Tag, wenn es nicht genährt oder gesäubert wird. Auch in den nächsten Wochen schläft

das Kind fast immer und erwacht nur, wenn es von Hunger und
Durst geweckt wird oder wenn ihm die nassen oder beschmutzten
Windeln Unbehagen bereiten. Oft schläft es bereits vor Beendigung
der Mahlzeit wieder ein.

Im zweiten Monat hat das Kind von Zeit zu Zeit die geschilderte
Schreistunde; die übrige Zeit wird großenteils noch verschlafen.

Im dritten Monat liegt es öfter wach und bewegt lebhaft Arme
und Beine. Auch benutzt es die Zeit des Wachseins zu ersten
Lautübungen. Das setzt sich weiter fort, aber ab sechsten Monat
beträgt die Nachtruhe noch zwölf bis vierzehn Stunden, außerdem
schläft es am Vormittag zwei Stunden oder länger und nachmittags
nochmals mehrere Stunden.

Jede Stunde Schlaf ist dem Kinde und seiner Entwicklung
nützlich. Stark überernährte, leicht erregbare oder sehr sensible
Kinder schlafen aber meist weniger als notwendig ist. Durch
häusliche Hantierungen nicht zu lauter Art im Zimmer und durch
Einschalten des Lichtes sollte ein Kind nicht aufwachen.

Die Darmentleerungen

In den ersten zwei bis vier Lebenstagen entleert sich aus dem
Darm das grün-schwarze „Kindspech". Wenn dieses entleert ist,
zeigt sich der normale Brustmilchstuhl, der von goldgelber Farbe
und angenehmem, säuerlich-aromatischem Geruch ist. Die Entleerungen sind zunächst zahlreich, bis zu sechsmal am Tag, sie sind
teilweise flüssig und etwas zerfahren. Beim künstlich genährten
Kind ist der Stuhl meist fester, weniger goldgelb gefärbt und
weniger angenehm riechend. Vom Ende der ersten Lebenswoche an
werden normalerweise nur ein bis zwei Stühle in vierundzwanzig
Stunden entleert.

Wenn beim Brustkind der Stuhlgang mehrere Tage ausbleibt, so
ist das noch nicht als krankhaft anzusehen, falls das Kind dabei
keine Leibbeschwerden hat. Die Ursache liegt meistens in ungenügender Trinkmenge an der Brust. Auf Verstopfung bei Vigantolschäden sei hingewiesen (siehe *Rachitis*).

172   *Der Säugling*

Sieht der Stuhl des Brustkindes grün aus, so ist das völlig harmlos. Bei zu reichlichem Obstgenuß, Kaffeegenuß oder anderen Diätfehlern der Mutter gibt es beim Kind manchmal vermehrte, dünne oder zerhackte Stühle. Unruhe, Blähungen und Leibschmerzen des Kindes hängen also eng mit der Ernährung, aber auch mit dem seelischen Verhalten der Mutter zusammen.

Von der Kleidung des Kindes

Einige grundsätzliche Ratschläge für die Kleidung des Säuglings sollen hier gegeben werden.

Für die Kinderhemdchen sollte man mehr Schafwolle oder reine Seide als Baumwolle oder Leinen verwenden; letzteres wärmt zu wenig. Das gilt vor allem für zarte Kinder ohne genügendes Fettpolster. Es gibt keinen Zweifel darüber, daß ein solches ganz dünnes Wollhemdchen eine Wohltat für das Kind ist; übrigens kann es ebenso nett aussehen wie ein Leinenhemdchen (siehe Bezugsquellen im Anhang).

Besonders bei zarten Kindern ist es nicht erforderlich, das Hemdchen für die Nacht zu wechseln, vorausgesetzt natürlich, daß es sauber ist. Vor allem in der kalten Jahreszeit sollte die neue Wäschegarnitur angewärmt sein, und zwar ist es eine gute Methode, sie vor Gebrauch ins Bettchen des Kindes zu legen und dort warm werden zu lassen. Wenn eine Gummiwärmflasche gebraucht wird, kann man die nächste Wäschegarnitur auch mit dieser anwärmen. Unterläßt man dies, so bedeutet jeder Wechsel der Kleidung einen beträchtlichen Wärmeverlust. Wir Erwachsenen wissen ja aus Erfahrung, daß wir uns bei zu kalter Kleidung nicht wohlfühlen und weder körperlich noch geistig arbeiten können. Unser Lebensgefühl ist gestört. Dieses Unbehagen ist beim kleinen Kind in erhöhtem Maße vorhanden; es kann sich aber nicht darüber beschweren, nur an der Blässe und der sonst gestörten Entwicklung merkt es eine aufmerksame Mutter. Diese Ratschläge zur genügenden Warmhaltung gelten aber vor allem zur Erleichte-

Von der Kleidung des Kindes 173

rung und Förderung der plastischen Tätigkeit der Ichkräfte, wie wir sie geschildert haben; das Ich braucht Wärme.

Was hier von der Warmhaltung gesagt wird, gilt in besonderem Maße für die ersten drei Lebensjahre.

Es muß aber ausdrücklich betont werden, daß ein Säugling im Hochsommer, besonders bei schwülem Wetter und in warmer Wohnung, vor der gefährlichen Wärmestauung bewahrt werden muß. Dadurch können schwere Durchfallerkrankungen hervorgerufen werden. Wolldecken ermöglichen einen Luftaustausch; gefährlich sind aber bei solcher Witterung Federkissen, Daunenkissen und Steppdecken, unter denen sich leicht die Wärme staut, außerdem Kinderwagen aus Kunststofftuchen, die keinen Luftaustausch zulassen. Das Kind wird dann meist unruhig und hat einen roten Kopf mit verschwitzten Haaren. Daunendecken sind also weniger gut als Wolldecken (Schafwolle), zumal sich diese besser dem Körper des Kindes anschmiegen.

Der Windelpack besteht im ersten Halbjahr aus einem großen Molton- oder besser Wolltuch (auch Flanell), einer kleineren Windel aus ähnlichem Stoff und der Mullwindel. Außen herum wird das Kind mit einem breiten Windelband gewickelt. Vom dritten oder vierten Monat an kann man das Kind natürlich tagsüber stundenweise im Strampelhöschen strampeln lassen. Im übrigen ist es aber zu empfehlen, das Kind zu wickeln, besonders in der Nacht. Durch moderne Vorstellungen beeinflußt läßt man Kinder sehr früh frei strampeln; man zieht sie auch nur leicht an und hält sie in Betten, die nicht genügend Wärme geben. Wer als Arzt Gelegenheit hatte, solche Kinder zu behandeln, kommt zu der Überzeugung, daß hier schwere Fehler gemacht werden.

Solange die innere Ausgestaltung nicht wenigstens zu einer gewissen Vollendung der Organe geführt hat, braucht das Kind offensichtlich eine feste Umhüllung. Dabei kann man ihm natürlich beim Fertigmachen und beim Baden Gelegenheit zum Strampeln geben. Selbstverständlich darf die Wickelung nicht so eng sein, daß das Kind die Beine nicht bewegen kann. Es gilt also auch hier wieder, das richtige Mittelmaß zu finden. Die Erfahrung lehrt, daß zu frühes Freilassen des Körpers in späteren Jahren leicht zu Zerfahrenheit, zu festes Wickeln aber zu körperlicher und geistig-seelischer Gehemmtheit und Schwerfälligkeit führen kann. Die Geistseele ist, wie wir weiter vorne sahen, noch intensiv im Körper und natürlich auch in den Gliedmaßen tätig und erlebt alles mit, was mit den Gliedern geschieht.

Zum Schlafen bekommt das Kind ab dem dritten Monat am besten einen Strampelsack, besonders unruhig schlafende Kinder eine Strampeldecke, die oben eine Art Mieder hat, an dem sich kräftige Bänder befinden; ebensolche Bänder sind am Fußende angebracht. Mit diesen wird die Decke am Kopf- und Fußende des Bettes so fest unter der Matratze befestigt, daß das Kind zwar den Körper nach der Seite bewegen, sich aber nicht aufrichten kann. Auf diese Weise werden die sonst so zahlreichen Erkältungen vermieden und das Kind lernt, daß die Schlafenszeit nicht zum Toben da ist.

Wenn das Kriechalter erreicht ist, hat die Kleidung die neue Aufgabe, besonders die Beine und den Unterleib vor Abkühlung zu schützen. Die meisten Wohnungen sind fußkalt, denn die warme Luft steigt bekanntlich nach oben, und am Fußboden herrscht immer Luftbewegung. Besonders kleine Mädchen holen sich in dieser Zeit oft lästige Erkältungen, Blasenkatarrhe oder Schlimmeres. Außer Wollhöschen sollte man ihnen daher zum Kriechen eine lange Hose und Strumpfhosen anziehen.

Ganz allgemein wichtig ist die goldene Regel: Der Leib muß immer warm sein, dafür darf der Oberkörper der frischen Luft mehr ausgesetzt werden. Im Bauch befindet sich ja die „Küche", da wird gekocht, das heißt verdaut. Dazu brauchen die Verdauungsdrüsen Wärme. Diese aufzubringen ist eine große Kraftleistung, die aber vom Kinde nicht ausreichend geleistet werden kann, wenn es am Bauch ungenügend bekleidet ist. Die Mutter braucht sich dann nicht zu wundern, wenn das Kind sich nicht richtig entwickelt, mager, blaß und appetitlos ist.

Hierher gehört auch die Frage der zu kalt werdenden Knie und Oberschenkel infolge der Söckchen und Wadenstrümpfe. Die Kälte der Knie strahlt in den Leib hinein und stört nicht nur Nieren, Blase und Leber in ihrer Arbeit, sondern beeinträchtigt auch die Ausbildung der ganzen Unterleibsorgane. Von den Folgen dieser Fehler in der Bekleidung der Kinder für das spätere Leben soll jetzt hier nicht gesprochen werden; sie sind aber weit schwerwiegender, als die meisten Mütter ahnen.

Heutzutage gibt es ein vielseitiges Angebot, „praktischer, pflegeleichter", gegen Schmutz und Nässe unempfindlicher Kleinkinderbekleidung. Vor häufigem oder gar ausschließlichem Tragen solcher Materialien muß gewarnt werden. Meist behindern sie die freien Bewegungen und die Wärme- und Atemtätigkeit der Haut.

Wenn das Kind nun laufen gelernt hat, braucht es auch Schuhe. Zuerst genügen ganz leichte Schuhe aus Stoff oder weichem Leder. Später, beim Laufen auf der Straße, ist festeres Lederschuhwerk nötig. Es genügen aber Halbschuhe. Es ist ein Fehler, den Kindern hohe Schuhe oder Gummistiefel anzuziehen. Dies kommt höchstens für Schnee- oder Schmutzwetter in Frage, sonst nur bei schwerer Rachitis, Anomalien der Fußgelenke oder krankhafter Fettsucht. Der Schuh darf nichts enthalten, was der Fußmuskulatur die Möglichkeit zu freier Entwicklung und Kräftigung nimmt. Einlagen sind fast immer schädlich (siehe *Von den statischen Funktionen*).

Von der zeitgerechten Entwicklung des Kindes

Zuerst entwickeln sich beim Neugeborenen alle Funktionen, die mit der Erhaltung des Lebens zusammenhängen. Fast alle Kinder lernen das richtige „Anfassen" der mütterlichen Brustwarze sehr rasch. Wenn sich ein Kind auffallend ungeschickt beim Saugen verhält, muß ein erfahrener Arzt um Rat gefragt werden.

Oft kann ein Neugeborenes schon wenige Stunden nach der Geburt mit lautem Schnalzen am Finger lutschen. Jedes Kind hat seine eigene Methode, welche Fingerchen und wie es sie in den Mund steckt. Das ist übrigens eine der ersten Handlungen, an der man schon etwas von der Eigenart eines Kindes entdecken kann.

176   *Der Säugling*

Alles „Können" der Kinder ist nicht an ein bestimmtes Schema gebunden; die nachfolgend angegebenen Zeiten gelten also nur annähernd. Gleich nach der Geburt kann das Kind schon schmekken; entsprechend der Süße der Muttermilch ist sein Geschmack auf süß eingestellt. Ein künstlich ernährtes Kind merkt sehr bald, ob die Flasche süß genug ist, und lehnt oft eine Nahrung ab, die ihm nicht schmeckt. Dann muß man sehr vorsichtig vorgehen, um nicht durch falsches oder zu starkes Süßen den „Instinkt" zu verderben.

Erstaunlich ist von Anfang an die Beweglichkeit der mimischen Muskulatur; dadurch kommt es zu allen möglichen Grimassen.

Ähnlich früh ausgebildet ist die Empfindlichkeit gegenüber Tast- und Berührungsreizen, etwa bei einer Falte in der Windel oder bei Temperaturänderungen. Überhaupt ist der Säugling ein Sinneswesen, das heißt alle seine Sinnesorgane sind in höchstem Maße tätig. Dadurch, daß die Geistseele im Körper des Kindes „untergetaucht" ist, wie das in den vorigen Kapiteln beschrieben wurde, ist der ganze Körper zur Aufnahme von Sinnesreizen fähig. Unablässig dringen neue Reizungen der Sinne auf die Geistseele des Kindes ein und werden in diesem Alter viel intensiver, wenn auch noch nicht vollbewußt, erlebt. Die Organe bilden sich, erhalten ihre feinste Struktur unter Mitwirkung der Sinneseindrücke, die in das Kind eindringen. Daran wacht das Bewußtsein der Seele auf. An den Tasteindrücken der Nerven, die über die ganze Haut verteilt sind, an den Lichtreizen, an den Wirkungen der Wärme oder Kälte, der Töne, der Laute, der Sprache, der Geräusche, am Geschmack der Nahrung, an der leichteren oder schwereren Verdaulichkeit der Speisen, an der Liebe oder Lieblosigkeit der Pflegerin, also an allem, was von der das Kind umgebenden Welt ausgeht, erwacht die Seele, nachdem vorher oder gleichzeitig die Sinnesorgane ihre endgültige Ausgestaltung erfahren haben.

Daraus erkennt man, wie wichtig es ist, daß dem kleinen Kind nur sorgsam ausgesuchte, gesunde Sinnesreize geboten werden. Die Sinnesorgane erhalten ja in dieser ersten Lebenszeit ihre Gestalt und die Grundlage ihrer Gesundheit für ein ganzes langes Leben; in den ersten Lebensmonaten fällt also die Entscheidung über die spätere

Von der zeitgerechten Entwicklung des Kindes 177

Tauglichkeit oder Stumpfheit unserer Sinnesorgane und damit unserer Seele, die ja „gespeist" wird von unseren Sinnen.

Die Gliedmaßen besitzen von Anfang an eine erhebliche Bewegungsfähigkeit, jedoch befinden sich die Muskeln, vor allem die Beugemuskeln, anfangs im Zustand einer erhöhten, besonders bei Abkühlung deutlichen Spannung. Bei manchen Kindern ist der Kopf weit nach hinten gebogen, was noch von der Lage in der Gebärmutter herrührt.

Bald nach der Geburt kann das Kind auch hören und schrickt daher bei starken Geräuschen zusammen.

Man glaubt heute, daß wenige Tage alte Kinder schon auf Farben zu reagieren vermögen. In der dritten Lebenswoche beginnen die Augen zusammenzuarbeiten; die Augenbewegungen koordinieren sich also, aber eigentliches Sehen ist noch nicht möglich. Die Pupillen verengen sich bei Lichteinfall. Das Kind nimmt aber von sich aus noch keinen Anteil an den Vorgängen der Umgebung, sondern schläft, wenn es nicht gerade genährt wird, fast dauernd. Das Kind kann niesen und tut dies etwa elf- bis zwölfmal täglich zur Reinigung der Nase. Auch gähnen kann das Kleine bereits kurz nach der Geburt.

Im zweiten Monat umklammert das Kind Gegenstände, wenn die Handflächen damit in Berührung kommen. Mit etwa sechs Wochen heben viele Säuglinge in Bauchlage das Köpfchen. Ab und zu wird ein in der Nähe befindlicher Gegenstand mit den Augen verfolgt und der Kopf dabei gedreht.

Es werden kleine Laute hervorgebracht. Die Beteiligung der Seele tritt in Erscheinung: das Kind beginnt zu „prahlen", zu „erzählen" oder sogar zu juchzen, besonders nach den Mahlzeiten. Das erste Lächeln zeigt sich und die ersten Tränen fließen, während das Neugeborene noch tränenlos weint.

Im dritten Monat wird der Kopf bereits willkürlich bewegt, wenn das Kind Geräusche vernimmt. Die Augen fixieren bewegte helle Gegenstände und folgen ihnen durch Drehen des Kopfes. Häufig Gesehenes, wie das Gesicht der Mutter, wird erkannt und mit Lächeln begrüßt.

Der Säugling

Im vierten und fünften Monat macht das Kind dann die ersten Greifbewegungen. Es hebt das Ärmchen und bewegt zuerst übend die Hand, dann die einzelnen Finger unter der Kontrolle der Augen. Beim Hochnehmen wird der Kopf allmählich selbständig gehalten und gedreht. Beim Saubermachen werden die Beine mit Jauchzen zum Strampeln benutzt. Das Kind legt sich selbst aus der Seitenlage auf den Rücken und umgekehrt, ja sogar aus der Bauchlage; in dieser Lage werden die Ärmchen aufgestellt und der Oberkörper angehoben. Alle Bewegungen machen offensichtlich große Freude. Das Kind sitzt jetzt aufrecht auf dem Arm der Mutter.

Im sechsten Monat lernt das Kind, die Füße aufzustellen und drückt die Knie durch als Vorübung zum Stehen. Es kann frei sitzen und entdeckt dabei immer mehr die Umgebung; auch erkennt es vertraute Personen. Der Säugling reagiert in diesem Alter bereits auf Vorgemachtes mit Nachahmung, z.B. lernt er mit der Zunge schnalzen oder dergleichen. Sein Jauchzen erfüllt das Zimmer als Ausdruck strahlend guter Laune und Lebensfreude.

Im dritten Vierteljahr wird alles bisher Gelernte vervollkommnet. Das Kind sitzt mit geradem Rücken frei auf dem Kissen; es steht am Gitter des Ställchens und lernt allmählich, sich selbst hinzustellen, indem es sich an den Stäben aufrichtet. Es rollt sich durch das Ställchen, um ein erwünschtes Spielzeug zu erreichen.

Der Mund übt unablässig Laute, bis zuerst „Mamma" oder „Baba" erkennbar wird. Nicht selten ertönt „Pappa" lange Zeit vor „Mamma", was dann vom glücklichen Vater als persönliche Huldigung aufgefaßt wird; ob mit Recht, ist schwer zu erkennen. Es gibt junge Damen, die bereits in der Wiege vom Vater fasziniert sind und bei seinem Auftauchen nur für ihn Augen und Ohren haben; leider erstreckt sich dieses Entzücken oft auf alle auftauchenden Mannsbilder. Danach lernt das Kind den Sinn einzelner Worte verstehen; es strahlt vor Trinklust, wenn das Wort „Pulla" erklingt. Mit neun Monaten sollte das Brotkauen gelernt werden.

Im vierten Vierteljahr geht das Kind, sich am Ställchengitter haltend, voran und kommt auf Aufforderung zu dem Rufenden hin; hierbei zeigt sich allerdings bereits deutlich Sympathie oder Antipathie gegenüber den Menschen seiner Umgebung. Das Kind ißt allein Brot oder dergleichen und beginnt, aus dem Becher zu trinken. Es sollte bei den Mahlzeiten der Eltern dabeisitzen und zuschauen; allerdings soll es auf keinen Fall von der Erwachsenenkost mitgenießen, weil es dadurch den Geschmack für die reizlosere Kinderkost verliert. Also niemals Wurst, Käse oder ähnliches probieren lassen!

Das Kind kriecht auf allen Vieren, zieht sich an Gegenständen hoch und läuft an Möbeln entlang. Faßt man es an, so macht es regelrechte Schritte. Es werden Worte richtig nachgesprochen und zum Teil richtig gebraucht. Frühreife Kinder, mit denen zu viel geübt wurde, verbinden mit den Worten bereits einen Sinn; so zeigte ein elfeinhalb Monate altes Baby auf die Haare meines Handrückens und sagte strahlend: „Wauwau".

Mit eineinhalb Jahren besitzt das Kind schon einen Wortschatz von etwa vierzig Wörtern, oft eigener Art. Manche, besonders Jungen, bleiben länger „stumm" und sprechen dann plötzlich los. In diesem Alter sollte das Kind nun allein gehen können.

Mit zweieinhalb Jahren ist der Zeitpunkt gekommen, an dem ein normal, d. h. zeitgerecht entwickeltes Kind sich zum ersten Male als Eigenwesen empfindet; es fühlt sich also jetzt nicht mehr als ein Teil der Umwelt, sondern als abgesonderte Persönlichkeit innerhalb seiner Umgebung. Anstatt seines Vornamens sagt es jetzt plötzlich „ich"; „ich will", „ich möchte haben" und nicht mehr „Hänschen will". Nun dürfte es auch völlige Sauberkeit bei Tage erreicht haben (siehe *Wann ist ein Kind sauber?*).

Auf die besorgniserregende Tatsache, daß unsere Kinder heute viele dieser Entwicklungsschritte auf körperlichem oder geistig-seelischem Gebiet wesentlich früher tun, gehen wir in einem besonderen Kapitel ein (siehe *Entwicklungsbeschleunigung als Ursache von Schäden*).

„Erziehung" im ersten Lebensjahr

Es wird manchmal von „vorgeburtlicher" Erziehung gesprochen, und die Möglichkeiten zur Beeinflussung des Kindes im Mutterleib wurden bereits experimentell zu erforschen gesucht. Da sich das Kind vor der Geburt, wie wir sahen (siehe *Von der Verkörperung des Kindeswesens*), unter Lebensbedingungen heranbildet, die sich von den Verhältnissen auf der Erde wesentlich unterscheiden und kosmischen Gesetzmäßigkeiten entsprechen, sollte bei solchen mehr oder weniger groben Experimenten größte Zurückhaltung walten.

Die werdende Mutter kann aber selbst schon vor der Geburt viel zur gesunden Entwicklung ihres Kindes tun, und zwar vor allem durch richtige Ernährung, dann aber auch durch richtiges Verhalten in körperlicher und geistig-seelischer Hinsicht. Die erwähnten außerirdischen Lebensbedingungen in der Gebärmutter beherrschen die Entwicklung weitgehend, aber doch nicht ausschließlich; denn durch die Nabelschnur ist das Kind gewissermaßen in der Erde verankert, und auf diesem Wege wirken Einflüsse aus der Mutter mit. Da im Blut und seiner Wärme das Ich lebt, kommt es darauf an, dem Ich alle störenden und beunruhigenden Eindrücke fernzuhalten. Die junge Mutter wird daher versuchen müssen, vorwiegend nach innen zu leben und sich nicht durch die üblichen Zerstreuungen des Alltags, etwa durch aufregende Kinoerlebnisse oder dergleichen, von ihrer eigentlichen Aufgabe ablenken zu lassen.

Es kann nicht genug betont werden, wie wichtig die ersten Lebensjahre eines Kindes für die ganze spätere Lebenszeit sind. Gerade in dieser Zeit, wenn es in der Wiege ein schlafendes oder träumendes Dasein führt, wenn also das wache Tagesbewußtsein der späteren Jahre noch nicht vorhanden ist, macht das Kind eine solche Fülle von Erlebnissen durch und muß so viel lernen, wie nie mehr im späteren Leben. Durch die Sinnesorgane tritt es immer mehr in Verbindung mit seiner Umwelt: es schmeckt die Nahrung, es hat mit jeder Bewegung seiner Gliedmaßen neue Tasterlebnisse

„Erziehung" im ersten Lebensjahr

der Hautnerven, es fühlt, wie seine Händchen immer mehr geordnete Bewegungen ausführen können, bis es greifen gelernt hat, es betastet die Bettdecke, sein Spielzeug, die Augen öffnen sich immer mehr den Licht- und Farbeindrücken, die Ohren nehmen die Geräusche der Umwelt auf, und die Nase erschließt sich den Gerüchen.

Aber alle diese Sinneswahrnehmungen bleiben nicht allein im Bereich der Sinnesorgane bewahrt, sondern werden von Tag zu Tag mehr von der Seele ergriffen; und aus unendlich vielen Einzeleindrücken formt sich langsam ein Bild der Umwelt. Was zuerst wie die Steine eines Mosaiks empfangen wurde, setzt sich durch die Zusammenschau der Seele zu einem Abbild zusammen, bis schließlich zu jedem einzelnen Bild der Begriff, also der Name, hinzugefügt werden kann. Das alles sind ungeheuer komplizierte intime Vorgänge, die den Inhalt der Seele des Kindes ganz allmählich zu erfüllen beginnen. Parallel dazu verläuft die Ausgestaltung seiner inneren Organe und die zunehmende Fertigkeit ihres Zusammenwirkens.

Wiederholt sich ein Sinneseindruck immer wieder, z.B. die Stimme oder die Erscheinung der Mutter, so tritt nicht nur Erkennen, sondern bald auch Wiedererkennen ein. Dabei handelt es sich noch nicht um ein wirkliches Erinnerungsvermögen, denn das würde bedeuten, daß das Kind sich einen Vorgang aus der Tiefe seiner Seele wieder bewußt machen könnte, ohne daß eine äußere Wahrnehmung erfolgt.

Es sind also zu unterscheiden: einmal Wahrnehmungen der Sinne, die zu einem immer wacher werdenden Bewußtsein führen; außerdem aber gibt es eine unermeßliche Zahl von Wahrnehmungen, die unbewußt bleiben. Sie dringen in unser Inneres ein, weil die Sinnesorgane sie registrieren; sie werden aber von der Seele nicht zu vollbewußten Vorstellungen verarbeitet. Das Kind kann sich später an diese Eindrücke nicht erinnern, sie sind aber doch von schönen oder auch weniger schönen Gefühlserlebnissen begleitet, die halbbewußt bleiben.

Die ganze Fülle solcher Eindrücke hat das Kind aufnehmen und irgendwie verarbeiten müssen. Sie sind eingedrungen und sitzen im Kinde darin, gleichgültig, ob sie vom erkennenden Bewußtsein oder nur vom Unterbewußtsein erlebt wurden. Sie haben das Kind beeindruckt, denn es ist unerhört empfindsam. Es besitzt noch nicht die Fähigkeit, sich gegen Eindrücke abschirmen zu können und ist ihnen also völlig wehrlos preisgegeben.

Aus diesem Grunde kommt es so entscheidend auf die Qualität aller dieser Sinneseindrücke an. Schmeckt das Kind täglich eine Nahrung aus maschinell oder chemisch veränderter Milch, so holt es sich mit Hilfe seiner Anpassungsfähigkeit das heraus, dessen es zu seiner Sättigung bedarf. Auf diese Weise wird es zwar satt, aber doch nicht wirklich ernährt; denn seine Geschmacksorgane verlieren langsam die feine Empfindsamkeit für hochwertige Nahrung. Sie sind ja „konstruiert" für die Aufnahme der idealen Nahrung, nämlich der Muttermilch.

Kommen die tastenden Finger beim Ergreifen des Spielzeugs immer nur mit Kunststoff anstelle von Holz oder einem anderen naturgewachsenen Material in Berührung, so leidet die Entwicklung des feinen Gefühls für die Qualität des Materials.

Sieht das Auge dauernd Farben, etwa an der Stoffbespannung seines Bettchens, die die Mutter nach ihrem Geschmack, aber ohne Rücksicht auf die Bedürfnisse des Kindes ausgewählt hat, so legt man den Grund für eine ungenügend feine Entwicklung des Farbensinnes. Man vergegenwärtige sich einen Augenblick die Scheußlichkeit mancher in Kinderzimmern zu findenden Tapeten mit vielhundertfach sich wiederholenden, kindlich sein wollenden törichten Bildchen. Ähnlich abstumpfend wirken viele andere Sinneseindrücke, vor allem die Dauerberieselung mit Radio-, Schallplatten- oder Kassettenmusik. Es sind nicht nur überhaupt zu viele, sondern vor allem zu viele Eindrücke ohne Qualität.

Selbstverständlich ist es ganz unmöglich, jeden einzelnen dieser Punkte zu berücksichtigen und in dieser Hinsicht keinen Fehler zu machen; das praktische Leben zwingt uns dauernd zu Kompromissen. Es gilt aber, solche Probleme einmal kennenzulernen, sie zu durchschauen und sich möglichst hochgesteckte Ziele und Ideale zu

„Erziehung" im ersten Lebensjahr · 183

wählen. Wir werden dann den Versuch machen, so viel als möglich davon für unser Kind zu erreichen. Natürlich wird es auch ohne Rücksichtnahme auf alle diese Faktoren groß, denn es ist eben mit einem unerhörten Vorrat von Anpassungskräften geboren. Für das Überstehen der uns drohenden weiteren Zivilisationsentartung brauchen wir aber eine möglichst große Zahl von heranwachsenden jungen Menschen, die auf der Grundlage einer besonders sorgsamen Erziehung in der Lage sein werden, eine neue Kultur aufzubauen. Mit der Masse der unter den gegenwärtig üblichen Lebensbedingungen heranwachsenden Menschen wird es schwer sein, eine Besserung der Verhältnisse herbeizuführen. Erziehung in den ersten Lebensjahren heißt also: schaffe eine gesunde Umgebung und verhalte dich so, daß dein Kind Vorbilder zum Nachahmen erhält. Aus den Nachahmungskräften bildet sich die spätere Willensfähigkeit (Willensmoral). Ein gesund entwickelter Wille ist die Voraussetzung für ein späteres gesundes Denkvermögen.

Ernst Weissert, einer der erfahrensten Pädagogen der Waldorfschulbewegung, wurde nicht müde, darauf hinzuweisen, daß gerade in der Gegenwart Kinder geboren werden, die aus der geistigen Welt ganz besondere Anlagen und Begabungen mitbringen, und daß, von diesem Gesichtspunkt aus gesehen, genügend junge Menschen heranwachsen, mit denen man einen kulturellen Aufschwung herbeiführen könnte. Die große Frage ist nur, ob solche Kinder Elternhäuser finden, in denen diese Begabungen erkannt und so zur Entwicklung gebracht werden, daß sie nicht verkümmern oder vielleicht sogar entarten. Finden diese Kinder Schulen, in denen ihre Anlagen gefördert werden? Zeigt nicht das Ansteigen der Jugendkriminalität und der Fälle von Verhaltensstörungen, einschließlich der Autistik, daß sie weder die richtige Umwelt noch die richtige Erziehung erhalten haben? Es wird immer deutlicher, daß unserer Jugend nicht mehr die Ideale vermittelt werden, die ihr erstrebenswert erscheinen. Langeweile und innere Leere erfaßt ihre Seelen, und die Kindheitserlebnisse machen sich nicht nur in Organschwächen, sondern auch in seelischen Abwegigkeiten, Hysterie und Neurosen bemerkbar. Dafür sind

Der Säugling

gerade die Eindrücke der ersten Lebenszeit verantwortlich, an die sich das Kind nicht erinnern kann. Die Wichtigkeit, ganz besonders auf die Eindrücke zu achten, die das Kind in den ersten Jahren empfängt, wird daraus erkennbar.

Über die Mutterliebe

Die gesunde Entwicklung eines Säuglings ist in höchstem Maße von der täglichen innigen Berührung des Kindes mit seiner Mutter abhängig; das ist in viel höherem Grade der Fall, als es den meisten Müttern bewußt ist. Man denkt vielleicht, Liebe sei „nur" ein Gefühl und gar nichts Wirkliches. Das Gedeihen des Kindes beweist aber, daß Liebe an sich zwar nicht sichtbar, aber in ihren Wirkungen erkennbar ist, ja daß diese sogar oft durch die Sinne wahrgenommen werden können. Wenn wir diese Beobachtung einmal ganz nüchtern zu Ende denken, stoßen wir vielleicht auf das Nichtsichtbare als das eigentlich Wirksame und Entscheidende im Leben. Und wie wir am Kinde und seiner Entwicklung das Wirken unsichtbarer, also geistiger Kräfte überhaupt am ehesten erfassen können, weil alles beim Kind noch einfach und überschaubar ist, so ist es gerade die heilsame Wirkung der Mutterliebe, die uns zum Erkennen und unmittelbaren Erleben geistig-seelischer Wirkung führt.

Säuglinge in einer Klinik sind schon allein deshalb leicht anfällig und gefährdet, weil selbst durch größte Hingabe der Pflegerinnen die Wirkung der Mutterliebe nicht ersetzt werden kann.

Neun Monate lang, also die ganze Schwangerschaft hindurch, kann die werdende Mutter die Liebe zu ihrem Kind in sich wachsen lassen. Die Natur selbst hilft ihr dabei, indem sie die nötigen „Instinkte" in ihr weckt. Der Schöpfer hat es schon sehr weise eingerichtet, daß er mit dem Heranwachsen des kleinen Wesens die Gefühle sich entwickeln läßt, die zu seinem Gedeihen so notwendig sind. Die junge Frau braucht nur in sich hineinzuhören und die innige Verbundenheit mit ihrem Kind zu genießen, um erstaunt festzustellen, wieviel mehr Freude ihr die Hingabe an dieses kleine,

Über die Mutterliebe 185

hilflose Wesen bereitet als die Erfüllung vieler ihrer persönlichen Wünsche.

Diese besondere Verbindung zwischen Mutter und Kind kann auch ein noch so hingebungsvoller Vater (Hausmann bei berufstätiger Mutter) nicht ersetzen, so wie er das Kind ja auch nicht stillen kann.

Durch die Geburt ist zwar der leibliche Zusammenhang mit der Mutter gelöst worden, aber das ist nur der allererste notwendige Schritt des Kindes zur selbständigen Existenz hin. Dennoch braucht das Kind auch weiter die körperliche Nähe der Mutter: sie nimmt es in ihre Arme, legt es neben sich ins Bett; es wird dadurch immer wieder der mütterlichen Wärme und ganzen Ausstrahlung teilhaftig. Nur die Mutter versteht ganz die Bedürfnisse und Nöte des Kindes. Zunächst sind diese mehr körperlicher, bald aber auch seelischer Art.

Beim Nähren ist die Verbindung zwischen Mutter und Kind wieder ganz besonders innig. Mit der Muttermilch fließen aber nicht nur hochwertige Nährstoffe, sondern vor allem lebendige, von der schenkenden Liebe der Mutter durchpulste Bildekräfte ins Kind hinüber. Die Muttermilch ist daher viel mehr als nur eine vollkommene „Nährstofflösung". Hier teilt sich dem Säugling geistige Substanz, bildende und gefühlsdurchtränkte Kraft auf direktem Wege mit; erst dadurch sind die Stoffe der Milch fähig, aufbauend, belebend und beseelend zu wirken. Stoffe allein, ohne diese Kräfte, könnten höchstens chemische Wirkungen hervorrufen. Selbstverständlich spielen chemische Prozesse bei Ernährung und Wachstum eine gewisse Rolle, sie werden aber in den Dienst höherer Kräfte gestellt, die naturwissenschaftlich zwar nicht nachweisbar, deshalb aber um so wirksamer für die hohen Aufgaben der geistig-seelisch-leiblichen Entwicklung sind.

Kinder, die aus irgendeinem Grunde im ersten Lebensjahr von der Mutter getrennt werden, erleiden ohne Zweifel Schäden, die nur durch ganz besonders liebevolle Pflege fremder Menschen einigermaßen wettgemacht werden können. Daher sollte die Mutter jede unnötige Trennung vermeiden. So ist die Tiefenpsychologie zu dem Ergebnis gekommen, daß für die Entstehung einer späteren Schizophrenie (Spaltungsirresein) eine in der frühen Kindheit eingetretene Störung der Beziehungen zwischen Mutter und Kind von entscheidender Bedeutung ist.

Auch der Wohnort sollte möglichst nicht gewechselt werden, bis das Kind abgestillt und etwas selbständiger geworden ist. Jeder Ort hat seine Atmosphäre, die nicht nur aus den Eigentümlichkeiten des Klimas besteht. Es handelt sich vielmehr um Kräfte aus dem Gesteinsuntergrund und der Bodenbeschaffenheit, die auch am Kinde bilden. Dadurch entstehen z.B. die einheitlichen Körperformen der Bewohner einer Landschaft. Allzu früher und häufiger Wechsel ist, wie die Erfahrung immer wieder lehrt, nicht günstig für eine ruhige, gleichmäßige Entwicklung des kleinen Kindes. Auch die Sprachentwicklung hängt mit solchen Gegebenheiten zusammen – die Muttersprache.

Die Mutterliebe kann aber auch falsch verstanden und übertrieben werden; das beginnt z.B. mit einem zu langen Stillen des Säuglings. Allerlängstens darf ein Kind neun Monate gestillt werden; aber manche Mütter meinen, es länger tun zu müssen, oft aus übertriebener Liebe. In Wirklichkeit liegt hierbei meist eine Art von Egoismus vor; die Mutter möchte die mit dem Stillen verbundene innige Berührung mit dem Kind nicht entbehren. Man kann Erwachsenen oft noch im fünfzigsten Lebensjahr anmerken, daß sie zu lange gestillt wurden. Sie sind nicht zur rechten Zeit und damit nie vollständig zur richtigen Selbständigkeit gelangt (siehe *Vom Abstillen*).

Die wahre Mutterliebe besteht also darin, daß sie zurücktreten kann, wenn das Kind zu sich selbst kommen und sich vom Schürzenzipfel der Mutter freimachen muß. Das geht oft nicht ohne Schmerzen ab.

Daß die Menschheit aber nicht schon längst körperlich in schwere Degeneration verfallen und seelisch völlig verroht ist, verdankt sie dem sozialen Muttergeist, der in allen Völkern lebt und die Grundlage einer wahren Völkerverständigung sein könnte, wenn man nur den ernstlichen Versuch dazu machen würde.

Die Rolle des Vaters in der Familie

Da sich in der Regel in den ersten Lebensjahren des Kindes die Mutter am meisten mit ihm beschäftigt und sie durch die Erlebnisse der Schwangerschaft und der Geburt einen viel direkteren Zugang zu ihm hat, ist es kein Wunder, wenn sie vorerst die Hauptrolle spielt. Zu ihr entsteht die erste feste Bindung, die der Vater auch nicht eifersüchtig stören sollte. Er sollte sich vielmehr aufs Abwarten verlegen, denn es ist nur eine Frage der Zeit, bis das Kind aus einer stabilen Mutter-Kind-Beziehung heraus den nächsten Entwicklungsschritt wagt.

Natürlich wird es auch Väter geben, die ein besonderes Geschick haben, mit Kindern umzugehen, und die über so viel freie Zeit verfügen, daß die Vater-Kind-Beziehung sich schneller entwickelt; das ist in neuerer Zeit häufiger der Fall.

Für das Kind ist *eine* stabile Bindung in den ersten Lebensjahren die Hauptbedingung für seine gesunde Entwicklung. Das sollten sich gerade berufstätige Mütter, die ihre Kinder wechselnden Personen zur Betreuung überlassen, in aller Deutlichkeit klarmachen.

Gefahren für Säuglinge aus Unvorsichtigkeit

1. Vorsicht mit Nadeln und Broschen an der Babykleidung. Es ist vorgekommen, daß Kinder an Nadeln oder Broschen erstickt sind, mit denen beispielsweise das Lätzchen befestigt war. In England sah ich an der Kleidung von Säuglingen und Kindern nur große, starke Sicherheitsnadeln, größer, als ich sie je bei uns gesehen habe. Das hat den Vorteil, daß auch das kräftigste Kind eine solche Nadel nie öffnen kann, außerdem ist sie auch zu groß, um verschluckt zu werden.

2. Spielzeug mit Holzkugeln oder dergleichen sollte das Kind nur dann bekommen, wenn diese Kugeln zu groß sind, um in den Mund gesteckt zu werden. Es sind Kinder an solchen Kugeln erstickt, ebenso an Kastanien! Vorsicht mit Murmeln (Klickern)!

Erste Hilfe bei verschluckten Gegenständen: Kind auf den Bauch legen. Kopf stützen, Nase zuhalten, damit es den Mund öffnet. Kräftige, kurze Schläge mit der flachen Hand auf den oberen Rücken.

Wurden eckige oder scharfkantige Gegenstände verschluckt, soll man gleich Grieß- oder Kartoffelbrei geben und sofort den Arzt benachrichtigen!

3. Vorsicht mit Bettzeug, z.B. Federkissen, die sich das Kind über den Kopf ziehen kann. Manches Kind ist dadurch ums Leben gekommen. Man befestigt deshalb zur Sicherheit die Kissen oder Decken mit Bändern oder speziellen Ringen am Bettgestell. Vom dritten Monat an kommt das Kind dann in einen Strampelsack. Erst wenn diese Maßnahmen beachtet sind, darf man ein Kind längere Zeit unbeobachtet lassen.

4. Bei Kinderwagen aus Kunststoff ist im Hochsommer besondere Vorsicht geboten. Hier kann es zu gefährlichen Hitzestaus kommen, wenn der Wagen längere Zeit der prallen Sonne ausgesetzt ist. Auch im Auto entwickelt sich bei Sonnenschein bekanntlich große Hitze, sorgen Sie für ausreichende Belüftung vor allem bei Verkehrsstauungen.

5. Häufig haben sich schon Kinder mit der Schnur, an der der „Nuckel" befestigt war, selbst stranguliert und sind erstickt. Dieselbe Gefahr besteht bei allen Spielzeugen, Vorhängen und dergleichen, die mit Schnüren oder Bändern in der Reichweite des Kindes aufgehängt sind.

6. Dem Kinde dürfen keine Spielzeuge mit zerbrechlichen Teilen gegeben werden. Das gilt vor allem von den geschmacklosen Zelluloidtieren, -puppen, -rasseln.

7. Keine Gegenstände oder Spielzeuge kaufen, die mit schlechter Farbe gefärbt sind. Alles muß außerdem abwaschbar sein.

8. Immer wieder kommt es vor, daß Katzen sich auf kleine Kinder setzen, die unbeobachtet im Bett liegen und diese in Lebensgefahr bringen. Man darf Säuglinge und Kleinkinder nicht mit Tieren allein lassen. Hunde, die das Kind lecken, müssen unbedingt ferngehalten werden.

9. Vorsicht mit Salz! Es kann für das Baby tödlich sein, wenn die Mutter den Brei statt mit Zucker versehentlich mit Salz zubereitet. Einfache Vorbeugungsmaßnahme: den Brei vorher probieren, auch um die richtige Eßtemperatur festzustellen.

Das Baby als Konsument

Wie sich die Verkaufsspezialisten in den letzten Jahren erheblich für das Taschengeld der Jugendlichen interessieren, so ist das Baby längst für Werbefachleute und phantasievolle Produzenten von Babyartikeln interessant geworden.

Jede Minute kommen mehr als einhundert Babys zur Welt, das sind etwa 172800 pro Tag. Wenn von dieser Zahl auch nur ein kleiner Bruchteil das Licht der Bundesrepublik erblickt, so ist der tägliche Zuwachs an Normalverbrauchern doch groß genug zur Befeuerung des Geschäftsinteresses der in Frage kommenden Branchen.

Kaum ist das Kind standesamtlich registriert, beginnt eine Flut von Werbeschriften und Werbegeschenken sich in die Wochenstube zu ergießen. Mit allen Mitteln psychologischer Werbemethoden werden die jungen Eltern bearbeitet; sorgenerfüllte Arztgesichter oder rührend besorgte Schwesternantlitze weisen auf den Seiten aufklärender Broschüren auf die Gefahren hin, die besonders dem Hinterteil des Kindes drohen. Puder, Salben, Seifen, Badezusätze und Waschmittel werden in unübertrefflicher Qualität angepriesen. Mit Gas oder Elektrizität betriebene Warmwasserbereiter und Waschmaschinen lassen das Reinigen der Babywäsche als automatisch zu bewältigende Kleinigkeit erscheinen, während von anderen Firmen Windelwaschen als völlig überholt hingestellt wird, da man nur noch Zellstoffwindeln zum Wegwerfen gebraucht. Kindernahrungen und Pulvermilchpräparate in Tüten und Dosen, sauer und süß, machen die Ernährung zur Spielerei, die sich unter völligem Ausschluß eigenen Denkens nach einem beigegebenen Schema vollzieht; Versicherungsangebote für Berufsausbildung, Aussteuer, Knochenbrüche, einzuwerfende Fensterscheiben, Invalidität, Kinderlähmungsfolgen und Ableben schalten jedes Lebensrisiko aus; die Sparkasse wirbt mit einer Geschenkprämie im Sparbuch um den zukünftigen Sparer.

Wie hoch ist nun die Summe, die in unseren Breiten für die Ausstattung eines Babys bei durchschnittlichen Ansprüchen zu veranschlagen ist? Ungefähr eintausendfünfhundert Mark wird man für die Wäscheaussteuer, Bett mit guter Matratze, Badewanne, besonderes Kochgeschirr rechnen müssen, dabei ist noch keine Ausgabe für eine besonders teure Bettdecke oder für die so sehr zu empfehlenden Hemdchen aus feiner Wolle und dergleichen einkalkuliert.

Darüber hinaus liegt aber der Aufwand, dem das besondere Interesse der Produktionsfirmen gilt. Er beginnt mit dem wallenden Taufkleid und der dazugehörigen Wäsche, wasserdichten Windelhöschen mit den raffiniertesten Verschlüssen und endet mit Spieluhren, bei denen das Kind garantiert einschläft.

Aus der Kinderpsychologie stammen die Besorgnisse, die Babys könnten durch unbequemes Topfsitzen bleibenden Schaden nehmen; sie haben zur Konstruktion von Töpfchen mit allen möglichen „Verbesserungen" geführt, der Sitzrand der alten Geräte wurde verbreitert, Tierhälse zum Festhalten wurden angebracht, die „Klarsichttöpfe" aus Glas oder Plastik durch andere bunte Kunststoffe ersetzt; es gibt Spezialtöpfe für Autoreise und Camping oder solche mit Rückenlehne und Fußstütze, die man in ein normales Klosettbecken einsetzen kann.

Auch neue Trinkgeräte hat die Industrie herausgebracht. Der alte Silberbecher, das Geschenk der Patentante, ist längst überholt. Um nach dem Abstillen die Trinkflasche zu vermeiden, gibt es Kunststoffbecher mit besonderen Ein- oder Ansätzen zur Erleichterung des Trinkens, Becher, die beim Umkippen das Auslaufen der Milch unmöglich machen und solche, die, mit beschwertem Boden versehen, beim Umfallen sich von selbst aufrichten wie ein Stehaufmännchen.

Gutes, aber auch viel Unsinniges wird auf dem Gebiet der Kinderwagen auf den Markt gebracht. Eine besondere Torheit sind die „Klarsichtwagen" für auf dem Bauch liegende Babys.

Das gute alte Schaukelpferd oder das Schaukelstühlchen wird heute verdrängt von einem an einer Spiralfeder von der Zimmerdecke herabhängenden Sitz, in dem das Kind sitzend sich durch Abstoßen vom Fußboden in wippende Bewegung bringt; eine schlechte Sache.

Während man unter den erwähnten Produkten das eine oder andere durchaus als begrüßenswerten Fortschritt bezeichnen kann, gilt dieses leider keineswegs für die von der Industrie hergestellten Massenartikel von Kinderspielzeug. Auf diesem Gebiet wird bezüglich der Qualität des Materials, der Farben und der Formen viel Schund angeboten (siehe *Vom Spielen des Kindes*). Dagegen kann z. B. das Waldorfspielzeug als dem kindlichen Wesen angepaßt und seine gesunde Entwicklung fördernd angesehen werden. Gleichzeitig regt es die Phantasie der Eltern an, für ihr Kind Spielmöglichkeiten zu entdecken oder selbst einfache Gegenstände herzustellen, die das Kind dann meist besonders liebt.

Den Eltern wird bei jedem Einkauf durch die moderne Werbung, die vor keiner Einschüchterung oder Verängstigung zurückschreckt, eine schwere Verantwortung auferlegt. Es gilt, sich mit allen Mitteln gegen ungute Geschäftstüchtigkeit zu wehren und sich davor zu hüten, sich das Geld für Schund aus der Tasche locken zu lassen.

Eine ganz neue Gefahr zieht herauf durch den Versuch, das Baby auch zum Verbraucher von Produkten der pharmazeutischen Industrie zu machen. Hierbei sollten sich die Eltern zu keinem Kompromiß breitschlagen lassen. Also niemals chemische Tabletten ohne zwingenden Grund!

Junge Eltern sollten sich bei Anschaffungen für ihr Kind an folgende Ratschläge halten:

1. Niemals Geld für Schund und minderwertige Gegenstände ausgeben.

2. Wenige Dinge und nur das unbedingt Notwendige kaufen, dafür aber auf gutes Material, gute Farben und gute Form achten. Gegenstände aus Naturholz (Spielzeug) sind in jedem Falle solchen aus Gummi oder Kunststoffen vorzuziehen. Handgearbeitete Dinge kaufen statt Massenartikel billiger Herstellung!
3. Nur unzerbrechliche Gegenstände dem Kind in die Hand geben! Vorsicht bei Zelluloidgegenständen!

IX. Die Ernährung des Säuglings

1. Die Muttermilchernährung

Ein einzigartiges Vorbild und Beispiel jeder Ernährung ist die Muttermilchernährung.

Wenn nach der Geburt der Mutterkuchen, die Plazenta, die dem ungeborenen Kind bisher die Nahrung aus dem Blut der Mutter übermittelte, als „Nachgeburt" zutage getreten ist, beginnt ganz langsam die Bildung der Muttermilch. Bis genügend von ihr vorhanden ist, wird das Kind auf die merkwürdigste Weise ernährt, die man sich denken kann, nämlich durch die Aufsaugung der „Käseschmiere" durch die Haut (siehe *Vom neugeborenen Kind*).

Inzwischen hat sich zuerst die Vormilch, das Kolostrum, in den Brustdrüsen gebildet, die ganz besonders eiweißreich und für den Lebensanfang des Kindes von allergrößter Bedeutung ist. Im Verlauf der nächsten Tage verwandelt sich diese Vormilch durch Verminderung des Eiweißgehaltes und erheblicher Vermehrung des Milchzuckers in die eigentliche Muttermilch. Solche merkwürdigen Veränderungen sind weder zufällig noch biologisch notwendig oder verständlich; man muß sie vielmehr mit der in diesen Tagen beginnenden Inkarnation der Geistseele des Kindes in Zusammenhang bringen.

Was über den Inkarnationsvorgang in früheren Kapiteln dargestellt wurde, waren die während der Embryonalentwicklung sich vollziehenden ersten Schritte zur Einkörperung der Geistseele des Kindes in den von seinen Eltern stammenden „Modelleib". Die Stufen der weiteren Besitzergreifung des Körpers durch die höheren Wesensglieder nach der Geburt des Kindes lassen sich an der Zusammensetzung der Muttermilch geradezu ablesen.

Zunächst ist der große Eiweißgehalt der Vormilch bedeutsam, denn *Eiweiß* ist der eigentliche Träger des Lebens, genauer ausgedrückt: der lebendigen Bildekräfte. Aus der Vormilch und später aus der Muttermilch selbst erhält das Kind mit dem Eiweiß lebendige Bildekräfte der Mutter, die es, da sie arteigen sind,

194 *Die Ernährung des Säuglings*

unmittelbar, also ohne große Verdauungsarbeit, aufnimmt. Zunächst sind ja die Verdauungsorgane des Neugeborenen zu größeren Verdauungsleistungen noch gar nicht fähig. Einem Neugeborenen, das die Vormilch nicht erhält, entzieht man damit wichtige Bildekräfte.

Die Muttermilch enthält außerdem *Kalk*. Dieser verleiht dem physischen Leib gemeinsam mit anderen mineralischen Bestandteilen zunehmend die erforderliche Festigkeit des Knochensystems und überhaupt die nötige Erdenschwere. Außerdem wird das ganze Nervensystem vorwiegend durch die *Mineralsalze* der Milch gebildet.

Das *Fett* der Muttermilch dient den Seelenkräften des Neugeborenen als Werkzeug beim Eingreifen und damit zum Einleben in den kindlichen Organismus. Fett wird in Wärme umgesetzt; dadurch hilft es den Ich-Kräften, in der Gestaltbildung tätig zu sein. Das ist besonders wichtig für die Rachitisverhütung.

Von ganz besonderem Wert ist aber der hohe *Milchzuckergehalt* der Muttermilch; er beträgt etwa sieben Prozent, jedenfalls erheblich mehr als der der Kuhmilch. Keine Tiermilch außer der Stutenmilch enthält davon so viel wie die Frauenmilch*. Die besondere Aufgabe des Milchzuckers liegt nun in der Anregung der Ich-Kräfte, die beim Kind auf dem Wege über das Gehirn die ganze kindliche Entwicklung maßgeblich steuern. Von ihnen gehen alle Wachstums- und Gestaltbildungsimpulse aus; sie formen den von den Eltern vererbten Leib in individueller Weise um; sie erscheinen mit den Seelenkräften in der langsam zunehmenden Bewußtheit des heranwachsenden Säuglings. Der Milchzucker, der nirgendwo sonst als nur in der Milch vorkommt, hat also eine ganz zentrale Aufgabe als physisches Instrument der feinsten Kräfte des Menschenwesens. Diese werden in ihrer Aufgabe unterstützt durch den *Phosphor* der Muttermilch, den die Ich-Kräfte ebenfalls in besonderer Weise zu benützen vermögen, und zwar ebenso bei gewissen

---

* Eine Ausnahme machen angeblich gewisse Dickhäuter, z.B. das Rhinozeros. Diese gehören aber anderen Entwicklungsepochen an als der Mensch.

1. Die Muttermilchernährung

Vorgängen der Gestaltbildung, wie auch beim Ingangbringen der Bewegungsvorgänge.

Diese kurzen Hinweise mögen genügen, um die tiefe Bedeutung der besonderen Zusammensetzung der Muttermilch zu erklären. Die junge Mutter soll durch diese Ausführungen noch einmal auf den unersetzlichen Wert der einzig vollkommenen Nahrung für ihr Kind hingewiesen werden.

Glücklicherweise ist der Unterschied zwischen der Frauenmilch und der Milch einiger Tiere nicht so schwerwiegend, als daß man im Notfall nicht doch auf Tiermilch zurückgreifen könnte. Nächst der Frauenmilch ist wohl die Eselsmilch am geeignetsten für das Kind. Und so wurden noch in den siebziger Jahren des vorigen Jahrhunderts in manchen großen Städten Herden von Eseln gehalten, um Milch für die Kinder wohlhabender Eltern zu gewinnen. Für uns kommt heute praktisch nur die Kuhmilch als Muttermilchersatz in Frage, wenngleich theoretisch die Milch von Schafen noch geeigneter ist. Zur Verwendung von Ziegenmilch kann nur in Ausnahmefällen geraten werden, da durch sie unter Umständen eine bestimmte Form von Blutarmut erzeugt wird.

Allein die Muttermilch besitzt alle notwendigen Eigenschaften in wirklich vollkommener Weise. Beim Trinken an der Mutterbrust nimmt das Kind eine Nahrung auf, die immer die richtige Wärme und einwandfreie Reinheit besitzt und von Krankheitserregern frei ist. Sie überträgt Abwehrkräfte der Mutter gegenüber ansteckenden Krankheiten wie zum Beispiel Masern und Kinderlähmung mindestens für die vier ersten Monate. Nur unter abnormen Verhältnissen gibt es bei Muttermilchernährung eine Unter- oder Überernährung, denn wie die Zusammensetzung, so stellt sich auch die Menge der Milch jeweils auf die Bedürfnisse des älter werdenden Kindes ein und läßt die auch über die Geburt hinaus bestehende enge Verbundenheit zwischen Mutter und Kind erkennen.

Die Muttermilch ist eine Ganzheit, in der die vor der Geburt tätigen ernährenden Kräfte der Mutter weiterwirken, ihren Wert für die Entwicklung des Kindes kann man nicht hoch genug einschätzen. So entwickeln sich Brustkinder fast ohne Ausnahme

196 *Die Ernährung des Säuglings*

ungestört und harmonisch. Eine Brusternährung von vier bis fünf Monaten Dauer ist ein gesundheitlicher Gewinn für das ganze Leben, und zwar nicht nur für das des Kindes, sondern auch für das der Mutter. Denn Frauen, die ihr Kind gestillt haben, sind mehr als die anderen gegen Brustkrebs geschützt. Angesichts dieser Tatsachen kann eine Mutter nur den einen Wunsch haben, ihrem Kind diese Wohltat zu gewähren, zumal eine Brusternährung die Versorgung und Pflege des Kindes vereinfacht und jedes Stillen zu einem kleinen intimen Fest für Mutter und Kind macht.

Was soll ich in der Stillzeit essen?

Was schon für die Erwartungszeit an Wichtigem zu beachten war, gilt jetzt in besonderem Maße (siehe *Was soll ich in der Erwartungszeit essen?*). Du bist es, die diesen Lebensquell für dein Kind bereitet aus deiner Nahrung, mit deinen Bildekräften – nur eine kurze Zeit, einige Monate deines Lebens. Aber, anders als bei den üblichen Ernährungsvorgängen, werden die Stoffe der Milch viel unmittelbarer den Ernährungssäften entnommen und als Lymphe den Brustdrüsen zugeführt. Das Kind hat entsprechend auch noch nicht die Fähigkeit, anderes als normale Milchsubstanz zu verdauen.

So ist zu verstehen, daß alles, was du als Mahlzeit und Getränk zu dir nimmst, sich schon nach kurzer Zeit in deiner Milch und in deinem Kinde spiegelt. Und hast du etwa einen guten Schluck Wein genossen, so brauchst du dich nicht zu wundern, wenn das Kind während des nächsten Stillens sanft entschlummert, statt sich satt zu trinken. Alle Genußmittel, die für den Erwachsenen Gifte sind, schädigen auf dem Wege über die Milch auch das Kind. Alkohol und Nikotin müssen vermieden werden, sehr vorsichtig ist mit Kaffee und Tee umzugehen.

Aber auch natürliche und gesunde Nahrungsmittel können Stoffe enthalten, die unmittelbar in die Milch übergehen und im Kinde Reizwirkungen erzeugen. So kann der Genuß von Kohl beim Kinde Blähungen und Leibschmerzen verursachen. Manche

Fruchtsäuren, z. B. Ananas, Erd- und Johannisbeeren, Apfelsinen und Zitronen oder auch Tomaten, erzeugen Wundsein, Nesselsucht oder Ausschlag. Selbst Honig, Milch- und Milchprodukte und in den letzten Jahren zunehmend auch zu kurz gegarte Getreideprodukte können – von der Mutter genossen – beim Kinde Durchfall, Leibkrämpfe und Blähungen hervorrufen. Es ist darum genau zu beobachten, wie sich ein Kind nach dem Stillen verhält, um eventuell die eigene Ernährungsweise danach einzurichten.

Hier sollen auch die Mütter angesprochen werden, die Arzneimittel zu sich nehmen müssen. In jedem Fall mußt du den Arzt befragen, vor allem, wenn es sich um die oft über längere Zeit genommenen Schlafmittel, Psychopharmaka, Herz- und Kreislaufmittel oder um Antibiotika und Sulfonamide handelt. Auch Abführmittel, Corticoide, Asthmamittel und besonders Hormone und Diabetesmittel richten Schaden an. Manchmal muß dann das Stillen unterbleiben.

Auch ohne Verschulden der Mutter findet man heute in der Muttermilch schädliche Stoffe, die durch das Wasser, die Luft oder die Nahrung aufgenommen werden. Vorläufig ist das aber noch kein Grund, dem Säugling die Muttermilch vorzuenthalten.

Merke darum: deine Eßgewohnheiten, deine Hast, deine Sorgen, aber auch deine liebevolle Stimmung, deine Fürsorge und deine Freude teilen sich deinem Kinde durch das Stillen mit.

Wie stille ich mein Kind?

Durch die Beachtung einiger einfacher Stillregeln läßt sich auch bei einer Erstgebärenden in wenigen Tagen das Ingangkommen der Milchbildung erreichen. Es ist also unnötig, mit viel Unruhe an die ersten Stillversuche zu denken. Die meisten Kinder verhalten sich beim Anlegen geschickt; sollte es aber nicht gleich gelingen, so ist das noch lange kein Grund zur Mutlosigkeit.

Auf jeden Fall lasse dir das Kind bereits sechs oder acht Stunden nach der Geburt bringen und lege es für kurze Zeit an, damit es die Brustwarzen „anfassen" lernt und einige Male ansaugt. Das Kind

198   *Die Ernährung des Säuglings*

erhält bei diesem frühzeitigen Anlegen noch nicht viel Nahrung, der Wert dieses Ansaugens besteht in einer Erleichterung und Beschleunigung der Milchbildung. Die Milch kommt auf diese Weise ruhiger in Gang und „schießt" nicht in so unangenehmer Weise ein, wie es oft bei Einhaltung der üblichen vierundzwanzigstündigen Nahrungspause geschieht. Diese Erfahrung gehört zu den von mir vertretenen Tatsachen, die neuerdings durch die Wissenschaft bestätigt worden sind. Das Frühanlegen wird heute dringend empfohlen.

Im Wochenbett wird natürlich im Liegen gestillt. Das Neugeborene wird der Mutter frisch gewindelt in den Arm derjenigen Brustseite gelegt, die entleert werden soll. Die Mutter liegt, durch Kissen unterstützt, so bequem und entspannt wie möglich auf der Seite, der Kopf des Kindes liegt mit der Brust auf etwa der gleichen Höhe. Jetzt faßt die Mutter den ganzen Warzenhof mit Zeige- und Mittelfinger der freien Hand und drückt die Warze etwas nach außen. Die andere Hand faßt den Kopf des Säuglings, so daß dessen Mund die Brustwarze spürt. Das Kind öffnet dann instinktiv den Mund, und die Lippen umschließen die Warze und einen Teil des Warzenhofes so fest, daß durch Vor- und Zurückschieben des Kiefers in der Mundhöhle ein Vakuum entsteht, in das die Milch einströmt.

Diese Saugarbeit ist eine beachtliche Kraftleistung. Sie wird im Verlauf einer normal langen Stillzeit vom Kinde etwa eine Million mal ausgeführt. Dabei wird auch eine gesunde Kiefer- und Mundentwicklung erreicht, die beim Saugen aus einem Gummisauger zum Schaden des Kindes weitgehend wegfällt.

Wichtig ist beim Anlegen übrigens noch, daß die Mutter mit dem Zeigefinger dem Kinde die Nase zum Atmen freihält.

Wenn das Wochenbett vorüber ist, stillt man am besten auf einem bequemen Stuhl oder Sessel sitzend, wobei die Füße auf einer Fußbank so erhöht stehen, daß das auf einem Kissen ruhende Kind hoch genug liegt, um die Brust mühelos zu erreichen. Weder die Rücken- noch die Arm- oder Beinmuskulatur der Mutter darf dabei angespannt sein; das Kind muß sich gleichfalls in ganz natürlicher

Wie stille ich mein Kind? 199

Lage befinden, auch sein unter dem Körper liegendes Ärmchen muß bequem gelagert werden.

Um Brustdrüsenentzündungen zu vermeiden, soll man Oberkörper und Arme der Mutter durch ein wollenes Bettjäckchen warmhalten; auch das Kind braucht beim Trinken Wärme und wird daher in eine leichte Decke eingehüllt. Wenn jetzt im Zimmer Ruhe herrscht und das Kind durch nichts abgelenkt wird, wird es sich mit ganzer Konzentration dem Trinken hingeben.

Nach etwa drei Minuten hat das Kind den größten Teil der Mahlzeit bereits getrunken. Jetzt wird es abgenommen, wobei man einen Finger zwischen Brustwarze und den Mundwinkel des Babys schiebt; es wird aufgerichtet, damit es leichter die verschluckte Luft zurückgeben kann. Man nennt dies bekanntlich „Bäuerchen machen". Dabei kann man durch Klopfen mit der flachen Hand auf die untere Hälfte des Rückens etwas nachhelfen. Wenn dieses Aufstoßen der Luft mehrmals erfolgt ist, wird das Kind wieder angelegt und darf dann trinken bis zur Sättigung. Oft schläft es dabei ein. Am Schluß der Mahlzeit ist zwar die Milch fetter als am Anfang, aber in den letzten Minuten werden nur noch Tropfen getrunken. Durch zu langes Trinkenlassen werden die Brustwarzen wund und es kann Brustentzündung geben.

Die Stilldauer beträgt in den ersten Lebenswochen zehn Minuten, später höchstens zwanzig Minuten. Ein Kind, das nicht mehr mit vollem Appetit trinkt, spielt oder gar einschläft, wird abgenommen. Es wird dann bei der nächsten Mahlzeit hungriger sein und bei konsequenter Fortsetzung dieses Verfahrens sich bald an ein gleichmäßiges Trinken gewöhnen. Diese Maßnahme gilt allerdings nur für ganz gesunde Kinder. Ist die eine Brust leer und das Kind offensichtlich noch nicht ganz gesättigt, kann man es unbedenklich noch an die andere Seite anlegen. Besonders in den ersten Wochen und regelmäßig bei der Abendmahlzeit wird man so verfahren. Aber man muß sich durch Abdrücken der Milch Gewißheit verschafft haben, daß die zuerst gereichte Brust ganz entleert ist.

Am Ende der Mahlzeit läßt man das Kind erneut aufstoßen, möglichst mehrere Male, sonst stört die verschluckte Luft die Ruhe des Verdauens und das Kind weint wegen Leibschmerzen (siehe *Vollwertige Säuglingsernährung*). Abschließend werden die Brustwarzen mit einigen Tropfen Zitronensaft eingerieben. Es ist ganz selbstverständlich, daß sich die Mutter vor jeder Mahlzeit die Hände wäscht und die Brustwarzen mit einem sauberen Läppchen, besser noch mit Watte und abgekochtem Wasser, abwäscht, bevor das Kind angelegt wird. Unbedingte Sauberkeit ist zur Vermeidung einer Brustdrüsenentzündung notwendig, jedoch ist es unnötig und unzweckmäßig, dabei Alkohol oder Desinfektionslösungen zu verwenden.

Die Entleerung der Brust

Nur wenn die eine Brust restlos leergetrunken wurde, und das Kind zu erkennen gibt, daß es noch nicht satt ist, darf es noch an der anderen Seite für einige Minuten angelegt werden. In einem solchen Fall ist mehrmalige Kontrolle der in der ersten Brust getrunkenen Menge mittels der Babywaage angebracht. Man wiegt das zum Anlegen fertig gebündelte Kind unmittelbar vor und nach dem Anlegen an einer Seite und prüft auf der Tabelle, ob wirklich in der einen Brust zu wenig Nahrung vorhanden ist.

Wichtig ist aber, daß man sich immer wieder einmal durch Abdrücken mit der Hand oder mit der Milchpumpe von der völligen Entleerung der erstgereichten Brust überzeugt.

Beim Abdrücken mit der Hand umfaßt die Mutter die Brust mit beiden Händen, die Daumen liegen oben, die anderen Finger halten von unten gegen. Mit dem Daumen streicht die Stillende melkend in Richtung auf die Warze, so daß sich die Milch im Strahl entleert. Manche Frauen lernen es bald, in ähnlicher Weise aber nur mit einer Hand abzudrücken. Am besten geschieht dieser Vorgang in sitzender Haltung, dabei halten die mit einem sauberen Tuch bedeckten Oberschenkel ein durch Auskochen gesäubertes Gefäß (z.B. Milchflasche mit großem Glastrichter). Die so aufgefangene Milch wird in gut verschlossener Flasche kaltgestellt. Sie kann dann entweder für das eigene oder ein fremdes Kind verwendet werden, dieses allerdings nur, wenn durch ärztliche Untersuchung völlige Gesundheit der Milchspenderin nachgewiesen ist. In manchen Fällen ist es leichter, eine Milchpumpe zu verwenden. Das Abdrükken mit der Hand gibt allerdings meist bessere Ergebnisse. Nach Zusammendrücken des Gummiballons wird die Pumpe fest aufgesetzt, sie saugt sich nach Loslassen des Ballons an und zieht dabei die Warze weit in den Trichter hinein. Jetzt kann man durch Zusammendrücken und Loslassen des Ballons Milch ansaugen, die sich in einem an der Pumpe befindlichen Gefäß sammelt. Nach jeder Benutzung muß die Pumpe sorgfältig in Sodawasser ausgekocht und in einem durch Bügeln steril gemachten Tuch aufbewahrt werden. Neuerdings gibt es auch elektrische Pumpen, die in vielen Entbindungskliniken offenbar mit Erfolg benutzt werden. Für den Hausbedarf können sich Mütter mit Hohlwarzen oder bestimmten Stillschwierigkeiten davon eine Erleichterung erhoffen. Die Pumpen sind in vielen Städten schon zu mieten wie andere Krankenpflegeartikel, z. B. Babywaagen, auch.

Bei sehr viel Milch wird das Kind abgelegt, wenn es nicht mehr eifrig trinkt und zeigt, daß es gesättigt ist. Dann ist aber die restlose Entleerung mit Hand oder Pumpe ganz besonders wichtig, vor allem, wenn es zu Stauungen oder gar zu Temperaturanstieg gekommen sein sollte.

Zwei Hauptregeln für jede Ernährung

Selbst bei Brusternährung kann es, wie schon gesagt, wenn auch selten, zu einer nicht ganz ungefährlichen Überernährung kommen, und zwar bei Frauen, die sehr leichtgehende Brüste haben und sehr viel Milch besitzen; wenn dann nicht aufgepaßt wird, bekommen die Kinder zu viel Muttermilch, was meist eine ganze Weile gut geht, bis plötzlich eine Ernährungsstörung eintritt. Daher darf dein Kind in den ersten Wochen nur zehn Minuten, später nicht länger als zwanzig Minuten trinken, und es muß von der Brust abgenommen werden, sobald es nicht mehr mit vollem Appetit trinkt. Die eine Hauptregel jeder Ernährung lautet also: Veranlasse nie ein Kind, mehr Nahrung aufzunehmen als seinem Appetit entspricht!

202   *Die Ernährung des Säuglings*

Eine zweite Hauptregel heißt: Versuche mit der kleinsten Nahrungsmenge auszukommen, bei der dein Kind gut gedeiht! Kinder, bei denen durch Beachtung dieser beiden Regeln der gute Instinkt für die richtige Nahrungsmenge erhalten geblieben ist, werden niemals im Leben zu viel essen oder trinken. Sie werden immer guten Appetit und keinerlei Gewichtsprobleme haben.

Was ist beim Umgang mit dem Säugling noch zu beachten?

Dein Kindchen ist noch ganz durchlässig für herandringende Einwirkungen aus der Umgebung; es hat noch kein „dickes Fell", das es vor Lärm und Störungen von außen schützt. Außerdem will es jede Tätigkeit ganz, mit Leib und Seele, tun und darf daher nicht abgelenkt werden.

Solltest du diese Dinge noch nicht wissen, so beobachte deinen Säugling einmal genau beim Trinken. Er leuchtet förmlich auf in der Wonne des Schmeckens, er genießt die Süße der Milch vom Mund bis zu den Zehen, und der Rhythmus des Schluckens pulst durch das ganze Körperchen. Die kleinen süßen Laute, die er dabei von sich gibt, sind Urlaute der Lebens- und Genußfreude.

Hier erleben wir wieder einmal sozusagen handgreiflich die Seele des Kindes. Untergetaucht in die Organe des Leibes, mit deren Ausgestaltung sie beschäftigt ist, taucht sie bei der Nahrungsaufnahme daraus auf und erscheint sichtbar als Wohlbehagen an der Oberfläche des Körpers. Es ist wie ein Erglühen von innen her (siehe *Wie entdecke ich bei meinem Kind das Leben, die Seele und den Geist?*). Seele und Leib sind noch ganz ineinandergefügt. Was die Seele erlebt, teilt sie den Organen unmittelbar mit. Die Wonne des Genießens der Milch, die die Seele erlebt, fördert also gleichzeitig die kräftige Ausbildung der Verdauungsorgane. Wir Erwachsenen schmecken nur noch mit Zunge und Gaumen, Kinder noch bis in den Magen hinein, Säuglinge sind mit ihrer ungeteilten Ganzheit eigentlich noch ganz „Geschmacksorgan". Deshalb ist die richtige Wahl der Nahrung im ersten Jahr so entscheidend für Gegenwart und Zukunft des Menschen. Später auftretende Schwächen der

Was ist beim Umgang mit dem Säugling noch zu beachten? 203

Verdauungsorgane gehen oft auf Störungen im ersten Lebensjahr zurück, denn in dieser Zeit erfahren ja die Leibesorgane ihre Ausbildung. Diese geht, wie wir am obigen Beispiel sehen, unmittelbar von der Seele aus.

Eben noch war das Kind ganz und gar ein schmeckendes Wesen, nun liegt es wach in der Wiege, und jetzt ist es ebenso ganz und gar ein hörendes und empfindendes Wesen. Wie ein Schwamm, der ins Wasser geworfen sich vollsaugen muß, so wehrlos ist das Kind seiner Umwelt ausgeliefert. Einfach alles, was geschieht, dringt durch die „dünne Haut" ein.

Daher ist absolute Ruhe im Zimmer notwendig, in dem ein Baby gestillt wird und dann ruht. Kein aufgeregter Mensch darf eingelassen werden; auch wenn er kein Wort sagt, spürt das Kind die Unruhe in seiner Seele und wird dadurch gestört.

Wie dankt ein Kind der Mutter ihre innere Heiterkeit und Gelassenheit und ihre ruhigen, nicht hastigen Bewegungen durch guten Schlaf und gutes Gedeihen!

Genaue Beobachtung zeigt aber, daß gerade die moralischen Qualitäten der Menschen in der Umgebung eines Kindes von ausschlaggebender Wirkung sind. Das liegt weniger fern, als man zunächst annehmen sollte. Denken wir doch etwa an einen Hund, der auch gut und schlecht gesinnte Menschen unterscheidet und sich entsprechend verhält. Solange beim Kind der Intellekt noch nicht wach ist, besitzt es eine ähnlich feine Empfindsamkeit für die moralischen Qualitäten eines Menschen, wie die Tiere sie aus Instinkt besitzen.

Beim kleinen Menschen aber, bei dem Geist und Seele zunächst im ganzen Körper untergetaucht sind, wirkt gerade Unmoralität unmittelbar auf die Organe ein und kann ihre Bildung ungünstig beeinflussen. Man denke nur an die Anfälligkeit und die Organschwächen von Menschen, die eine „schwere Jugend" hatten, die also durch Unbeherrschtheit, etwa Zornausbrüche, oder Ängstigung in der Zeit der Ausgestaltung ihrer Organe häufig seelischen Schockwirkungen ausgesetzt waren.

Die Stillzeiten

Bis die Milch in genügender Menge fließt, was manchmal sechs Wochen dauert, kann sechsmal täglich angelegt werden; bald wird das Kind die sechste Mahlzeit nachts um zwei Uhr nicht mehr nehmen, weil es durch die fünf Mahlzeiten im Laufe des Tages genügend gesättigt ist. Man beginnt morgens mit der schwerer fließenden Brust und gibt eventuell, besonders bei der letzten Mahlzeit, für wenige Minuten auch noch die andere Seite, bis das Kind voll gesättigt ist.

Nach alter Gewohnheit gibt man die Mahlzeiten etwa um sechs, zehn, vierzehn, achtzehn und zweiundzwanzig Uhr und, wie gesagt, anfangs ohne Bedenken auch um zwei Uhr nachts, weil durch den sechsmal wiederholten Saugreiz erfahrungsgemäß die Milchbildung besonders stark angeregt wird. Das Kind darf zum Trinken ruhig geweckt werden. Gut ist es, möglichst gleichmäßige Trinkpausen einzuhalten, da der Magen zur Verdauung und Erholung Zeit braucht. Während also bei den Trinkzeiten Gleichmäßigkeit und Ordnung richtig sind, wäre es falsch, vom Kinde zu verlangen, daß es bei jeder Mahlzeit unbedingt die gleiche Menge trinkt. Bei einem gesunden Kind ist es überflüssig, jede Mahlzeit nachzuwiegen.

Die Trinkmengen

Im folgenden werden Richtlinien angegeben für die Trinkmenge von Neugeborenen eines durchschnittlichen Geburtsgewichts von etwa 3500 Gramm.

Am ersten Lebenstag erhält das Kind bei zweimaligem Anlegen höchstens einige Tropfen Nahrung. Wenn es lange in der Geburt gestanden hat und stark ausgetrocknet ist, also eine sehr faltige Haut besitzt, bietet man ihm mit der Pipette oder mit einem winzigen Löffelchen einige Tropfen Fenchel- oder Kamillentee an; meist trinken die Kinder höchstens zehn Gramm davon. Der Tee kann leicht gesüßt sein.

Die Trinkmengen   205

Am zweiten Tag beginnt die richtige Ernährung. Das Kind wird
sechsmal angelegt, sehr ruhige Kinder mit großem Geburtsgewicht
sind von Anfang an mit fünfmaligem Anlegen zufrieden. Die
Trinkmenge beträgt jedesmal zehn bis zwanzig Gramm, bei fünf
Mahlzeiten bis zu dreißig Gramm. In den ersten Tagen erscheint
noch nicht die eigentliche Muttermilch, sondern eine zähe, gelb-
liche Flüssigkeit, die Vormilch oder das Kolostrum. Diese ist für die
Ernährung so wichtig, daß jeder Säugling sie bis zum letzten
Tropfen erhalten sollte. Davon wurde ja schon vorher gesprochen.

Am dritten Tag trinkt das Kind sechsmal fünfundzwanzig
Gramm, bei fünf Mahlzeiten je dreißig Gramm. Sollte noch nicht
genug Milch da sein, so kann mit dem Löffel noch etwas Tee
nachgefüttert werden.

Am vierten Tag steigt die Milchmenge um etwa fünf Gramm pro
Mahlzeit.

Am fünften und sechsten Tag ist die Milchbildung meist richtig
in Gang gekommen. Die Trinkmenge beträgt sechsmal fünfzig
Gramm oder fünfmal sechzig Gramm.

Vom siebenten Tag an trinkt das Kind meist etwa 10 Gramm
mehr pro Mahlzeit als am Vortag. Genaue Regeln gibt es aber dabei
nicht, da jedes Kind ganz individuelle Bedürfnisse hat.

Zur Berechnung der Trinkmengen in den ersten Lebenswochen
kann folgende Faustregel angewendet werden: bis einschließlich
der sechsten Lebenswoche sollte die Tagestrinkmenge ein Sechstel
des Körpergewichts in Gramm betragen: z.B. Gewicht 3600 g,
Tagesmenge = 3600 : 6 = 600 g. Das hieße bei fünf Mahlzeiten eine
jeweilige Trinkmenge von 120 g. Ab der siebenten Woche gilt das
Entsprechende mit einem Siebentel des Körpergewichts: z.B. das
Kind wiegt 4900 g, die Tagestrinkmenge beträgt demnach 4900 : 7
= 700 g. Bei fünf Mahlzeiten ergeben sich pro Mahlzeit 140 g.

Bei Kindern von außergewöhnlicher Körpergröße gelten natürlich andere Werte. Sehr große und sehr gierige Kinder kann man mit
einigen Teelöffeln Fencheltee vor der Mahlzeit befriedigen, sie
trinken dann ruhiger und überschreiten die normalen Mengen nicht
so leicht.

206 *Die Ernährung des Säuglings*

Manche Brustkinder verschlafen schon ab dem dritten Monat die Nachtmahlzeit um zweiundzwanzig Uhr und trinken dafür morgens um so mehr. Die Tagestrinkmenge bleibt dann meist etwas niedriger als sie bei fünf Mahlzeiten gewesen wäre, wenn auch pro Mahlzeit oft mehr als zweihundert Gramm getrunken werden.

Vom Abstillen

Beim Abstillen geht man langsam vor, da bei zu schnellem Übergang zu Kuhmilch Verdauungsstörungen auftreten können. Das gilt besonders dann, wenn aus irgendeinem Grunde bereits vor dem fünften Monat abgestillt werden muß. In den heißesten Wochen des Jahres sollte man möglichst nicht abstillen. Zur Verminderung der Milchmenge braucht die Mutter im allgemeinen nicht viel zu tun. Sie trinkt weniger und sorgt für reichliche Verdauung. Kommt es trotzdem zu Milchstauungen, so bindet sie die Brüste hoch und macht morgens und abends lauwarme Umschläge mit einer Eichenrindenabkochung (eine kleine Handvoll Eichenrinde auf zwei Liter Wasser, zwanzig Minuten kochen lassen).

In der ersten Woche des Abstillens wird nur eine Brustmahlzeit durch eine Flaschenmahlzeit ersetzt, und zwar am besten die zweite oder dritte Mahlzeit. In der zweiten Woche ersetzt man eine weitere Brustmahlzeit, und zwar durch einen Gemüse- oder Zwiebackbrei. In dieser Weise verfährt man weiter, man kann aber auch langsamer vorgehen und richtet sich dann nach dem Ernährungsplan für künstliche Ernährung (siehe dort). Brustkinder, die nicht voll gesund sind, stillt man mit besonderer Vorsicht ab oder wartet damit, bis die akuten Erscheinungen der Erkrankung vorüber sind.

Normal und erstrebenswert ist es, fünf Monate hindurch voll zu stillen und dann langsam abzustillen, so daß das Kind mit sieben, spätestens mit neun Monaten keine Muttermilch mehr erhält. Auch wenn die Mutter noch reichliche Mengen Milch hat, ist es ein Fehler, länger zu stillen. Kinder, die darüber hinaus Muttermilch erhalten, werden davon nicht gesünder, denn die Milchqualität nimmt langsam ab, sie erkranken sogar oft an Blutarmut oder bleiben zu babyhaft. Auch in dieser Entwicklung gibt es also Gesetzmäßigkeiten, die nicht ohne Schaden mißachtet werden dürfen. Bei zu langer Muttermilchernährung wird der Termin versäumt, an dem sich die Kinder weiter von der Mutter loslösen und auch in bezug auf die Ernährung auf die eigenen Beine gestellt werden müssen. Es ist das Alter, in dem das Kind sich aufrichten lernt und in dem die Zähne erscheinen; es muß jetzt kauen lernen und darf bei den Mahlzeiten der Familie dabeisitzen. In dieser Zeit wird das Kind durch die Veränderung der Nahrung zur Selbständigkeit erzogen. Die Ernährung, das Essen, wirkt als Erziehungsmittel.

Manche Mütter können dieses Selbständigwerden ihrer Kinder nur schwer verwinden. Solange das Kind durch die Brusternährung auf sie angewiesen war, fühlten sie sich glücklich und empfanden ihr Kind als persönlichen Besitz. Es liegt also in dieser Liebe ein ganzer Teil Egoismus, der sich oft bis ins spätere Leben fortsetzt. Immer wieder stößt der Arzt auf erwachsene Menschen, die nicht recht zur Selbständigkeit kommen können. Sie besitzen eine das Leben hindurch dauernde unnatürlich starke Bindung an die Mutter, die oft ihren Ursprung in einer zu langen Stillzeit hat. Auch an solchen Ergebnissen erkennt man die Möglichkeit der Charakterbildung oder auch Charaktermißbildung durch die Ernährung.

Frauen, die das Stillen möglichst lange ausdehnen, um eine neue Empfängnis zu verhindern, sind in einem Irrtum befangen und werden Überraschungen erleben.

Die erste Beikost

Auch das voll gestillte, gut gedeihende Kind sollte spätestens ab der achten Woche eine Beikost erhalten. Wird zu lange nur gestillt, gibt es oft erhebliche Schwierigkeiten: die Kinder weigern sich dann, andere Nahrung zu nehmen. Es empfiehlt sich, mit wenigen Teelöffelchen Karottensaft oder kleinen Mengen Obstbrei zu beginnen, die man langsam steigernd zur Brustmahlzeit anbietet.

Bei guter Verträglichkeit kann diese Beikost bis zu einer Menge von 2 × 30 g gesteigert werden. Ab der zwölften Woche wird man anstelle des Karottensaftes Karottengemüse anbieten und wird auch hier langsam steigern. Ob man bei dem sieben bis acht Wochen alten Kind mit Karottensaft oder einer Obstfütterung beginnt, wird sich im wesentlichen nach der Konstitution des Kindes richten. Auch hier kann nur als Anhalt folgende Faustregel mitgegeben werden: hellwachen, kleinköpfigen, zarten Kindern wird man zunächst Obst zufüttern; verschlafene, noch ganz „in-sich-ruhende", rundliche, großköpfige Kinder wird man eher in dieser Zeit schon Karottensaft oder wenige Tropfen Zitrone füttern können.

Im vierten Lebensmonat wird die Obstmahlzeit als Zwieback-Obst-Brei (siehe *Der Obstbrei*) oder auch in Form einiger Löffelchen geriebenen Apfels und zerdrückter Banane angeboten. Ob die Beikostmahlzeiten vor oder nach dem Stillen gegeben werden, wird sich auch wieder sehr nach den Eßgeschicklichkeiten des Kindes und den Erfahrungen der Mutter richten. Die Ernährung eines gestillten Kindes im fünften und sechsten Lebensmonat wird somit neben den vier Brustmahlzeiten vormittags eine Gemüsebeikost und am Nachmittag eine Beikost in der Art des Obstbreies enthalten. Eine Zufütterung von fleischhaltiger Beikost zur Muttermilchernährung ist nicht notwendig. Ohne weiteres können aber Gemüse- und Obstbrei in dieser Zeit (ab fünften Monat) etwas mit Demeter-Getreideerzeugnissen angereichert werden. Schließlich wird sich mit zunehmender Beikostfütterung im fünften oder sechsten Monat zunächst eine, später auch eine zweite Stillmahlzeit erübrigen. Das Abstillen hat begonnen.

Schwierigkeiten beim Stillen

Gewiß, es gibt Frauen, deren Brüste keine Milch haben, in seltenen Fällen sogar von Anfang an nicht. Das sind aber große Ausnahmen, deren Ursachen wohl in der Konstitution liegen.

Schwierigkeiten beim Stillen

Meist aber werden bei den ersten Stillversuchen Fehler gemacht, die leicht zu vermeiden wären.

Leider gibt es Kliniken, die den Müttern nicht genügend zuraten, manchmal aus kosmetischen Gründen sogar abraten, selbst zu stillen, „da es heute so gute Fertigmilchpräparate gibt". Wir werden uns bei Besprechung der künstlichen Ernährung noch mit derartigen unverantwortlichen Ratschlägen beschäftigen müssen.

Es gibt auch Medikamente, die die Milchbildung ungünstig beeinflussen können. Sogar Abführ- und Schlafmittel wirken in dieser Richtung, indem sie entweder direkt die Milchbildung oder indirekt das Kind beeinflussen, das dann infolge Durchfalls oder Schläfrigkeit nicht genügend trinkt. Schließlich kann auch die Gelbsucht der Neugeborenen, auch wenn sie nicht ärztlich behandelt werden muß, zur Trinkschwäche führen.

Wenn alle jungen Mütter den Wert und den Sinn des Selbststillens für sich selbst und für ihr Kind voll begriffen, würde es sehr viel mehr selbstgestillte Kinder geben.

Einzelne Frauen wird es wohl leider immer geben, die aus Eitelkeit nicht selbst stillen wollen, weil sie eine Verschlechterung der Form ihrer Brüste befürchten. Hätten diese Frauen in der Schwangerschaft und in der Stillzeit ihre Brüste richtig behandelt, so brauchten sie diese Sorge nicht zu haben. Falsche Lebensweise, ungenügende körperliche Betätigung, zu wenig Sport, besonders Schwimmen, und ungeeignete Büstenhalter können das Gewebe der Brustdrüse zur Erschlaffung bringen. Frauen, die solche Sorgen haben, sollten sich rechtzeitig beraten lassen. Eine neue Schwangerschaft kann in jeder Hinsicht ein neuer Anfang sein. Junge Mütter, die zum Beispiel ihr erstes Kind nicht stillen konnten, vermögen es unter Umständen beim nächsten ohne weiteres. Aber seinem Kinde die ihm von der Natur bestimmte Nahrung aus den erwähnten egoistischen Gründen zu verweigern, ist eine nicht zu verantwortende Tat. Außerdem wird der dadurch beabsichtigte Zweck meist doch nicht erreicht, jedenfalls bleibt dieses Vorgehen nicht ohne Gefahr, auch für die Frau selbst, die sich ihrer mütterlichen Aufgaben ohne die selbstverständliche Rücksicht auf ihres Kindes

Die Ernährung des Säuglings

Gesundheit zu entziehen versucht. Von Ärzten, die sich solch törichtem Ansinnen unreifer Frauen nicht widersetzen, muß man wohl sagen, daß sie gewissenlos handeln.

Außer den erwähnten Störungen gibt es noch einige seltenere Schwierigkeiten beim Stillen. Kleine oder flache Brustwarzen kann man schon während der Schwangerschaft auf das Stillen vorbereiten, indem man sie öfter zwischen Daumen und Zeigefinger hin- und herrollt und täglich mit einigen Tropfen Zitronensaft einreibt. Direkt vor dem Stillen sollte man noch kurz einen kalten Waschlappen auflegen. Manche Brustwarzen, sogenannte Hohlwarzen, sind aber so flach, daß sie dem Kinde das Anfassen mit dem Munde unmöglich machen. Solche Warzen müssen in der Schwangerschaft mehrmals täglich mit dem Finger befreit oder mit einer Milchpumpe angesaugt werden; nach der Geburt wird man bei genügendem Geschick oft noch mit „Saughütchen" aus Gummi zurechtkommen, oder die Milch muß mit einer Milchpumpe abgezogen und dem Kind nach vorherigem Anwärmen in der Flasche gereicht werden. Mütter mit voller Einsicht in den Wert ihrer Milch schaffen es auf diese Weise monatelang, aber es gehört viel Energie und Geschick dazu (siehe *Die Entleerung der Brust*).

Nicht ganz selten kommt der „Milchfluß" vor, ein dauerndes Abtropfen der Milch, das in seltenen Fällen zu völligem Ausfließen der Brüste führt. In leichteren Fällen hilft man sich durch Vorlegen eines sauberen gut aufsaugenden Tuches, das genügend oft gewechselt wird, um eine Entzündung der Brustwarzen zu verhindern. In schweren Fällen versucht man mit einem Glasgerät, dem „Milchfänger", möglichst viel von der so wertvollen Milch für das Kind zu retten.

Es gibt aber auch die „schwergehende Brust", die also im Gegensatz zu der vorher erwähnten die Milch nur schwer hergibt. Das tritt akut bei sehr heftigem Einschießen der Milch auf. Die Brüste werden dann hart und gespannt, so daß es für das Kind fast unmöglich ist zu trinken. In diesem Falle drückt oder pumpt man vor dem Anlegen so viel Milch ab, bis die Brust weniger Spannung hat. Gerade zur Vermeidung dieser Störung, die besonders bei

Schwierigkeiten beim Stillen

Erstgebärenden auftritt, empfehle ich das mehrmalige Anlegen und Ansaugen der Neugeborenen bereits am ersten Lebenstag und das Lockern der Milch vor dem Anlegen durch massierendes Streichen der Brust in Richtung auf die Warze. Bei diesem Vorkommnis ist die restlose Entleerung der Brust durch den Säugling oder mit der Pumpe von größter Wichtigkeit, da sonst sehr leicht eine Milchstauung auftritt.

Ist das Kind auffallend unruhig und weint es viel, so ist zu vermuten, daß die Tagestrinkmenge nicht ausreicht. Man kontrolliere dann die Trinkmengen der einzelnen Mahlzeiten, indem man das Kind im Windelpack vor und nach dem Trinken wiegt und so die Gesamttrinkmenge eines Tages ermittelt. Wenn das Kind zu wenig Nahrung erhält, gibt man nicht gleich die Flasche mit Kuhmilch, sondern versucht, es mit leicht gesüßtem Tee zu befriedigen. Das Kind wird dann mehr Durst haben, stärker saugen und so eine Steigerung der Milchmenge bewirken. Du selbst kannst ihm dabei helfen, indem du größere Mengen Flüssigkeit zu dir nimmst (siehe *Gibt es Mittel zur Vermehrung der Milchbildung?*).

Es gibt auch Neugeborene, die zum Selbstsaugen noch zu schwach sind, zum Beispiel manche Frühgeburten. Auch für diese ist das Abpumpen richtig und rettet ihnen oft das Leben, denn gerade solche Kinder sind auf die Muttermilch angewiesen.

Bei Kindern mit Mißbildungen des Kiefers, etwa einer Hasenscharte, ist dieselbe Methode am Platze. Derartige Kinder haben aber oft einen unbändigen Lebenswillen und gedeihen fast von selbst.

Jede auffallende Ungeschicklichkeit des neugeborenen Kindes beim Saugen ist Anlaß genug zur Hinzuziehung eines erfahrenen Kinderarztes. Auch eine „Trinkfaulheit", wenn sie längere Zeit besteht, kann krankhaft sein, was ein Arzt feststellen muß.

Durch plötzlichen starken Schreck oder Aufregung kann „die Milch wegbleiben". Meist handelt es sich dabei aber nicht um ein wirkliches Versiegen der Milchproduktion, sondern nur um einen krampfhaften Verschluß der Milchgänge. Du solltest in einem solchen Fall für eine möglichst schnelle Beruhigung, eventuell mit

212   *Die Ernährung des Säuglings*

Hilfe von zwanzig Tropfen Baldriantinktur in einem halben Glas
Zuckerwasser, sorgen. Auch solltest du überhaupt allen Aufregungen tunlichst aus dem Wege gehen. Auf Kinobesuch und Fernsehen
solltest du daher im Interesse deines Kindes verzichten, zumal man
den Eindruck hat, daß deren Programme immer mehr auf Sensation
und Verbrechen abgestellt werden.

Neuerdings wird der Stillwille der Mütter mit dem Argument zu
untergraben versucht, die Muttermilch enthalte giftige Nahrungs-
mittelrückstände sowie radioaktive Stoffe, Insektizide usw. Das
stimmt in manchen Fällen, aber keine Mutter sollte deswegen ihrem
Kind die wertvolle Muttermilch vorenthalten. Ihr Wert ist immer
noch höher als die negative Wirkung dieser eventuell vorhandenen
Substanzen, zumal durch die allgemeine Umweltverschmutzung
diese heute in jeder Nahrung anzutreffen sind. Woher wären sie
sonst in der Muttermilch?

Gibt es Mittel zur Vermehrung der Milchbildung?

Von vielen Schulmedizinern wird diese Frage geradezu leiden-
schaftlich bestritten. Der mit biologischen Mitteln arbeitende Arzt
kennt aber eine ganze Reihe wirksamer Mittel, die auch dem
Einwand einer rein suggestiven Wirksamkeit standhalten. Mir hat
sich neben der Empfehlung großer Ruhighaltung in körperlicher
Hinsicht, also viel Schlaf und wenig Arbeit im Haushalt, der
Milchbildungstee (Weleda) seit dreißig Jahren bewährt, und zwar
so eindeutig, daß dies sogar skeptische Geburtshelfer und viele
Hebammen und Wochenpflegerinnen überzeugte. Man trinkt
davon dreimal täglich eine Tasse. Dieser Milchbildungstee hat
außerdem eine sehr wohltuende Wirkung auf Verdauung und auf
Blähungen bei Mutter und Kind. Trinkt die Mutter aber mehr als
drei Tassen, kann das Kind Durchfall bekommen. Selbstverständliche Voraussetzung für eine genügende Milchbildung ist, daß die
Mutter entsprechend große Mengen von Getränken zu sich nimmt.
Es reicht also nicht, den Durst zu stillen, sondern darüber hinaus
muß möglichst ein Liter Milch, Fruchtsaft, Malzkaffee oder Kräu-

tertee getrunken werden. Das traditionelle Ammenbier erfüllt denselben Zweck, von ihm ist aber wegen des, wenn auch geringen, Alkoholgehaltes abzuraten. Anders ist es mit Schlehenelixier, Birkenelixier, Sanddorn und Hagebuttentee. In Frage kommen auch Buttermilch, Joghurt und Sauermilch; schwacher Bohnenkaffee nur ausnahmsweise.

Außerdem gibt es ein sehr wirksames Milchbildungsöl (Weleda), mit dem die Brüste mehrmals täglich eingerieben werden. Sie werden dadurch stark durchblutet und durchwärmt. Die damit zu erreichende Steigerung der Milchmenge ist oft erstaunlich. Man sollte es neben dem Milchbildungstee und eventuell vom Arzt verordneten biologischen oder homöopathischen Arzneien verwenden.

Das Beifüttern

Ist die Muttermilchmenge doch zu gering, dann muß man beifüttern. Man gibt erst die Brust und stellt dann durch Wiegen auf einer Babywaage (in Apotheken zu mieten) fest, wieviel getrunken wurde. Dann gibt man den Rest mit der Flasche. Dabei ist zu beachten, daß das Loch des Saugers so klein ist, daß das Trinken aus der Flasche die gleiche Anstrengung verursacht wie an der Brust. Andernfalls wird das Kind verwöhnt und macht beim Stillen Schwierigkeiten.

Zum Beifüttern nimmt man Mandelmilch (siehe Anhang) oder Demeter-Getreideschleim, dessen Zubereitung im Kapitel *Die Flaschennahrung und ihre Herstellung* beschrieben ist.

Was tue ich, wenn mein Kind die Brustnahrung ablehnt?

Dieses Ereignis tritt manchmal ein, wenn das Kind zu schwach ist, den erheblichen Kraftaufwand, der beim Saugen an der Brust nötig ist, aufzubringen. Oder man hat dem Kind gelegentlich die Flasche mit zu großem Loch im Sauger gegeben; dann will das Kind

214 *Die Ernährung des Säuglings*

lieber aus der Flasche trinken, weil es da leichter geht als beim Saugen aus der Mutterbrust.

Ist die Nase durch Schnupfen verstopft, wird das Kind immer wieder zu trinken versuchen, zwischendurch aber die Brustwarze loslassen, um durch den Mund Luft zu holen. Schließlich fängt es vor Ungeduld an zu weinen und verweigert ganz die Brust. In diesem Falle hilfst du dem Kind durch Reinigen der Nase mit ganz schwachem Salzwasser, das du mit einem Wattebausch in seine Nase bringst (sogenannte physiologische Kochsalzlösung, die man selbst herstellen kann: neun Gramm Kochsalz auf der Briefwaage abwiegen, in einem Liter abgekochtem Wasser auflösen und in eine saubere Literflasche füllen).

Verschnupfte und vergrippte Leute dürfen sich einem kleinen Kinde nicht nähern. Bist du selbst erkältet, so binde dir, wenn du dein Kind versorgst, eine Mullwindel vor Mund und Nase und wasche dir besonders gut vorher die Hände.

Es gibt aber auch eine „Brustscheu", die besonders dann vorkommt, wenn Mutter und Kind an gesteigerter, nervöser Reizbarkeit leiden. Dann muß man sich und dem Kind mehr Ruhe gönnen. Oft wird der Arzt mit unschädlichen Beruhigungsmitteln eingreifen, etwa mit einem Beruhigungstee oder dergleichen. Mit genügender Geduld läßt sich meist die Brustscheu überwinden und das Kind noch zu normalem Trinken bringen.

Wie vermeide ich eine Brustdrüsenentzündung?

Mit dem Auftreten einer Entzündung der Brustdrüse ist meist das Wochenbett oder die schöne Zeit der ersten Wochen und Monate empfindlich gestört. Vor wenigen Jahrzehnten noch gab es Entbindungskliniken, in denen ein beträchtlicher Teil der Wöchnerinnen diesem Mißgeschick nicht entgehen konnte: heute verhindert man Brustdrüsenentzündung durch starke Medikamente, deren unangenehme Nebenwirkungen manchmal schlimmer sind als die ursprüngliche Erkrankung. Die erste Regel heißt: Hände waschen vor jedem Stillen und Abwaschen der Brustwarze mit

Wie vermeide ich eine Brustdrüsenentzündung? 215

reinem Wasser, ehe das Kind angelegt wird! Nach der Mahlzeit einige Tupfen Zitronenwasser auf die Warzen. Vor allem aber restlose Entleerung der Brust!

Es ist einleuchtend, daß das häufige Vorkommen der Brustdrüsenentzündung durch Fehler bei der Behandlung der Brust verursacht wird; die Annahme einer zunehmenden konstitutionellen Schwäche unserer jungen Mütter scheint mir zu weit hergeholt, obwohl die sich häufenden „Bekleidungsfehler" junger Mädchen und Frauen dabei doch eine Rolle spielen könnten.

Zur Gesunderhaltung der Brust gehören auch die Gewöhnung an kalte Waschungen des Körpers und genügende körperliche Bewegung. Das ist besonders wichtig für berufstätige Mädchen und Frauen.

Zeigt sich oder fühlt man in der Stillzeit irgendwo einen Knoten in der Brust, so muß die Drüse ganz besonders sorgfältig, notfalls mit der Pumpe, entleert werden, wobei man durch vorsichtiges Massieren nachhilft. Dann wird die Brust mit einem Tuch energisch hochgebunden, und die junge Mutter legt sich tunlichst zu Bett. Tritt Fieber auf, ist es richtig, bald einen erfahrenen Arzt zu rufen. Als Hausmittel sind wohltuend und wirkungsvoll Auflagen von Magerquark in dicker Schicht auf die schmerzende Stelle oder Aufschläge mit verdünnter Calendula-Essenz oder dem altbewährten Retterspitzwasser. Einige Tropfen Arnika D_6 oder Echinacea D_6 sollten außerdem dreimal täglich innerlich genommen werden.

Besonders beachtenswert ist aber sicher der Rat, vor jedem Anlegen die Brustdrüsen in Richtung auf die Warze zu streichen und die Milch zu „lockern". Außerdem ist das Tragen eines wollenen Bettjäckchens mit langen Ärmeln über dem oft so offenherzigen Paradenachthemd der Wöchnerin wichtig, sowohl für die Milchentstehung als auch für die Verhütung einer Brustentzündung.

Gewichtszunahme und normales Fortschreiten der Entwicklung

Es gibt eine Reihe kleiner Anzeichen zur Beurteilung der gesunden Entwicklung der Kinder und zum Beweis der Richtigkeit der für sie gewählten Nahrung. Weiter vorn war schon die Rede von dem köstlichen Körperduft, den ein gesundes Kind ausströmt. Ernährungsstörungen, vor allem auch eine Unterernährung, verändern diesen Duft oder bringen ihn sogar zum Verschwinden. Das gesunde Brustkind zeigt diesen Duft besonders deutlich, weniger das Flaschenkind.

Im übrigen zeigt ein Kind sein Wohlbefinden durch die strahlende Laune, den glänzenden Blick, die Lebhaftigkeit und Energie der Bewegungen und ein schnelles Reagieren auf Anrufe. Die Haut ist straff, das Fettpolster reichlich, das Muskelfleisch am ganzen Körper fest. An der Innenseite der Oberschenkel zeigt die Haut meist zwei ausgeprägte Falten. Der Bauch ist gewölbt und nicht eingesunken.

Ein wichtiges Zeichen ist natürlich auch der gleichmäßige Gewichtsanstieg. Bei einem Kind, für dessen Gesundheit die eben erwähnten Kennzeichen sprechen, genügt es, alle acht Tage zu wiegen. Man tut es immer zur gleichen Tageszeit, am besten morgens vor dem Bad und natürlich vor der Mahlzeit. Durchschnittlich beträgt die Gewichtszunahme täglich etwa zwanzig bis dreißig Gramm, wenigstens in den ersten vier bis sechs Monaten. Mit Ausnahme der normalen Gewichtsabnahme nach der Geburt (siehe *Einige wissenswerte Zahlen*).

Wenn das Gewicht nicht steigt, besteht wahrscheinlich Unterernährung. Man prüft dann, ob die Nahrungsmenge ausreicht. Zwischen Kindern von robusten und solchen von weniger kräftig gebauten Eltern besteht manchmal ein Unterschied in der Gewichtszunahme.

2. Die Flaschenernährung des Säuglings

Ohne Zweifel hat die moderne Kinderheilkunde große Leistungen in der Erhaltung des Lebens unserer Kinder vollbracht, wurde doch die Sterblichkeit der Säuglinge seit Beginn des Jahrhunderts ganz außerordentlich herabgedrückt. Diese Erfolge sind vor allem durch bessere Erkennung und Behandlung der Ernährungsstörungen und durch Entwicklung besserer Ernährungsmethoden erreicht worden.

Jede Mutter sollte davon dankbar Kenntnis nehmen. Wenn wir trotz dieser Anerkennung kritische Worte gegenüber den üblichen Methoden aussprechen, so geschieht das keineswegs in der Absicht, die Ergebnisse der Kinderheilkunde herabzusetzen, sondern aus der klaren Erkenntnis, daß die Erhaltung des Lebens unserer Kinder und die Erreichung dessen, was man heute unter Gesundheit versteht, als Endziel der Forschung und der ärztlichen Bemühungen noch lange nicht genügt. In allen tieferen Fragen der Ernährung unserer Kinder ist vielfach kaum mehr als ein Anfang in der Erforschung gemacht worden; man hat sich mit einer Betrachtungsweise begnügt, die das Kind vorwiegend als lebendes Wesen ansieht und nicht berücksichtigt, daß auch Geist und Seele durch die Nahrung angesprochen werden müssen.

Der Unterschied zwischen einem Brustkind und einem nach den modernsten Methoden ernährten Flaschenkind ist immer noch spürbar. Flaschenkinder zeigen häufig ein weniger gutes Inkarnat; die Beschaffenheit der Gewebe ist oft weniger straff. Sie besitzen eine geringere Widerstandskraft gegenüber sogenannten banalen Infekten, also Erkältungskrankheiten und auch gegenüber Rachitis. Hinzu kommen aber noch Abweichungen von der normalen Entwicklung der Brustkinder, die viel zu wenig beachtet werden. Bei den mit Muttermilch ernährten Säuglingen läßt sich eine bis ins Körperliche gehende größere Bildsamkeit beobachten. Die allgemein festzustellende Frühreife und Entwicklungsbeschleunigung unserer heutigen Säuglinge ist bei Brustkindern weniger stark ausgeprägt.

218   *Die Ernährung des Säuglings*

Die Muttermilch ist mit ihrem im Vergleich zu allen Tiermilchen geringen Kalk- bzw. Mineralgehalt so beschaffen, daß eine langsame Mineralisierung des Knochensystems sowie des ganzen Körpers und überhaupt ein langsameres Wachstum des Kindes erfolgt. In direktem Zusammenhang mit der Mineralisierung steht aber das Aufwachen des Bewußtseins, das beim Flaschenkind deshalb oft verfrüht erfolgt, weil es zu früh und zu viel Mineralsalze erhält.

Das bedeutet aber, daß das Aufwachen der Geistseele beim Flaschenkind spürbar schneller eintritt als beim Brustkind. Das Tempo der Entwicklung des Flaschenkindes ähnelt in seiner Geschwindigkeit einer Entwicklung, wie sie bei den Tieren normal ist, die ja, wie wir gesehen haben, schneller wachsen und geschlechtsreif werden als der Mensch. Die Wachstumsgeschwindigkeit des Rindes verläuft dreimal, die des Kaninchens sogar vierzehnmal so schnell wie die des Menschen. Eine Beschleunigung des Wachstums, die mit der Ernährungsweise unmittelbar zusammenhängt, bringt aber die Gefahr des Erstarrens und der vorzeitigen Beendigung einer weiteren Entwicklung durch zu intensive und zu rasche Mineralisierung mit sich. Dabei spielen die Mineralsalze der Nahrung die entscheidende Rolle, nicht etwa die Kalorien. Der Mensch braucht ein ganz behutsames Vorwärtsschreiten in allem, was er lernt und kann, genauer ausgedrückt: die Verkörperung der Geistseele und die damit verbundene Umwandlung des von den Eltern vererbten Modellkörpers in einen dem Kinde gemäßen Körper muß Schritt für Schritt in ganz ruhigem Tempo erfolgen. Bei den gegenwärtigen Methoden aber richten sich unsere Kinder zu früh auf, sie erwachen zu früh aus dem träumenden Bewußtsein, sie stehen, gehen und sprechen zu früh, die Fontanelle schließt sich zu früh usw. Solche Beschleunigungen, die nur Wochen oder höchstens Monate ausmachen, mögen dem Unerfahrenen geringfügig erscheinen. Dabei wird aber viel zu wenig bedacht, daß sich diese Verfrühungen ein ganzes Leben hindurch auswirken und nicht wieder rückgängig zu machen sind. Man darf daher solche Veränderungen in der zeitlichen Entwicklung unserer Säuglinge nicht geringschätzen; schon heute sehen wir die Folgen eines

Die Flaschenernährung des Säuglings   219

solchen Eingriffs in die Lebensdynamik an dem Versagen unserer Schulkinder. Ihre nervöse Unruhe, ihre fehlende Konzentration, ihre Willensschwäche, ihre vergröberte körperliche Entwicklung und ihre verstandesmäßige Frühreife, die heute oft schon in eine verminderte Bildungsfähigkeit umschlägt, sind sehr ernste Zeichen für die schweren Fehler, die teilweise schon in der Säuglingszeit begangen werden.

Gewiß darf man diese Auswirkungen nicht alle nur der Ernährung zur Last legen. Ein genaueres Verstehen der Unterschiede im Verdauungsprozeß des Brustkindes und des Flaschenkindes erlaubt aber zu beweisen, daß die Ernährung ein wichtiger Faktor bei der Fehlentwicklung unserer Jugend ist. Dazu muß man allerdings die Zusammenhänge der Ernährung mit der geistig-seelischen Entwicklung des Menschen berücksichtigen, und zu diesem Schritt hat sich die heutige offizielle Ernährungswissenschaft noch nicht durchgerungen.

Es ist bekannt, daß das Flaschenkind die Mineralsalze der Tiermilch, vor allem den Kalk, in zu großem Maße in seinen Organismus einbaut und nicht leicht wieder ausscheidet. Die Besonderheit des Flaschenkindes wird noch begünstigt durch die künstlichen Veränderungen der Milch, indem man sie säuert, homogenisiert, standardisiert, pulverisiert, kondensiert, vitaminisiert, sterilisiert und adaptiert. Jeder dieser mechanischen und chemischen Eingriffe bedeutet eine Beeinträchtigung ihrer lebendigen Bildekräfte. Die Milch ist, wie wir gehört haben, eine Art lebendes Wesen, eine harmonisch in sich geschlossene organische Einheit. Die Wissenschaft aber nennt und behandelt die Milch als „Nährlösung", also als ein Nährstoffgemisch oder eine Art Betriebsstoff wie das Autobenzin, worüber wir in dem Kapitel *Von der Trockenmilch* noch mehr sagen werden.

Wie weit dieses respektlose Denken über ein solches Wunder, wie es die Milch darstellt, bereits in die Menschen eingedrungen ist, geht aus der Bemerkung einer jungen Amerikanerin hervor, die zu einer Mutter aus meiner Patientenschaft sagte: „Ich verstehe nicht, daß Sie Ihrem Kinde die Brust geben; da wissen Sie ja überhaupt nicht, was darin ist. Ich weiß das jedenfalls genau, denn ich gebe ja selbst jeden Morgen die Vitamin- und Kalktabletten in die Nahrung meines Kindes hinein." Eine andere Mutter rühmte sich mit den Worten: „Mein Kind hat noch keinen Tropfen Milch bekommen, nur Präparate!" So weit geht die Verwirrung des Denkens!

Vollwertige Säuglingsernährung

Es gibt gegenwärtig in Deutschland eine kaum mehr überschaubare Menge von Fertigmilchpräparaten und Zusätzen zur künstlichen Ernährung von Säuglingen. Da deren vollständige Aufzählung hier zu weit führen würde und ich außerdem gezwungen wäre, einen erheblichen Teil davon hinsichtlich ihrer Herstellungsmethoden und Zusammensetzung ungünstig zu beurteilen, bleibt nur der Ausweg, hier von meinen vieljährigen Erfahrungen mit Frischmilch und Demeter-Erzeugnissen zu sprechen und diese Methode als Musterbeispiel einer vollwertigen Säuglingsernährung zu empfehlen.

Es ist keine Übertreibung, wenn man sagt, daß aus diesen beiden Bestandteilen: Frischmilch und Demeter-Getreide die vollwertigste Kindernahrung hergestellt werden kann, die heute überhaupt denkbar ist. Die Demeter-Nahrung hat nämlich keinerlei Eingriffe des Menschen erlitten, die ihre natürliche Beschaffenheit hätte verändern oder ungünstig beeinflussen können (siehe *Was sind Demeter-Nahrungsmittel?*). Entscheidend ist dabei die Tatsache, daß Demeter-Erzeugnisse von der Bodenbearbeitung und -düngung an verantwortungsbewußt herangezogen sind.

Nicht jede Mutter wird nun allerdings in der Lage sein, sich Demeter-Erzeugnisse zu beschaffen. Sie wird daher gezwungen sein, auf andere Qualitäten von Haferflocken, Getreideschleim und Kinderzwieback zurückzugreifen. In diesem Falle sollte sie nur Erzeugnisse wählen, die möglichst wenig durch Bleichung, Ausmahlung, Hitze, Chemikalien und künstliche Vitamine verändert sind. Oft sind die billigsten Produkte die am wenigsten veränderten und daher die besten. Das gilt z. B. von der Milch.

Vollwertige Säuglingsernährung 221

Die junge Mutter wird entweder durch aufgedruckte Gebrauchs-
anweisungen oder dadurch, daß sie die im folgenden angegebenen
Herstellungsvorschriften und Mengenangaben als Richtschnur
nimmt, immer in der Lage sein, eine für ihr Kind brauchbare
Nahrung herzustellen. Zweifellos ist jede Kost, in der gute frische
Milch verwendet wird, besser als eine Fertignahrung, vor allem in
den allerersten Lebenstagen und Wochen.

Udo Renzenbrink empfiehlt in seinem Buch „Ernährung unserer
Kinder" (siehe im Anhang *Bücher für Eltern*) für Säuglinge, die
keine Stärke vertragen oder überhaupt für die Ernährung ganz
junger Säuglinge „zur Verdünnung der Milch eine Abkochung von
ganzen Gerstenkörnern, das sogenannte Körnerwasser. Dieses
wurde als Ptisana schon von Hippokrates als Heilmittel benutzt
und in der neueren Zeit von Professor Hollinger (Basel) für die
ersten Lebenswochen empfohlen. Dazu werden zwei Eßlöffel
vorgeweichte Körner von Gerste mit 1 l Wasser 1½ Stunden
gekocht und dann durch ein Haarsieb abgegossen, ohne daß der
Rückstand ausgepreßt wird. Ab dem zweiten Monat können wir
die Körner zunehmend durch das Sieb pressen, um mehr Schleim zu
gewinnen. Es lassen sich dann auch Flocken verwenden. Sie
brauchen nur 10–15 Minuten gekocht zu werden" (siehe *Die
Flaschennahrung und ihre Herstellung*).

Bei Säuglingen, die 20 Minuten nach dem Stillen Leibkrämpfe
und Blähungen bekommen, keine „Bäuerchen" machen, an dauerndem Schluckauf leiden oder mit Hautausschlägen reagieren, muß
die Mutter auf Getreide-, eventuell auch auf Milchprodukte,
verzichten. Falls nur die Stärke nicht vertragen wird, ist die Hilfe
durch das oben beschriebene Körnerwasser gegeben. Leider können aber die Erscheinungen auch einen völligen Milchverzicht
notwendig machen. Dann muß auf Mandelmilch ausgewichen
werden (siehe *Milchfreie Säuglingsernährung*).

Über die Milch

Im Vergleich zu den Zuständen kurz nach dem zweiten Weltkrieg darf gesagt werden, daß für die Verbesserung der Milchqualität viel getan worden ist. Ob man dabei immer im biologischen Sinne richtig gehandelt hat, ist allerdings die Frage. Sicher ist, daß frische Kuhmilch, von Bauernhöfen, wo das Vieh verantwortungsbewußt gefüttert wird oder die frischeste Vorzugsmilch mit ganz wenigen Ausnahmen wertvoller für unsere Kinder ist als Trockenmilch oder Kondensmilch, mögen die angeblichen Vorzüge solcher Industrieprodukte auch noch so stark durch eine geschickte Reklame hervorgehoben werden (siehe *Von der Trockenmilch*). Freilich ist auch bei der Frischmilcherzeugung manche berechtigte Forderung der Ärzte bisher unerfüllt geblieben. Nach der Auffassung Sachverständiger sind in den letzten Jahren die Anforderungen der Molkereien an die Beschaffenheit der Rohmilch zwar gestiegen, und die „Keimzahlen", d. h. die zulässige Anzahl von Bakterien, in der Vorzugsmilch konnte verringert werden, doch wird auf der anderen Seite zugegeben, daß die Qualität der von den Erzeugern angelieferten Milch nachgelassen hat.

Die Gründe hierfür sind verschieden. Zum Teil liegt es an der Art des Futters: auf den kunstgedüngten Weiden fehlen wesentliche Kräuter. Auch war das Melken früher noch naturgemäß: Die Kühe wurden zuerst von ihren Kälbern gemolken, dann erst von Menschenhand. Heute erledigt das fast ausschließlich die Melkmaschine, obwohl sich immer wieder zeigt, daß die Berührung eines hochwertigen Lebensmittels mit Maschinen ungünstige Folgen hat – eine Tatsache, die gerade im Falle der Milchverarbeitung nur schwer auszuschalten ist. Die Mütter sollten aber immer wieder ihre Forderung nach einer preisgünstigen Rohmilch erheben. Übrigens hat es sich gezeigt, daß – nachdem die Tuberkulose in unseren Viehherden praktisch ausgerottet ist – der Furcht vor einer Übertragung der Rindertuberkulose durch Rohmilchverzehr jetzt der Boden entzogen ist und daß auch andere amtsärztliche Einwände gegen den Genuß roher Frischmilch durch die Entwicklung über-

Über die Milch

holt sind. Das, was mit unserer Milch in den Molkereien immer noch geschieht, obwohl auch dafür die früheren Gründe nicht mehr aktuell sind, das ist das Pasteurisieren, d.h. das Blitzerhitzen auf über 70° und mehr, wobei schon bei 55–60° das Milcheiweiß geschädigt wird; pasteurisierte Milch und daraus hergestellte Butter sind also in ihrem Ernährungswert gemindert. Das gilt natürlich in noch weit stärkerem Maße von der sterilisierten Milch, die längere Zeit über 100° erhitzt wird. Uperisieren, also ganz kurzes Erhitzen auf 140° und mehr, macht die Milch gänzlich unlebendig.

Die behördlichen Maßnahmen zur Milchverbesserung gehen übrigens an der Hauptfrage, nämlich der Fütterung der Tiere, noch vorbei. Viele Bauern wissen offenbar darüber genau Bescheid, denn überall da, wo ich die Dinge habe prüfen können, war es für den Tierhalter selbstverständlich, daß die Milch für seine eigenen Kinder von Kühen genommen wurde, die anders gefüttert wurden als die übrigen. Diejenige Milch ist am besten, die von Kühen mit Heu- oder Futterrübenfütterung von kunstdüngerfreien Böden stammt, während alles Kraft- oder Silofutter die Qualität der Milch herabsetzt. Auch zu viel Grünfutter von Weiden, denen die natürliche Vielfalt der Wiesenkräuter fehlt (wo z.B. durch Überdüngung der Löwenzahn einseitig überwiegt) ändert die Milchbeschaffenheit, und mancher Säugling bekommt davon Leibschmerzen.

Selbstverständlich kannte man schon immer die Zusammenhänge zwischen der Fütterung und der Milchqualität. So gab es im 6. Jahrhundert n.Chr. auf dem Mons lactarius, einem Berg zwischen Neapel und Sorrent gelegen, eine Milchheilstätte, die großes Ansehen hatte und von dem berühmten Arzt Galen eingerichtet worden war. Die Kühe bekamen bestimmte Kräuter zu fressen, die auf dem Berge angepflanzt waren. Heute ist das auch wieder bei den biologisch-dynamischen Landwirtschaftsbetrieben der Fall.

Vor dem ersten Weltkrieg fing man in der Schweiz an, die Almweiden mit Kunstdünger zu „düngen". Viele Wiesenkräuter verschwanden. Der Erfolg war, daß der Käse nicht mehr ordentlich geriet; und erst, als mit Kriegsausbruch die Kunstdüngerei aufhörte, wurden die Wiesen allmählich wieder vollwertig und der Käse wieder gut. Ein solches ungewolltes Massenexperiment widerlegt alle Behauptungen von „Fachleuten", die die Einwände der Ärzte gegen die Verwendung des Kunstdüngers beiseiteschieben wollen. Dieses Beispiel ließe sich beliebig vermehren. Jedenfalls kann nur eine Milch als wirklich vollwertig bezeichnet werden, die von einwandfrei ernährten Tieren stammt. Übrigens zeigen solche Erfahrungen mit der Tiermilch, daß auch die Frauenmilch in ihrer Güte von der Ernährung der Mutter abhängig ist, wie wir weiter vorn bereits dargestellt haben.

Eine lebendige Nahrung kann natürlich auch „verderben"; denn Pilze und Bakterien, die die Ursache des Verderbens sind, gedeihen gut in einem noch lebendigen Lebensmittel, wenn es nicht pfleglich behandelt wird. Milch muß daher vor jeder Verunreinigung geschützt werden, sowohl vom Produzenten als auch vom Verbraucher. Die Mutter sollte die Milch genau auf Sauberkeit, Geschmack und Haltbarkeit prüfen, bevor sie dem Kind die Nahrung fertigmacht. Auch sollte sie zum Säubern der Flaschen und Kochgefäße keine chemischen Spülmittel, sondern Kristallsoda verwenden. „Vorzugsmilch" und auch die heute übliche Tütenmilch brauchen nicht gekocht, sondern nur bis 80° erhitzt zu werden. Also den Topf absetzen, wenn die Milch „laut" wird. Vor allem keine Aluminiumgefäße verwenden! Das Kochen der „offenen Milch", wo häufig Ungewißheit über ihren Reinheitsgrad besteht, ist eine oft notwendige Maßnahme, vor allem im Sommer und in der Stadt, besonders in Haushalten ohne Kühlschrank. Diese Schädigung der lebendigen Sonnenkräfte in der Milch, die die Kuh auf der Weide direkt oder mit dem Futter aufnimmt und durch die Milch an uns weitergibt, kann man aber auch in der Stadt in gewisser Weise wieder gutmachen, indem man die Milch nach dem Abkochen zum Abkühlen – ehe sie in den Kühlschrank oder an einen kühlen Ort gebracht wird – in einer flachen Schale ans offene Fenster oder auf den Balkon stellt, allerdings nur bei sauberer Luft. Durch Versuche habe ich nachweisen können, daß sich die Milch dann in fünfzehn bis zwanzig Minuten mit „Lichtkräften" wieder auflädt. Man stellt die Milch dazu nicht direkt in die Sonnenstrahlung, sondern setzt sie nur dem zerstreuten Tageslicht aus. Dieses Aufladen vollzieht sich auch im Winter, selbst bei etwas dunstigem Himmel; ein weiterer Beweis für unser dauerndes Verbundensein mit den Kräften des Kosmos; das Wesentliche bei der Ernährung ist eben nicht der Nahrungsstoff selbst, sondern seine Eigenschaft als Träger von Lichtkräften. Viele unserer heutigen Nahrungsmittel sind aber durch unnatürliche Düngung nicht mehr fähig, genügend Lichtkräfte aufzunehmen und weiterzugeben; sie können noch unseren Magen füllen, uns aber nicht im eigentlichen Sinne ernähren, also: mit kosmischer Kraft versorgen.

Von der Wasserqualität

Immerhin ist aber die pasteurisierte Milch für unsere Kinder noch wesentlich wertvoller als Dosen- und Pulvermilch, allein schon weil letztere in einem „Trinkwasser" aufgelöst werden muß, das wir Erwachsenen in den meisten deutschen Städten nicht mehr trinken würden, das sogar zum Zähneputzen oft zu unappetitlich ist, meist nach Chlor schmeckt oder vom vielen Filtrieren dumpf und verkalkt ist. Es ist wirklich eine geradezu tragische Tatsache, daß unsere Kinder, unser angeblich wertvollster Besitz, mit diesem „Getränk" als tägliche Nahrung ihr Leben fristen müssen.

Wasser aus veralteten Bleirohren kann außerdem erhebliche Bleimengen enthalten. Davor kann man sich schützen, indem man das Wasser vor der Verwendung eine Weile laufen läßt.

Allerdings ist auch Mineralwasser für Säuglinge schädlich; was inzwischen einige Eltern erfahren mußten, die aus Fürsorge darauf ausgewichen waren. Mineralwässer haben einen zu hohen Gehalt an Mineralstoffen. Sogenanntes Tafelwasser ist ein Wassergemisch aus Trink- und Mineralwässern und deshalb für Säuglinge nicht geeignet. Nur wenn auf dem Etikett steht „geeignet zur Zubereitung von Säuglingsnahrung", kann solches Wasser verwendet werden (z. B. Bad Driburger, Caspar-Heinrich-Quelle, Niedernauer Römerquelle, die aber nur in wenigen Städten erhältlich sind).

226 *Die Ernährung des Säuglings*

Brunnen- oder Quellwasser ist sicher geeignet, es unterliegt aber keiner Kontrollpflicht und könnte also verunreinigt sein. Will man sich in einem bestimmten Fall Gewißheit verschaffen, wende man sich an das Institut Fresenius in Taunusstein, das Wasseranalysen durchführt (Näheres siehe Anhang).

Das Volvic-Wasser aus der Auvergne ist mineralarm und bundesweit verbreitet. Darauf kann ausgewichen werden.

Es ist anzunehmen, daß in Kürze die Trinkwasserfrage eine der wichtigsten Fragen der Erdbewohner wird und von uns allen entscheidende Schritte zu ihrer Lösung getan werden müssen.

Von der Trockenmilch

In der Großstadt ist die Versorgung mit guter Frischmilch vielfach ungenügend. Wo kein Kühlschrank vorhanden ist, wird im Sommer die Milch abends oft sauer, und die Mütter kommen in große Verlegenheit. Viele Familien sind nicht in der Lage, die leider sehr teure Vorzugsmilch zu kaufen, außerdem ist auch diese an heißen Tagen nur begrenzt haltbar. Daher läßt sich trotz aller Bedenken die Verwendung von Trockenmilch nicht ganz vermeiden.

Ohne Zweifel wird Trockenmilch in vielen Fällen aber auch da gebraucht, wo eine gute Frischmilch zur Verfügung steht, denn die technisch einfache Herstellung einer trinkfertigen Nahrung aus der Büchse kommt dem Hang nach Bequemlichkeit und Gedankenlosigkeit vieler Mütter sehr entgegen. Es gehört wahrhaftig nur noch ganz geringes Mitdenken dazu, eine solche Milchpulverlösung anzurühren.

Der Arzt aber, der die Absicht hat, den seiner Behandlung anvertrauten Kindern die bestmögliche Nahrung zu verordnen, darf seine Bedenken gegen eine unnötige Verwendung von Trockenmilch nicht verschweigen. Es wird ihm schwer, dieses aufgelöste Pulver mit dem Namen Milch zu bezeichnen, schon allein, weil ihr bei dem Trocknungsverfahren das von der Kuh gespendete, mit lebendigen Bildekräften erfüllte Wasser entzogen und durch unser

Von der Trockenmilch

gechlortes und weitgehend totes Leitungswasser ersetzt wird. Auf diesen Punkt muß immer wieder hingewiesen werden (siehe *Über die Milch* und *Von der Wasserqualität*).

Zwar hat sich bei der Untersuchung der verschiedenen Milcharten mittels der schon erwähnten Kupferchlorid-Kristallisationsmethode gezeigt, daß die Trockenmilch immer noch kraftvoller ist als Kondensmilch, doch läßt sich mit Sicherheit sagen, daß jede maschinelle Verarbeitung der Milch die in ihr enthaltenen lebendigen Aufbaukräfte schwer schädigt. Diese Untersuchungsergebnisse einer Methode, die eine wirkliche Qualitätsbeurteilung erlaubt, sind jedem ohne weiteres verständlich, der über die technischen Vorgänge bei der Herstellung der Pulvermilcharten orientiert ist.

Meist wird dabei der Säuregrad der Milch erhöht, und zum Ausgleich müssen wieder Alkalien als Entsäuerungsmittel zugesetzt werden. Die Fermente der Milch werden je nach dem angewandten Trocknungsverfahren stark vermindert oder ganz vernichtet. Von den Vitaminen behaupten die einzelnen Untersucher ganz Verschiedenes – man kann nur sagen: je nach ihrer Weltanschauung. Es gibt immer noch Vitaminforscher, die natürliche und künstliche Vitamine für völlig gleichwertig halten! Jedenfalls wird ein Zusatz, vor allem von künstlichem Vitamin C und D, für notwendig gehalten (siehe *Von den Vitaminen*).

Ursprünglich wurden die Trockenmilcharten für bestimmte Diätzwecke und für den Fall der gänzlichen Unmöglichkeit der Beschaffung von Frischmilch von der Industrie geschaffen. Die Verwendung von Pulvermilch als Dauerernährung für unsere Säuglinge blieb unserer heutigen Ahnungslosigkeit vorbehalten.

Die Tatsache, daß mit denaturierter Milch ernährte Kinder am Leben bleiben und sich sogar, wenigstens dem äußeren Schein nach, kräftig entwickeln, darf nicht ohne weiteres als Beweis für die ausreichende Qualität dieser Ernährungsweise angesehen werden; es zeigt sich dabei vielmehr zunächst nur, in welchem erstaunlichen Maße der menschliche Organismus Schäden einer fehlerhaften Ernährung auszugleichen vermag. Ein Urteil über den Ernährungswert von Nahrungsmitteln kann aber nur nach Ablauf von Jahren

228   *Die Ernährung des Säuglings*

gefällt werden. Auch mit bayerischem Bier bleiben die Kinder am
Leben, in Java, wie man mir berichtet hat, sogar mit Tabaksaft.
Niemand wird aber derartige „Ernährungsmethoden" als nachahmenswert bezeichnen. Die Erfahrung lehrt, daß mit Pulvermilch
„aufgezogene" Kinder frühentwickelt sind und ein schwaches und
anfälliges Verdauungssystem besitzen. Sie genügen dem heutigen
einseitigen Ernährungsziel oft durchaus, da sie robust und erdenfest
werden. Bei der Umstellung auf eine lebendige Nahrung, also eine
Kuhmilch-Getreide-Nahrung, zeigt sich aber die Labilität der
Verdauungsorgane schon früh; später fand ich auffallend häufig
Organschwächen im Verdauungssystem. Im Schulalter macht sich
immer mehr die Wachstumsbeschleunigung bemerkbar, die uns
schon bei so ernährten Säuglingen und Kleinkindern (siehe *Die
Flaschenernährung des Säuglings*) aufgefallen ist.

Regsamkeit des Geistes und genügend schöpferische Phantasie
lassen diese frühreifen Kinder oft vermissen. Es liegt das Phänomen
vor, daß solche Säuglingsnahrungen einseitig und primär die Entfaltung der Seelenkräfte begünstigen, während die Ichkräfte, auf deren
Anregung es hauptsächlich ankommen müßte, weniger entwickelt
werden.

Vom Weizenkorn zum weißen Mehl

Wir kommen jetzt zur Besprechung der Milchzusätze aus Getreide.

Das Weizenkorn besteht zum größten Teil aus dem sogenannten
Mehlkörper, dann aus der Schale und drittens aus der Keimanlage
oder dem Weizenkeim.

Jedes Korn stellt eine Ganzheit dar, eine Art geschlossenen
Organismus, aus dem man nicht Teile herausnehmen kann, ohne
daß das Ganze seinen Sinn und seinen Wert verliert.

Weil der Keim bitter schmeckt und leicht ranzig wird, wird er in
der Mühle maschinell entfernt, obgleich er das eigentlich Wertvolle
am Korn ist. Der Keim enthält nämlich eine große Anzahl wertvollster Mineralsalze, hochwertiges Eiweiß (Aleuronschicht), das zu

Vom Weizenkorn zum weißen Mehl

95% vom Menschen verdaut werden kann, Fett, darunter zu 50% die wichtige Linolsäure; Zuckerstoffe, Phosphatide (Lecithin), fast alle Vitamine, besonders das Nervenvitamin B_1–B_{12} und das so wichtige Vitamin E, Hormone (Wuchsstoffe), Enzyme, Spurenelemente (Kupfer, Mangan, Aluminium, Strontium, Barium und sämtliche Edelmetalle), Farbstoffe, Duftstoffe (gasartiger Getreidegeruch) und Aromastoffe.

Man kann also sagen, der Keimling ist ein Wirkstoffgefüge von umfassender Wirkungsbreite, ein ganzes Arsenal wichtigster Stoffe und Kräfte zur Anregung von Leben, Aufbau, Wachstum, Fortpflanzung, Kreislauf, Durchblutung, Nerven- und Muskelfunktion, Schutz und Regulation des ganzen Stoffwechselgeschehens.

Das alles geht dem Kuchen- und Weißbrotesser unwiederbringlich verloren; denn im weißen Mehl ist nichts mehr drin als der biologisch wenig wichtige Mehlkörper (Weizenstärke)! Die ganzen unentbehrlichen Bestandteile des Keims und der Randschichten des Korns aber kommen in die Kleie, die als Viehfutter sehr begehrt ist.

Auch die üblichen Weizenflocken, außer Vollkornflocken, und auch Puffweizen, Cornflakes, Grütze und Graupen enthalten alle diese Bestandteile nicht mehr. Es ist also weder Fanatismus noch eine Marotte, wenn der über diese Dinge orientierte Arzt vor der Verwendung von weißem Mehl in jeder Form warnt, sondern nur ein Appell an den gesunden Menschenverstand der Mütter und Hausfrauen.

Einem Magenkranken eine Magenschonkost aus solchem völlig entwertetem Weißmehl (Mehltypen 450 und 550, Weißbrot, Zwieback, Flocken usw.) zu geben, ist ein glatter Unsinn. Es ist im Gegenteil notwendig, Vollkornmehl zu verwenden, mindestens aber die Mehltypen 1050 und höher. Gesundheit, Heilung und Wiederherstellung der Kräfte, gesunde Entwicklung der Säuglinge und Kinder sind undenkbar und unmöglich aus einer Nahrung zu gewinnen, bei der der Mensch aus Genußsucht oder Gewinnstreben die Ganzheit des einzelnen Kornes gesprengt hat und lediglich einen Bestandteil, nämlich den Mehlkörper verwendet, der nur innerhalb der Ganzheit, also im Zusammenwirken mit dem Keimling überhaupt als Nahrung bezeichnet werden kann. Der Mehl-körper allein hat nämlich ohne den Keim nicht nur keinen wesentli-chen Nährwert, er ist sogar direkt gesundheitsschädlich.

Ganz entsprechend verhält es sich bei den anderen Getreidearten Roggen, Hafer, Gerste, Buchweizen, Mais und Reis.

Diese Erkenntnisse führten mich vor vielen Jahren schon zur Verordnung der Produkte aus Demeter-Mehl, die vor den best-behandelten sonstigen Vollkornerzeugnissen den tatsächlich einzigartigen Vorzug haben, daß sie nicht erst in der Mühle und bei der Weiterverarbeitung werterhaltend verarbeitet werden, sondern daß sie auf dem Acker unter einwandfreien Anbau- und Düngeme-thoden herangewachsen sind (siehe *Was sind Demeter-Nahrungs-mittel?*). So gibt es heute auch Reis- und Hirseschleim in Demeter-Qualität, die in der Schweiz seit vielen Jahren in der Kinderernäh-rung beliebt sind. Neu auf dem Markt sind die Thermogetreide, die durch einen Wärme- und Dämpfungsprozeß aufgeschlossen und stabilisiert worden sind. Sie sind leicht verdaulich, brauchen kür-zere Einweichzeit und sind sehr aromatisch. Die Sprießkorn-getreide, die von Demeter im Handel sind, sind eine spelzenfreie Züchtung und besonders kräftig.

Natürlich gibt es auch andere, durchaus empfehlenswerte Voll-kornprodukte für die Ernährung gesunder und kranker Kinder und Erwachsener.

Von der unterschiedlichen Wirkung der Getreidearten

Die verschiedenen Getreidearten sind in ihrer Wirkung auf den menschlichen Organismus deutlich unterscheidbar. So enthält der Hafer neben verhältnismäßig viel Eiweiß besonders viel Fett. Er ist die Hauptnahrung der Pferde, die er befeuert und hitzig macht. Auch der Stoffwechsel der Kinder wird durch Hafer angeregt und der ganze Organismus durchwärmt. Das vorherrschende Mineral des Hafers ist das Magnesium, dessen gute Wirkung auf die Zähne bekannt ist. Haferschleim wirkt meist anregend auf die Verdauung.

Von der unterschiedlichen Wirkung der Getreidearten 231

Weizen enthält besonders viel Kohlehydrate, sein Hauptmineralsalz ist der Kalk; seine Wirkung richtet sich daher besonders auf die Gestaltbildung. Gesunder Weizen ist harmonisierend und das bevorzugte Getreide des geistig tätigen Menschen.

Gerste enthält neben viel Eiweiß das so wichtige Mineral Kieselsäure in besonders großer Menge. Diese ist für den Aufbau des Nervensystems und der Sinnesorgane vor allen anderen Mineralien wichtig. Der Kieselprozeß stärkt das Bindegewebe und die Bandscheiben der Wirbelsäule. Die stofflichen Vorgänge im Muskel- und Nervensystem sind an den Zuckerprozeß gebunden, der in der Gerste besonders kräftig veranlagt ist. Hinzu kommt in den Randschichten des Korns der reiche Gehalt an Vitamin B. Man kann mit Gerstenschleim eine Aufbaudiät sogar für Magen- und Darmkranke durchführen. Er hat eine leicht stopfende Wirkung.

Der Roggen steht bezüglich seines Gehalts an Eiweiß, Fett und Kohlehydraten der Gerste nahe, aber er enthält als Mineral besonders das Kalium. Dies regt die Vitalität der Organe an, vor allem der Leber, die das kalireichste und im Stoffwechsel aktivste Organ ist. Neben der Kräftigung in den Gliedern vermittelt er auch Formkräfte, die vom Haupt ausstrahlen und Herz und Lunge stärken. Roggen ist bei weitem das beste Brotgetreide. Ähnliches gilt vom Dinkel, also dem Grünkern.

Früher erhielten Kinder viel Hirsebrei. Hirse regt die Kiesel- und Wärmebildung an, entfaltet seine Wirksamkeit in den Sinnesorganen und der Haut, macht beweglich und aufnahmebereit, und hat den höchsten Fluorgehalt. Das sollte man sich bei der Kariesverhütung zunutze machen. Auf Buchweizen kann in der Kindernahrung verzichtet werden.

Der Mais vermittelt als Nahrung dem Menschen eine gewisse Schwere im geistig-seelischen Bereich. Er macht irdischer. Reichlich Gewürze beigefügt, gleicht er den schwächeren Licht- und Wärmeprozeß aus. Wichtig ist die Maisnahrung bei Ernährungsstörungen mit Allergie gegen Klebereiweiß. Das Eiweiß von Mais ist in diesen Fällen verträglich.

232 *Die Ernährung des Säuglings*

Diese unterschiedliche Wirkungsweise unserer Getreidearten zeigt, daß es für das Kind wichtig ist, vielseitig ernährt zu werden (vergleiche auch das Buch von U. Renzenbrink: „Die Ernährung unserer Kinder". Näheres im Anhang).

In den Demeter-Kindernährmitteln hat man gerade aus diesem Grunde verschiedene Getreidearten gemischt, um eine in jeder Richtung genügende Anregung des Wachstums und der Entwicklung zu gewährleisten.

Leider sind die Demeter-Produkte nicht überall erhältlich. Man findet sie mittlerweile aber in allen Reform- und Bioläden (siehe Bezugsquellen im Anhang). Notfalls wähle man Getreideprodukte möglichst aus vollem Korn und vermeide die aus weißem, ausgemahlenem Mehl hergestellten.

Was sind Demeter-Nahrungsmittel?

Die Erkenntnis, daß die modernen Ackerbaumethoden zur Ernährung der sich dauernd vermehrenden Menschheit einseitig auf die Steigerung der Quantität der landwirtschaftlichen Erzeugnisse gerichtet sind, wobei deren Qualität in besorgniserregender Weise leidet, veranlaßte im Jahre 1924 eine größere Anzahl von Bauern, Landwirten und Gärtnern, sich von Rudolf Steiner Ratschläge für eine neue, gesundheitlich ausgerichtete Pflege von Bodenleben, Pflanze und Tier geben zu lassen. Daraus entstand die biologisch-dynamische Wirtschaftsweise, die durch besonders entwickelte Methoden den Naturdünger und die im Betrieb anfallenden Komposte pflegt. Dieses Verfahren führt zu einer gesteigerten Anregung der – wie wir weiter vorne sahen – bei allen Wachstumsvorgängen entscheidend mitwirkenden kosmischen Bildekräfte. Es wachsen dadurch Getreide, Gemüse und Früchte von höchster Qualität heran, deren gesundheits- und wachstumsfördernde Kraft sich den Ärzten, die diese Erzeugnisse seit Jahrzehnten verordnen, immer wieder erwiesen hat. Jeder aufmerksame Verbraucher vermag selbst schon am aromatischen Geschmack die besonders hohe Qualität festzustellen.

Was sind Demeter-Nahrungsmittel? 233

Leider gibt es noch zu wenig Höfe, die nach der biologisch-dynamischen Wirtschaftsweise arbeiten; deshalb kann der Bedarf an solchen Qualitätsprodukten nicht voll befriedigt werden.

Es gelang nun, Mühlenbesitzer, Bäcker, Rübensirup- und Obstsafthersteller zu gewinnen, die sich zur Anwendung qualitätsschonender Verarbeitungsmethoden verpflichteten; es fanden sich auch den Wert dieser Erzeugnisse schätzende Kaufleute und Reformhausbesitzer zu deren Weiterleitung an die Verbraucher.

Zur Kennzeichnung dieser überwachten Qualitätserzeugung schloß man sich 1927 zu einer Organisation zusammen und wählte den Namen der griechischen Göttin der Fruchtbarkeit und Landbauordnung „Demeter" als international verständliche Kennzeichnung. Das Besondere der Demeter-Produkte besteht also darin, daß von der Urproduktion auf dem Acker über die Weiterverarbeitung bis zum Verkauf an die Verbraucher keine chemischen Zusätze und keine unnötigen Verfahren, die den Gehalt an lebendigen Bildekräften verringern könnten, angewandt werden. Die ersten Landbaubetriebe dieser Art lagen in Schlesien. Sie sind ebenso wie andere große biologisch-dynamische Güter im Osten Deutschlands – vor dem zweiten Weltkrieg waren es etwa zweitausend größere und kleinere Betriebe – für uns verloren, so daß die in der Bundesrepublik vorhandenen Höfe den Bedarf an solchen Qualitätserzeugnissen nicht immer decken können.

Für die Verbraucher von Demeter-Erzeugnissen* ist es notwendig zu wissen, daß z. B. ein nicht chemisch behandeltes Brot, wie es das Demeter-Brot ist, natürlich auch bei Schimmelpilzen und Mäusen sehr „beliebt" ist; wenn es also angeschnitten ist, muß es so gepflegt werden, wie unsere Vorfahren ihr Brot selbstverständlich pflegten, am besten, indem man es mit der Schnittfläche nach unten in einem tiefen Steinguttopf aufbewahrt. Ebenso hält man die anderen Demeter-Erzeugnisse (Zwieback, Keks, Nudeln, Haferflocken, Getreide, Weizenflocken, Mehle und Backwaren und besonders die Kindernahrung) gut unter Verschluß; Demeter-

---

* Demeter-Erzeugnisse sind u. a. erhältlich in den Reformhäusern.

Produkte, wie Kartoffeln und Obst, die nur mit natürlichen Mitteln gegen Schädlinge geschützt werden, sind bei der Wintereinlagerung besonders widerstandsfähig. Interessant ist unter anderem auch, daß die Köpfe des Demeter-Kohls im Kochtopf nicht zusammenfallen, sondern ihre ursprüngliche Größe behalten; auch ist der Geruch des Kohls einwandfrei und seine blähende Wirkung relativ gering.

Die Ernährung mit Demeter-Kindernahrung

Nach meinen über vierzigjährigen Erfahrungen verbürgt die Säuglingsernährung mit Kuhmilch und Getreidezusätzen aus Demeter-Getreide das denkbar beste Gedeihen der Kinder. Sie nehmen diese Nahrung mit wahrer Lust, und ihre Entwicklung zeigt, daß der Ernährungserfolg dem der Muttermilch sehr nahe kommt. Der Vollwert der Demeter-Produkte widerlegt das Vorurteil, daß die Getreideschleimzusätze zur Verdünnung der Kuhmilch von nur untergeordneter Bedeutung seien; in der Tat ließ sich mit dieser Ernährungsmethode die Zahl der Verdauungsstörungen erheblich vermindern. Wenn dazu noch Kuhmilch in Demeter-Qualität zur Verfügung steht, dann ist gegenwärtig keine hochwertigere Kindernahrung denkbar. Alle Forderungen des Kinderarztes sind hier erfüllt.

Ihre Anwendung ist einfach; trotzdem muten die folgenden Ratschläge der jungen Mutter ein größeres Maß an Verantwortung und Denken zu als es bei den heute üblichen Säuglingsnahrungen verlangt wird; das aber ist gerade einer der Vorzüge dieser Ernährungsmethode; denn jede rechte Mutter will ja selbst etwas für ihr Kind leisten. In der Kinderpflege ist Automatisierung fehl am Platze.

Nehmen wir einmal den schlechtesten Fall an, daß die junge Mutter ihrem Kinde keinen Tropfen eigene Milch, also nicht einmal die besonders wichtige Vormilch, das Kolostrum, geben kann. Dann erhält das Neugeborene am ersten Tag nur einige Teelöffel leicht gesüßten Fencheltee.

Wenn absolute Stillunfähigkeit bei einer Wöchnerin zu Hause vorliegt, so sollte die Ernährung des Kindes vom zweiten Lebenstag an mit Demeter-Produkten auf jeden Fall mit dem Arzt besprochen werden. Bei Kindern unter dreitausend Gramm Geburtsgewicht und bei nicht besonders robusten Kindern ist es empfehlenswert, anstelle des Getreideschleims Demeter-Hafer- oder Demeter-Gersten- oder -Weizenflocken zu nehmen, wenigstens in den ersten vier Wochen. Vom vierten Monat ab geht man nach und nach vom Getreideschleim auf die Demeter-Kindernahrung über. Ein genauer Ernährungsplan folgt in den nächsten Kapiteln. Gelegentliche Einführungsschwierigkeiten beim Übergang von der Brust- oder einer künstlichen Säuglingsnahrung auf den Demeter-Getreideschleim kann man beheben, indem man anfänglich die Zuckermenge reduziert oder die Milch etwas mehr verdünnt. Keinesfalls bei einer reinen Haferschleimernährung verbleiben, denn Hafer macht auf die Dauer derb (siehe *Vollwertige Säuglingsernährung, Die Flaschenernährung im zweiten Lebensmonat* und *Die Flaschennahrung und ihre Herstellung*).

Die richtige Trinkmenge und die Zahl der Mahlzeiten

Normalerweise kann man dem Kinde so viel Nahrung geben, wie es mit vollem Appetit zu sich nimmt. Es ist erstaunlich, daß der Säugling bis auf fünf Gramm etwa die gleiche Menge trinkt, die er bei Vorhandensein von Muttermilch auch an der Brust getrunken hätte, wenn die Zusammensetzung der Flaschennahrung wirklich der Muttermilch angeglichen wurde. Bei den einzelnen Mahlzeiten braucht nicht genau die gleiche Menge getrunken zu werden; im Gegenteil, man soll hierin genau auf die Bedürfnisse jedes einzelnen Kindes achten. Tabellen geben also nur Anhaltspunkte und sind nicht als starre Vorschriften aufzufassen. Jedes ängstliche Festhalten an einem Schema ist bei der Bemessung der Trinkmenge ein Fehler. Das Kind darf solange trinken, bis Durst und Hunger gestillt sind, aber niemals länger. Sobald die Trinklust erkennbar befriedigt ist, nimmt man die Flasche weg, auch wenn das Kind

Die Ernährung des Säuglings

dann kurze Zeit weinen sollte. Solche Äußerungen von „Abschiedsschmerz" kommen nach meiner Beobachtung besonders bei Demeter-Nahrung vor, weil diese den Kindern so gut schmeckt.

Ganz anders ist die Sache aber bei der Zahl und den Zeiten der Mahlzeiten. Hier ist Regelmäßigkeit sinnvoll und notwendig. Eine Mutter, die Freude am Gedeihen ihres Kindes erleben will, sollte es täglich zu genau den gleichen Zeiten nähren. Gleichmäßigkeit der Abstände zwischen den Mahlzeiten ist eine Wohltat für den kleinen Organismus; sie ist gerade bei der künstlichen Ernährung erforderlich. Die Mutter weiß ganz genau, wann ihr Kind sich meldet; so erfolgt z.B. bei einem regelmäßig genährten Kind auf die Minute genau morgens um fünf Uhr zwanzig Minuten der erste Laut. Weint oder erwacht das Kind zu einer anderen Zeit als gewöhnlich, so kündigt sich meistens irgendeine Störung des Befindens an.

Die allgemeine Erfahrung hat gelehrt, daß die für die meisten Kinder in den ersten drei bis vier Monaten richtigen Termine der Mahlzeiten um sechs, zehn, vierzehn, achtzehn und zweiundzwanzig Uhr liegen. Das sind also fünf Mahlzeiten mit je vier Stunden Abstand. Um diese Zeiten zu erreichen, darf man ein Kind anfangs ohne Sorge behutsam aus dem Schlaf nehmen; in wenigen Tagen stellt es sich dann auf diesen Rhythmus ein. Natürlich ist nichts dagegen einzuwenden, daß ein Kind eine halbe Stunde früher oder später genährt wird, als die obigen Zeiten vorschreiben. Entscheidend ist nur, daß die Zeiten täglich übereinstimmen. Nach einigen Wochen kann der Rhythmus des Kindes sich ändern, dann kann man dem nachgeben, vorausgesetzt, daß keine Unordnung im Ablauf des täglichen Lebens eintritt.

Neuerdings kommt aus Amerika die Botschaft der „Selfdemand-Methode", nach der man den Säuglingen anfangs selbst die Wahl ihrer Mahlzeiten überläßt. Ich habe keine Bedenken gegen eine genaue Beobachtung des Eigenrhythmus des Kindes. Im Gegenteil, es zeigt sich ja immer wieder, daß schon unsere Neugeborenen sich in mancher Hinsicht anders als andere Gleichaltrige verhalten. Das Schema der allgemeinen üblichen Ernährungszeiten wird im Ein-

Die richtige Trinkmenge und die Zahl der Mahlzeiten 237

zelfall sogar eine Vergewaltigung der Bedürfnisse eines Kindes
bedeuten. Aber die Rücksicht auf die Freiheit eines Kindes darf
nicht in Willkür ausarten. Um wieviel Uhr das Kind zum Beispiel
morgens die erste Mahlzeit wünscht, ob um fünf Uhr zwanzig oder
um sechs, das ist seine Sache, es darf nur nicht jeden Tag zu anderer
Zeit sein, so daß die Pausen zwischen den Mahlzeiten täglich
wechseln. Wohl aber kann sich wie gesagt ein solcher Rhythmus
nach einiger Zeit ändern, wenn das Kind in seiner Entwicklung
fortgeschritten ist.

Wie ich bei der Brusternährung bereits dargestellt habe, kann
man in den ersten Lebenswochen dem Kinde ohne Bedenken eine
nächtliche Durststillung bewilligen, die es meist etwa um zwei Uhr
morgens fordert. Oft sind es nur einige Nächte, in denen das Kind
etwa vier Stunden nach der letzten Abendmahlzeit vor Durst
aufwacht und weint. Man soll es dann nicht längere Zeit weinen und
dursten lassen, sondern ihm ohne Bedenken zu trinken anbieten.
Richtig ist hierbei, daß man es mit nur wenig gesüßtem Tee zu
beruhigen versucht. Nach kurzer Zeit wird das Kind sich dann
angewöhnen durchzuschlafen, denn Tee „lohnt" ein ausgedehntes
nächtliches Geschrei nicht. Sollte sich der kleine Schreihals, nachdem er in der Nacht kurz trockengelegt wurde und dann zwanzig
bis fünfzig Gramm Tee getrunken hat, nicht beruhigen, so läßt sich
vermuten, daß die tägliche Gesamtnahrungsmenge nicht voll ausreicht. Man gibt dem Kind dann bei der 22-Uhr-Mahlzeit etwas
reichlicher zu trinken oder steigert eventuell das Angebot des
ganzen Tages. Bei zarteren Säuglingen, die zunächst größere Nah-
rungsmengen nicht vertragen, oder bei besonders kräftigen und
hungrigen Kindern kann man aber auch ohne Bedenken eine sechste
Mahlzeit einschieben. Man vermeidet dadurch das nächtliche Hun-
gergeschrei und schont die Nerven der Eltern. Nach kurzer Zeit
wird das Kind dann ganz von selbst die nächtliche Mahlzeit
verschlafen. Diese Fragen regeln sich meist in den ersten vier bis
sechs Wochen von selbst. Übrigens hat das Kind ein Anrecht
darauf, beim Aufwachen in der Nacht von den nassen oder gar
beschmutzten Windeln befreit zu werden.

Die Flaschennahrung und ihre Herstellung

Dabei handelt es sich um eine Halb- oder später um eine Zweidrittelmilch.

Das Prinzip der *Halbmilch* ist es, gleiche Mengen eines wäßrigen Getreideschleims mit der gleichen Menge Frischmilch unter Zusatz von Zucker zu vermischen, z. B. 100 g wenige Minuten mit Wasser (siehe *Über die Milch* und *Von der Wasserqualität*) gekochter Haferschleim werden mit 100 g Frischmilch unmittelbar nach dem Kochen des Schleims zusammengegeben. Die Vermischung bzw. Verdünnung der Kuhmilch mit wäßrigem Schleim ist erforderlich, weil diese mehr als doppelt so viel Eiweiß enthält wie die Muttermilch. Andererseits wird durch den Getreideschleim die durch die Verdünnung verminderte Nahrhaftigkeit wieder ausgeglichen. Diesem Gemisch wird dann bis zu 1 Teelöffel gewöhnlicher Zucker* zugesetzt. Man kann auf diese Weise die Tagesmenge herstellen und sie nach gründlichem Durchmischen in Flaschen abfüllen, die unter Verschluß bis zur nächsten Mahlzeit im Kühlschrank aufbewahrt werden.

Das Prinzip einer *Zweidrittelmilch* ist es demnach, ein Drittel eines wäßrigen Schleims mit zwei Drittel Frischmilch zu vermischen. Man wird z. B. nach Herstellung des Getreideschleims in der oben angegebenen Weise 50 g der Schleimmenge mit 100 g Frischmilch zusammengeben. Im übrigen kann man mit dem Süßen und Aufbewahren so verfahren, wie bei der Halbmilchzubereitung.

Wasser, Zucker und Kindernahrungspulver werden unter ständigem Rühren etwa zwei Minuten gekocht. Die Kochdauer kann bei Kindern, denen diese Nahrung anfangs noch zu „lebendig" oder zu „mächtig" ist, ohne weiteres erhöht werden. Die Nahrung ist gar, wenn ein würziger Geruch nach frischem Brot aufsteigt.

---

* Selbst Säuglinge können mit Demeter-Nahrung ganz ohne Zuckerzusatz ernährt werden, da diese Nahrung von ihnen sehr leicht in Zucker umgewandelt wird und sie schmackhaft ist. Besonders bei rachitisgefährdeten Kindern sollte man den Zuckerzusatz einschränken.

Die zur Herstellung des Schleims benötigte Trockenschleim-
menge (Haferschleim, Getreideschleim, Getreideflocken) ist auf
der entsprechenden Verpackung angegeben. Im Verlauf des zweiten Monats kann anstelle des Haferschleims Demeter-Getreideschleim, also ein Mehrkornschleim, angeboten werden. Wie oben
erwähnt, sollte zum Süßen der gewöhnliche Zucker verwendet
werden, das ist Rohr- bzw. Rübenzucker. Milchzucker und Traubenzucker sind nur auf Rat des Arztes zu verwenden. Milchzucker
hat eine abführende Wirkung. Auch sollte man die Unsitte des
Übersüßens vermeiden, die heutzutage von vielen Kinderärzten
veranlaßt wird (siehe *Über den Zucker*). Bis zum Ende des 1.
Lebensjahres soll die tägliche Zuckermenge nur bis maximal 50 g
gesteigert werden. Es ist besonders achtzugeben auf die vielseitigen
stark zuckerhaltigen Fruchtsäfte und Limonaden. Bis zu 1 Teelöffel
täglich kann der Zucker durch Honig ersetzt werden. Dieser sollte
aber nicht mit Milch und Schleim zusammen erhitzt werden.

Für die Fütterung selbst geht man in folgender Weise vor: Nach
gutem Durchschütteln erwärmt man das Fläschchen im Wasserbad,
also im sogenannten Wärmebecher, auf die richtige Trinktempera-
tur. Diese prüft die Mutter durch Anlegen des Fläschchens an das
eigene Augenlid oder dadurch, daß sie einen Tropfen auf den
Handrücken tropfen läßt; auf keinen Fall soll sie den Sauger in den
Mund nehmen und so probieren. Während der Mahlzeit muß die
Flasche mehrmals aufgewärmt werden, wenn bei zu langsamem
Trinken die Nahrung kalt geworden ist.

Die Flaschenernährung im ersten Lebensmonat

Das Kind versteht ja bereits nach wenigen Stunden des Lebens
durch Schmatzen, Fingerlutschen und Weinen seinen Durst zu
äußern. Es erhält am ersten Tag aber nur einige Teelöffel Fencheltee.

Vom zweiten Tag ab erhält es aus der Flasche fünfmal zwanzig
Gramm der Nahrung, die der Arzt mit der Mutter besprochen hat.
Für viele Kinder ist das die oben beschriebene Halbmilch. Für

240   *Die Ernährung des Säuglings*

andere ist diese Kost zu mächtig, sie erhalten eine Halbmilch aus Gersten- (siehe *Vollwertige Säuglingsernährung*), Reis- oder Haferschleim.

Am dritten Tag bietet man fünfmal fünfundzwanzig bis dreißig Gramm dieser Nahrung an.

Am vierten Tag reicht man fünfmal dreißig bis fünfunddreißig Gramm. Und so steigert man täglich um fünf bis zehn Gramm pro Flasche, so daß das Kind am zehnten Tag etwa fünfmal achtzig Gramm erhält.

Am Ende der zweiten Woche richtet man sich nach den für die Brusternährung angegebenen Trinkmengen (siehe das Kapitel *Die Trinkmengen*), wobei Ausnahmen etwa bei Früh- oder Mangelgeburten gemacht werden müssen. Diese Kinder brauchen individuell abgestimmte, mit dem Arzt besprochene Trinkmengen.

Die Flaschenernährung im zweiten Lebensmonat = Halbmilch

Nach Ablauf des ersten Monats gibt man dem Kinde in der Regel jetzt Halbmilch, die mit Demeter-Getreideschleim hergestellt ist. Es gedeiht dabei ganz vorzüglich. Der Schleim ist aus einem Gemisch verschiedener Getreidearten (Hafer, Weizen, Roggen) hergestellt und durch ein besonderes Verfahren in einen leichtverdaulichen Zustand gebracht, entsprechend der Muttermilch, die ja auch vom Säugling nur eine geringe Verdauungstätigkeit verlangt.

Die Flaschenernährung im dritten Lebensmonat

In diesem Monat kann man die Trinkmenge langsam steigern, sie sollte aber 800 g bei einem Kind mit durchschnittlichem Gewicht nicht übersteigen. Zur gleichen Zeit wird man anstelle der Halbmilchnahrung stufenweise (etwa in zweitägigem Abstand je eine Flasche) auf eine Zweidrittelmilchnahrung übergehen. Erzielt man mit einer Gesamtmenge unter 800 g einen guten Gewichtsanstieg, so ist das für das betreffende Kind eben auch ausreichend. Sollte die Gewichtszunahme aber nicht befriedigend sein, kann man am Ende des 3. Monats bereits zu der im 4. Monat vorgesehenen Nahrung übergehen.

Die Nahrung des Kindes am Ende des 3. Monats kann somit aus 4 oder 5 Flaschenmahlzeiten bestehen; hinzu kommen kleine Mengen Beikost (siehe auch *Die erste Beikost*). Dafür bewähren sich rohe Obstzubereitungen, vor allem geriebene Äpfel, außerdem Karottensaft und Wildfruchtelixiere (Preiselbeer-, Schlehen-, Ebereschen- und Hagebuttenelixiere). Zitronensaft setzt man, zur Vermeidung des Gerinnens der Milch, nur tropfenweise der kalten Flasche zu und schüttelt dabei gut um.

Die Flaschenernährung im vierten Lebensmonat

Mit dem Beginn des zweiten Vierteljahres gibt man dem Kind statt Getreideschleim die aus dem Vollkorngetreide hergestellte Demeter-Kindernahrung. Diesen Übergang sollte man ebenso schrittweise vollziehen, wie jede Änderung in der Nahrung nur langsam vollzogen werden soll. Zunächst ersetzt man also nur eine Flasche, zwei Tage darauf eine zweite, wieder zwei Tage später eine dritte Flasche, bis alle Getreideschleimflaschen durch Vollkornkindernahrung ausgetauscht sind.

Normal gedeihende Kinder nehmen im Verlaufe des 4. Monats in der Regel 4 Mahlzeiten und bekommen teilweise, wie oben erwähnt, feste Kost. Das Nahrungsangebot eines Tages sieht dann folgendermaßen aus: Morgens (6–7 Uhr) eine Zweidrittelmilchflasche mit Vollkornnahrung, mittags (11 Uhr) in steigender Menge Gemüse (Karotten, Demeter-Spinat); der Rest der Mahlzeit (200 g bei 4 Mahlzeiten) wird in Form der Zweidrittelmilch angeboten. Im Verlauf des Nachmittags (15 Uhr) bekommt der Säugling eine Obstbeikost in langsam steigender Menge und wiederum Zweidrittelnahrung als Ergänzung. Als Abendmahlzeit (18 Uhr) bietet man dem Kind die gleiche Nahrung wie morgens an oder man beginnt bereits mit der langsam steigernden Fütterung eines Zweidrittelmilchbreies.

242 *Die Ernährung des Säuglings*

Einen sogenannten Zweidrittelmilchbrei stellt man her, indem man ein Drittel der gewünschten Menge Wasser nimmt und unter Erhitzen kleine Mengen von Haferschleim, Demeter-Grieß oder Vollkornschleim einrührt, zwei Drittel Milch zugibt und bis zum leichten Andicken kocht. Leicht süßen mit Zucker oder Honig (letzteren erst nach Abkühlen zugeben).

Der Obstbrei

Für dieses Alter ist jetzt auch der Obstbrei angezeigt: ein Zwieback wird mit ein wenig Tee oder Fruchtsaft eingeweicht. Dazu kommen 5–6 Teelöffel geriebener (nicht im Mixgerät zerschlagener) Apfel, ein kleines Stück Banane oder – je nach Jahreszeit – auch frisches Obst oder Obstsaft von Himbeeren, Johannisbeeren, Brombeeren, reifen Birnen usw.; Orangensaft nur zur Zeit der Ernte. Gesüßt wird mit ein wenig Honig oder Zucker.

Wegen der heute üblichen giftigen Schädlingsbekämpfungs- und bestimmter Konservierungsmittel, mit denen auch frische Früchte behandelt werden, muß man bei der Auswahl des Obstes heutzutage sehr vorsichtig sein. Man wäscht das Obst zunächst zur Entfernung des lose auf der Schale sitzenden Konservierungsmittels. Am besten ist es, man hat Obst aus einem Garten, dessen Besitzer keine schädlichen Spritzmittel verwendet, sonst muß das meiste Obst sehr sorgfältig gewaschen werden.

Im allgemeinen muß gesagt werden: das Obst, das in unserem Klima wächst, ist für unsere Kinder am besten geeignet, denn es gibt ihnen die Stoffe und Kräfte, die sie in der Jahreszeit, in der das Obst gereift ist, gerade für ihr Wachstum brauchen.

Ein schorfiger deutscher Apfel ist übrigens meist wesentlich besser als das so vollendet „schön" aussehende Obst, das durch vierundzwanzig Spritzungen zwar kosmetisch aufgewertet, inhaltlich aber verdorben wurde.

Bananen sind leider nicht so wertvoll, wie es von der Reklame hingestellt wird. Die von der Natur so wundervoll verpackte Frucht verführt leicht zum Einkauf, aber wir essen ja Früchte deshalb, weil

Die Ernährung im fünften Lebensmonat 243

diese an der Sonne reifen und uns Sonnenkräfte spenden sollen. Dazu ist die grasgrün und ohne jede Sonnenreife gepflückte Banane nicht in der Lage; denn sie hat eine lange Schiffsreise und eine wenig schöne Notreifebehandlung hinter sich, bis sie mürbe und eßbar geworden ist. Anders ist das natürlich in den warmen Ländern, wo sie wächst. Aber dort wird der Boden schon seit einer Reihe von Jahren so stark mit Kunstdünger gedüngt, daß die Bananen auch für die Einheimischen vielfach nicht mehr bekömmlich sind. Die Bananen, die unsere Kinder hier essen, würde in den Ursprungsländern kein Affe fressen. Es gibt neuerdings aber auch Qualitätsbananen.

In der obstarmen Zeit können die Fruchtsäfte durch Fruchtelixiere ersetzt werden.

Die Ernährung im fünften Lebensmonat

Für dieses Lebensalter bleiben die Milchmahlzeiten unverändert wie im Vormonat, denn um fünfzehn Uhr erhält das Kind eine Obstbreimahlzeit aus zwei Zwiebäcken, die mit Apfelbrei oder anderem Obst eingeweiht werden, also ähnlich wie im vorigen Monat, vormittags wird die Gemüsemahlzeit zur vollen Mahlzeit ausgedehnt.

Denjenigen, die es ablehnen, kann man Gemüse mit Obst vermischt anbieten. Man braucht bei dieser Mahlzeit keine Überfütterung zu befürchten; kaum ein Kind ißt dabei mehr als acht bis zehn Eßlöffel Gemüse und Obst zusammengerechnet. Dem gedämpften Gemüse sollten besonders im Winter und im Frühjahr immer mehrere Eßlöffel roher Gemüsepreßsaft beigefügt werden. Sollte dieser mit einem Mixgerät hergestellt werden, verwende man nur die niedrigste Tourenzahl (siehe *Werden die Vitamine durch Mixgeräte zerstört?*), um die Zerstörung der Vitamine und Lebenskräfte zu verhindern. Eine so zubereitete Speise sollte gleich nach Fertigstellung gefüttert werden.

Die meisten Kinder haben in diesem Alter vier Mahlzeiten, so daß die letzte Mahlzeit auf zwanzig Uhr oder noch früher vorver-

244   *Die Ernährung des Säuglings*

legt werden kann. Der dadurch verlängerte Nachtschlaf ersetzt
einen Teil der Nahrung; man braucht daher die Trinkmenge nur um
20 bis 30 g pro Flasche zu erhöhen.

Oft schläft jetzt das Kind auch bereits morgens länger, was für
die Mutter eine erhebliche Entlastung bedeutet. Natürlich richtet
man sich dann nach dem Eigenrhythmus des Kindes und gibt ihm
die erste Mahlzeit, nachdem es von selbst aufgewacht ist. Aber man
achte doch darauf, daß dieser Zeitpunkt sich möglichst nicht jeden
Tag ändert. Regelmäßigkeit in den Zeiten der Nahrungsaufnahme
ist nicht nur für den Stoffwechsel notwendig, sondern prägt sich
dem Wesen des Kindes als Bedürfnis nach Regel und Ordnung ein.

Dieser Rat ist in unserer Zeit besonders beachtenswert, denn die
meisten Menschen leben heute ohne Rhythmus, weil der Sinn dafür
abgestorben ist, oder die Lebensumstände eine zeitliche Ordnung
nicht zulassen. Auf junge Menschen und vor allem auf Säuglinge
wirkt aber zeitliche Unordnung oft geradezu verheerend.

Die Ernährung im sechsten bis neunten Lebensmonat

In dieser Zeit braucht das Kind immer mehr feste Kost. Man gibt
nur noch zwei reine Milchmahlzeiten; zwei Flaschen bzw. ab dem
achten Monat eine Flasche am Morgen und einen Milchbrei am
Abend. Im Verlauf des achten Monats wird man von der Zweidrittelmilch auf Vollmilch übergehen. Inzwischen füttert man dazu
eine ganze Gemüsemahlzeit und einen ganzen Zwieback-Obst-
Brei. Die Menge der Mahlzeit umfaßt rund 200 g. Das Gemüse wird
jetzt angereichert durch Getreideprodukte (Flocken, Demeter-
Vollkornnahrung), etwas Butter oder nicht erhitztes Öl und eventuell etwas Zucker.

Nebenher kann man besonders in der heißen Jahreszeit, dem
Kind, wenn es Durst hat, ruhig dünnen Fenchel-, Kamillen- oder
Schafgarbentee geben.

Beim Gemüse gibt es in diesem Alter durch Karotten, Demeter-
Spinat (siehe *Allgemeine Regeln für die Ernährung*), Kochsalat,
zarte Kohlrabi, Blumenkohl, Schwarzwurzeln und rote Beete

Die Ernährung des Kindes im zehnten bis zwölften Monat 245

schon sehr viel Abwechslung. Bei der Auswahl der Beikost soll man sich weniger nach einem allgemein gültigen Schema als nach den Bedürfnissen jedes einzelnen Kindes richten. (Näheres darüber im Kapitel *Besondere Gesichtspunkte für die Auswahl der Beikost.*) Man kann das Kind jetzt bereits an einer Rinde Vollkornbrot kauen lassen.

Die Ernährung des Kindes im zehnten bis zwölften Monat

Mit etwa neun Monaten haben viele Kinder bereits zwei oder mehr Zähne; gleichgültig aber, ob schon Zähne da sind oder nicht, ist jetzt die Zeit des Kauenlernens gekommen.

Sind die Kiefer durch das Zahnen stark gereizt, so wird man etwas warten, sonst aber gibt man dem Kinde kleine Würfel Brot mit Butter und Honig oder guter Marmelade in den Mund. Vor allem ist die Nachmittagsmahlzeit geeignet, dem Kind ausreichende Gelegenheit zum Kauen zu bieten. Dafür kann man ihm das feste Ende eines Brotes geben, das kauend und saugend genossen wird. Man setzt es auf das hochgeklappte Säuglingsstühlchen und läßt es so am Familiennachmittagskaffeetisch teilnehmen. Da es dabei die Eßgewohnheiten seiner Umgebung gerne nachahmt, muß man also jetzt bereits sehr darauf achten, dem Kinde keine schlechten Gewohnheiten vorzuleben.

Es hat sich gezeigt, daß die Ausbildung der Kiefer und die Erhaltung guter Zähne ganz vorwiegend von ausreichendem Kauen abhängt. Man sollte daher in diesem Alter beginnen, auf gutes Kauen zu achten und während der ganzen Jugendzeit den Kindern täglich ein dickes Stück altbackenes, hartes Vollkornbrot geben, an dem sie eine tüchtige Kauarbeit zu leisten haben.

Die Milch kann man in dieser Zeit unverdünnt geben, besser bekömmlich ist sie aber mit etwa einem Fünftel gutem Malzkaffee verdünnt (möglichst Demeter- oder Kathreiner-Malzkaffee). Die Tagesmilchmenge beträgt 500 g einschließlich anderer Milchprodukte.

246   *Die Ernährung des Säuglings*

Natürlich kann das Kind jetzt auch zu anderen Mahlzeiten bei Tisch sitzen, nur darf es auf keinen Fall schon an der eiweißreichen Kost der Erwachsenen teilnehmen. Wenn das Kind erst auf den Geschmack von Eiern und Fleisch oder Wurst gebracht worden ist, verweigert es bald die seinem Alter entsprechende Kost.

Ein gutes Gericht, vor allem als Nachtessen, ist der Quark, den man mit etwas Milch verdünnt. Man kann ihm die oben genannten Arten von Obst zusetzen, die die Jahreszeit bringt. Leider ist auch der Sahneschichtquark häufig nicht mehr naturrein, sondern schichtweise gefärbt, so daß man besser einfachen Quark (Magerstufe) kauft. Diese Speise soll aber nicht täglich, sondern in Abwechslung mit Grieß- oder Zwiebackbrei gegeben werden (möglichst Demeter-Grieß aus Gerste, Weizen, Hafer, Mais oder Zwieback). Die Menge kann 200 bis 300 g betragen. Das Kind soll gut satt werden.

Allgemeine Regeln für die Ernährung

Da jedes Kind nach seinen besonderen Bedürfnissen ernährt werden soll, können die angegebenen Zahlen nur Anhaltswerte sein. Die Mutter muß lernen, auf die Bedürfnisse ihres Kindes einzugehen, ohne grobe Fehler zu machen. Daher ist es notwendig, ihr eine allgemeine Richtschnur, wie es diese Angaben sind, zu geben. Hält sie erhebliche Abweichungen für notwendig, so muß sie einen erfahrenen Arzt zu Rate ziehen. Wenn aber das Kind strahlend guter Laune und voller Tätigkeitsdrang ist, wenn das Gewicht zwischen zwanzig und dreißig Gramm täglich ansteigt, die Verdauung in Ordnung ist und der Schlaf ausreichend und ruhig verläuft, dann sind dies Zeichen für die Richtigkeit der Kost.

Das Kind bedarf in den ersten zwei Lebensmonaten an täglicher Trinkmenge etwa ein Sechstel seines Körpergewichts. Dieses Verhältnis verändert sich im Laufe der Monate und beträgt gegen Ende des ersten Jahres nur noch etwa ein Zehntel des Körpergewichtes.

Die Kochzeiten der Demeter-Produkte sollten möglichst kurz sein. Man merkt es an dem wunderbaren Brotgeruch, wann die

Allgemeine Regeln für die Ernährung 247

Nahrung gar ist. Schwächere Kinder brauchen im allgemeinen längere Kochzeit. Bei zunehmender Kräftigung und höherem Alter kann man dem Kind aber mehr eigene Verdauungstätigkeit zumuten. Das Kochen bedeutet ja „Verdauen" und nimmt dem Kind Arbeit ab. Die kleinköpfigen, im Verdauungssystem schwächeren Kinder brauchen im allgemeinen längere Kochzeiten für ihre Nahrung, also sieben bis acht Minuten; die im Stoffwechsel kräftigeren Kinder, meist die großköpfigen, nur drei oder vier Minuten. Bei den zuletzt erwähnten Kindern ist es gut, wenn man ihren Verdauungsorganen genügend Arbeit gibt.

Die Verwendung von Zucker soll nicht übertrieben werden. Allerdings braucht das Kind Zucker zu einer guten Gewichtszunahme. Die Qualität des Zuckers ist von großer Wichtigkeit, aber es gibt keinen vollwertigen Zucker. Vom vierten Monat an empfiehlt sich die Verwendung von Bienenhonig in kleinen Mengen als teilweiser Ersatz des Zuckers. Man löst eine Teelöffelspitze voll Honig im Fläschchen auf und schmeckt ab. Aber nur reiner Honig kommt in Frage, kein gekochter Überseehonig (sogenannter Hotelhonig), der zwar wunderbar klar aussieht, dessen Aufbaukraft aber vermindert ist (siehe *Honig* und *Über den Zucker*). Honig nie über 40° erwärmen!

Biete deinem Kind nie mehr an, als es mit gutem Appetit trinkt. Bei Kindern mit wenig Eßlust liegt entweder eine Magen- oder Leberschwäche vor (dann wird der Schaden schlimmer, wenn es zu viel zu sich nimmt) oder das Kind braucht weniger als andere, was an seinem guten Gewichtsanstieg und der guten Laune zu erkennen ist. Oberste Regel bei appetitschwachen Kindern ist: niemals gewaltsam zum Essen verleiten, eine oder mehrere Mahlzeiten ausfallen lassen. Milch abrahmen! Also, die Verdauungsorgane einige Tage schonen, damit sie sich erholen können. Aber nicht vergessen, dem Kind Fenchel- oder Kamillentee immer wieder anzubieten. Oft liegt die geringe Eßlust schon beim jungen Säugling an einer Blutarmut oder an fehlendem Magensaft. Auch beginnende oder vorhandene Krankheiten, z.B. eine Mittelohrentzündung oder ein Blasenkatarrh, rufen Appetitlosigkeit hervor. Bei einem

248   *Die Ernährung des Säuglings*

solchen Verdacht kann eine Fiebermessung zur Klärung der Diagnose beitragen, die man dem Arzt überlassen sollte (siehe auch *Appetitlosigkeit*).

Man kann Kindern, die sich anfangs gegen alles Neue in der Nahrung sträuben, ruhig zureden und ihnen das neue Gericht mit Worten und Gesten als besonders gut und schmackhaft darstellen. Aber es ist falsch, es etwa durch Spielsachen oder Radio ablenken zu wollen. Manche Kinder nehmen anfangs nur dann Gemüse oder auch Obst, wenn sie zusätzlich gesüßt sind. Dieses Zugeständnis sollte man durchaus machen; spätestens im Alter von fünf oder sechs Monaten verringert man aber die Zuckerzugabe und hört schließlich ganz damit auf.

Kunstgedüngter Spinat ist wegen seines hohen Gehalts an Oxalsäure und Nitrat (Salpeter), das sich leicht in das Blutgift Nitrit verwandelt, für Säuglinge gefährlich. Darum Vorsicht mit kunstgedüngtem Spinat! Nie aufwärmen! Reste unbedingt beseitigen! Zu empfehlen ist dagegen biodynamischer Spinat, da er nicht mit Kunstdünger behandelt wird.

Fleisch und Eier sind bei kleinen Kindern durchaus entbehrlich. Wenn man mehrmals in der Woche Quark gibt, kann kein Mangel an Eiweiß eintreten, da ja die Milch sehr eiweißreich ist. In ganz seltenen Fällen kann es richtig sein, einem Kind gegen Ende des ersten Lebensjahres ab und zu ein halbes Eigelb zu geben, aber nur, wenn es von einem frisch gelegten Ei stammt. Fleisch- und Kalbsknochenbrühe (Brühgrieß) sind nicht unbedingt notwendig. Bei Verwendung der Demeter-Produkte oder anderer gleichwertiger Vollkornerzeugnisse ist die Sorge einer nicht vollwertigen Nahrung gegenstandslos.

Ein Kind, das regelmäßig Fleisch und Eier bekommt, verliert seine kindlichen Eßinstinkte und wird viel zu früh reif. Das Vorbild, das wir in dieser Hinsicht an der Ernährung der amerikanischen Kinder haben, ist in keiner Weise überzeugend, im Gegenteil, es bewahrt uns vor der Nachahmung amerikanischer Methoden. Das Ziel unserer Ernährung ist ein völlig anderes. Auch in Amerika gibt es Ansätze zur Besserung der dort üblichen Ernährungsweise,

Allgemeine Regeln für die Ernährung 249

aber die Verhältnisse liegen dort noch sehr viel schwieriger als bei uns. Bei der Verwendung von Eiern im Kindesalter sollte zunächst einmal daran gedacht werden, daß die Eier in der Natur nicht als Nahrung, sondern zur Erzeugung von Nachkommenschaft bestimmt sind. Daher enthalten sie alle Stoffe und Kräfte zur Erfüllung dieser Bestimmung, das heißt aber, daß sie auch die Sexualität anregen. Erst in zweiter Linie sollte man an den hohen Nährwert frischer Eier denken. Die Eiweißstoffe im Ei sind so konzentriert, daß zu ihrer Verarbeitung ein voll ausgebildetes Verdauungssystem gehört, das beim Kind zunächst nicht vorhanden ist. Mute ich dem jungen Kinde aber trotzdem eine solche Verdauungsarbeit zu, so treibe ich seine Verdauungsorgane in eine übereilte Entwicklung hinein. Wieder tue ich damit etwas, was ich vermeiden sollte: ich überstürze die kindliche Entwicklung. Man soll sich nur nicht wundern, wenn Kinder nach regelmäßigem, reichlichem Genuß von Eiern eine verfrühte oder erschwerte Pubertät mit allen ihren unangenehmen Begleiterscheinungen erleben. Natürlich kann man ausnahmsweise dem Kinde mal ein Eigelb an die Speisen tun. Der Eiweißbedarf läßt sich aber mit dem Milcheiweiß und dem Quark vollkommen decken. Übrigens glaubten eine Zeitlang manche Eltern, sie müßten ihren Kindern Glutaminsäuretabletten geben, um den Verstand anzuregen. Das war eine große Modetorheit, denn in einem halben Liter Milch ist weitaus genügend beste Glutaminsäure enthalten.

Eine besondere Besprechung verdient die Frage der Kartoffeln als Kleinkinderspeise. Dazu muß man wissen, daß unsere heutigen Kartoffelsorten eigentlich ohne Ausnahme in Degeneration begriffen sind. Infolgedessen ist die Kartoffel als Kindernahrung nicht mehr ohne weiteres zu empfehlen. Wir selbst spüren ja nach einer reichlichen Kartoffelmahlzeit, daß unser Gehirn dumpf ist und nicht recht arbeiten will. Somit ist der vorwiegende Kartoffelgenuß für die Gehirnentwicklung der Kinder nicht günstig. Es ist richtiger, statt dessen ungeschälten und unpolierten Reis, sogenannten Naturreis, zu geben. Auch Hirse ist gut (mit dreifacher Menge Wasser garkochen, mit Frugola würzen) und Thermogrützen aus verschiedenen Getreidearten. Trotz dieser Bedenken wird man es heute kaum fertigbringen, ein Kind ganz ohne Kartoffeln zu ernähren. Möglichst aber sollte man Kindern keine Kartoffeln als Abendessen geben – ganz gleich, in welcher Zubereitung –, besonders nicht in gebratenem Zustand.

Es bedarf wohl keiner besonderen Erwähnung, daß jeglicher Genuß von Kaffee, Tee sowie alkoholischen Getränken vom ärztlichen Standpunkt aus streng verboten ist, und zwar bis zum Abschluß der Entwicklungsjahre. Diesem Verbot liegt nicht Fanatismus zugrunde, sondern allgemein anerkannte ärztliche Erfahrung. Dasselbe gilt selbstverständlich für sämtliche Cola-Getränke.

Vor der unbedenklichen Gabe sogenannter „Kindertees" muß auch vom zahnmedizinischen Standpunkt aus gewarnt werden. Da diese Tees fast nur aus Zucker bestehen und den Kindern vorwiegend zum Einschlafen gegeben werden, sind sie nicht selten schuld an der frühzeitigen Zerstörung der vorderen Milchzähne.

3. Milchfreie Säuglingsernährung

Noch immer wird in Lehrbüchern über Kinderernährung das Dogma vertreten, Säuglinge könnten nicht ohne bestimmte, nur in tierischen Produkten wie Milch, Fleisch oder Eiern vorhandene Eiweißarten ernährt werden; demzufolge gibt man sogar schon jungen Säuglingen Eigelb oder Fleischpüree. Diese Behauptungen sind wohl rein theoretischen Erwägungen entsprungen; denn die praktische Erfahrung zahlreicher Ernährungsfachleute beweist das Gegenteil. Ungezählte Kinder sind gediehen, ohne jemals Milch, Ei oder Fleisch als Nahrung erhalten zu haben. Man muß es eben nur richtig machen, dann siegt die Praxis über die Theorie.

Man könnte behaupten, diese Frage der milchfreien Säuglingsernährung sei völlig unwichtig. Die Mutter aber, deren Kinder eine Überempfindlichkeit gegen Kuhmilch haben (Milchallergie) und die selbst nicht ausreichend stillen kann, steht vor einem nicht ganz einfachen Ernährungsproblem, besonders wenn ihr der Arzt sagt, es gäbe nur den Ausweg der so frühzeitigen Verwendung von Ei

3. Milchfreie Säuglingsernährung 251

und Fleisch. Frauen mit noch unverdorbenen Instinkten oder mit genügenden Erkenntnissen vom Wesen der Kinderernährung wehren sich aber mit vollem Recht gegen ein solches Dogma.

Hier muß ich eine Einfügung machen. Auf meine Veranlassung hat die Weleda A.G. aus Kuhmilch ein potenziertes (homöopathisch verdünntes) Mittel hergestellt, das Ärzten zur Verfügung steht, mit dem die Milchallergie überwunden wird, oft mit einer einzigen Gabe von wenigen Tropfen, – vorausgesetzt, daß es sich um eine echte Milchüberempfindlichkeit handelt. Bei Kuhmilchallergie wird das Mittel aus Kuhmilch, bei Muttermilchallergie aus der Milch einer selbst stark allergischen Mutter hergestellt. Das Milchekzem (Milchschorf) solcher Kinder beginnt meist am Tage der Einnahme der Tropfen zu heilen, und die Haut zeigt nie mehr ekzematische Erscheinungen. Dieser Erfolg tritt sogar auch dann ein, wenn nicht gleichzeitig auf eine milchfreie Ernährung umgestellt wird; jedoch gibt es auch Kinder, denen auf diese Weise nicht geholfen werden kann.

Bircher, der hochverdiente Ernährungsreformer, zeigte, daß man bereits wenige Tage alte Kinder mit Mandelmilch ernähren kann, die übrigens auch von Rudolf Steiner als vollwertiger Milchersatz empfohlen wurde. Diese Mandelmilch selbst herzustellen ist gar nicht so schwer. Man nimmt 1½ Eßlöffel Mandeln und probiert, ob keine bittere Mandel dabei ist, indem man von jeder ein kleines Stückchen abbeißt. Dann werden die Mandeln gebrüht, geschält und feingemahlen, anschließend mit einem Porzellanmörser zerrieben. Jetzt gibt man tropfenweise 150 ccm Wasser dazu und passiert das Gemisch durch ein Teesieb. Die Reste werden nochmals gemörsert und passiert. Dann wird entsprechend gesüßt. Man kann zur Zubereitung der Mandelmilch aber auch das Mandelmus der Firma Granovita verwenden (siehe Kuhmilchfreie Mandelmilch, im Anhang).

Wahlweise wird man sich auch mit einer Sojabohnennahrung („Sojakraft" aus Reformhaus und Apotheke) helfen können. Sie ist übrigens auch von guter Wirkung, wenn es gilt, die oft so hart-

252   *Die Ernährung des Säuglings*

näckige kindliche Blasen- und Nierenbeckenentzündung (Coli-Infektion) zur Ausheilung zu bringen. Sie macht den sauren Urin alkalisch, was oft ohne zusätzliches Medikament zur Heilung führt.

X. Das Kleinkind

Erzieherische Grundlagen

Im Kleinkindesalter darf man von Verboten nicht viel erwarten. Sie dringen in ein Ohr hinein, um beim anderen wieder herauszukommen. Hier liegt es an der Konsequenz und am Tonfall, mit denen das Kind in seine Grenzen gewiesen wird, und es zeigt sich hier noch mehr, wer pädagogisch richtig handeln kann und wer nicht. Ein guter Erzieher wird in diesem Alter nicht mit vielen Geboten oder gar Verboten arbeiten, er wird vielmehr die Aufmerksamkeit des Kindes auf andere Dinge zu lenken versuchen. Aber selbst ein Kind von eineinhalb Jahren ist schon durchaus in der Lage zu begreifen, was schmutzig oder heiß ist und deshalb nicht angefaßt werden darf. Man kann ihm jedoch nicht jede böse Erfahrung ersparen, muß nur dafür sorgen, daß es keinen ernstlichen Schaden erleidet.

Eine der allerwichtigsten Grundlagen für jede erzieherische und pflegerische Maßnahme Kindern gegenüber ist: alle Unsicherheit und Ängstlichkeit zu vermeiden. Dem gesunden Kind werden sie lästig und reizen zu Trotzhandlungen, und bei einer solchen inneren Haltung erreicht der Erzieher nichts. Für das kranke Kind aber bedeuten sie eine außerordentliche Belastung, die jeden Heilungsprozeß stört und in Frage stellt.

Das Kind braucht vom ersten Tage an die vorgelebte Ordnung und einen sicheren Halt. Da es in diesem Alter ganz der Nachahmung lebt, überträgt sich die gesamte Umwelt auf das Kind, wie man bald an manch köstlichen und überraschenden Erlebnissen sehen kann.

Zum richtigen Nachahmen leitet man das Kind durch geduldige Wiederholungen an. Kinder lieben Wiederholungen. Sie erleichtern ihnen das Zurechtfinden und Heimischfühlen in der für sie so fremden Welt. Jeder kennt die mit so viel Trotz und Tränen verteidigten Einschlafrituale. Daher sollte sich der Erzieher immer gründlich überlegen, was er als Ritual gestatten kann bzw. wo die

Grenzen seiner Geduld erreicht sind, und zwar nicht täglich neu, sondern ein für alle mal.

Eine große Gefahr liegt darin, daß der Erzieher zu früh „aufgibt", d. h. aus Ungeduld oder Zeitmangel nachgibt und so ständig den kleinen Launen des Kindes unterliegt. Da das Kind aber die Grenze sucht, weil es sie zu seiner Orientierung braucht, ist ihm mit Nachgeben keineswegs geholfen. So kommt es zu ständigen „Grenzkonflikten", die den liebevollen Umgang mit dem Kind belasten und durch ruhige Konsequenz hätten vermieden werden können.

Im sogenannten „Trotzalter" gelten dann andere Regeln. Jetzt sucht das Kind den Konflikt, um an ihm seinen Willen zu entwickeln. Jeder banale Wunsch der Eltern kann einen ernsthaften Streit auslösen. Da sollte sich der Erwachsene gut darüber klar werden, was ihm so wichtig ist, daß er es notfalls mit Gewalt durchsetzen will und was nicht. Hilfreich wird es sein, dem Kind in dieser Phase viele kleine Entscheidungsfreiräume zu schaffen, z. B. ob es die blauen oder die roten Strümpfe anziehen will (niemals das Strümpfeanziehen selbst zur Diskussion stellen, denn das kann gravierende gesundheitliche Folgen haben), ob es seine Milch heute aus dem Becher oder aus der Tasse trinkt oder ob die Puppe oder der Teddybär mit ins Bett kommen sollen. So kann man dem Kind viele Gelegenheiten verschaffen, seine Wünsche zu artikulieren und seinen Willen zu üben, ohne daß es ständig zu ernsthaften Auseinandersetzungen kommt. Denn das Austragen von Konflikten zwischen so ungleichen Partnern hat große Nachteile für beide Seiten. Gibt der Erzieher ständig nach, so verliert das Kind auf die Dauer jede Orientierungsrichtlinie und vor allem jede Achtung vor ihm. Wie soll es jemanden nachahmen wollen, der so viel größer und stärker ist, sich aber nach dem Kleineren, Schwächeren richtet? Der Erzieher dagegen wird einen Groll auf das Kind entwickeln, weil er sich tyrannisiert fühlt.

Ist im anderen Fall das Kind immer der Unterlegene, wird es sich bald unverstanden und ungeliebt fühlen, seine Neugier auf die Welt und das eigene Ich werden verkümmern, bald wird ihm der Mut zu jeglichen Entdeckungen fehlen. Der Erzieher kann sich bei diesem Zustand nur wohlbefinden, wenn ihm die Probleme seines Schützlings gleichgültig sind.

So werden die Eltern vernünftigerweise ihre Gebote so formulieren, daß sie sie ohne großen Zwang durchsetzen können, z. B. kann man relativ leicht erreichen, daß ein Kind beim Essen ruhig mit am Tisch sitzt, man wird es aber gegen seinen Willen nicht dazu bringen können zu essen. Genauso ist es mit dem Schlafen: man kann verlangen, daß ein Kind zur Schlafenszeit in seinem Zimmer bleibt, man kann aber – ohne Schläge – selten erreichen, daß es auch wirklich schläft.

Selbstverständlich muß man sich selbst auch diszipliniert verhalten. Besonders bei Tisch prägen sich viele Verhaltensgewohnheiten und Unsitten ein. So wird man schwer ein Kind dazu bringen können, ruhig zu essen, wenn man selbst ständig aufspringt, hin- und herläuft und damit Unruhe verbreitet. Oft will das Kind aber auch durch Unarten nur auf sich aufmerksam machen und braucht statt Schelte oder Strafe lediglich etwas mehr Zuwendung.

Die Berufstätigkeit der Mutter

Es gibt Berufe, bei denen nicht nur der Ehemann, sondern auch die Frau stärkstens miteingespannt ist, z. B. bei Geschäftsleuten oder Diplomaten. Bei letzteren treffen zwei Gefährdungen einer gesunden Entwicklung der Kinder zusammen, einmal die gesellschaftliche Inanspruchnahme der Eltern, besonders auch der Mütter und dann der häufige Orts- und Klimawechsel. Wenn hier eine Mutter versagt und nicht die nötigen Kraftreserven besitzt, sind die Kinder in größter Gefahr, ohne „Nestwärme" aufzuwachsen. Ebenso ist es bei Kindern von Geschäftsleuten, wenn beide Elternteile tätig sein müssen und die beruflichen Gespräche und Sorgen meist gar keine private Sphäre aufkommen lassen, sich bis in die Nacht hineinziehen und auch auf die Kinder keine Rücksicht nehmen.

Weit schlimmer sind aber die Kinder dran, deren Eltern beide außer Haus arbeiten und die Betreuung ihres Kindes einer sogenannten „Kinderkrippe" überlassen. Je kleiner das Kind bei seiner Aufnahme in die Krippe ist, um so auffälliger sind die Schäden, die der Aufenthalt in diesem doch so anonymen Milieu bei ihm verursacht. Durch den Verlust der festen Bezugsperson verlangsamt sich die ganze psychische Entwicklung der Kinder, was man am deutlichsten an ihrer Sprache ablesen kann. Meist werden sie auch sonst auffällig durch besonders aggressives Verhalten, Bewegungsstereotypien oder massive Schlafstörungen. Nur solche Kinder, denen es in der Familie so sehr an Zuwendung fehlt, daß die Krippe für sie das „bessere" Milieu bedeutet, haben einen Nutzen von einem Krippenaufenthalt.

Im Inland kennen wir auch noch das Problem der „Schlüsselkinder", deren Eltern beide im Beruf stehen, wobei die Kinder den ganzen Tag sich selbst überlassen sind. Unkontrollierbare Milieuschäden sind in allen diesen Fällen unvermeidbar, und es ist fast ein Wunder, wenn solche Kinder nicht schwere körperliche Schäden erleiden oder charakterlich auf die schiefe Bahn geraten.

Kinder, die ohne Nestwärme aufwachsen, gehören zunächst einmal in die Hand eines einsichtsvollen Arztes, der ihre Entwicklung laufend überwacht. Der Staat aber sollte durch soziale Maßnahmen zu verhindern suchen, daß Mütter berufstätig sein müssen. Oft wäre dies ohne größere Schwierigkeiten zu erreichen, allerdings vielleicht manchmal unter Verzicht auf ein weiteres Fernsehgerät oder dergleichen unnötige Anschaffungen.

Heute übernehmen immer mehr Väter als Hausmann die Aufgaben der Mutter, während diese ihrem Beruf nachgeht. Das ist sicher ein großer Gewinn. Die Kinder werden weiter in der Familie betreut und nicht „umhergeschoben". Auch die Mütter werden nicht mehr bis zur Erschöpfung durch zusätzliche Haushaltspflichten verbraucht. In jedem Fall ist eine den Umständen entsprechende Rollenverteilung vorzunehmen, um auch in dieser Situation dem Kinde eine ordnende Orientierung zu ermöglichen und widersprüchliche Maßnahmen der Eltern zu vermeiden.

Vom schwererziehbaren Kind

In vielen zivilisierten Ländern steigt die Zahl der schwererziehbaren Kinder mit erschreckender Geschwindigkeit an. Diese Frage ist eines der ernstesten Probleme der modernen Staaten, das nicht bagatellisiert werden sollte. Wir wissen heute mit Sicherheit, daß viele dieser unglücklichen Geschöpfe durch erkannte, häufig aber auch nicht erkannte entzündliche Erkrankungen des Gehirns oder der Gehirnhäute (Kopfgrippe, Encephalitis, Meningitis) eine Schädigung ihrer seelischen Entwicklung erlitten haben. Ein wenige Tage oder Stunden anhaltendes ungeklärtes Fieber mit Kopfschmerzen in der frühen Kindheit, durch fiebersenkende Mittel niedergeschlagen, kann unter Umständen die Ursache sein. Ein bekannter Neurologe wies in den letzten Jahren auf das anläßlich von Impfungen auftretende Fieber hin, das in einzelnen Fällen solche Hirnschäden zur Folge haben kann. Dies sollte zur Beachtung der vor jeder Impfung angeratenen Verwendung von Thuja D 30 (siehe das Kapitel *Zusammenfassende Stellungnahme*) veranlassen, das in solchen Fällen das Gehirn zu schützen in der Lage ist.

Immer häufiger werden auch die Gehirnschädigungen während der Geburt, und zwar besonders dann, wenn ihrem natürlichen Verlauf durch irgendwelche Gewaltmittel Zwang angetan wurde, damit das Kind nicht zu einem unerwünschten oder unbequemen Zeitpunkt geboren wird.

Von einer anderen Veranlassung zur Störung einer gesunden seelischen Entwicklung wurde bereits gesprochen (siehe *Von der zeitgerechten Entwicklung des Kindes* und *Entwicklungsbeschleunigung als Ursache von Schäden*): es ist die so instinktlose „Treibhausmethode". Das Kind wird dauernd zu Leistungen getrieben, die seiner Entwicklungsstufe noch nicht entsprechen. Es sind das oft die Kinder, die schon als Zwei- oder Dreijährige wie Erwachsene angezogen werden, perfekt das Radio oder den Fernsehapparat bedienen können, in Ernährungs- und Lebensweise nicht mehr Kinder sein dürfen und zum Amüsement törichter Erwachsener auf verfrühte Intelligenzentwicklung hin dressiert werden. Diese Kin-

258 *Das Kleinkind*

der sind Kandidaten einer späteren Schizophrenie, und zwar sind sie das mit um so größerer Sicherheit, wenn sie durch Ehezerwürfnisse der Eltern und andere Erlebnisse seelischen Schocks ausgesetzt werden. Bei ihnen ist die normale Beziehung zur Umwelt schon früh gestört, und sie finden sich nicht mehr zurecht.

Große Sorge bereitet den Ärzten auch die Zunahme der Epilepsie oder damit verwandter gehirnbedingter Krampfleiden. Das ist auch einer der Gründe für meine kompromißlose Ablehnung der Vitamin-D-Stoßbehandlung ohne ärztliche Untersuchung, nur in schematischer Handhabung durch Fürsorgestellen. Es ist dies aber nicht die einzige Ursache der Zunahme der epilepsieartigen Krämpfe, die anderen kennt man nicht. Auch die hier erwähnte ist nur wenigen Ärzten bekannt. Die Zustände äußern sich oft, jedoch nicht immer in Krampfanfällen, häufiger in sogenannten Äquivalenten, darunter in Triebhandlungen, die die Erziehung sehr erschweren. Wenn man diese Verursachungen nicht genügend berücksichtigt, tut man manchem Kinde oder Jugendlichen schweres Unrecht, wenn man sie für Taten moralisch verantwortlich macht, die aus krankhaft gestörter seelischer Entwicklung oder von Gehirnschäden herzuleiten sind.

Schon eine nicht erkannte Kieferhöhlen- oder Stirnhöhlenerkrankung kann Eltern zur Verzweiflung bringen, weil ein solches Kind oft nicht mehr erziehbar ist. Ähnlich unleidlich kann ein Kind beispielsweise durch ein verschlepptes Blasenleiden werden.

Mit großer Wahrscheinlichkeit gehören auch durch vorbeugende Impfungen verhinderte, in Wirklichkeit aber für die Entwicklung der Kinder dringend notwendige Masern oder andere Kinderkrankheiten hierher (siehe „Die eigentlichen Kinderkrankheiten").

Es gibt nun auch bei sonst gut veranlagten Kindern und Jugendlichen eine moralische Labilität, die die Pädagogen und Soziologen vieler Länder besorgt macht. Daher wird gefordert, daß die normale Erziehung in den Schulen mehr auf Stärkung der moralischen Qualitäten hinzielen soll.

Sicher weist man mit Berechtigung auf die Folgen der „Mangelernährung mitten im Überfluß" hin, also auf die immer allgemeiner werdende Überernährung mit in der Qualität minderwertigen Nahrungsmitteln, Spielzeugen und vielseitigen „Zerstreuungen" der Älteren. Noch bevor die Kleinen sitzen können, werden sie in Tragetüchern oder -gurten zum Skilaufen, zu weiten Wanderungen, zum Einkaufen, selbst in lärmende Diskotheken und Unterhaltungsbetriebe mitgeschleppt. Man macht dieses Verhalten für die steigende Zahl von Psychopathen verantwortlich, also von Menschen, die seelisch abwegig reagieren, weil sie nie das Gefühl völligen Wohlbefindens erleben. Für die daraus entspringenden Triebhandlungen auf sexuellem oder kriminellem Gebiet kann man unter anderem auch die schon beim Säugling beginnende Überernährung mit Fleisch und Eiern verantwortlich machen, eine Nahrung also, die in einseitiger Weise das Triebleben zur Entwicklung bringt (siehe „Die Ernährung des heranwachsenden und des erwachsenen Menschen").

Das Kind und sein Bewegungsdrang

Man kann über die Frage durchaus verschiedener Meinung sein, ob man Kinder in den ersten Lebensjahren in ihrem Bewegungsdrange einengen dürfe oder nicht. Besonders in westlichen Ländern setzt man den Kindern in dieser Hinsicht möglichst keinerlei Grenzen und in den östlichen Ländern werden sie „wissenschaftlich-körperlich" geübt. Die Ergebnisse solcher Methoden sind so wenig überzeugend, daß man jetzt die Willkür der Kinder, die schließlich zum hemmungslosen Austoben führt, wieder drosseln muß. Die Kinder wurden nämlich zum Schrecken der Familie, der Besucher und der Nachbarn. Schließlich wußte man sich nicht mehr anders zu helfen, als die wilden Rangen vor den Fernsehschirm zu setzen und verursachte damit Schäden ganz anderer Art (siehe *Das Kind und das Fernsehen*).

Meiner Ansicht nach liegt dieser Art von Erziehung ein sentimentales Mißverstehen dessen zugrunde, was ein Kind von seinen Erziehern erwartet. Die Fragestellung beginnt schon bei dem Problem, ob man den Säugling frei strampeln lassen soll oder ihn in

Das Kleinkind

den ersten Monaten in einen Windelpack legen kann, der den Bewegungen der Beine natürlich gewisse Grenzen setzt. Darüber wurde bereits weiter vorn ganz ausführlich gesprochen (siehe *Von der Kleidung des Kindes*). Es kommt hier, wie so oft, auf das Finden der richtigen Mitte zwischen zu fest und zu lose an. Die Erfahrung lehrt, daß Kinder, die nicht gewickelt worden sind, im späteren Leben unter Umständen eine Unbeherrschtheit aufweisen, eine Schlaksigkeit im Gang. Andere Kinder, die zu lange und zu fest gewickelt wurden, zeigen später Ungeschicklichkeit und Verkrampftheit in Gang und Haltung. Diese Erfahrung läßt sich auch an den Gesten der verschiedenen Völker ablesen, etwa wenn man junge Japaner und junge Amerikaner beobachtet.

Ähnlich ist es beim zweiten Problem, nämlich bei der Frage, ob das Kind nachts in einem Gurt liegen soll oder nicht. Läßt man Kinder von etwa einem ¾ Jahr an ohne Gurt, so wälzen sie sich vor dem Einschlafen willkürlich im Bett herum, sie liegen mehr auf als unter der Bettdecke, und die Folgen sind ewig Erkältungen der Atmungsorgane oder der Blase. Gewöhnt man aber solche Kinder frühzeitig an den Gurt oder die Strampeldecke, die, wenn sie richtig konstruiert und im Bett unter der Matratze befestigt sind, dem Kinde jede seitliche Bewegung, aber nicht das Aufrichten oder Stehen, frei erlauben, so wird es keine Beengung empfinden und zu ruhigeren Bewegungen und einem ruhevolleren Schlaf kommen. Wem der Gurt unsympathisch ist, kann sich mit einem Strampelsack behelfen, der an ein Mieder angeschnitten ist. Ein solcher Sack hat seitlich einen Reißverschluß, der das Trockenlegen erlaubt.

Die dritte hierher gehörende Frage ist die nach der Verwendung des Laufställchens oder der Gehschule. Benutzt man diese Geräte nur mit der Einstellung, mit ihrer Hilfe den lästig gewordenen Bewegungsdrang des Kindes zu hemmen, wird man vielleicht manchem Kinde damit einen gewissen Schaden antun. Dasselbe ist möglich, wenn man das älter gewordene Kind, das dem Ställchen entwachsen ist, übertrieben lange darin festhält. Bei richtiger Verwendung sehe ich dagegen keinen Einwand, dafür aber sehr viele Vorzüge. Ein sehr ansprechendes Kinderställchen wird von

Das Kind und sein Bewegungsdrang 261

der Werkstätte des Heilinstituts Schloß Bingenheim hergestellt
(Bezugsquelle siehe Anhang). Es besitzt geschweifte Formen und
vermeidet dadurch den Eindruck eines Käfigs.

Ein viertes Problem bildet die Frage der Bewegungsschulung
oder der Säuglingsgymnastik (siehe auch das Kapitel *Säuglingsgymnastik oder nicht?*). In der Regel führt sie zur Beschleunigung der
kindlichen Entwicklung mit all ihren Schäden (siehe *Wachstums-
und Entwicklungsbeschleunigung als Ursache von Schäden*) und
nicht selten zu Überforderung. Das gleiche gilt für das Schwimmen,
wenn die Kleinen noch nicht einmal sitzen können, selbst wenn
scheinbar Wohlbefinden dabei geäußert wird. Gefährdet sind
immer der Wärmehaushalt und der Atemrhythmus. Eine zeitgerechte, körperliche Entwicklung mit Ruhe abzuwarten statt sie mit
gymnastischen Übungen ständig zu forcieren, hat nichts mit
Dummhalten zu tun. Natürlich kann man Bewegungsversuche des
Kindes wie Aufrichten, Drehen, Sitzen und Stehen für kurze Zeit
übend unterstützen.

Je ausgedehnter meine Erfahrungen werden, um so mehr sehe ich
mich veranlaßt, auf den Wert des Wiegens in einer richtigen
Kinderwiege hinzuweisen, was für unsere Vorfahren und übrigens
für alle von der Zivilisation noch nicht verdorbenen Völker immer
eine Selbstverständlichkeit war beziehungsweise noch ist. Darüber
wurde bereits ausführlich (siehe *Soll ich mein Kind in einer Wiege
wiegen?*) gesprochen. Ich habe noch nie erlebt, daß ein Kind, das
zur rechten Zeit gewiegt worden ist, unter der bekannten Schlafstö-
rung leidet, die mit pagodenartigen Schaukelbewegungen einher-
geht. Man kann einem Kind im zweiten Lebensjahr kaum ein
schöneres Geschenk machen als ein Schaukelstühlchen, eine Hängematte oder, wenn es noch älter ist, ein Schaukelpferd, mit deren
Hilfe es das Urbedürfnis jedes Kindes nach rhythmischer Bewegung befriedigen kann. Dagegen ist ein modernes Gerät, das aus
einem Sitz besteht, der an einer Spiralfeder an der Decke eines
Zimmers aufgehängt ist, nur mit Bedenken anzusehen. Auch die zu
früh benutzten Tret- oder Dreirädchen sind weit weniger günstig
als der vielleicht selbstgebaute Sitz aus Holz mit zwei Rädchen, den

das Kind mit den Beinchen selbst vorwärts stößt. Die wippende oder tretende Bewegung, in die sich das Kind mit Hilfe dieser Spielzeuge bringt, ist etwas ganz anderes als die Geh- oder Schaukelbewegung, die dem normalen Atemrhythmus entspricht. Bei der Beurteilung solcher Dinge kann man sich nicht ohne weiteres nach dem „Vergnügen" richten, das ein Kind empfindet. Jede Art von Bewegung macht ihm Freude, wie auch jede Beschäftigung, die man ihm ermöglicht. Selbst die Säuglingsgymnastik befriedigt das Kind in gewisser Weise, womit aber noch nicht gesagt ist, daß sie für ein gesundes Kind notwendig oder vom gesundheitlichen Standpunkt aus vertretbar wäre.

Die Kinderleine, an der manche Mutter oder Großmutter ihr überlebhaftes Kind durch den Straßenverkehr leitet, scheint mir durchaus empfehlenswert und zweckmäßig zu sein. Wie oft sieht man mit Vergnügen, wie jemand mittels dieser Zügel mit dem Kinde „Pferdchen" spielt.

Grundsätzlich aber scheint es mir richtig, die Kinder mit Hilfe solcher einfachen Geräte zu beschäftigen, ihren Bewegungsdrang zu befriedigen und sie vor unnötig wilder Toberei zu bewahren. Wenn das alles mit Liebe gehandhabt wird, halte ich die Einwände, die man manches Mal liest, für nicht berechtigt. Mit Schwimmunterricht sollte man nicht vor 5 oder 6 Jahren beginnen.

Bald kommt dann die Zeit, wo das Kind im Laufen ganz sicher geworden ist und nun alle Räume unsicher macht. Dann braucht es, wie man in Westfalen sagt, „seinen müßigen Mann", d.h. jetzt muß ein Mensch ganz für das Kind zur Verfügung stehen. Es dauert nicht mehr lange, dann klettert es auf dem Spielplatz an den dort heute zu findenden Turngeräten auf und nieder. Wohl dem Kind, das alle diese Kinderfreuden nicht in der engen Großstadt, sondern draußen in der Natur, zumindest aber im eigenen Garten, erleben darf.

Grundsätzlich zeigen die Kinder noch bis zur Schulreife große Unterschiede in ihren körperlichen Entwicklungsphasen. Langsames „Tempo" hat aber nichts mit mangelnder Intelligenz zu tun.

Giftpflanzen im Garten

Einen Garten bei der Wohnung zu haben, ist mit Recht ein Anspruch, den alle Eltern im Interesse ihrer Kinder an das Leben stellen sollten. Ganz besonders für Großstadtkinder ist ein, wenn auch nur kleiner, Garten von allergrößter Bedeutung für die seelische und körperliche Entwicklung. Aber auch für die Mütter ist es eine große Erleichterung ihrer Erziehungsaufgabe, wenn sie die Kinder im Garten spielen und Entdeckungsreisen in der Natur machen lassen können.

Es sei aber darauf hingewiesen, daß auch dazu ein wenig Wissen gehört. Selten kommt es zwar vor, daß Kinder durch Erde, Sand oder Steine, die sie in den Mund bringen, Schaden leiden; häufiger geschieht dies jedoch durch gifthaltige Pflanzen.

In unseren Gärten steht beispielsweise der so beliebte Goldregen, dessen Blüten giftig sind. Sie können Erbrechen, Fieber und Kopfschmerzen hervorrufen, und das Verzehren von Goldregenblüten kann ernste Folgen haben, wenn nicht sofort vom Arzt der Magen ausgepumpt wird. Ähnlich ist es mit Fingerhut, Eisenhut, Rittersporn, Akelei, Rhibes, Herbstzeitlose, Christrose, Germer und Maiglöckchen. Diese Pflanzen werden gern in Gärten angepflanzt; zahlreicher sind aber noch die sich selbst einfindenden Giftpflanzen und Pilze. Sie besitzen außerdem eine starke Vermehrungskraft und sind oft schwer auszurotten. Das gilt z. B. vom Schöllkraut, das goldgelb blüht und einen gelben Saft in den Stengeln enthält; dieser kann beim Pflücken auf der Haut schmerzhafte Blasen und Wunden erzeugen. Sorgfältig auf Warzen getupft, stellt er aber ein altbewährtes Volksmittel gegen sie dar. Auch die Wolfsmilch ist schädlich.

Die Gefahren der Tollkirsche mit ihren großen schwarzen Beeren sind schon eher bekannt; man wird sie niemals im Garten dulden. Ähnlich ist es mit dem großblütigen, wohlriechenden Stechapfel, der Nikotin enthält wie der Tabak, dem Bilsenkraut und dem Giftlattich, der dem harmlosen Löwenzahn ähnelt. Die giftigen Beeren von Seidelbast, rotem Holunder, Heckenkirsche, Faulbaum und auch das Pfaffenhütchen sehen verlockend aus. Sehr gefährlich sind der Schierling und der Wasserschierling, die im Blatt der Petersilie gleichen.

In Gemüsegärten, in denen Kartoffeln angebaut werden, kommt es nicht selten zu Vergiftungen dadurch, daß Kinder die bis haselnußgroßen grünen Früchte der Kartoffelstaude in den Mund nehmen. Auch die unreifen, zu früh geernteten Kartoffeln, die ja keine Früchte, sondern Knollen sind, können Schaden anrichten; viel gefährlicher sind aber die hier gemeinten Früchte, die oberirdisch aus der Blüte entstehen.

Der einzige Strauch, dessen Blätter bei Berührung unangenehme Hautreizungen hervorruft, ist der Giftsumach, der bei uns aber eigentlich nur in botanischen Gärten angetroffen wird.

Die Gefahren des Gartens sollen hier nicht übertrieben und die Freude an einem eigenen Stück Natur soll keineswegs verkleinert werden, aber doch schützt nur Wissen und Erfahrung vor Schaden. Über das Verhalten bei Vergiftungen siehe *Gefahren für Kleinkinder*.

Vom Spielen des Kindes

Der Arzt betritt, zu einem vierjährigen Mädel gerufen, das Kinderzimmer. Die kleine Patientin, ein Einzelkind, liegt im Bett inmitten von Bergen von Spielsachen. Darunter sind zwanzig oder mehr Stofftiere aller Art, Größe und Qualität, vom Mäcki-Affen und den merkwürdigen vermenschlichten Fratzen angefangen, die das Kinderfernsehen in krankhafter Weise als neue „Rasse" schafft, über alle Gattungen von Vierfüßlern bis hin zu kleinen, mittleren und riesengroßen Teddybären in gelb, grün und rot, einige größer als das Kind. In einer Ecke Puppenküche und Puppenstube mit den „schönsten", völlig naturgetreuen Puppenkindern in jeder Preislage, die richtig weinen und die Windeln naßmachen können. Puppenwagen, Roller, Dreirad in der andern Ecke, untermischt mit mechanisch zu bewegendem Geflügel, Autos, Feuerwehrwagen.

Vom Spielen des Kindes 265

Von der Decke herunterhängend Flugzeuge, Drahtseilbahnen und Mobiles. Das Ganze auf dem Hintergrund einer mit ungezählten Bildchen verzierten Tapete und grellbunten Gardinen.

Dabei machen die Eltern sonst einen ganz normalen Eindruck. Als Arzt fragt man sich aber, was soll aus einem Kinde in dieser Umgebung einmal werden? Es besitzt alles, und zwar schon im Alter von vier Jahren, was ein Kind sich überhaupt wünschen kann, wenigstens eines, dessen Geschmack durch den Anblick moderner Spielzeugläden verdorben und das durch Eltern, Großeltern und andere Spender in dieser Weise gedankenlos mit Geschenken überschüttet wurde. Es kann sich auf kein Spiel mehr konzentrieren, es ist nervös, unlustig und hat an nichts rechte Freude. Mit vier Jahren ist es blasiert und klagt dauernd über Langeweile.

Dieser Bericht gibt keineswegs ein Einzelerlebnis wieder, sondern schildert eine Tatsache, die in irgendeiner Form häufig bei modernen Kindern angetroffen wird. Man sieht hieraus, wie aus einer falsch verstandenen Liebe, die ohne genügende Überlegung dem Kinde zugewandt wurde, geradezu Unheil entstehen kann.

Solche mit Spielzeug überfütterten Kinder stürzten sich in meinem Berliner Wartezimmer mit wahrer Wonne auf das dortige Waldorfspielzeug. Es waren ganz einfache, aus Holz geschnitzte Tiere, z.B. ein Schemel, an dessen einem Ende ein Pferdekopf, am andern ein Schwanz angebracht war, oder die geradezu weltberühmt gewordene Waldorfente, die auf zwei Rädern lief und durch einen einfachen Mechanismus den Kopf bewegt, oder eine ganz einfache Puppenwiege und dergleichen. Diese Spielsachen waren handgearbeitet, aus Naturholz, mit guten Farben bemalt; entscheidend war, daß die Puppen nicht naturgetreue, sondern nur angedeutete Augen und Ohren usw. hatten. Das ist eben für ein Kind ausschlaggebend; denn es will durch seine Phantasie etwas dazutun können und fühlt sich angeödet von einer Naturechtheit, die erstens doch nicht wirklich erreicht und zweitens vom Kind auch nicht erwünscht ist. Es war immer wieder beeindruckend, wie beliebt dieses einfache, aber künstlerisch gestaltete Spielzeug bei allen Kindern war. Es hatte seinen Ursprung im Werkunterricht der

Waldorfschule genommen, war also von Kindern für Kinder gemacht.

Die Spielzeugindustrie ist schlecht beraten. Sie geht offensichtlich nicht vom Kind, sondern vom Geschäft und der Vorstellung aus, Kinder seien eigentlich kleine Erwachsene. Einen solchen Eindruck kann man allerdings von frühzeitig in ihrem Empfindungsleben verdorbenen Kindern gewinnen. Das natürlich heranwachsende Kind kennt beim Spiel zunächst noch keine Zweckmäßigkeit, es spielt um des Spielens willen. Jedes Kind ist eigentlich ein kleiner Künstler, es folgt ganz dem Spieltrieb. Ein Kleinkind, das exakt baut, ist schon verdorben, ein angehender Pedant. Unbeeinflußte Kinder sind genial und großzügig beim Spiel und niemals im Sinne der Erwachsenen exakt. Eltern können daher meist nicht verstehen, daß noch im Schulalter das älteste, häßlichste Stofftier am meisten geliebt wird; nicht die neue wunderschöne Puppe, sondern der uralte Teddybär muß jeden Abend mit ins Bett. Ein gesund empfindendes Kind spielt mit ganzer Hingabe und Sammlung und läßt sich dabei nicht gerne stören, besonders nicht durch die Ratschläge gescheiter Erwachsener. Es gibt da also nur den einen Rat: gewähren lassen, aus der Entfernung zuschauen und keineswegs hineinreden. Mit Ernst zuhören, was das Kind über die Schöpfungen seines Spieltriebes zu berichten weiß, nur ja nicht Kritik äußern oder gar Überheblichkeit in sich aufkommen lassen. Das Kind hat ein Anrecht darauf, nach den Erfordernissen und Ansprüchen seines Alters spielen zu dürfen. Seine Spiele sind wie schöne Träume. Wer als Kind richtig spielen durfte, vergißt das im ganzen Leben nicht wieder.

Ein solches Kind wird im Schulalter die Anregungen und Anleitungen des Lehrers, wenn sie aus einer künstlerischen Haltung heraus gegeben werden, mit Aufmerksamkeit und Dankbarkeit befolgen. Die im Vorschulalter beim Spielen erworbene Konzentrationsfähigkeit wird sich nun auf das in der Schule Gelernte erstrecken. Im Schulalter kann man allmählich dazu übergehen, dem dann erwachenden Interesse für technisches Spielzeug nachzugeben, am besten aber erst im Alter von zehn Jahren. Wenn der

Vom Spielen des Kindes

Vater also absolut mit einer elektrischen Eisenbahn spielen will, sollte er sich bis dahin gedulden. In den ersten Jahren der Schulzeit interessiert das Kind alles, bei dem es mit seinem Gemüt und seiner Phantasie dabei sein kann. Es sollte zum Malen angeregt werden, was allerdings nicht gleichbedeutend ist mit Anstreichen vorgezeichneter Figuren. Weißes Papier, ein Pinsel und Wasserfarben oder Wachskreide sind die dazu nötigen Gerätschaften; oder man gibt ihm Knetmasse, mit der das Kind nach seinem Belieben plastizieren kann.

So hat jedes Alter seine Gesetze, seine Freuden und Leiden, und sein Spielzeug. Was zu früh an das Kind herangebracht wird, schadet weit mehr als Eltern und Erzieher ahnen. Auch hier muß noch einmal auf die Zunahme der Kinder- und Jugendkriminalität und der Verhaltensstörungen hingewiesen werden (siehe *Verhaltensstörungen*), aber auch auf das Auftreten der sogenannten Legasthenie, die durch ungeeignetes und nicht altersgemäßes Spielzeug und natürlich durch das Fernsehen zumindest eine Verschlimmerung erfährt (siehe *Legasthenie*). Zusammenfassend kann man folgende Vorschläge machen:

Kaufe niemals technische Massenware aus schlechtem oder billigem Material! Wenig, aber künstlerisch ausgeführtes Spielzeug aus gutem Material ist wesentlich besser als eine ganze Fülle des heute angebotenen Kitsches.

Man kaufe das so begehrte, vielseitige Waldorfspielzeug oder in guten Geschäften angebotenes Spielzeug ähnlicher Art, das von verschiedenen Werkstätten hergestellt wird (Bezugsquellen siehe Anhang).

Man bespreche mit den Großeltern, Patentanten und sonstigen Gönnern des Kindes, was und wieviel geschenkt werden soll, damit das Kind nicht in seinen Spielsachen erstickt. Es gehört eine erhebliche Portion Selbstbeherrschung dazu, sich die Liebe des Kindes nicht durch Geschenke erkaufen zu wollen. Die Eltern sollten einen Teil der Gaben immer mal verschwinden und eines Tages wieder auftauchen lassen, so daß das Kind nie zu viel auf einmal in der Hand hat.

268   *Das Kleinkind*

Die beschriebene Gefährdung des Kindes durch sein Spielzeug gehört auch zu den Zeichen einer entarteten Zivilisation.

Gefahren für Kleinkinder

Der moderne Haushalt wird immer mehr technisiert und die Hausfrau benutzt viele chemische Mittel, die zu unerwarteten Unfällen und Verletzungen der Kleinkinder führen können. Ein stets abgeschlossener Schrank sollte sämtliche gefährdenden Gegenstände enthalten wie Wasch- und Reinigungsmittel (auch die angebrochenen Waschmittelpackungen!), natürlich auch Flüssigkeiten wie Terpentin, Heizöl, Petroleum, Salmiakgeist, Benzin usw.

Besondere Sorgfalt muß auf Streichhölzer, Feuerzeuge, Scheren, Messer und Nadeln gerichtet werden.

Wegen Fahrlässigkeit stürzt fast jedes Kind einmal aus dem Kinderwagen, dem Bettchen oder vom Wickeltisch. Um das zweite Jahr geschehen die meisten Unfälle, und zwar vorwiegend während der Hausarbeit der Mutter (oder des Vaters). Später sind die Kinder erfahrener und Erklärungen zugänglicher.

In den meisten Haushalten gibt es Vorräte an stark wirksamen Arzneimitteln, z. B. Schlaf- und Beruhigungsmitteln, sowie Salben. Auch homöopathische Arzneimittel können schädigen, zumal sie oft in konzentriertem Alkohol gelöst oder – wie viele Herzmittel – aus Giftpflanzen hergestellt sind. Daher braucht jeder Kinderhaushalt für seine Arzneimittel einen gesicherten Platz.

Vorsicht beim Wickeln! Nie das Baby mit Puder, Salbe oder Kinderöl „beschäftigen". Es kann sich damit vergiften!

Alkohol kann großen Schaden anrichten! Nicht selten werden Kinder mit einer regelrechten Alkoholvergiftung ins Krankenhaus gebracht, weil sie an Likören, Wein oder Bier genascht hatten.

Über Giftpflanzen im Garten siehe das gleichlautende Kapitel.

Erste Hilfe bei Vergiftungen:

1. Giftzentrale (die Nummer sollte vorsorglich innen an der Tür des Arzneimittelschrankes notiert sein) oder den Notarzt anru-

Gefahren für Kleinkinder   269

fen, dabei mitteilen, wann, was und wieviel das Kind geschluckt hat. Wenn kein Arzt erreichbar ist, sofort ins nächste Krankenhaus fahren.

2. Bewußtlose Kinder in Seitenlage bringen.
3. Keine Zeit damit vertun, Erbrechen auszulösen. Bei Säuren, Laugen, Lösungs- und Spülmitteln richtet man damit nur Schaden an. Lediglich bei festen Substanzen wie Tabletten und Beeren kann es nützlich sein.
4. Reichlich Wasser zu trinken geben, in dem man Kohletabletten aufgelöst hat, ausgenommen bei ätzenden Säuren und Laugen.

Vorsicht mit unbeaufsichtigten Kerzen und offenem Kaminfeuer.

Häufig werden Teekannen oder heiße Suppen zum Verhängnis, wenn das Kind an der Tischdecke zieht.

Bei Verbrennungen bzw. Verbrühungen sollte man den verletzten Körperteil sofort aktiv kühlen, indem man ihn unter kaltes Wasser hält, bis die Schmerzen nachlassen, mindestens aber zwanzig Minuten. Dadurch läßt sich ein Ausbreiten in die Tiefe verhindern. Bei größeren Verletzungen möglichst bald einen Arzt aufsuchen. Auf die alten Hausmittel wie Salben, Mehl oder Öl sollte man unbedingt verzichten!

Plastiktüten sind kein Kinderspielzeug! In den letzten Jahren sind mehrfach Kinder in Plastikbeuteln erstickt, die sie sich über Mund und Nase gezogen hatten.

Spraydosen müssen – auch schon wegen der allgemeinen Umweltgefährdung – aus dem Haushalt verbannt werden.

Gefährliche Unfälle geschehen durch Elektrizität. Daher sind alle Steckdosen mit eigens dafür entwickelten Kindersicherungen abzusichern. Elektrogeräte wie Küchenmaschinen, Bügeleisen, Tauchsieder, Heizgeräte, Staubsauger, Rasierapparate sollte man nicht unbeaufsichtigt herumstehen lassen, auch wenn sie gerade nicht in Betrieb sind. Besonders gefährlich sind Elektrogeräte im Badezimmer, da Stromschläge in Verbindung mit Wasser einen sehr viel größeren Schaden anrichten. Wärmestrahler müssen darum sehr hoch montiert sein.

Kochherde sollen eine Schaltsicherung haben. Töpfe mit Stielen und kochendem Inhalt immer nach hinten auf den Herd stellen und die Stiele zur Wand drehen.

Gefriertruhen und auch Kühlschränke müssen abschließbar sein.

Um Fenster oder Treppen zu sichern, gibt es heute Sperrgitter aus Holz, die einfach im Fenster- bzw. Türrahmen verspannt werden.

Werkzeugkästen, Beile, Sägen immer sofort nach Gebrauch wegschließen. Vorsicht mit Leitern, kippeligen Stühlen, rutschenden Teppichen etc.

Wasserbehälter und Regentonnen, besonders aber Plansch- und Schwimmbecken, sind sorgfältig zu sichern.

Wann ist ein Kind sauber?

Die Art und der Einfluß der Umwelt gehören entscheidend dazu. Eine ruhige, geordnete Umgebung ist wie ein guter Hausgarten: die Blüten und Früchte erscheinen zur richtigen Jahreszeit, und zwar auch ohne treibenden Dünger, ebenso die Entwicklungsschritte der Kinder. Allerdings muß die Mutter auch etwas von den Wachstumsgesetzen verstehen.

Mit dem Erwachen der Erinnerungsfähigkeit kann ein Kind allmählich selber auf den Topf oder das Klo gehen, also durchschnittlich mit 2½ Jahren. Vorher ist das mehr eine Glanzleistung eines der Erwachsenen, aber selber dabei mittun können die Kinder erst, wenn sie auch beginnen mitzudenken, also z. B. in Sätzen zu sprechen. Die ganze kleine Person wird dann allmählich als eigenständig erlebt und dazu gehört ebenfalls das Entdecken der eigenen Ausscheidungsvorgänge. Die Eltern können geschickt und still aus dem Hintergrund die Kinder dahin führen, daß sie selber erfreut ihre Häufchen und Bäche wahrnehmen und schließlich in einen vernünftigen Topf oder ein anheimelndes Klo bringen können, genau wie die Großen.

Freudig und stolz wird dieser wichtige Schritt zur Selbständigkeit und größeren Unabhängigkeit erlebt, wenn man die praktischen Hilfen rechtzeitig und unauffällig leistet.

Eltern, die ihre Kinder viel auf Reisen mitnehmen und damit notwendig Zeit- und Ortsveränderungen auf sich nehmen müssen, werden größere Mühe haben, einen selbständigen und problemlosen Ausscheidungsrhythmus zu erreichen als die Familien, die das Aufwachsen ihrer Kinder am immer gleichen ruhigen Ort erleben dürfen. Da braucht nicht viel geredet und mit erhobenem Zeigefinger erzogen zu werden, das Kind schaut ab, wie es gemacht wird; ob achtlos, etwas angeekelt oder aber selbstverständlich, es nimmt wahr, wie dieser Ort gepflegt wird und zum Leben dazugehört. So gewinnt es Vertrauen und gewöhnt sich ganz natürlich die eigene Aufmerksamkeit an, woraus dann eine feste Gewohnheit für das ganze Leben entsteht.

Erlebe dankbar die Wunder aller Sinnesorgane: Augen, Ohren, Nase, Mund usw. und ebenso die der Ausscheidungsorgane und pflege alles in geeigneter Weise: das Aufnehmen der Nahrung wie auch das Ausscheiden mit seinen Organen, dann wird dem Kind die richtige Förderung zuteil, damit es selber die Schritte von der Hilfsbedürftigkeit zur Selbständigkeit vollziehen kann.

Wer solche Grundbedingungen des Kinderlebens durchdenkt und für sich neu entdeckt, der wird eine Art neuen Menschenmutterinstinkt entwickeln, der ihm zur richtigen Idee verhilft, wie extreme Situationen etwa bei einem vielgereisten, einem dickköpfigen oder gar einem behinderten Kind zu meistern sind.

Bettnässen

Wenn ein Kind mit vier Jahren nachts immer noch naßmacht, d.h. nicht selbstverständlich auf das Töpfchen geht oder dies auch am Tage nicht selbständig schafft, dann liegt eine Störung vor, die man allgemein als „Bettnässen" bezeichnet und gegen die etwas Entscheidendes getan werden muß, um Folgekrankheiten, auch im seelischen Bereich, zu verhüten.

272 *Das Kleinkind*

Es gibt besonders verspielte Kinder, die sich in ihrer Phantasie verlieren, es gibt „Genießer", die zu faul sind, es gibt Ängstliche oder Frierende, immer aber ist der frühkindliche Zustand noch nicht ganz verlassen, die Verbindung mit dem Leibe nicht voll bis in die Fußspitzen erreicht bzw. das Bewußtsein noch nicht altersgemäß, d. h. bis in den Unterleib erwacht.

Jetzt bitte erst einmal Sorgen, Ängste und Vorwürfe ganz vergessen! Danach kann geprüft werden, ob für die Nachtruhe gut gesorgt ist: Ist das Bettchen gemütlich und warm? Sollte das nicht der Fall sein, eventuell ein Schaffell unter das Bettuch legen oder einen Strampelsack einführen, um nächtliches Kaltwerden auszuschalten. Sind Töpfchen oder Klo appetitlich, warm, gut, erreichbar oder braucht es ein winziges Nachtlichtchen? Wie ist es bei Tage? Ist da für Wärme gesorgt und die feuchte Wäsche rechtzeitig ohne viel Aufhebens gewechselt? Bei kleineren Kindern hilft unter Umständen ein „Wollwikkel" (Firma Goldvlies, auch in Naturmärkten erhältlich). Das ist eine Höschenwindel aus einer Spezialwolle, die nicht knistert, Gerüche aufsaugt und gut sitzt. Dazu verwendet man Papierwindeleinlagen. Noch besser wären allerdings Baumwollwindeleinlagen, die du besonders sorgfältig und liebevoll mit der Hand auswäschst. So erlebt dein Kind den natürlichen Vorgang und gewinnt noch mehr Vertrauen zu dir, denn du nimmst seine leiblichen Vorgänge ernst. Der das Kind belastende, stinkende Papierwindelabfall entfällt und diese eine eigene Handreichung nützt mehr als wortreiche Erklärungen.

Bei kalten Füßen abends Schuhe und Strümpfe prüfen, mehrere Abende hintereinander ein ansteigendes Fußbad (siehe *Wasseranwendungen und ihre Ausführung*) machen.

Bei unruhigem Schlaf eine Zeitlang abends einen Scharfgarbenwickel (siehe *Wickel*) auf den Bauch legen, dann ein Frottiertuch um den Leib, eine Wärmflasche obendrauf und alles gut mit einem breiten Wolltuch festbinden, mit Babysicherheitsnadeln fixieren. Nach 1–3 Stunden geräuschlos abnehmen.

Bei allgemeiner „Gereiztheit" ein Blasenberuhigungsmittel geben, z. B. Cantharis D4 3 × täglich 5 Tropfen.

Wenn diese pflegerischen und hygienischen Hilfen nicht ausreichen, muß man zusätzlich Medikamente anwenden: Es hat sich
bewährt, vor dem Einschlafen den Bauch über der Blase mit
Kupfersalbe 0,4% (Weleda oder Wala) einzureiben. Eventuell dazu
noch Vesica urinalis D4 oder Hypericum D4 jeweils 3 × täglich 5
Tropfen oder Kügelchen einnehmen.

Man kann auch Einreibungen mit Phosphoröl (Weleda) machen,
je 1 Tropfen (!) abends auf beide Fußrücken oder etwas Johanniskrautöl an den Innenseiten der Oberschenkel verreiben, etwa 1–2
Wochen lang. Am besten zieht man hierbei einen Arzt zu Rate, vor
allem auch, um eine organische Erkrankung der Nieren oder der
Blase auszuschließen.

Erneutes Unsauberwerden entsteht häufig in Begleitung akuter
Krankheiten, bei der Ankunft eines neuen Geschwisterchens, bei
unbestimmten Ängsten oder bei Milieustörungen. Das ist meist
schnell vorbei, wenn das Kind wieder gesund ist bzw. wenn es sich
wieder einbezogen fühlt in den Schutz der Mutter.

Leider wird das Bettnässen trotz aller Anstrengungen nicht
selten noch bis in das Grundschulalter verschleppt, braucht also
entsprechend viel Geduld, heilt aber schließlich immer aus. Bei
diesen älteren Kindern ist es äußerst hilfreich, eine künstlerische
Therapie, insbesondere Heileurythmie, aber auch Musiktherapie
einzusetzen.

Wie du siehst, gibt es viele Möglichkeiten, das Übel zu beseitigen
und mit Geschick und Geduld wird es dir gelingen, den für dein
Kind richtigen Weg zu finden. Setze es aber niemals unter Strafe
oder moralischen Druck (Belohnungen z.B. werden von Kindern
häufig so verstanden), denn die Gründe dieser Schwäche liegen
vorwiegend nicht bei ihm. Nach gemeinsamer Überwindung der
Störung wirst du ein befreites und aufgeblühtes Kind erleben.

Das Daumenlutschen

Ein Neugeborenes wird sofort beginnen zu saugen, wenn sein
Mund mit irgend etwas in Berührung kommt. Dieser, bei normalen

274   *Das Kleinkind*

Kindern naturgegebene Saugreflex, wird dann mit zunehmendem Alter durch das Kauen abgelöst, da das Kind allmählich immer mehr feste Nahrung bekommt. Es kann nun am Tisch mit dabeisitzen und beginnt nachahmend selber zu essen und zu trinken. Jetzt muß die Mutter liebevoll dieses Selbständigwerden unterstützen und nicht aus Angst vor Flecken weiterfüttern, aber auch nicht jedes Herumspielen zulassen. Wird sie also beim Selbertun aufmerksame Hilfestellung leisten, so wird das bloße Saugen beim Stillen oder Aus-der-Flasche-Trinken nach und nach in bewußtere Aktivität verwandelt. Im Übergangsstadium darf das Kind aber ruhig morgens und abends noch ein Fläschchen ins Bett bekommen. Man sollte sich jedoch bemühen, dieses ewige Nuckeln an der Flasche den ganzen Tag über nicht einreißen zu lassen. Es erleichtert sicher für die Mutter manche Situation, z. B. wenn es eifersüchtig ist beim Stillen des jüngeren Geschwisterchens. Man sollte aber doch darüber nachdenken, ob da nicht mehr vorliegt als bloße Nahrungsaufnahme. Auch das bei vielen Kindern so beliebte Zipfeltuch sollte uns besonders aufmerken lassen: in welchen Situationen wird es unbedingt gebraucht? Verschafft sich das Kind damit ein Ruhepäuschen, um kurz danach wieder mit frischen Kräften spielen zu können? Oder ist es mehr ein Zeichen von Flucht aus einem nicht zu bewältigenden Geschehen? Ein Zeichen von Langeweile oder Apathie?

Beobachten wir, daß das Kind rosig und entspannt nuckelt, sei es nun am Däumchen, an der Flasche oder an sonst etwas, so ist die Sache in Ordnung. Atmet es aber hastig, verkrampft, sind die Augen verglast und lutscht es schnuffelnd ganz nach innen gekehrt, so sollte das nicht zur Gewohnheit werden dürfen (siehe *Kieferveränderungen schädigen die Gesundheit*).

Mit Schimpfen und Strafen ist da wenig geholfen. Damit läßt sich allenfalls das Symptom beseitigen. Natürlich kann es uns gelingen, durch drastische Maßnahmen das Lutschen oder auch das Nägelkauen zu unterbinden, doch dem Kind ist damit nicht geholfen. Das Problem wird dann nur in einen anderen Bereich verschoben, in dem es vielleicht kaum mehr erreichbar ist.

Was jetzt gut und richtig ist, läßt sich nicht ein für allemal festlegen. Erhöhte Aufmerksamkeit der Mutter ist sicher nötig, denn irgendwo liegt eine Not vor. Braucht das Kind mehr Ruhe, mehr Zuwendung oder mehr Anregung? Kannst du ihm vielleicht beim Gute-Nacht-Sagen das bißchen mehr Geborgenheit verschaffen, das ihm wieder Mut für einen neuen Tag gibt? Bestimmt aber hat es noch nicht den Weg zum eigenen freudigen Tun gefunden (siehe auch das Kapitel über die *Angst*).

So ist die Aufmerksamkeit am besten auf die Zeit ab dem 3. Jahr zu richten, wenn die Kinder sich einzuschalten versuchen in das Leben der Erwachsenen und alles nachahmen wollen. Wenn man dann diesen Tätigkeitsdrang bzw. dieses Selbständigwerdenwollen nicht unterdrückt, sondern das Kind geduldig in einem ruhigen, überschaubaren Lebensbereich mitmachen und mit einfachen Geräten nachspielen läßt, was es so an Tagesarbeiten gibt, dann wird es sich fröhlich entwickeln. Der Ersatzgenuß des passiven Nuckelns wird überflüssig. Es kann sich immer mehr in den Tätigkeitsfluß des Lebens einordnen und eines Tages richtig mitmachen.

Vom Schlaf des Kleinkindes

Der Wechsel von Schlafen und Wachen hängt sehr stark mit dem Atemrhythmus zusammen. Die Tageserlebnisse drücken sich im Atmen aus, und so wird über den Atem auch das Schlafen beeinflußt. Dieser Einfluß zeigt sich noch bis in die Träume hinein. So entstehen unter Umständen Angstträume, nächtliche Beklemmungen, ja sogar Bauchkrämpfe durch unregelmäßiges Atmen (siehe auch das Kapitel *Angst*). In gesunden Schlafpausen werden die Aufbaukräfte wirksam, zu wenig Schlaf fördert die Krankheitsbereitschaft.

Das kleine Kind schläft noch vorwiegend auch am Tag. Erst allmählich stellt sich ein Tag- und Nachtrhythmus ein. Kinder von 1–2 Jahren brauchen vormittags und nachmittags noch einige Stunden Schlaf. Und bis in die ersten Schuljahre hinein ist ein

Mittagsschlaf gesund und meist auch nötig. Auf jeden Fall ist eine mittägliche Liegeruhe für dieses Alter wichtig. Mit Beginn der Schulzeit sind noch zwölf Stunden Nachtruhe die Regel, also etwa von 19–7 Uhr.

Im allgemeinen schlafen Kinder heutzutage zu wenig. Die Zeitlosigkeit der Erwachsenenwelt, vielseitige Ablenkungen, Unkenntnis oder Nachgiebigkeit der Eltern sind dafür verantwortlich. Die unvermeidbare Geräuschkulisse der Umwelt, die die Schlaftiefe stört, kann aber durch eine häusliche Ruhehülle ausgeglichen werden (siehe *Schlafstörungen*).

Wenn bei den Tageserlebnissen das kindliche Fassungsvermögen berücksichtigt, d.h. das Kind nicht ständig von Neuem, Unbekanntem überfallen wird, sondern seinem Alter gemäß die Umwelt selbst entdecken und verstehen lernen darf, dann wird auch sein Atem regelmäßig und warm über das Erlebte hinweggehen. Es läßt sich zufrieden ins Bett bringen, schläft entspannt und rosig ein und legt im Schlaf die Ärmchen hoch. Der schlafende Aufbau des Leibes und aller Kräfte vollzieht sich (siehe *Von den Kraftquellen des Menschen*).

Wer in der Kindheit richtig schlafen gelernt hat, der hat im Alter keine Schlaftabletten nötig.

Angst

Angst kommt von Engwerden. Die Seele verkrampft sich nach innen, Atem- und Blutzirkulation stocken, das Herz klopft laut. Das Gesicht wird kreideweiß, die Augen weiten sich und werden starr.

Angst ist etwas, was jeder Mensch kennt, natürlich in unterschiedlichen Graden. Kinderangst ist anders als Erwachsenenangst, ja sogar jede Altersstufe hat ihre typischen Ängste. Da muß man sehr gut hinsehen und genau differenzieren, um die Gegenkraft erzeugen zu können, die es uns ermöglicht, unsere Mitte wiederzufinden.

Angst 277

Die meisten Menschen machen von Zeit zu Zeit angstvolle
Zustände durch, aber es gelingt ihnen, sie jedesmal schnell zu
überwinden. Sie lachen dann darüber und finden es nicht ganz
passend, Ängste zu haben, es sei denn Lampenfieber. Ob sie
allerdings in extremen Lebenssituationen persönlichen Mut aufbringen würden, ist damit nicht gesichert.

Anderen Menschen macht die Angst entsetzlich zu schaffen, und
zwar nicht eine bestimmte, sondern alle möglichen Arten, doch
brauchen sie deshalb nicht feige zu sein. Sie können unter Umständen entschlossener und klarer handeln als die Angstfreien. Entscheidend ist die leibliche, seelische und geistige Verfassung eines
jeden Menschen und seine ererbte und individuelle Eigenart, mit
der man lernen muß umzugehen, um „überleben" zu können.

Letzten Endes aber kann jeder von uns im entscheidenden
Augenblick plötzlich eine mutige und sachgerechte Handlung
vollbringen, z.B. eine Lebensrettung, von der er später nicht mehr
weiß, wie sie zustandekam, sondern nur hoffen kann, eine solche
„Überklarheit" möge sich wiederholen. Daß er in einem solchen
Moment ganz aus der Mitte seines Wesens handelt, ist für jeden
selbst unmittelbar zu spüren.

Schematisch dargestellt sieht das so aus:

$$
\begin{array}{l}
\text{Geist:} \\
\text{Vertrauen, Intuition} \\
\uparrow\downarrow \\
\text{Seele:}
\end{array}
$$

Apathie ← Angst ← Mut → Entsetzen → Aggressionen

$$
\begin{array}{l}
\uparrow\downarrow \\
\text{Leben:} \\
\text{harmonischer}
\end{array}
$$

Lähmung ← Verkrampfung ← Herz- und → Unruhe → Panik
Atemrhythmus

$$
\begin{array}{l}
\uparrow\downarrow \\
\text{Leib}
\end{array}
$$

Anders ist die Sachlage, wenn wir erleben müssen, daß wir
dauernd unter Bedrückung stehen, zittern und immer wieder
zusammenschrecken oder gar nicht mehr froh werden können.

Unser Atem geht nicht mehr frei und das Herz steht wie unter Druck. Dann muß entscheidend gehandelt werden. Die leiblichen Kräfte müssen gestärkt und die Lebenskräfte harmonisiert werden durch Bewegung in Luft und Sonne. Die seelischen Kräfte, die in der Tiefe jeder Menschenseele ruhen, können befreit werden durch vertiefte Natur- oder Kunsterlebnisse, durch Fürsorge für andere und auch einfach durch Lachen. Gespräche und Arbeitsgemeinschaften mit objektiven Themen und vor allem die Beschäftigung mit der Religion klären den Geist, verbinden uns mit den großen Geistern der Menschheitsgeschichte und lassen uns Vertrauen finden in göttliches Walten.

Wenn dies alles nicht hilft, müssen Naturheilmittel oder auch eine Zeitlang Beruhigungstabletten eingesetzt werden. Doch sollten solche Maßnahmen immer begleitet sein von einer Anregung der Eigeninitiative. Besonders hilfreich hat sich dafür die Kunsttherapie, insbesondere die Musiktherapie, erwiesen, da es hier nicht auf Leistung ankommt, sondern es in erster Linie um die Schaffung eines Freiraumes für uns selbst geht. Das ist einfach eine großartige Hilfe, die schon nach kurzer Anwendung wirkt!

Bei Kindern liegen die Verhältnisse aber wieder ganz anders: Ein Kind wird mit einem Urvertrauen geboren, einem selbstverständlichen Aufgeschlossensein für alles, was in seiner Umwelt vorgeht. Daß jeder Ton, jede Farbe, jeder Geschmack, jeder Geruch, jeder Gegenstand, ja einfach alles Neuland ist für unser Kind, können wir uns nicht eindrücklich genug klarmachen. Es ist ein Irrtum anzunehmen, die Organe eines Menschen würden fix und fertig mitgeboren und müßten nun alle nur noch tüchtig betätigt werden, und zwar je schonungsloser um so besser. Das Kind braucht Schonung, denn das Nerven-Sinnes-System, die Herztätigkeit und die Verstandeskräfte bilden sich erst im Laufe der ersten 7–9 Jahre langsam heran, sie reifen an seiner Umwelt, an dem, was es sieht, fühlt, schmeckt, riecht und hört. Stelle ich nun an den kleinen Menschen die gleichen Anforderungen wie an einen Erwachsenen, kann ich nach 2–3 Jahren schon Angst, motorische Unruhe, Nervosität, Lustlosigkeit und Aggressionen als Antwort bekommen. Herz und

Angst 279

Mut konnten sich nicht entfalten, also wurden sie schwächlich und krank. Wir sehen schon an der Blässe des Gesichtes, daß etwas nicht stimmt: Ich habe meinen kleinen Partner überschätzt und überfordert. So wird z. B. schon ein laut geführtes Gespräch am Bett des schlafenden Säuglings noch am selben Tag ein Riesengebrüll erzeugen. Der verschreckte, stockende Atem und der überlastete Kreislauf befreien sich so zum Glück noch selbsttätig und kommen dadurch wieder ins Gleichgewicht.

Darum müssen wir klüger werden und hinhorchen auf alles, was das kleine und das heranwachsende Kind uns in seinem Da-Sein bietet. Wir spüren den feinen, zarten Atem und verstehen, wenn der Arzt uns erklärt, daß das Kind erst zwischen 6 und 9 Jahren einen tiefen Atem und den richtigen Rhythmus von Atmung und Herzschlag bekommt. Wir, d. h. seine Familie, sind der Ort, wo in der von uns bereitgestellten Schutzhülle langsam sein Atem reift, sein äußeres und inneres Gleichgewicht sich einstellt, wo sein Mut, seine Sicherheit, sein Ausdrucks- und schließlich sein Denkvermögen sich entwickeln. Unser Familienleben, alles was wir ihm vormachen, ist das Vorbild, nach dem es sich ausrichtet. Später dann kommen die Autorität der Kindergärtnerin, der Lehrer und natürlich der Kameraden hinzu. Wenn wir diese Entwicklungsgrundgesetze nicht beachten und unser Leben ungebremst um es herum ablaufen lassen, wenn wir nicht die Liebe aufbringen zu warten, bis unser kleiner Partner in Ruhe alles selbst erobert und entdeckt hat, dann wird er das Urvertrauen schon bald verlieren und Angst wird an seine Stelle treten.

Bei größeren Kindern kommt, wenn das bleibende Gedächtnis im 3. Jahr erwacht, noch die Angst vor der Angst hinzu. Kinder ab dem 5. Jahr können sich dann in ihrer Phantasie Angstbilder ausmalen, die die Angst so ins Riesenhafte steigern, daß sie sie nicht mehr beherrschen können.

Wo aber ein Kind liebevoll von der Familie aufgenommen wird, wo die Eltern entsprechend Rücksicht nehmen auf seinen jeweiligen Entwicklungsstand, da werden Ängste nur kurz auftreten und sich nicht verfestigen können. Immer dann, wenn etwas Unbekanntes,

280   *Das Kleinkind*

Unverständliches passiert, kommt erst einmal das Atemstocken und Bangesein. Am häufigsten geschieht das dann, wenn die Eltern kindliches Ungeschick in der Nachahmung der Erwachsenen mißverstehen und ungeduldig oder böse werden, wenn etwas zerbricht oder schiefgeht; obwohl dies doch die den Kindern zustehende Art ist zu lernen. Sobald nun Vater oder Mutter Verständnis zeigen, den eventuellen Schaden ruhig beheben oder vorangehen und zeigen, was es mit dem Neuen auf sich hat, wird der Kinderatem wieder befreit und in dem Miteinandertätigsein strömen Atem und Blut frei und unbeschwert.

Natürlich wäre es ideal, wenn Kinder auf dem Lande aufwachsen könnten, mindestens bis zum Schulalter, und zwar nicht in einem Bungalow mit Swimmingpool und Motormäher, sondern im Bauernhaushalt, wo tüchtig geschafft und dem Jahreskreislauf entsprechend alles gepflegt und verwertet wird. Da entfielen die meisten heutigen Erziehungsprobleme und viele der Ängste. Natürlich wären auch da Sorgen und Mühen genug. Da die meisten von uns aber nun einmal in der Stadt leben, sollten wir für unsere Kinder vorübergehend eine Art Sonderzustand herzustellen versuchen, indem wir in unserem Wohnbereich eine einfache, gemütliche Kinderspielecke einrichten, nicht zu weit entfernt von Mutters Küche, wo gekocht, gebacken, gewaschen, gebügelt, geschleckt und geplantscht wird. Keine Kinderprogramme, keine Kinderparties, Judo- und Ballettstunden können Kindern eine so gefestigte Atem- und Blutzirkulation, so viel Freude und solch einen wachen Verstand, Geschicklichkeit und Mut geben, wie ein Mitleben mit tätigen Erwachsenen. Das Erleben von Handwerkern, Müllauto, Straßenfegern und Gärtnern kann dann im eigenen Spiel mit unkomplizierten Gebrauchsgegenständen und Naturmaterialien nachgeahmt und nachempfunden werden. Die Faszination für technische Dinge, die natürlich auch Kleinkinder erfaßt, darf nicht mißverstanden werden: auf Knöpfe drücken, alles schnurren und funktionieren lassen, erzeugt in diesem Alter letztendlich Bedrückung und Zerstörungswut. Ein selbstgeschaffener, irgendwie zusammengebauter Bagger dagegen verschafft Befriedigung und rote Backen. Wenn wir das einmal selbst erlebt und begriffen haben, dann nehmen wir das Spiel der Kinder so ernst wie unsere Berufsarbeit. Ein selbsterfundenes Spiel verscheucht aufkommende Ängste, weil die schöpferischen Kräfte aus der Tiefe der Seele ans Tageslicht kommen können. Und diese Kräfte sind es dann auch, die uns später so überzeugend und sachbezogen handeln lassen.

Erst ab dem 9. Jahr dürfen wir der technischen Welt im Kinderleben einen größeren Raum zubilligen. Wir sollten also unsere Kinder 6 bis 8 Jahre lang erst einmal in die Naturwelt einführen, um ihnen dann allmählich nach und nach die technische Welt unseres hochtechnisierten Zeitalters nahezubringen. Dann werden wir erleben, daß das Kind dadurch nicht ängstlich und lebensfremd wird, sondern offen und wach.

Sollte das aber trotzdem nicht der Fall sein und sollten immer wieder massive Ängste auftreten, liegt eine Störung im Organbereich vor, die ärztlicher Behandlung bedarf. Ein Arzt kann mit Naturheilmitteln sehr oft Ordnung und Ausgleich schaffen.

Da es nun nicht Angst schlechthin und damit auch kein Patentmittel gegen „die" Angst gibt, ist es Aufgabe des Arztes, im Einzelfall Art und Ursache festzustellen. Beispielsweise kann eine Blutarmut dazu führen, daß die Seele im Blut nicht die genügend feste Stütze besitzt, oder es kann ein Herzleiden vorliegen. Ein Eisenpräparat wird dann bei der Blutarmut, ein Goldpräparat bei der Beteiligung des Herzens das notwendige Mittel sein. In manchen Fällen kommt Silber in Frage, in wieder anderen läßt sich die Entängstigung mit einer mittleren Potenz von Skorodit erreichen. Bei dem nächtlichen Aufschrecken der Kinder hilft meist eine Hochpotenz von Stechapfel. Jedenfalls haben wir gerade in den potenzierten Mitteln wirksame Hilfen zur günstigen Beeinflussung solcher Störungen.

Begleitend dazu muß aber für genügend Bewegung an frischer Luft gesorgt werden, und zwar nicht nur in den Fußgängerzonen der Stadt. So oft wie irgend möglich sollte sich das Kind in der freien Natur aufhalten: beobachten, laufen, klettern, im Wasser, im Regen oder im Schnee spielen dürfen. Eine gesunde Frischgemüse-

282 *Das Kleinkind*

und Obstkost (siehe *Obstsäfte und ihre spezielle Wirkung* und *Rohe Gemüsesäfte*) ist ebenfalls unerläßlich. Es lassen sich ohne solch körperstärkende Maßnahmen allzu leicht Stoffwechselabbaustoffe nicht ausscheiden, diese belasten dann die Leber und das Blut und führen zu ständig schlechter Laune oder schaffen Aggressionen.

Kann eine derartige Befreiung nicht erreicht werden, muß durch Johanniskrauttee oder -kapseln oder auch durch Mariendistelkapseln (Cardanus marianus, Weleda) wieder Ordnung in Atemrhythmus und Stoffwechsel gebracht werden. Die Verdauung muß natürlich täglich klappen. Aber auch die Kleidung sollte man noch einmal daraufhin überprüfen, ob sie geeignet ist, die täglich notwendigen Ausdünstungen aufzunehmen oder ob sie sie etwa dem Körper nicht abnimmt und dadurch stoffwechsel- und kreislaufbelastend wirkt (siehe auch die Kapitel *Die Haut und die Kleidung*, *Vom Spielen des Kindes* und im Anhang in dem Abschnitt *Bücher für Eltern:* Erziehung und Unterricht).

Sogenannte Unarten

Viele „Unarten" in den ersten Lebensjahren sind Nachahmung bestimmter Eigenarten oder auch schlechter Gewohnheiten der Umwelt oder ungeschicktes Spiel und dürfen nicht moralisch gewertet werden. Hierzu gehören scheinbare „Diebstähle" von Geld und Schmuck, auch das Naschen. Das „Zerlegen" von Gebrauchsgegenständen und Spielzeug, das Zerreißen von Papier und Büchern usw., auch das Quälen oder Töten von Insekten, Käfern und Würmern beruht nicht auf einer Abartigkeit. Meist geschieht es aus Neugier und einem gesunden Forschungsdrang.

Zwei Faustregeln für Eltern und Erzieher: Suche zuerst einmal die Ursache für den Fehler bei dir selber. Und: Denke nicht gegen das Kind, sondern mit dem Kind. Durch sachliches, liebevolles Beobachten der Unarten und dadurch erzieltes klares Erkennen der Ursachen, wird sich in diesen Fällen Abhilfe schaffen lassen.

Eine besondere „Unart" soll hier noch erörtert werden, die in vielen modernen Büchern über das Kind einen breiten Raum

Sogenannte Unarten 283

einnimmt, nämlich die Neigung kleiner Kinder, mit ihren Geschlechtsorganen zu spielen. Man bezeichnet dies als Onanie (Selbstbefriedigung) und sieht es ganz aus dem Gesichtswinkel einer früherwachten Sexualität.

Daß das ein Irrtum ist, hat schon der große Kinderarzt Adolf Czerny ausgesprochen. Er hat darauf hingewiesen, „daß die bei nicht geschlechtsreifen Kindern zu beobachtenden schlechten Gewohnheiten, welche man leider auch Onanie nennt, einem Kinde Schaden an Körper und Geist einbringen, ist nicht erwiesen. Gegenteilige Anschauungen sind teils darauf zurückzuführen, daß man die schwersten Formen des genannten Kinderfehlers bei idiotischen oder bei geistig minderwertigen Kindern beobachtet. Bei diesen ist aber die geistige Minderwertigkeit nicht die Folge der sogenannten Onanie, sondern diese ist deshalb viel schwerer abzugewöhnen, weil die Kinder eben geistesschwach und daher schwerer erziehbar sind". Was dieser bedeutende Kinderarzt hier schreibt, gilt auch heute noch unverändert und wird nicht in seinem Wahrheitsgehalt durch immer wieder auftauchende Reste der Freudschen Lehre gemindert.

Wenn das kleine Kind aus Langeweile, z. B. beim langen Topfsitzen, mit den Geschlechtsteilen spielt, so ist das nicht anders zu beurteilen, als wenn es etwa in der Nase bohrt oder an den Nägeln kaut. Erst wenn die Eltern diese Unart als sexuelle Verfehlung bewerten und unter Entrüstung durch strenge Strafen zu bekämpfen suchen, dann verliert die ganze Sache ihre Harmlosigkeit und das Kind schöpft den Verdacht, daß es sich um etwas besonders Bedenkliches handelt.

Der einzig richtige Weg zur Überwindung dieser Unart ist, durch nichts die Harmlosigkeit und die Unbefangenheit des Kindes zu verändern. So wie man dem daumenlutschenden Kind konsequent, aber stillschweigend immer wieder den Daumen aus dem Mund nimmt, also nicht immer wieder durch Worte oder gar Klapse das Bewußtsein auf die Unart lenkt, so vermeide man das überlange Topfsitzen oder das stundenlange wache Liegen im Bett; außerdem verändere man die Kleidung entsprechend. Oft entsteht

284   *Das Kleinkind*

übrigens diese Unart durch leichte Empfindungen, Jucken, Kitzel, Feuchtigkeit oder eine Entzündung der Organe, etwa bei einem Blasenkatarrh oder durch Scheuern zu enger Kleidung. Man sorge für Säuberung, Trockenhaltung und Ausheilung. Merke: erst in der Pubertät werden die Ausscheidungsorgane zu Geschlechtsorganen und erst dann entsteht Sexualität mit echten sexuellen Empfindungen.

Zu den Fehlern bei der Erziehung im frühen Kindesalter gehören:

1. Die Überernährung des Kleinkindes: Fleisch und Eier werden zu früh und zu viel gegeben (siehe *Vom schwererziehbaren Kind* und *Allgemeine Regeln für die Ernährung*).
2. Falsches Würzen der Kleinkindernahrung: Pfeffer, Paprika, Senf und Essig gehören nicht ins Kinderessen (siehe *Wichtige Bestandteile der Ernährung*).
3. Einseitigkeit in der Ausbildung der Sinnesorgane (siehe *„Erziehung" im ersten Lebensjahr*).
4. Nachahmungskräfte des Kleinkindes werden durch entsprechende Eindrücke beim Fernsehen oder in der Umwelt in Richtung auf Sexualität gelenkt. Auch Erwachsenenbekleidung und den Unterleib beengende Hosen gehören hierzu.

Verhaltensstörungen

Die Zunahme der Verhaltensstörungen, z.B. motorische Unruhe, Stumpfheit (sogenannte Autistik), auch in manchen Fällen Legasthenie und Willensschädigungen, die vielfach schwerwiegende Krankheitsbilder ergeben, haben oft als Ursache ungeeignetes Spielzeug, falsche Anregung zum Spielen, d.h. ungeeignete Nachahmungsbilder in der kindlichen Umgebung und natürlich frühkindliches Fernsehen und sonstige Medieneinflüsse (siehe *Das Kind und das Fernsehen*). Nicht immer liegt auch eine krankhafte Veranlagung vor.

Kinder mit diesen Störungen brauchen eine gezielte Behandlung von Heilpädagogen. Es gibt zur Zeit heilpädagogische Tagesschu-

len und Internate mit Erziehern, die im Sinne dieses Buches
arbeiten.

Für eventuelle Fragen in dieser Richtung die Adresse: Vereinigung der anthroposophischen Heil- und Erziehungsinstitute,
Wuppertal.

Die Vorschule – ein Verhängnis

Das Lernen im Vorschulalter wird seit einigen Jahren von einer
Gruppe fortschrittsgläubiger Pädagogen als entscheidende Förderung des Kindes hingestellt. Das Kind könne und wolle viel früher
lernen, die Lernfähigkeiten seien in den ersten vier Lebensjahren
besonders groß und bis zum vierten Lebensjahr seien 50% der
Intelligenz bereits entwickelt oder diese Entwicklung sei versäumt.
Die soziale Umwelt sei für die Entwicklung wichtiger als die
Erbanlagen, Begabung sei nicht schon angeboren, sondern man
könne einem Kinde Begabung beibringen und daher müsse es
frühzeitig durch Anregung und Aufgaben intellektuell gefördert
werden.

Diese Sammlung von Behauptungen, von denen keine als absolut
falsch bezeichnet werden soll, zeigt wieder einmal, daß Halbwahr-
heiten oft gefährlicher sind und schwerer auszurotten als direkte
Irrtümer oder gar Lügen.

Ob es eingestanden wird oder nicht, zugrunde liegt diesen
Behauptungen die Ansicht, unsere drei- bis fünfjährigen Kinder
habe man bisher vergammeln lassen, sie seien bildungsmäßig
unterentwickelt, wenn man ihnen nicht schon möglichst vom
dritten Jahr an das Lesen beibringe.

Geradezu tragisch ist es, daß junge Menschen, Pädagogen,
Psychologen und Politiker aus ihrer mangelnden Lebenserfahrung
heraus besonders extreme Forderungen nach frühkindlichen Lern-
experimenten stellen. Das geschieht sicher in bester Absicht, aber
bei dem heute festzustellenden allgemeinen Verlust gesunder
Instinkte kann nicht mehr wie in früheren Zeiten aus gutem Willen

allein heraus gehandelt werden, sondern man muß als Grundlage solcher Reformbestrebungen ein tiefgründiges Wissen vom Kinde besitzen. Die Forderungen klingen selbstverständlich und scheinen logisch zu sein, sie gehen aber an der Wirklichkeit der kindlichen Entwicklungsgesetze vorbei.

Jeder kennt diese frühreifen und altklugen Kinder, mit deren „Künsten" ehrgeizige Eltern vor der Umwelt zu prunken versuchen; im extremen Fall sind es Wunderkinder, die auf irgendeinem Gebiet, wie etwa dem Rechnen oder Lesen, schon früh besondere Leistungen hervorbringen. Verfolgt man deren Schicksal, so werden daraus in den weitaus meisten Fällen bemitleidenswerte Geschöpfe, deren produktive Kräfte schon in der Kindheit verbraucht wurden, die später höchstens noch als völlig einseitig orientierte Spezialisten auf irgendeinem engbegrenzten Gebiet etwas zu leisten vermögen. Vollmenschen, deren Wollen, Fühlen und Denken harmonisch entwickelt sind, werden diese Frühentwickler jedenfalls nicht. Welche Schwierigkeiten aber ein solches Kind schon in der Schulzeit erlebt, geht aus folgendem Fall hervor, den wir gerade in diesen Tagen bei der von den besorgten Eltern gewünschten Umschulung in eine Waldorfschule erlebten. Ein zarter, blonder Junge sehr intelligenter Eltern erklärte mit 2½ Jahren, er könne jetzt das ganze Alphabet schreiben. Mit 3 Jahren schrieb er den ersten Geburtstagsbrief, und zwar in einer von ihm selbst erfundenen, höchst originellen Kurzschrift. Sprechen hatte er mit 18 Monaten angefangen, sehr schnell sprach er in vollständigen Sätzen und sagte von Anfang an ich zu sich selbst. Mit knapp zehn Jahren in der Sexta brachte er ein so schlechtes Zeugnis nach Hause, daß die Eltern ganz unglücklich waren. Der Junge, als Jüngster in der Klasse, begriff den Lehrstoff sehr schnell und wurde dann so von der Langeweile geplagt, daß er den Schulunterricht störte. Die Lehrer honorierten dieses Verhalten mit schlechten Zensuren und wollten den Jungen nicht mehr in der Klasse haben. Die einzige Rettung aus diesem Dilemma sahen die Eltern in der Einschulung in die Waldorfschule, bei der sie eine Zurückstufung ohne weiteres in Kauf nehmen wollten; sie waren überzeugt, daß der Junge in einer

Die Vorschule – ein Verhängnis 287

Schule, die nicht nur die intellektuelle Leistung würdigt, sondern alle Anlagen des Kindes zu fördern sucht, besser zurechtkommen werde.

Worauf gründet sich nun die Behauptung, Kleinkinder halte man zurück, wenn ihre Lernfähigkeiten nicht schon in den ersten Lebensjahren voll zur Ausbildung gebracht würden? Alle Eltern beobachten bei ihren Kindern, die das Laufen lernen, eine nicht zu bändigende Lust an jeder Art von Bewegung der Gliedmaßen. Unermüdlich wird auf- und abgerannt, man fällt, steht gleich wieder auf und läuft mit glückstrahlendem Gesicht weiter. Das Laufen wird immer sicherer, die Beherrschung der Arme und Beine und des Gleichgewichtes wird immer vollkommener. Die Orientierung im Raum wird geradezu erarbeitet. Ebenso unermüdlich wie die Beine werden die Arme geübt, etwa durch den Drang, der Mutter im Haushalt zu helfen und alle Tätigkeiten nachzuahmen, die in der Umwelt zu bemerken sind. Dazu gehört auch die Übung der Sprachwerkzeuge, der Sehmuskeln und der Tastfähigkeit.

Aber ähnlich war es schon in den ersten Lebensmonaten: mit welcher Hingabe wurde geschrien, so daß der Kopf hochrot wurde und man geradezu eine Wut beim Brüllen erkennen ließ. Dadurch wurde die Atmung gekräftigt. Dann übte das Händchen unermüdlich seine Fertigkeit meist unter Kontrolle der Augen. Danach kam das Strampeln, dann das Aufrichten und das Krabbeln an die Reihe. Ein urwüchsiger Betätigungsdrang erfüllt die ganzen ersten sieben Lebensjahre des Kindes.

Nun ist es von entscheidender Wichtigkeit zu erkennen, daß diese ganze Aktivität der Gliedmaßen und aller Teile im Organismus, die beweglich sind, einschließlich der ganzen Muskelbewegungen der Organe des Stoffwechsels auf einen Hauptnenner zu bringen ist und das ist die Entfaltung des Willens. Denn diese Tätigkeiten sind alle dem Willen unterworfen, zum Teil bewußt, zum Teil unbewußt. Die Antriebe zu allen Bewegungen, soweit sie nicht reine Reflexe sind, kommen aus der Seele, die gewissermaßen die Glieder wie von außen ergreift und sie zu dem hinführt, was in ihr selbst als Wunsch aufgetaucht ist. Bewegen können sich nur

288   *Das Kleinkind*

Muskeln. Der innere Ablauf jeder Bewegung, der durch komplizierte Stoffwechselprozesse ermöglicht wird, bleibt im Unbewußten und wird nur bei Krankheit, z.B. bei Verletzungen oder
Rheumatismus, schmerzlich bewußt. Festgehalten muß werden,
daß alle Arten von Bewegung Willensäußerungen sind.

Damit haben wir aber nur die Außenseite dieser Bewegungsvorgänge beschrieben. Sie haben aber noch eine Innenseite und diese
führt in das Intimste des Menschenwesens. Denn wo ist der Mensch
am meisten er selbst! Etwa in seinen Gedanken oder seinen Worten?
Mit Gedanken und Worten kann man sich jederzeit verstellen, man
kann lügen, man kann angelesene Inhalte als eigene Schöpfungen
ausgeben. Ganz anders ist es bei dem, was die Gliedmaßen ausführen: Wohin ich meine Schritte lenke, was meine Arme und Hände
tun, da entblöße ich meine intimsten Absichten, in meinen Taten
gebe ich zu erkennen, was für ein Mensch ich bin, wohin mein Wille
zielt. Meine Willenshandlungen offenbaren mich als Persönlichkeit
und machen letzten Endes mein Schicksal aus. Selbst wenn ich in
meinem Bewußtsein einen Gedanken mit dem anderen verknüpfe,
ist das nur durch meinen Willen möglich. So vielfältig und so
umfassend muß die Entfaltung des Willenslebens verstanden werden. Und zur vollen Ausbildung aller Möglichkeiten des Willenslebens braucht das Kind sechs bis sieben Jahre; die ersten sieben Jahre
seines Lebens dienen dieser riesigen Aufgabe. Wenn das auch für
den oberflächlichen Beobachter nicht leicht zu erkennen ist, ist es
doch eine Tatsache, daß die Entfaltung des Willens die Hauptauf-
gabe der Lebenszeit von der Geburt bis zum Zahnwechsel ist. Da
gibt es keine leeren Zeiten, da ist jede Minute prall ausgefüllt.

Die neuesten Forschungen der Embryologie haben die unend-
liche Vielfalt der Prozesse enthüllt, die vom Moment der Befruchtung an in geradezu rasantem Tempo zur Entstehung der vielen
Billionen menschlicher Körperzellen und zum Zusammenschluß
dieser Zellen zu Organsystemen führen. Die einzelnen Organsysteme müssen untereinander lernen zusammenzuarbeiten, so daß
der Organismus eine Ganzheit bleibt. Wichtig ist, daß von der
Forschung ausgesprochen wurde, daß diese ganze Entwicklung nur

Die Vorschule – ein Verhängnis 289

durch Bewegung möglich ist, denn Entwicklung ohne Bewegung ist undenkbar.

Professor Blechschmidt, der bekannte Anatom und Humangenetiker in Göttingen, hat nachgewiesen, daß nicht, wie man bisher behauptete, die Gene die Motoren dieser Entwicklungsvorgänge sind; denn Gene sind Stoffe und Stoffe sind von sich aus zu keiner Bewegung fähig. Es sind vielmehr „Gestaltungskräfte", nichtmaterielle, d. h. also positiv ausgedrückt, geistige Kräfte hier am Werke. In der anthroposophischen Menschenkunde sprechen wir seit vielen Jahrzehnten von Bildekräften. Das sind also die Entwicklung vorantreibende Kräfte, deren Zielstrebigkeit durch den einheitlichen Willen des Geistes gelenkt werden und die jahrelang das Gehirnorgan und dessen Strukturen so ausbilden und modellieren, daß es zum Denken geeignet wird. So kommen wir zum Erfassen der ganzen Bedeutung des Willens, des bewußten und des unbewußten, ohne den wir nicht existent wären.

Während, wie wir sahen, die Entfaltung dieser Willenskräfte die ersten sieben Lebensjahre erfüllt, ist die Ausbildung des Fühlens, der Gemütskräfte die Aufgabe des Schulalters. Und wenn das Gehirn biologisch reif wird, was zwischen dem sechsten und zehnten Lebensjahr erfolgt, dann erst kommt das Denken zu seinem Recht.

So haben die Grundfähigkeiten der menschlichen Seele Wollen, Fühlen und Denken ihre ganz bestimmte Gesetzmäßigkeit und ihre gesetzmäßige Reihenfolge, d.h. ihre Bindung an bestimmte Lebensalter. Damit ist natürlich nicht gesagt, daß nicht auch schon in den ersten Lebensjahren Anfänge des Fühlens und des Denkens vorhanden sind, das würde dem Wesen eines Organismus widersprechen. Entscheidend aber ist zu wissen, daß auch die Gestaltungskräfte eine Art Reifeprozeß durchmachen und deshalb erst voll in Anspruch genommen werden dürfen, wenn sie den Reifegrad der einzelnen Lebensalter des Kleinkindes, des Volksschulalters und der Pubertätszeit erreicht haben.

Durchaus besteht die Möglichkeit, diese geschilderte Gesetz-

290 *Das Kleinkind*

mäßigkeit zu mißachten und durcheinanderzuwerfen. Man kann mit einjährigen Kindern Säuglingsturnen machen oder sie zum Schwimmen bringen. Das ist zwar auch verfrüht, aber es erstreckt sich immerhin nur auf körperliche Bewegungen. Ganz anders ist es aber, wenn Kinder nicht zu Bewegungen, also Willensvorgängen, sondern zum Lesen oder Schreiben gebracht werden, denn damit entziehe ich Wachstumskräfte. Mit etwa dem neunten Lebensjahr wird das Gehirn allmählich reif für Intelligenzleistungen und abstrakte Vorstellungen. Erst in diesem Alter hat die Pädagogik die Berechtigung, die Denkschulung in Angriff zu nehmen. Erst jetzt kann ich, ohne Schaden anzurichten, mit Hilfe der Mathematik das Denken des Kindes zu entwickeln beginnen. Versündige ich mich aber gegen diese Gesetzmäßigkeit und stelle intellektuelle Anforderungen an das Kind, bringe ihm gar Lesen, Schreiben und Rechnen bei, in einem Alter, das der Willensausbildung vorbehalten ist, so verbrauche ich unreife Kräfte, die später schmerzlich vermißt werden. Man lasse sich nicht täuschen dadurch, daß viele Kinder freudig auf diese Experimente eingehen, denn Kinder sind immer erfreut, wenn sich Erwachsene intensiv mit ihnen beschäftigen. Man wende auch nicht ein, daß man spielerisch an das Kind herantrete und es nicht zu etwas zwinge, was es nicht wolle. Kindliches Spiel ist immer ohne Ziel und Zweck. Es sollen künstlerische Fähigkeiten veranlagt werden, man soll die Phantasie, den Willen und nicht den Intellekt beschäftigen, sonst ist es kein Spiel.

Die Folgen dieser Experimente werden uns Ärzte beschäftigen. Es wird schon im Kinde das Altwerden verlangt. Der Überschuß an Vitalität, den der Erwachsene im Berufsleben braucht, wird schon in der Jugend vergeudet. Die Leistungsfähigkeit wird nicht etwa verbessert, sondern herabgesetzt. Es tritt das Gegenteil von dem ein, was die Befürworter des frühen Lernens sich gedacht haben. Beim Kinde selbst merkt man diese Mißhandlungen an Aufbaustörungen, an Blässe, an Schlafstörungen und an rascher Erschöpfung. Darin liegt das Geheimnis der alten Leute unserer Zeit, etwa Adenauers, Churchills oder Henry Fords. Sie hatten eine Kindheit ohne diese Problematik, ohne frühzeitige Erziehungsdressur. Ihre

Die Vorschule – ein Verhängnis

Leistungen waren nur möglich dadurch, daß ihr Willensleben zur rechten Zeit entwickelt wurde.

Es ist ein schwerwiegender Trugschluß, dem viele moderne Wissenschaftler huldigen, zu glauben, daß man alles tun darf, was man machen kann. Vieles ist machbar, aber es zu machen ist oft Torheit oder Schlimmeres.

Was alle, die mit diesen Experimenten schon lange Jahre Erfahrung haben, an Enttäuschungen erlebt haben, sollte man unseren Kindern endlich ersparen.

Was schon im Frühjahr 1970 vom Staat als Strukturplan eines neuen Bildungswesens vorgelegt wurde, läßt jede Berücksichtigung der Psychophysiologie des Kindes vermissen. In der entscheidenden Kommission war kein Arzt vertreten! Ganz abgesehen davon, daß dieser Planung die Tendenz zur Gleichschaltung unserer Jugend zugrunde liegt, die wir Älteren noch in schlechtester Erinnerung haben, die auch damals mit wunderschönen Absichten und Fachausdrücken verbrämt war, die aber der zu fordernden Freiheit des Bildungswesens ins Gesicht schlägt, müssen sich die Ärzte zusammen mit den Eltern gegen diese Pläne stemmen, denn wir werden eines Tages die gesundheitlichen Folgen dieses Systems zu heilen haben– wenn sie überhaupt zu heilen sind. Denn, was am Kind versäumt und verfehlt wird, ist kaum wieder gutzumachen. So viel ist sicher: Vollmenschen, deren ganze Fähigkeiten zur Entfaltung gebracht wurden, entstehen durch die jetzt geplante auf einseitige Leistung des Intellekts und ein katalogisiertes Punkteexamen ausgerichtete Schulbildung auf keinen Fall. Den Schaden wird der einzelne Mensch, aber auch die soziale Gemeinschaft des ganzen Volkes erleben und zu tragen haben.

Anstelle der Vorschule braucht das Kind vor dem Zahnwechsel einen möglichst guten Kindergarten, in dem seine Willenskräfte sinnvoll geübt werden. Es lernt in diesem Alter noch vorwiegend durch Nachahmung und will seine Gliedmaßen betätigen, aber nicht das noch nicht ausgereifte Gehirn.

Natürlich richten sich meine Ausführungen nicht gegen die in vielen Bundesländern und Städten eingerichteten sogenannten För-

292 Das Kleinkind

derklassen, in denen Kinder unterrichtet werden, die zwar schul-
pflichtig, aber noch nicht schulreif sind; und auch nicht gegen
bestimmte Sonderkindergärten, in denen z.B. spastisch gelähmte
Kinder oder Behinderte sinnvoll gefördert werden.

XI. Die Ernährung des Kleinkindes

Wichtige Bestandteile der Ernährung

Wenn das Kind das Säuglingsalter überschritten hat, d. h. älter als ein Jahr ist, bekommt es allmählich immer mehr Zähne und muß daher stärker zum Kauen angehalten werden. Man gibt also als erstes Frühstück und als Nachmittagsmahlzeit Brot (niemals Weißbrot, sondern Vollkorn-, Knäcke- oder ein ähnlich gutes Brot), wobei als Aufstrich gute Marmelade, Apfel- oder Rübenkraut und dergleichen oder Honig in Frage kommen. Damit ist der Bedarf des Kindes an Süßigkeiten voll gedeckt. Schokoladenbrotaufstriche verderben Appetit und Eßinstinkte und sind für die Verdauungsorgane zu mächtig (Fett und Zucker). Es läßt sich heute allerdings kaum vermeiden, daß die Kinder Schokolade und Bonbons geschenkt erhalten. Diese sollte die Mutter an sich nehmen und in kleinen Mengen austeilen. Es darf nicht zur Gewohnheit werden, daß Kinder ständig Süßigkeiten lutschen oder essen. Dazu gehören auch Pralinen, Schokolade und vor allem Eis. Nicht nur die Zähne sind gefährdet, sondern auch der Magen und das Nervensystem, da durch Zuckergenuß ein Mangel an Vitamin B_1 eintreten kann (siehe *Über den Zucker*).

Als nicht süßer Brotaufstrich kommt entweder der Quark oder ein milder Streichkäse in Frage. Die immer erheblich gewürzte und gesalzene Wurst sollten Kinder, wenn überhaupt, erst in späteren Jahren erhalten. Wurst besteht meist aus minderwertigen Substanzen und enthält zudem zu viel Schweinefleisch.

Wenn man den Kindern überhaupt Fleisch geben will – was man sich sorgfältig überlegen sollte –, dann kommt nur weißes Fleisch von jungen Tieren in Frage. Fleischbrühe hat für ein Kind kaum einen Wert.

Sehr beachtenswert sind die Vorschläge, den Kindern statt Fleisch und ähnlicher Erwachsenenkost das Kollathfrühstück, das Birchermüsli oder Getreidebrei aus ganzen Körnern, die man möglichst selbst täglich frisch mit einer Schrotmühle gemahlen hat,

294   *Die Ernährung des Kleinkindes*

zu geben. Auch Kruska und der in England so beliebte Porridge (Haferbrei) sind empfehlenswert. Dasselbe gilt von Gerichten aus eingeweichten rohen Hafer-, Gerste- und Weizenflocken, besonders in Demeter-Qualität. Nicht zu empfehlen sind Kornflakes, Puffweizen und dergleichen.

Mit diesen Kostformen kann man auch kaufaule Kinder allmählich zum Kauen bringen. Auch durch süße Mandeln, Hasel- und Walnüsse lernen Kinder das Kauen; außerdem sind dies wertvolle Früchte mit hohem Gehalt an Eiweiß und Fett. Bijoghurt mit und ohne Fruchtzusatz eignet sich als Kindernahrung auch bereits für ältere Säuglinge; ebenso die selbst hergestellte Dickmilch oder gute Buttermilch (diese muß man aber immer vorher abschmecken, da sie oft alt und bitter ist und zum Teil aus künstlich gesäuerter Magermilch hergestellt wird). Doch ist zu beachten, daß Joghurt die Nahrung von Hirtenvölkern ist, die nebenher viel Fleisch essen. Es hat sich herausgestellt, daß bei Vegetariern der einseitige Verzehr von Joghurt über längere Zeit zu einer Entartung der Darmbakterien führt, also zum genauen Gegenteil dessen, was gewollt wurde.

Wenn die Kinder dann allmählich die Gerichte der Erwachsenen mitessen, sollte sorgfältig darauf geachtet werden, daß diese nicht etwa Essig, Pfeffer, Senf und viel Salz enthalten. Salat sollte mit saurer Sahne oder Zitrone und Öl zubereitet werden. Dagegen ist nichts einzuwenden, wenn die Kinder zum Beispiel an Kohlgemüsen, Bohnen, Kartoffeln usw. pflanzliche Gewürze wie Schnittlauch, Petersilie, Zwiebeln, Basilikum, Liebstöckel, Bohnenkraut, Thymian oder Majoran in kleinen Mengen erhalten. Diese Gewürze gibt es ja in bester Qualität in pulverisierter Form in den Reformhäusern und Naturkostläden. Frische Gewürzkräuter aus dem Garten sind natürlich besser als pulverisierte; sie haben große Bedeutung für die Anregung der Verdauungsdrüsen, vor allem aber zur Vorbeugung gegen Erkältungskrankheiten. Obstessig kann empfohlen werden.

Vom tieferen Sinn unserer Nahrung

Wir neigen heute dazu, zu wenig über unser Verhältnis zur Umwelt nachzudenken. Was an uns herantritt, nehmen wir als gegeben hin und haben das Staunen und Wundern verlernt, so z. B. auch über die Tatsache, daß die Naturreiche uns die Nahrung liefern, die wir brauchen. Das ist ja gar nicht so selbstverständlich, wie wir oft annehmen. In der Bibel wird es jedenfalls als etwas Besonderes ausdrücklich erwähnt, daß der Mensch sich die Reiche um ihn her untertan und dienstbar machen soll. Die Menschheit hat in ihrer Entwicklung diese bereits stufenweise durchlaufen, daher rühren ihre nahen Beziehungen zu ihnen. So sind die mineralischen Substanzen im physischen Leibe verwandt mit dem anorganischen Mineralreich; der Organismus der Lebenskräfte lebt, wächst und gedeiht nach den Gesetzmäßigkeiten des Pflanzenreiches; der Seelenorganismus ist durch die Fähigkeit, Bewußtsein und überhaupt ein seelisches Innenleben zu entfalten, mit dem Tierreich verwandt; nur durch sein Ich, das geheime Zentrum seines ganzen Wesens aber, hat der Mensch sich aus dem Tierreich und den übrigen Naturreichen herausentwickelt und die Fähigkeit erworben, die Natur zu beherrschen (siehe *Der Mensch und die Natur* und *Wie entdecke ich bei meinem Kind das Leben, die Seele und den Geist*).

Ebenso aber wie die Naturreiche nicht abgetrennt von der Entwicklung des Menschen zu denken sind, kann also auch der Mensch nicht isoliert von seiner Umwelt begriffen werden; er kann als Bewohner dieser Erde ohne diese Umwelt nicht existieren, und die Umwelt erhält ihren Sinn nur im Hinblick auf das Menschengeschlecht.

Als Nahrung entnahm schon der Mensch der Vorzeit seiner Umwelt Fleisch, Getreide, Feldfrüchte und Salz, die ja auch heute noch die wichtigsten Bestandteile der menschlichen Kost darstellen. Es fällt uns auf, daß diese Nahrungsstoffe alle der Natur mühselig abgewonnen werden wollen, teilweise sogar unter Vernichtung der Pflanzen und Tiere als Lebewesen. Eine Sonderstel-

296 *Die Ernährung des Kleinkindes*

lung nehmen die Eier ein. Ihrer Bestimmung nach sind sie in der Natur weniger als Nahrungsmittel, sondern als Mittel zur Erzeugung von Nachkommen anzusehen. Sie enthalten daher neben stark konzentriertem Eiweiß und mächtigem Dotter auch viele Hormone, weshalb ihre Verwendung in der Kinderernährung nur mit Zurückhaltung erfolgen sollte. Oder wünscht man seinen Kindern eine vorzeitige Anregung der Sexualität (siehe auch *Allgemeine Regeln für die Ernährung*)?

Daneben spendet die Natur freiwillig eine Gruppe weiterer Lebensmittel, die ohne Zweifel wohl das Edelste darstellen, was die Naturreiche den Menschen überhaupt zu bieten haben: die Milch, die Früchte, den Honig und das Wasser.

Was gibt es Erfrischenderes und Belebenderes als das Wasser einer Felsenquelle! Menschen, Tiere und Pflanzen genießen es mit gleicher Freude. Und denken wir an die Heilquellen unserer Kurorte, so muß gesagt werden, daß deren Heilwirkungen aus der chemischen Analyse nur teilweise verstanden werden kann. Nicht ohne Grund sprach und spricht man vom Genius, also vom guten Geist einer Heilquelle, der sich, wie wir wissen, nicht ohne weiteres in die Flasche hineinzwingen läßt. Wir haben allen Grund, hier kosmische Kräfte als das eigentlich Wirkende einer Heilquelle anzusehen. Wasser ist das notwendigste Lebensmittel. Der Mensch kann 40 Tage fasten, aber nur dreieinhalb Tage dursten.

Wasser ist der Hauptbestandteil der Körpersäfte, es strömt als Gewebeflüssigkeit zwischen den Körperzellen und ist auch in ihnen enthalten. Der Körper des Neugeborenen besteht zu 80%, der des Erwachsenen zu 72% aus Wasser; allerdings ist es in den Geweben gebunden. Tropfbar flüssig ist nur ein kleiner Teil, nämlich im Blut ca. 3–4 Liter, in der Lymphe 1 Liter vorhanden.

Ganze Pflanzengruppen liefern uns in ihrem Blütensaft den köstlichen Nektar, aus dem die Bienen den Honig bereiten. Auch hier hat die chemische Analyse bei der Erfassung seines tatsächlichen Wertes versagt. Reiner Bienenhonig wird heute von den Ärzten als großartiges, besonders auf Herz und Kreislauf wirkendes Heilmittel verwandt; unzweifelhaft hat er aufbauende Kräfte,

Vom tieferen Sinn unserer Nahrung

die schon in kleinen Mengen die Entwicklung der Kinder anzuregen, die Kräfte der Erwachsenen und besonders der alten Menschen aufzufrischen vermögen (siehe das Kapitel *Honig*).

In einer Reihe mit dem Blütennektar müssen wir das Obst, die süßen, reifen Früchte nennen, die uns das Pflanzenreich liefert. Auch sie sind ausgesprochene Produkte der reifenden Sonnenkraft und in ihrem Nährwert dem Honig an die Seite zu stellen.

Mit der Milch, die uns die Tierwelt spendet, wachsen gesunde Kinder auf. Sie ist zwar ein Produkt des Blutes, besitzt aber nicht seine typischen Wirkungen, denn sie ist ja auch weiß wie ein Pflanzensaft, eigentlich ein Mittelding zwischen Tier- und Pflanzenweltprodukt. Von ihrer umfassenden Wirkung auf den menschlichen Organismus ist hier schon wiederholt die Rede gewesen. Kein Lebensalter, dem die Milch nicht als vorzügliches Grundnahrungsmittel diente (siehe das Kapitel *Über die Milch*)!

Beim tieferen Eindringen in die Wesensunterschiede dieser beiden Gruppen von Lebensmitteln zeigt sich uns, daß Feldfrüchte, Fleisch, Brot und Salz uns Fähigkeiten geben, die wir als fest auf dieser Erde stehende Menschen haben müssen. Milch, Honig und Wasser dagegen sprechen unser Seelisches und Dynamisches mehr an. Ernährten wir uns vorwiegend von diesen letzteren, so würden feine, zartempfindende, leidenschaftslose Wesen aus uns werden. Ähnlich wäre es bei einer Obstkost.

Der Mensch unserer Zeit braucht also Nahrung beiderlei Art. Wir erkannten weiter vorn, daß man Leib, Seele und Geist durch die Ernährung beeinflussen und auch verändern kann (siehe *Die Flaschenernährung des Säuglings*). Natürlich darf es sich nicht darum handeln, durch die Ernährung ein „Wunschkind" zu züchten! Die Kinder bringen schon gewisse Neigungen und Bedürfnisse mit. Diese gilt es zu berücksichtigen, aber nicht in Einseitigkeit zu entwickeln. Man stelle sich einen erwachsenen Menschen vor, so einen richtigen „Vollblüter" mit dem Bedürfnis, viel Fleisch zu essen, er greift sicherlich energisch in seine Arbeit hinein und fördert unter Umständen die materiellen Verhältnisse der Welt sehr erheblich; aber es wird ihm schwerfallen, sich den geistigen Aufgaben der Kultur zu widmen. Er ist ein ganz „diesseitiger" Mensch, ohne das Bedürfnis, sich geistigen Zielen zuzuwenden. Stellt man solchem Menschentyp einen anderen gegenüber, der in seiner Ernährungsweise allem Fleischgenuß abgeneigt ist, der vorwiegend von Milch, Obst, Honig lebt und statt Wein nur Wasser trinkt, so wird es diesem Menschen schwerfallen, sich tatkräftig in die äußeren Aufgaben der Welt zu stürzen; er wird eher in feinsinniger Weise Dichtung, Kunst, Philosophie und Religion zu seinem Lebensinhalt machen, sich also mehr mit „jenseitigen" Dingen befassen, mit dem Inhalt der geistigen Welt.

Im Kinde gilt es, zuerst die feinen Seiten seines Wesens zu fördern; es ist ja ein noch nicht ganz erdenfestes Wesen und braucht zunächst eine mit kosmischen Kräften erfüllte Kost. Geben wir ihm früh tierische, also Eiweißkost, so wird aus dem Kind ein frühreifer Erwachsener, altklug und vorwitzig, wie leider sehr viele der Kinder, die heute ohne Rücksicht auf ihren Zusammenhang mit der höheren Welt, aus der sie stammen, „aufgezogen" werden. Will man also den Kindern ihre natürliche Kindlichkeit erhalten, so muß man die Stufenleiter beachten, auf der man sie durch die Nahrung aus ihrer Himmelsverbundenheit in die Erdenwelt hineinleiten kann. Aus solchen Kindern werden eines Tages Erwachsene, die sich auch im späteren Leben Jugendkräfte und jugendliche Begeisterungsfähigkeit bewahren und dabei doch richtige Erdenbürger sind, die mit Tatkraft ins Leben eingreifen, wie die Welt sie so nötig braucht.

Kinder rein vegetarisch zu ernähren, kann ein hohes Ziel sein; es darf aber nicht aus Ernährungsfanatismus erfolgen. Der Vegetarismus ist primär ein Anliegen der geistig-seelischen Reife und ergibt sich dann aus innerem Bedürfnis von selbst.

Besondere Gesichtspunkte für die Auswahl der Beikost

Aus der bisherigen Darstellung wird klar geworden sein, daß man mit Hilfe der Nahrung tiefgreifend in die körperliche Entwicklung einwirken kann, fast wie ein Künstler, der an seinem Tonmo-

Besondere Gesichtspunkte für die Auswahl der Beikost   299

dell dauernd korrigiert und verändert. Je nach der Auswahl der Nahrung läßt sich die eine Anlage mehr, die andere weniger zur Entfaltung bringen. Sogar auch bis ins Wesensinnere unserer Kinder formend einzugreifen, ist uns durch die Art der Nahrung gegeben. Praktisch heißt das: wir können durch die Handhabung der Ernährung und besonders die Auswahl der Beikost das Einleben der Seele in den Körper beeinflussen. Ob dieses „Sich-Inkarnieren" der Seele im richtigen Zeitmaß, nicht zu schnell und nicht zu langsam, geschieht, das hängt weitgehend von der Methode der Ernährung ab. Der Ablauf des Lebens kann in seinem Tempo also durch die Nahrung verändert werden. Der Arzt kann darüber hinaus bei Appetit- und Ernährungsstörungen durch Medikamente Wirkungen in diesem Sinne erzielen; die Mutter trägt aber die Verantwortung für die Ernährung.

Der Kopf des Embryos ist, wie bereits dargestellt, von überragender Bedeutung für die ganze Entwicklung und Einschätzung des Kindes. Diese Rolle behält er auch nach der Geburt noch bei, und an seiner Größe und Form lassen sich die mitgebrachten Anlagen und Entwicklungstendenzen schon erkennen (siehe *Vom neugeborenen Kind*). Ein kugeliger großer Kopf mit weit offener Fontanelle weist im allgemeinen auf die Tendenz zur Beibehaltung der embryonalen Verhältnisse hin. Auch unter Berücksichtigung rassischer und familiärer Formen gilt dieser Satz, wenn er richtig verstanden wird. Nicht die absolute Größe ist maßgebend, sondern das proportionale Verhältnis des Kopfes zum übrigen Körper des Kindes.

Die Mutter wird kaum etwas Falsches tun, wenn sie sich bei einem Kind mit großem Kopf sagt: hier liegt also eine Anlage zu einer verhältnismäßig langsamen Entwicklung vor; das Kind versucht eventuell, die Großköpfigkeit, wie sie im Mutterleib normal ist, nach der Geburt beizubehalten. Damit geht aber einher, daß das Festwerden der Knochen und die allgemeine Mineralisierung des Nervensystems und des Bindegewebes sich voraussichtlich zu langsam vollziehen wird. Es wird also bei dieser Veranlagung eher als bei anderen Kindern eine Schädelrachitis zu erwarten sein, und

300   *Die Ernährung des Kleinkindes*

die Streckung des Rumpfes und der Gliedmaßen wird sich ebenfalls
verzögern. Auch die willensmäßige Beherrschung der Gliedmaßen
wird verspätet einsetzen; überhaupt werden die vom Kopf aus-
gehenden Gestaltungskräfte zunächst ungenügend tätig sein (siehe
Rachitis).

Einem solchen Kind wird man frühzeitig Breinahrung und
Gemüsebeikost geben müssen, man wird z.B. schon im zweiten
Monat mit dem Möhren- und Karottensaft anfangen und bereits
nach einigen Wochen Möhrenbrei geben; das heißt: eine verhältnis-
mäßig mineralsalzreiche Beikost ist hier notwendig, um die Durchsetzung der Knochen und Gewebe mit diesen Mineralien anzuregen. Zeigen sich im Stuhl Holzfaserteile der Möhren, so ist das ohne
Bedeutung; die Salze sind doch vom Darm aufgenommen worden.
Indem ich dem Kinde eine besondere Ernährungsaufgabe in der
Verdauung von Gemüse stelle, rege ich zu einer etwas schnelleren
Entwicklung an und führe so ganz allmählich normale Verhältnisse
herbei. Aber Vorsicht bei zu „schön" aussehenden Möhren! Sie
stammen meist von Großbetrieben, die mit gefährlichen Spritzmit-
teln arbeiten. Solche Möhren können so viel Rückstände enthalten,
daß sie giftig wirken.

Dasselbe Vorgehen wäre aber durchaus fehl am Platze bei einem
kleinwüchsigen und kleinköpfigen Kind. Solche Kinder sind schon
früh als „Nervenmenschen" zu erkennen im Gegensatz zu den
bisher geschilderten, die einen Stoffwechselüberschuß besitzen. Es
sind die kleinen, oft bei der Geburt wie verschrumpelte Greise
aussehenden Wesen, mit gespanntem Gesichtsausdruck, faltiger
Stirn, kleiner Fontanelle und spinnenhaft verkrampften Bewegungen. Oft handelt es sich um „Speikinder", die bei der Ernährung
Schwierigkeiten machen und sich durch große Schreckhaftigkeit
auszeichnen. Ich schildere hier natürlich extreme Fälle, um zu
zeigen, worauf es ankommt. Für diese Kinder ist das Fehlen von
Muttermilch ein noch viel größeres Unglück als bei den vorher
erwähnten. Aber auch die Qualität der Kuhmilch und überhaupt
die Güte der Nahrung ist bei diesen kleinköpfigen Kindern von
besonderer Bedeutung. Sie vollziehen die Inkarnation zu schnell;

Besondere Gesichtspunkte für die Auswahl der Beikost 301

sie machen bereits als Neugeborene oft den Eindruck reifer, wissender Erwachsener. Diesen Kindern muß man ein etwas längerdauerndes Säuglings- und Kleinkinddasein verschaffen. Sie brauchen viel Milch und erst spät Beikost, die ganz lange vorwiegend aus Fruchtsaft bestehen soll. Erst wenn es offensichtlich vom Kind verlangt wird, jedoch frühestens im vierten Monat, wird man von dem süßen Zwiebackbrei, den man ihm im dritten Monat bewilligen kann, zu Blattgemüse (Salat) und erst dann zu Wurzelgemüse übergehen. Diesen Kindern kann man dann auch Spinat geben, wenn man die Gewähr hat, daß er nicht stickstoffgedüngt ist (z. B. Demeter-Spinat).

Während die großköpfigen Kinder gegen Ende des ersten Jahres ans Gemüse eine Prise Kochsalz erhalten können, gibt man den kleinköpfigen etwas mehr Zucker, vor allem in Form von Honig oder Ahornsirup. Überhaupt darf deren Kost nur ganz wenig Verdauungsarbeit erfordern; man wird daher bei ihnen die Kochzeiten der Nahrung eher verlängern, um diese durch das Kochen schon weitgehend aufzuschließen. Auf keinen Fall dürfen kleinköpfige Kinder angesäuerte Milch als Dauernahrung erhalten; im Gegenteil: alles muß süßer sein als bei den großköpfigen. Ihrem Ich muß in vermehrtem Maße Anregung zum Aktivwerden im Stoffwechsel durch den Honig und den Zucker gegeben werden.

Mit diesen kurzen Hinweisen will ich der Mutter Anregung geben, den öden Schematismus, der sonst vielfach bei der heutigen Kinderernährung zur Anwendung kommt, zu überwinden. Es wird den Müttern Freude machen, so von einer handwerksmäßigen, schematischen Ernährungsweise zu einer Methode der Ernährung überzugehen, die etwas vom Künstler, vom Plastiker in sich hat. Diese Ansprüche an die Ernährung haben die Forderung nach gesunden und hochwertigen Grundstoffen zur selbstverständlichen Voraussetzung: darüber hinaus aber richten sich diese Vorschläge ausgesprochen auf eine Berücksichtigung der Geistseele, die, wie wir sahen, mit Hilfe der Nahrung zum zeitgerechten Sich-Einleben und Sich-immer-stärker-Verbinden mit dem von den Eltern vererbten Körper des Kindes angeregt werden soll.

302 *Die Ernährung des Kleinkindes*

Heute besteht, wie wir bereits hörten, für unsere Jugend eine ausgesprochene Gefährdung durch die gewaltsam vorwärtsgetriebene Entwicklung. Unsere Säuglinge haben innerhalb eines Zeitraums von kaum mehr als drei Jahrzehnten alle zeitgerechten Lebensrhythmen über den Haufen geworfen. Aufrichten, Stehen, Gehen, Sprechen und Denken, all diese eigentlich an bestimmte Altersstufen gebundenen Fähigkeiten beherrschen unsere Kinder zu früh. Anstatt uns schwerste Sorgen zu machen, sind wir vielfach so töricht, uns darüber noch zu freuen und von „Fortschritten" zu sprechen. Diese „Fortschritte" werden unsere Kinder mit mangelnder Frische und Jugendlichkeit im späteren Leben bezahlen müssen. Das sehen wir heute bereits an den Schulkindern. Sie sind frühzeitig abgespannt, unkonzentriert und vor allem frühreif, alles Erscheinungen, die von Jahr zu Jahr sich deutlicher zeigen. Noch immer wird nicht genügend erkannt, daß die Ursachen dieser besorgniserregenden Symptome mindestens teilweise in der falschen Ernährung der Säuglinge zu suchen sind. Daher kein Fleisch im ersten Lebensjahr!

Über die Rolle, die bestimmte Medikamente bei diesen Vorgängen spielen, wird im Kapitel *Rachitis* noch gesprochen werden müssen (Vigantolschäden!).

Über den Zucker

Der industriell-raffinierte Rübenzucker – also der normale, im Handel befindliche weiße Zucker jeder Qualität – ist ein isoliertes oder, besser gesagt, amputiertes Nahrungsmittel bzw. Kohlehydrat. Der Mensch lebt von Kohlehydraten. Die ungeheure Kraft, welche die Pflanze der Sonne entnommen und im Kohlehydrat gespeichert hat, wird nach der Nahrungsaufnahme von einer geordneten, störungsfreien Verdauung wieder freigesetzt und an den Körper abgegeben. Das ist unsere Lebenskraft, unsere Muskelenergie. Es ist die Kraft, die unser Gehirn für die Denkarbeit braucht, die unsere Nerven benötigen, die unser Verdauungssystem reguliert. Wenn durch chemische Isolierung der Rübenzucker

Über den Zucker

nur noch aus dem Süßanteil besteht und keine B-Vitamine, die Katalysatoren für alle diese wichtigen Funktionen, mehr enthält, dann geht allmählich das ganze Wunderwerk der Natur für die menschliche Ernährung verloren. Der Körper wird zu Notmaßnahmen gedrängt. Er baut andere Stoffe behelfsmäßig um als Ersatz für die fehlenden Vitamine, die amputierten Mineralien und Spurenelemente. Das ganze feine Regulierungssystem wird überfordert und erkrankt. Es entsteht eine unkontrollierbare Sucht nach Süßem, Abgespanntheit und Eßzwang.

Der braune Zucker oder Rohzucker ist fast ebenso schädlich.

Der industrielle Fruchtzucker ist dem normalen Zucker auch nicht überlegen, denn er wird durch physikalisch-chemische Methoden z.B. aus der Topinambur „isoliert" und nicht aus Früchten gewonnen. Er kann schon nach kurzer Verzehrzeit Störungen im Stoffwechsel hervorrufen, da er normalerweise nur in geringen Mengen im menschlichen Körper vorkommt bzw. verarbeitet werden kann.

Natürlich sind auch die heute üblichen Kunstdüngerbehandlungen der Felder in Rechnung zu stellen. Deshalb ist auch der Zuckerrohrsaft bzw. der Rohrzucker kein besseres Nahrungsmittel.

Ohne Zucker kommen wir aber nicht aus. Es gibt daher nur folgenden Ausweg: weißer Zucker sollte wie ein Gewürz in möglichst kleinen Mengen da verwendet werden, wo stark saure Speisen gesüßt werden müssen oder wo es die Geschmacksverbesserung verlangt. Sonst soll man sich umstellen auf guten Imkerhonig, und vor allem sollte Zuckerrübensirup (Marke Demeter!), Ahornsirup, rheinisches Apfelkraut und besonders Birnendicksaft verwendet werden, um den Bedarf der Kinder an Süßem zu befriedigen. Auch Pflaumenmus ist ab dem zweiten Lebensjahr dafür geeignet, denn es enthält nur fünf bis zehn Prozent Zucker im Gegensatz zu vielen Marmeladen und Gelees. Anstelle der ewigen Zuckerschleckerei der Kinder sollte man ihren Hunger auf Süßigkeiten mit Birnenschnitzeln oder Rosinen, Feigen, Datteln und einheimischem süßem Obst befriedigen. Rosinen, Feigen, Datteln werden aller-

304 *Die Ernährung des Kleinkindes*

dings vielfach mit nicht einwandfreien Verfahren konserviert; doch es gibt ungeschwefelte Trockenfrüchte in den Reformhäusern und Naturkostläden.

Melasse ist vom Ernährungsstandpunkt aus völlig wertlos; sie enthält chemische Rückstände und außerdem erhebliche Kochsalz- und Kaliumüberschüsse, die durchaus bedenklich sind. Zudem hat sie einen unangenehmen Geschmack.

Honig

Nach der Muttermilch kann man den Honig als das vollkommenste Nahrungsmittel für den Menschen bezeichnen. Das war den alten Völkern immer bekannt; sie verwendeten ihn daher sehr viel, besonders aber auch bei der Herstellung ihrer Festtagsgetränke und als Heilmittel.

Die Wissenschaft hat erst vor wenigen Jahren den Honig in seinem Wert erkannt und festgestellt, daß er neben Zucker (in Form von Trauben- und Fruchtzucker) wertvollste Mineralsalze, Fermente für die Verdauung und sogenannte Inhibine enthält, das sind feinste Stoffe, die schädliche Bakterien niederzuhalten vermögen. Diese wunderbaren Wirkungen werden zerstört, wenn man Honig über 40° erhitzt. Die deutschen behördlichen Vorschriften erlauben daher Erhitzung nur bis zu dieser Höhe. Wird höher erhitzt, dann verliert der Honig seine Kristallisationsfähigkeit und bleibt flüssig und durchsichtig klar; er ist also dann in seinem Wert vermindert und hat einen scharfen Malzgeschmack. Bei festem, also kristallisierendem Honig darf man annehmen, daß er nicht erhitzt wurde. Es gibt allerdings gewisse Ausnahmen von dieser Regel, z. B. wenn er frisch geschleudert wurde. Dies gilt wohlgemerkt nur für den Blütenhonig, also den Hauptanteil des in jedem Jahr gesammelten Honigs!

Der Honig von Tannen, Kiefern, Fichten, Akazien, Lärchen, Linden, Eichen und Ahorn kristallisiert viel langsamer als der Blütenhonig und braucht ein bis zwei Jahre dafür. Diese Honigarten nennt man Blatthonig. Er entsteht dadurch, daß die Blattläuse

Honig

den Pflanzensaft aus den Nadeln und Blättern der erwähnten Bäume saugen, ihn aber teilweise unverdaut wieder auf die Blätter entleeren, da sie weniger an den Zuckerstoffen als an dem Eiweiß der Blattsäfte interessiert sind. Die Bienen sammeln dann diesen Saft von den Blättern und Nadeln und produzieren daraus Honig. Während also dieser „Blatthonig" nur langsam kristallisiert und dabei verschiedene Farbtöne annehmen kann, wird der Rapshonig bereits nach wenigen Tagen fest; ihn erkennt man an der weißen Farbe.

Außerdem gibt es noch „Importhonig", der nicht minderwertig zu sein braucht, wenn er die geschilderten Eigenschaften besitzt, die für die Qualitätsbeurteilung angegeben worden sind. Sogenannter Hotelhonig ist Überseehonig, der nicht kristallisiert, weil er durch starkes Erhitzen entwertet wurde.

Üblicherweise werden die Wachsbestandteile des Honigs entfernt. Dies geschieht dadurch, daß man ihn durch mehr oder weniger feine Siebe treibt. Sicher haben aber auch die Wachsbestandteile gesundheitliche Vorzüge; sonst wäre der Wabenhonig, der noch alle Bestandteile enthält, nicht von altersher so geschätzt.

Dem Kind gibt man ihn anstelle von Zucker, aufgelöst in der Milch; junge Eheleute, die sich gesunde Kinder wünschen, genießen ihn auf Brot oder in Speisen; auch für alte Menschen ist er, täglich einen Teelöffel voll genossen, eine Quelle von Kraft und Gesundheit.

Wie überall kann man durch Übertreibung nur Schaden anrichten; auch ein so wertvoller Nahrungszusatz wie der Honig sollte mit Vernunft genossen werden. Also nur sparsam süßen und würzen, denn mit einem Zuviel an Honig kann man sich Magen und Geschmack verderben. Säuglinge und Kleinkinder reagieren darauf oft mit dünnem Stuhl oder gar Durchfall.

Leider ist Honig als konzentrierte Süßigkeit – er ist ja eine Konserve des Bienenvolkes – besonders gefährlich, wenn er mit kariesanfälligen Zähnen in Berührung kommt. Deshalb sollte man ihn besser in Getränken auflösen als unverdünnt aufs Brot streichen.

306 *Die Ernährung des Kleinkindes*

Auch der Honigkuchen sei hier erwähnt, und zwar nicht nur wegen seines guten Geschmacks, sondern auch als Anregungsmittel für die Verdauung bei Verstopfung.

Als Zugpflaster zur Reinigung verschmutzter Wunden kann man mit Honig bestrichene Leinwandstücke verwenden, z. B. auch bei Furunkeln; ist die Wunde sauber, dann verbindet man nur noch trocken.

Von den Vitaminen

Da unsere Nahrung schon lange nicht mehr vollwertig ist, kommt es zur Entstehung immer neuer Mangelkrankheiten. Diese hängen oft mit dem Fehlen von Stoffen zusammen, die man Vitamine genannt hat, deren Reaktionen aber gänzlich noch nicht geklärt sind. Ihre Wirkung beruht weniger auf den Stoffen selbst als darauf, daß sie Anreger von Kräften sind, die mit denjenigen übereinstimmen, die wir in diesen Darstellungen als lebendige Bildekräfte bezeichnet haben (siehe *Wie entdecke ich bei meinem Kind das Leben, die Seele und den Geist*). Jedenfalls sind bei Vitaminmangel ähnlich wie bei Bildekräftemangel die Lebensprozesse gestört, und es treten ganz bestimmte Krankheitsbilder auf.

Heute sind über dreißig Vitaminfaktoren bekannt, die man größtenteils auch künstlich (synthetisch) herstellen kann. Das hat zur Entstehung ganzer Industrien und demzufolge zu einem ungeheuren Konsum von Vitamintabletten geführt. Ich habe bereits am Anfang dieses Buches über die auf einem Irrtum beruhende Gleichsetzung künstlicher und natürlicher Vitamine geschrieben. Hier sei nochmals am Beispiel des Vitamin C über diesen Denkfehler gesprochen.

Das natürliche Vitamin C ist eine Komplexverbindung von Ascorbinsäure und Dehydroascorbinsäure, welche an Eiweiß und andere begleitende Wirkstoffe gebunden ist. Daneben sind verschiedene Spurenelemente (die stets in Begleitung eines natürlich vorkommenden Vitamin-C-Komplexes vorkommen) notwendig, um den Vitamin-C-Umsatz im Stoffwechsel ordnungsgemäß

Von den Vitaminen 307

ablaufen zu lassen. Erst wenn alle natürlichen Voraussetzungen erfüllt sind, kann das Vitamin C im Organismus seine vielseitige Wirkung entfalten (z. B. als Katalysator bei der Aktivierung einer Reihe von Enzymen, bei der Blutgerinnung, beim Hormonstoffwechsel u. a.). Das heißt also: natürliche Vitamine besitzen immer Begleitstoffe, durch die ihre Wirksamkeit im Organismus mitbestimmt und jede Einseitigkeit vermieden wird. Künstliche, also chemisch hergestellte Vitamine, sind chemisch rein; sie besitzen keine Begleitstoffe und können daher niemals eine biologische Wirkung ausüben, die mit derjenigen der in der Natur gewachsenen Stoffe vergleichbar wäre. Das wird von großen Chemikern und Biologen ohne Vorbehalte ausgesprochen. Die ganze Vitaminsucht beruht also auf einem Irrtum; die Wirkung von Vitamintabletten ist rein chemisch bedingt und jedenfalls nur ganz einseitig.

Das A-Vitamin und dessen Vorstufen kommen außer im Milchfett reichlich in allen grünen Gemüsen, aber auch in Karotten und Möhren, ferner in tierischen Fetten, besonders im Dorschlebertran, vor. Außerdem im Vollkornbrot. Mangel an diesem Vitamin kann Wachstumsstörungen des ganzen Körpers bewirken, vor allem aber Augenerkrankungen, die zur Erblindung führen. Diese Erkrankungen sind bei uns selten geworden, da ja niemand mehr sein Kind lange Zeit nur mit stark verdünnter und abgerahmter Milch ernährt. In Hungerzeiten aber sind unsere Kind immer wieder von ihnen bedroht.

Über die durch Mangel an Vitamin D entstehende Rachitis werden wir in einem besonderen Kapitel noch ausführlich zu sprechen haben. Auch dieses Vitamin kommt im Milchfett und im Lebertran vor. Im menschlichen Körper, und zwar in der Haut, sind Vorstufen des D-Vitamins vorhanden, aus denen durch Lichteinwirkung das fertige Vitamin entsteht. Ursache der Rachitis ist also Lichtmangel oder mangelhafte Lichtverarbeitung durch den kindlichen Organismus. Das künstliche Vitamin ist kein echtes Heilmittel.

Wichtiger ist die Kenntnis der Krankheitsbilder, die durch Mangel an den verschiedenen B-Vitaminen hervorgerufen werden.

308   *Die Ernährung des Kleinkindes*

Ihr Bedarf ist beim Säugling und Kleinkind sehr viel höher als beim Erwachsenen. Selbst Brustkinder können an B-Mangelerscheinungen erkranken, wenn die Mutter sich falsch ernährt, d. h. mit zu viel Zucker und weißem Mehl, Weißbrot, Kuchen etc. Die wichtigste Erkrankung durch Vitamin-B_1-Mangel nennt man Beriberi; sie kann sich in Nervosität, Gereiztheit, Schlaflosigkeit, Gewichtsabnahme, Verdauungsstörungen, Muskelschwäche, Leberschwellung und Hautwassersucht äußern. Die Beriberi wurde auf Südseeinseln bei Hühnern entdeckt, denen man geschälten und polierten Reis zu fressen gab. Als man später die Kleie des Reises verfütterte, wurden die Tiere wieder gesund, denn in dieser ist das Vitamin B enthalten. Von anderen uns bekannten B-Vitaminen ist das B_2 von Wichtigkeit, dessen Mangel sich besonders durch Entzündungen der Mund- und Darmschleimhäute mit Zungenbrennen und Zungenschwellung der Kinder äußert, aber auch zu Hautausschlägen (Milchschorf), ja selbst zu Bronchitis, Asthma, Epilepsie und Hirnsklerose führen kann. Alle diese Symptome lassen sich durch Naturreis vermeiden und heilen, aber vor allem auch durch gutes Vollkornbrot. Die Gefahren des Genusses von Weißmehl, dem ja besonders die Vitamine fehlen, und von diesen vor allem das unentbehrliche Vitamin B, wird an der beschriebenen Beriberi-Krankheit deutlich (siehe auch das Kapitel *Kinderlähmung*).

Von Vitamin C enthält die Muttermilch fast vierzehnmal mehr als die Kuhmilch. Es wird beim Abkochen der Milch weitgehend vernichtet. Ebenso geht es bei der Verarbeitung der Milch zu Trockenmilch und anderen Konserven weitgehend zugrunde. Der Vitamin-C-Mangel ruft den Säuglings-Skorbut hervor, der zu Blässe, Verdrießlichkeit und entzündlicher Auflockerung und Blutungen des Zahnfleisches, schließlich zu lähmungsartigen Störungen führt. Außerdem bewirkt dieser Vitaminmangel besondere Anfälligkeit für Infektionen. Brustkinder erkranken nie an Skorbut, weil sie die Milch frisch von der Mutter bekommen. Wenn auch schwere Fälle von Skorbut selten bei uns geworden sind, so kommen leichtere Fälle heute doch noch vor. Wir merken uns

Von den Vitaminen 309

daher: die Kindermilch nicht über 40° erwärmen; wenn sie überhaupt gekocht werden muß, dann darf es nur zu kurzem Aufwallen kommen (siehe *Über die Milch*). Der sicherste Schutz vor dem Skorbut besteht aber in einigen Teelöffeln von frischem Apfelsinen-, Zitronen- oder Sanddornsaft, die natürlich nicht erhitzt werden dürfen und sofort nach dem Auspressen verabreicht werden. Gute Äpfel – also nicht gespritzte oder sonstwie chemisch behandelte Früchte – genügen auch, wenn sie nicht zu alt sind. Im Frühjahr enthalten Äpfel nur noch geringe Mengen von Vitaminen. Auch der rohe Preßsaft von Roten Beeten enthält viel Vitamin C. Beerenobst, als Saft frisch gepreßt, tut gleichfalls gute Dienste, besonders von schwarzen Johannisbeeren und mährischen Ebereschen, ebenso Sanddornbeeren, Hagebutten und Cerolakirschen.

Die übrigen Vitamine spielen, soweit bisher bekannt, im Säuglings- und Kleinkindalter keine wesentliche Rolle, mit Ausnahme des lebenswichtigen Vitamins K, das im gesunden Magen-Darm-System vom Menschen selbst erzeugt wird, eine gute Darmflora voraussetzt und bei Mangel leicht zu Hautblutungen führt.

Groteske Zivilisation: erst mahlen wir das Getreide so weit aus, daß keine Vitamine mehr im Mehl sind, dann setzen wir künstliche Vitamine zu und bilden uns ein, jetzt sei alles in bester Ordnung! Aus dem total ausgemahlenen Mehl machen wir dann die blütenweißen Kindermehle oder Kekse, während die vitaminreiche Kleie von den Mühlen als wertvolles Viehfutter verkauft wird. Oder: erst sterilisieren, homogenisieren und pulverisieren wir die Milch, wobei die Vitamine schwersten Schaden erleiden, dann lösen wir das Pulver in gechlortem Großstadtleitungswasser auf und das ist dann oft die Hauptnahrung für unsere Kinder (siehe *Über die Milch* und *Von der Wasserqualität*)!

Unsere hier gegebenen Ernährungsvorschläge bezwecken demgegenüber, die lebendigen Kräfte der Nahrung zu schonen und die Nahrung so natürlich wie möglich zu erhalten. Vitaminmangelerscheinungen kommen bei Kindern, die nach unseren Angaben ernährt wurden, nicht vor.

In ihren neuesten Veröffentlichungen warnen bekannte Vitamin-forscher immer mehr vor der „gedankenlosen Anwendung" der Antibiotika (Penicillin, Streptomycin, Leukomycin, Aureomycin usw.), weil die Vitamine und die gesunde Mund- und Magen-Darm-Bakterienflora durch diese Mittel vernichtet werden; wenn überhaupt, so sollten antibiotische Mittel nur bei wirklich schweren Krankheitsfällen Verwendung finden und dann muß nach Beendigung der Krankheit alles getan werden, um die zerstörte Schleimhautflora wieder aufzubauen. Erfahrene Ärzte verstehen es übrigens, gänzlich auf Antibiotika zu verzichten und vitaminschonend zu behandeln und zu heilen.

Praktische Folgerungen

1. Eine vielseitige Ernährung mit gutem Brot, guter Milch (diese kommt auch heute noch von der Kuh, nicht aus der Büchse), genügend frischem Obst, Beeren, Nüssen, wenig Eiern, Käse und täglich frischem Gemüse und Salat (Gemüse und Salat sind unentbehrlich und durch nichts, auch nicht durch große Mengen von Obst zu ersetzen!) bedarf keinerlei Zusätze künstlicher Vitamine oder dergleichen.

2. Die meisten Vitamine sind wasserlöslich; nicht benötigte Mengen von ihnen werden ausgeschieden. Einige Vitamine sind fettlöslich; ein Zuviel von ihnen kann Erkrankungen hervorrufen. Ein Zuwenig entsteht durch übermäßigen Zuckergenuß, mangelnden Schlaf und schließlich gestörte Verdauung.

3. Es gibt keinen Beweis dafür, daß das Einnehmen von künstlichen Vitaminen die Empfängnisfähigkeit oder die Anziehungskraft der Frauen oder aber die Geschlechtskraft der Männer zu verbessern vermag. Ebenso unbegründet sind die Behauptungen vieler Reklameschriften, Vitamintabletten könnten Erkältungen, Asthma, Frühjahrsmüdigkeit, Pickel oder dergleichen wirklich ausheilen.

In diesen Punkten stimmen die Sachverständigen der ganzen Welt überein, soweit sie von den entsprechenden Industrien unab-

Praktische Folgerungen

hängig sind. Die Erfahrungen des letzten Krieges haben die Nicht-wirksamkeit der Vitamintabletten in großem Umfang erwiesen. Ganz anders ist es mit den natürlichen Vitaminen, die für die Gesundheit unentbehrlich sind. Dabei muß immer wieder auf den Wert der Gewürzkräuter Petersilie, Schnittlauch, Boretsch, Pimpernell, Liebstöckel, Basilikum, Majoran, Thymian, Zwiebeln, Kresse, Kümmel, Anis, Fenchel hingewiesen werden. Ohne diese ist keine Ernährung wirklich vollwertig (siehe *Lebensförderung durch Gewürze*).

XII. Die Ernährung des heranwachsenden und des erwachsenen Menschen

Von den Kraftquellen des Menschen

Zunächst sollen hier wichtige allgemeine Gesichtspunkte der Ernährung erörtert werden. Bereits im Kapitel *Die Muttermilchernährung* wurde über die Besonderheiten und das Geheimnisvolle dieser wichtigen Kraftquelle gesprochen.

Mit Hilfe der Ernährung baut der Mensch seine Leiblichkeit auf und gewinnt aus ihr Kräfte für sein Leben und Schaffen. Die Atmung ist auch ein Teil dieser Ernährung. Besteht Mangel, so tritt Ermüdung und Kraftlosigkeit bzw. Hunger und Auszehrung ein.

Es gibt aber noch eine zweite Kraftquelle und das ist der Schlaf. In der Nacht, wenn das Bewußtsein schweigt, tauchen wir mit unserem geistigen Wesen ein in die kosmische Heimat, und aus einem unerschöpflichen Quell wird neue Kraft geschöpft. Selbst ein hungernder und dürstender Mensch ist ohne vorherige Nahrungsaufnahme nach einem Schlaf wieder erfrischt.

Es ist ein naturwidriger Aberglaube zu meinen, daß sich unsere Materie und unsere Kräfte von selbst aufladen, etwa durch chemische Vorgänge wie eine Autobatterie. Was die Physiologie an diesen Prozessen beschreibt, die sich z. B. auch im Schlaf vollziehen, sind nur die äußeren Begleiterscheinungen eines geistigen Prozesses. Immer liegen die wesentlichen Geschehnisse, d. h. die eigentlichen Antriebe, in der Mitwirkung des Geistigen. Unser Körper wäre zu nichts fähig, wenn die Organe nicht von der Geistseele in Tätigkeit gesetzt würden. Auch bei den Vorgängen der Ernährung bedient sich unsere Geistseele zur Wahrnehmung dessen, was wir Leben nennen, nicht bloßer Stofflichkeit. Zwar bestehen die Nahrungsmittel aus materiellen Substanzen – wie wir wissen setzen sie sich aus Eiweißarten, Fetten, Kohlehydraten, einigen Salzen, Vitaminen und Wasser zusammen –, diese Stoffe stammen aber, was gern übersehen wird, hauptsächlich von lebendigen Wesen. Wir ernähren uns ja von Pflanzen und Tieren. Diese sind in der Natur

Von den Kraftquellen des Menschen 313

unter der Wirkung der aus dem Kosmos – meist von der Sonne –
angeregten Bildekräfte gewachsen, die selbst nicht stofflicher Art
sind. Es sind Schöpferkräfte. Kein Lebewesen kann unter völliger
Abtrennung von ihnen bestehen. Die Wirksamkeit dieser Kräfte
wurde von Rudolf Steiner in der Natur und im Menschen entdeckt
und schon vor mehreren Jahrzehnten bis in viele Einzelheiten
hinein beschrieben. Von ihm stammt auch die Angabe, daß auch
Pflanzen zur Aufnahme organischer, also belebter Substanz, durch
die Wurzeln fähig und genötigt sind, eine Tatsache, die inzwischen
bestätigt wurde und der bisherigen Ernährungslehre einige wesentliche neue Lichter aufstecken wird. Für unsere Erörterungen ist sie
nicht von besonderer Wichtigkeit; nur sollten wir auch als Laien
immer mehr die Tatsache in unser Bewußtsein aufnehmen, daß alle
mit der Ernährung zusammenhängenden Vorgänge unendlich
„fein" vorgestellt werden müssen. Was die heutige wissenschaftliche Ernährungslehre darüber sagt, ist nur die grobe Außenseite des
Geschehens. Deshalb steht die orthodoxe Wissenschaft ratlos der
nicht wegzuleugnenden Tatsache gegenüber, daß in den Hungerla-
gern des Krieges und der Nachkriegszeit oder in vielen Konzentra-
tionslagern Menschen am Leben geblieben sind, die viel weniger
Nahrung bekamen, als dem Existenzminimum entsprach oder daß
früher Gefangene jahrelang nur von Wasser und Brot existieren
konnten. Völlig hilflos stand die Wissenschaft aber dem Phänomen
Therese von Konnersreuth gegenüber, die mehr als dreißig Jahre
von gar nichts anderem lebte als dem Bruchteil einer täglich
genommenen Hostie ohne jedes Getränk! Mit den üblichen Theo-
rien der Chemie ist also nur wenig gewonnen. Wir können aber
durchaus in Ruhe abwarten, bis die Schulweisheit die Lehre von den
lebendigen Bildekräften anzuerkennen gezwungen ist.

Im Kapitel *Vom Ursprung des Lebens* sprachen wir bereits
davon, daß im Samenkorn, selbst bei genauester Untersuchung,
nichts gefunden wird, was darauf hindeutet, daß aus ihm eine große
schöne Pflanze entstehen kann. Im trockenen Zustand verhält sich
ein Samenkorn wie ein toter Gegenstand, wird es aber in Wasser
gelegt, so geht eine wunderbare Verwandlung mit ihm vor sich,

314   *Die Ernährung des Heranwachsenden*

wenn noch Wärme und Lichtwirkungen hinzukommen. In kürzester Zeit beginnt sich das Wachstum zu entfalten, und zwar bei jeder Samengattung in einer ganz spezifischen Art. Wasser ist dabei ganz ohne Zweifel Träger und Vermittler lebendiger Lebenskräfte. Man kann diese durch Destillieren, langes Kochen, chemische Zusätze wie Spülmittel und durch Lichtabschluß vernichten. Setzt man dann das Wasser den Lichtwirkungen und der Luft wieder aus, so kann es sich erneut mit Bildekräften aufladen (siehe im Anhang *Bücher für Eltern*).

Man kann also heute mit Sicherheit von der entscheidenden Wirkung solcher Kräfte sprechen, die von Rudolf Steiner beschrieben und von ihm „lebendige Bildekräfte" genannt wurden. So können in Verbindung mit schon winzigen Mengen Wassers aus Weltall und Erde einstrahlende Kräfte Wachstum und Leben hervorrufen. (Es gibt bereits eine größere Anzahl experimenteller biologischer Möglichkeiten, um das Vorhandensein von Bildekräften sichtbar zu machen: z. B. mit den sogenannten Steigbildern von Pflanzensäften, mit der Kupferchloridkristallisationsmethode oder mit Tropfen und Strömungsformen aus Wasser etc. Siehe im Anhang *Bücher für Eltern* die Schriften von A. und O. Selawry und M. Engqvist.)

Die Pflanzenwelt ist die erste Stufe der Lebensreiche. Sie kann sich aus unbelebter Materie mit Hilfe der eben beschriebenen Kräfte entfalten. Sie entringt sich der irdischen Schwerkraft und entzaubert ihr wunderbares Wesen jeweils aus dem Keim.

Im Herbst sah ich einmal Sonnenblumen, die in den Mörtelfugen einer Ziegelmauer Wurzel geschlagen und sich zu ziemlich kräftigen Pflanzen entwickelt hatten. Ihre Samen stammten offenbar aus einem an der Wand befestigten Vogelfutterhäuschen. Die Stengel waren zunächst nach abwärts gebogen, dann aber richteten sie sich der Sonne entgegen und trugen ihre Blüten aufrecht. Ganz ähnlich wie die im Anfang des Buches erwähnten Tillandsien, die in Amerika auf Telefondrähten wachsen, ließen diese Sonnenblumen erkennen, daß Pflanzen nur anorganische, d. h. mineralische Substanzen zum Wachsen brauchen; diese holen sie sich aus dem

Von den Kraftquellen des Menschen 315

Regenwasser oder sie bauen sie aus den in der Atmosphäre in unendlicher Verdünnung vorhandenen Spurenelementen auf.

Alle Pflanzen bestehen aus sehr viel Wasser und je mehr sie davon enthalten, um so üppiger entfaltet sich ihr Wachstum. Sie nehmen durch Wurzeln, Blätter und Blüten Stoffe auf und setzen sie mit Hilfe ihrer Bildekräfte für sie charakteristisch zusammen. Dadurch nimmt der Mensch, indem er Pflanzen als Gemüse oder Obst ißt, diese Stoffe und Kräfte mit auf, und je vielfältiger eine Nahrung zusammengesetzt ist, um so vielfältiger sind auch für ihn ihre Wirksamkeiten und Stoffeskräfte. Ist Gemüse z. B. auf unorganisch gedüngtem Boden gewachsen, so sind die Stoffe und Bildekräfte von verminderter Qualität. Auch darüber liegen experimentelle Untersuchungen vor. Wird die Nahrung durch schlechte Konservierung, Homogenisierung, Standardisierung, Färbung, Schönung, sogenannte Veredelung – und wie die Ausdrücke alle lauten, mit denen die industriellen Eingriffe vertuscht werden sollen – vermindert oder sogar zerstört, dann erhält der Mensch Steine statt Brot, d. h. sein Magen wird gefüllt, aber er wird nicht ernährt und leidet auf die Dauer Schaden an Gesundheit und Leben.

Natürlich ist es ebenfalls wichtig, daß sich unsere Nahrung in einem Zustand befindet, der unsere Verdauungsorgane in richtiger Weise in Tätigkeit zu setzen vermag. Unsere Nase muß durch den Duft angeregt werden, unsere Zähne müssen etwas zu beißen, die Zunge etwas zu schmecken und die Kaumuskeln möglichst viel zu kauen haben. Auf diese Weise wird die Drüsen-, Ferment- und Bewegungstätigkeit der Organe voll in Anspruch genommen und vor allem wird die durchwärmende und entgiftende Funktion der Leber angeregt. Alle am Verdauungsprozeß mitwirkenden Tätigkeiten und Kräfte der Organe sind wichtige Teile unseres Lebens.

Die Aufgabe der Ernährung und Verdauung besteht also im Aufschließen und Zerlegen der Nahrung, wodurch darin enthaltene Bildekräfte freigesetzt werden. Diese treten mit den lebendigen Kräften des Organismus in Kontakt und rufen diese zur Tätigkeit auf. Nur zum Teil benötigen wir die „Stoffe", die wir essen. Das Wesentliche jeder Ernährung besteht in der Anregung und Gewin-

316   *Die Ernährung des Heranwachsenden*

nung von Kräften, die wir durch die aus der Nahrung erschlossenen Bildekräfte erhalten. Sogenannte leichte Kost, „vorverdaute" Nahrungsmittel, extrahierte Stoffe, Schleckereien etc. wirken wie Strohfeuer, denn sie enthalten nur wenige Wirkstoffe. Man wird schnell müde und träge. Das Leben ist ungenügend angeregt. „Man soll nicht glauben, daß das Wachrufen von Kräften das Ermüdende ist, es ist das Brachliegenlassen von Kräften das viel Ermüdendere!" sagt Rudolf Steiner. Dieser fundamentale Satz ist für das Verständnis jeder Heilmittelwirkung, aber auch jeder Heilnahrung von größter Bedeutung. Leben ist Tätigkeit, Aktivierung möglichst aller vorhandenen Organkräfte.

Allerdings ist es erforderlich, daß alle Nahrung durch völlige Auflösung ihrer Eigengesetzlichkeit enthoben wird, weil nichts „Fremdes" in das Blut des Menschen gelangen darf. Manche Menschen vermögen gewisse Nahrungsmittel wie z.B. Erdbeeren, Tomaten, das Eiweiß von Schalentieren (Schnecken und Muscheln) nicht vollständig zu verdauen; sie haben eine „Lücke" in ihren Verdauungskräften. Das äußert sich dann als eine Art Vergiftung mit Durchfall, als juckender Hautausschlag oder in anderen sogenannten allergischen Reaktionen (siehe auch *Ekzeme und Allergien*). Man findet heute immer häufiger Menschen, die mit solchen Störungen behaftet sind und man muß dies auf die in unserer Nahrung enthaltenen chemischen Zusätze, Umweltverschmutzungen, aber auch auf Impfungen und gewisse synthetische Arzneimittel zurückführen, die die Zellgewebe verstopfen und dadurch lähmen können. Besonders die Funktion der Leber, das wichtigste Verdauungs- und Entgiftungsorgan, wird immer stärker beeinträchtigt.

Eine gesunde Nahrung muß also verantwortungsbewußt erzeugt sein, sie muß natürlich belassen bzw. schonend weiterverarbeitet werden und sie muß unsere vollen Verdauungs- und Geschmackskräfte beanspruchen. Die Menschen sollten den von Professor Kollath aufgestellten Ernährungsgrundsatz besser beherzigen: „Iß zu Beginn jeder Mahlzeit Lebensmittel, d.h. lebendige Rohkost; dann iß dich an Nahrungsmitteln (gekochten Speisen) satt!"

Von den Kraftquellen des Menschen 317

Wie konnte es überhaupt zu solchen Fragen und Problemen in der Ernährung kommen? Doch allein dadurch, daß kein wirklichkeitsgemäßes Wissen vom Wesen des Menschen vorhanden ist. Wäre es nämlich da, würden in allen Dingen und so auch selbstverständlich bei der Ernährung, wahre menschliche Bedürfnisse berücksichtigt. Da aber heute die Wissenschaft eine rein materialistische Einstellung zum Menschen vertritt, ja überhaupt das Leben als einen chemisch-physikalischen Naturvorgang betrachtet und dabei den Menschen bestenfalls als das höchste Tier ansieht, konnte es zu solchen Zuständen kommen.

In der Praxis wird sogar der Mensch, was die Ernährung angeht, eigentlich noch schlechter behandelt als das Tier. Würde man dieses nämlich mit isoliertem Mehl, Industriezucker und all den Abarten von Nahrungsmitteln ernähren, so würde es bald krank und der Viehzüchter würde es an seinem Geldbeutel merken. Nur weil der Mensch eine solch hohe Anpassungsfähigkeit besitzt, zeigen sich Schäden nicht sofort bzw. viel später als das beim Tier der Fall ist. Bisher hat man wenig darauf geachtet – und wer akzeptiert und beachtet solche Spätfolgen? –. Man kommt gar nicht auf den Gedanken, daß die ewigen Verdauungsschwächen, chronischen Verstopfungen oder auch manch andere Organerkrankung mit minderwertiger Nahrung zusammenhängen, die im Säuglings- oder Kindesalter genossen wurde.

Sicher hat die Wissenschaft zur Ernährung der Weltbevölkerung große Leistungen beigesteuert. Sie hat vieles von den Lebensvorgängen entschlüsselt. Sie hat uns aber auch zu einem rein materiellen Kalorien- und Stoffdenken geführt, so daß in der heutigen Ernährungstechnik und -industrie eine qualitative Betrachtung ganz verlorengegangen ist. Chemische Zusätze werden bagatellisiert und für einwandfrei erklärt. Synthetisch erzeugte Vitamine, Eiweiße, Zucker etc. werden den natürlichen als gleichwertig zugesellt. Man denaturiert Nahrungsmittel und „frischt" sie chemisch wieder auf mit künstlichen Duft-, Farb- und Dickungsmitteln. Natürliche Alterungsvorgänge werden unterbrochen, nicht etwa durch akzeptables Einkochen oder Einfrieren, sondern mittels

Die Ernährung des Heranwachsenden

Chemikalien oder gar Antibiotika. Viele Wissenschaftler halten diese Entwicklung für unbedenklich, weil „der Mensch ja auch mit dem Auge ißt". Ja, manche halten diese „moderne" Ernährung sogar für gesund. Und das in einer Zeit, wo Leberschäden und andere Erkrankungen ständig zunehmen. Diese Entwicklung geht so schnell, daß sie außer Kontrolle zu geraten scheint, und gewissenlose Geschäftemacher und gedankenlose Nahrungsmittelerzeuger selbst Gesundheitsschäden breiter Bevölkerungsschichten in Kauf nehmen.

Es ist hohe Zeit, daß wir nicht nur lernen, die heutigen Gefahren der Umweltverschmutzung zu erkennen und zu bekämpfen, sondern daß wir auch wieder lernen, beim Einkauf und bei der Verwertung Ansprüche an eine gute Nahrungsqualität zu stellen. Die Nahrungsmittelerzeuger entschuldigen sich immer wieder mit dem Einwand, die Hausfrauen kauften nur ganz weißes Mehl, „aufgefärbte" Marmelade, makelloses Obst, „dauerhafte" Milch etc. Leider ist an dieser Behauptung sehr viel Wahres. Diese ganze Erörterung hier hat den Zweck, meine Leserinnen und Leser auf ihre Verantwortung beim Einkauf von Lebensmitteln für die Familie hinzuweisen. Zum Glück ist die heutige jüngere Generation für diese Fragen sehr viel aufgeschlossener. Nur so wird sich die Situation ändern lassen, da ja die Erzeuger vom Käufer abhängig sind. Man sieht gewisse Erfolge auch in dem Bestreben einer ganz neuen Verkäufergruppe, die sich bemüht, in sogenannten Bioläden u. ä. nur schadstofffreie Lebensmittel anzubieten. Das wiederum wird durch neue Ackerbaumethoden für unsere Hauptnahrungsmittel z. B. in der biologisch-dynamischen Landwirtschaft ermöglicht.

Es soll hier gewiß aus Ernährungsfragen kein Religionsersatz gemacht und kein Fanatismus gepredigt werden, aber da wir so weit sind, daß selbst die Muttermilch nicht mehr ohne Schadstoffe bleibt und die Gesundheit unserer Kinder auf dem Spiel steht, müssen diese ernsten Ausführungen gemacht werden.

Zum Schluß ist noch ein weiterer Gesichtspunkt wichtig: daß nämlich Wert oder Unwert eines Nahrungsmittels auch danach zu

Von den Kraftquellen des Menschen 319

beurteilen sind, in welcher Weise sie den physischen Leib und die in ihm wirkenden Lebenskräfte „ernähren". Es ist ein großer Unterschied, ob wir den Kindern pflanzliche oder tierische Kost geben, ob wir ein derbes Essen mit viel Kartoffeln und Schweinefleisch zubereiten oder ob es aus Getreiden und Gemüse besteht. Nehmen wir als Beispiel einen Menschen, der sich deftig ernährt. Diese Ernährungsweise ermöglicht ihm zwar körperliche Kräfte zu entfalten, das Leben in Wind und Wetter mit viel Schweiß und Anstrengungen zu ertragen, starke Knochen und Muskeln zu entwickeln, aber eine denkerisch-geistige Arbeit oder eine künstlerisch-fühlende Betätigung ist bei dieser Kost undenkbar. Schon eine Abendmahlzeit mit Fleisch und Bratkartoffeln – eventuell ergänzt durch Alkohol – genügt, um das Gehirn müde zu machen und das Denken zu erschweren. Auch manche der heute üblichen Säuglings- und Kinderfertignahrungsprodukte haben auf deren Entwicklung Wirkungen, die sich mit einer solch derben Kost durchaus vergleichen lassen. Die Kinder werden körperlich massig, groß und derbknochig; oft versagen sie dann später in der Schule. Auch bei der heute üblichen körperlichen Entwicklungsbeschleunigung bei gleichzeitiger seelischer „Dürre" spielt diese Ernährungsweise eine nicht unerhebliche Rolle. Den Kindern wird mit Fleisch, Wurst und Eiern viel zu viel Eiweiß gegeben, wodurch zudem eine gewisse Triebhaftigkeit erregt wird. Die Nahrung muß der Aufgabe gerecht werden, den ganzen Menschen, also auch seine schöpferischen Kräfte zu entwickeln (siehe auch *Vom tieferen Sinn unserer Nahrung*).

Unter Berücksichtigung dieser Zustände ist es daher erforderlich, daß wir Verbraucher Erzeuger und Verkäufer schadstofffreier Nahrungsmittel aktiv unterstützen und strenge Qualitätsanforderungen stellen.

1. Die Grundlebensmittel Milch und Milchprodukte, Brot und alles sonstige Gebäck, Gemüse und Obst, müssen absolut frei von jeglichen chemischen Zusätzen sein.
   Beim Kauf von Weizenmehl kommen nur Mehltypen über der Zahl Tausend in Frage. Die Typen vierhundertundfünfzig und

fünfhundertundfünfzig enthalten nichts mehr, was als wertvolle Nahrung bezeichnet werden kann; sie bestehen nämlich nur aus Stärke, die aber in dieser Form keine Vorzüge, sondern nur gesundheitliche Nachteile besitzt. Der Verzehr von Kuchen oder Gebäck, die aus solch weißem Mehl hergestellt sind, führt zu Störungen im Ernährungssystem und ungesundem Gewichtsanstieg. Dasselbe gilt von den hellen Roggenmehlsorten (siehe *Vom Weizenkorn zum weißen Mehl*).

2. Als Nahrungsfette kommen außer der Butter nur reine Pflanzenfette (Oliven-, Sonnenblumen-, Leinsaat-, Nuß- und Distelöl) in Frage, die im Naturzustand belassen wurden, jedenfalls nur kalt gepreßt, nicht erhitzt und schonend behandelt worden sind.

Als Margarine wählt man nur Sorten aus nicht gehärteten Fetten.

3. Mit menschlichen Abwässern und Fäkalien gedüngtes Gemüse und Salat sind ekelerregend und außerdem gefährlich. Säuglinge lehnen solches Gemüse instinktiv ab. Es besteht u. a. die Gefahr der Verwurmung. Ähnliches gilt für alle künstlich getriebenen Gemüse. Salat ist oft direkt giftig!

4. Beim Fleisch- und Fischeinkauf muß man nach Möglichkeit frische Ware von jungen Tieren wählen ohne Zusatz von Hormonen oder Chemikalien zur Frischhaltung. Diese Zusätze haben bedenkliche Nebenwirkungen. Kein Geflügel aus der Hähnchenfabrik!

5. Fischkonserven, Heringe in Büchsen, Krabben, Ölsardinen usw. sollen jetzt von Zusätzen zur Konservierung frei sein. Man achte aber sehr auf Geschmack und Geruch und verwahre keine Reste.

6. Nahrungsmittel ohne genaue Angabe der Herstellungsweise oder der chemischen Zusätze weise man beim Einkauf zurück. Nur durch konsequentes Nichtkaufen solcher Waren durch die Hausfrauen wird eine Besserung der Zustände zu erreichen sein.

7. Erfrischungsgetränke mit Zusatz von Phosphorsäure und dergleichen gefährden bei regelmäßigem „Genuß" die Leber, schon allein weil sie „eiskalt" getrunken werden sollen. Alle diese

Cola-Getränke enthalten meist auch Koffein und eignen sich nicht für Kinder und Jugendliche, auch wenn sie in einer „Familienflasche" angeboten werden. Auch Erwachsene sollten sie meiden.

Durch das seit 1. Januar 1961 in Kraft getretene Lebensmittelgesetz könnte eine wesentliche Qualitätsverbesserung unserer Lebensmittel erreicht werden, wenn es strikt durchgeführt und nicht immer weiter durchlöchert würde.

Die bisherigen vielfachen Bemühungen und Anregungen in dieser Richtung, die von den verschiedenen Reformbewegungen seit Jahrzehnten gemacht worden sind, verdienen unsern Dank und unsere volle Anerkennung. Viele Reformhäuser, Bioläden und Landwirtschaftsbetriebe stellen sich ganz in den Dienst der guten Sache. Ohne sie wären wir nicht in der Lage, uns gesund zu ernähren. Auch die Literatur der Reformbewegung verdient größte Beachtung.

Werterhaltende Zubereitung der Nahrung

In diesem Kapitel sollen einige grundlegende Tatsachen über die Erhaltung des Nährwertes bei der Zubereitung der Speisen in der Küche mitgeteilt werden. Zwar hängt die Qualität der Nahrung vorwiegend von den Anbaumethoden des Rohmaterials ab, jedoch kann auch das bei bester Düngung herangezogene Gemüse durch falsche Zubereitung schweren Schaden erleiden. Werterhaltung ist dann einfach, wenn einige technische Grundsätze beachtet werden.

Beim Kochen sollten wir bedenken, daß Gemüse, Getreide und Obst unter dem Einfluß der Sonnenwärme in monatelangem Wachstum bis zur Erntereife herangediehen sind. In dieser Zeit haben sie als Ganzes und in ihren Bestandteilen eine fortlaufende Verwandlung, eine zunehmende qualitative Steigerung erfahren, die im Reifezustand ihren Höhepunkt erreicht. Diesen Vorgang setzen wir in gewisser Weise fort, wenn wir unsere Speisen kochen.

Das einfachste Beispiel ist die Zubereitung eines Tees, etwa aus Kamillen- oder Lindenblüten. Wir übergießen die zarten Blüten mit gerade nicht mehr kochendem Wasser und lassen das Ganze in zugedecktem Gefäß einige Minuten ziehen. Würden wir die Blüten kochen, so würden Duft, Aroma und Heilkraft vernichtet, totgekocht. Alles, was Blüte ist, verträgt also nur eine vorsichtige Behandlung. Ohne Überbrühen oder stundenlanges Einweichen und dann trinkwarm zubereitet wären die Blüten allerdings nicht für Genuß oder Heilung nutzbar zu machen.

Von dieser Erfahrung ausgehend, sollten alle Gemüse, deren Blüten wir essen, mit größter Behutsamkeit behandelt werden. Blumen- und Rosenkohl z. B. sind zwar in ihrer Konstitution derber als Kamillen- oder Lindenblüten, aber auch sie vertragen nur eine kurze Kochzeit. Sobald sie gar sind, müssen sie vom Feuer.

Blatt- und Stengelgemüse sind im allgemeinen fester und dichter als Blütensorten, ihr Mineralsalzgehalt ist größer. Um sie auf den Höhepunkt der Genußfähigkeit zu bringen, ist eine etwas längere Kochzeit notwendig. Und zur vollen Erschließung der lebendigen Kräfte von Knollen und Wurzeln, die den stärksten Mineralgehalt besitzen, ist eine noch längere Kochzeit erforderlich.

Ganz allgemein gilt also die Regel: Koche so kurz wie irgend möglich! Natürlich muß die Nahrung gargekocht sein, besser ist aber, zu kurz zu kochen, weil dann die Zähne noch etwas zu kauen haben, was unbedingt nötig ist. Altgelagertes Gemüse und Obst braucht im Frühjahr selbstverständlich eine längere Kochzeit als junges und zartes. Man kann aber beispielsweise an Karotten oder auch an Äpfeln die Erfahrung machen, daß sie im Frühjahr durch Kochen eine Art von neuer Blüte und Frische erhalten. Ähnlich deutlich ist auch die Wirkung bei schlechtgedüngtem Gemüse, das erst durch ausreichendes Kochen genießbar wird.

Schon allein die durch das Gemüse bewirkten Blähungen machen vielen Magenleidenden und auch schon Kindern den Genuß von Gemüse zur Last. Man kann diese Wirkung dadurch vermindern, daß man ein Stück Brot auf der Herdplatte bis zum Schwarzwerden (Verkohlen) erhitzt und im Gemüsetopf mitkocht; die Kohle bindet die blähenden Stoffe des gekochten Gemüses. Dieses ist auch für den Magen- und Leberkranken neben dem Brot und anderen

Werterhaltende Zubereitung der Nahrung

Getreideprodukten die Hauptnahrung. Gemüse kann durch keine andere Nahrung, auch nicht durch Obst, ersetzt werden. Man kocht es möglichst kurz, aufgewärmt ist es fast wertlos, da die enthaltenen Vitamine in wenigen Stunden weitgehend verlorengehen. Allerdings bleiben die Mineralsalze erhalten, was auch wichtig ist (siehe auch *Tiefkühlung der Lebensmittel*).

Es ist also sicher eine Einseitigkeit, das Kochen überhaupt als wertmindernd zu bezeichnen, wie reine Rohköstler es tun. Es kommt nur sehr auf die richtige Handhabung an und darauf, was wie gut vertragen wird.

Gemüse in einem siebartigen Einsatz über Wasserdampf zu dünsten, führt zur Auslaugung; dasselbe ist bei langem Kochen und in zu viel Wasser der Fall. Die wasserlöslichen Bestandteile, vor allem also die Mineralsalze, um die es ja vor allen Dingen geht, treten bei dieser Methode in das Kochwasser über. Da dieses meistens weggegossen wird, kann eine so bekochte Familie eine Verarmung an Mineralien erleiden, obgleich sie täglich Gemüse ißt. Man setzt Gemüse also mit ganz wenig Wasser auf, nimmt nur so viel, daß es nicht anbrennt, kocht eben gar, gießt ab und fügt dann erst Butter oder Pflanzenfett hinzu.

Wenn man die Ölküche liebt, verwendet man statt Wasser gutes Öl, aber ebenfalls in möglichst geringer Menge. Dabei muß unbedingt beachtet werden, daß jedes Pflanzenöl an Aroma und Wohlbekömmlichkeit verliert, wenn es nicht ganz langsam erhitzt wird.

In vielen Haushalten sind elektrische Grillgeräte und Mikrowellenherde in Benutzung. Diese sind sehr aggressiv. Sie denaturieren und zerstören die Zellstruktur der Nahrung zu sehr. Auch Dampftöpfe mit Siebeinsätzen sind abzulehnen. Es gibt aber Schnellkochtöpfe mit Kochanzeiger und Dreistufenventil, in denen das Kochgut geschont wird. Erprobt habe ich den „Vitavit-Schnellkocher".

Empfehlenswertes Geschirr ist solches aus Steingut oder Glas, wenn es gut schließbare Deckel hat. Es erhitzt sich langsam und schont dadurch das Fett.

Bei der Zubereitung der Mahlzeiten beginnt man mit den Teilen, die die meiste Zeit benötigen, also mit dem Fleisch, den Kartoffeln,

324 Die Ernährung des Heranwachsenden

dem Getreide oder Reis und den Süßspeisen. Das Gemüse sollte man erst wenige Minuten vor Beginn des Essens dünsten, damit es nicht noch einmal erkaltet und womöglich wieder aufgewärmt werden muß, da aufgewärmtes Gemüse den größten Teil seines Nährwertes verloren hat.

Ganz zum Schluß wird die Rohkost zubereitet, die dann sofort genossen werden sollte, weil sich deren Vitamine an der Luft sehr schnell abbauen.

Als Hauptziel einer werterhaltenden Zubereitungskunst muß die Versorgung mit Mineralsalzen angesehen werden. Diese sind außer im guten Brot nur im Gemüse und im Salat enthalten, nicht aber im Obst. Es ist also ein schwerer Fehler, zur Vermeidung der etwas mühevollen Gemüsekost nur Obst zu essen. Gemüse kann niemals durch Obst ersetzt werden. Früchte zu essen, ist aus anderen Gründen wichtig.

Kochsalz ist in unserer Nahrung im allgemeinen reichlich enthalten, auch wenn es von der Köchin nicht zugesetzt wird. Man soll daher nur wenig salzen.

Vom Fleisch und seiner Zubereitung wird hier nicht viel gesprochen, weil es in der Kinderdiät keine große Rolle spielen sollte; vielmehr ist das Fleisch vieler Tiere durch die Aufzuchtbedingungen und die Art der Mästung besonders für Kleinkinder schädlich.

Vom Wert der Rohkost

Schon Säuglingen kann man Rohsäfte aus Gemüse und Obst geben. So beginnt man im allgemeinen bereits im Alter von drei Monaten mit Karottensaft (siehe *Die erste Beikost*).

Die Qualität des Gemüses ist bei rohem Genuß natürlich von ausschlaggebender Bedeutung. Minderwertiges Gemüse roh zu essen ist wenig sinnvoll. Wer jemals Rohkost aus biologischdynamischem Anbau genossen hat, wird den Wert dieser hochwertigen Erzeugnisse am Aroma erkannt haben. Es lohnt sich daher jede Anstrengung zur Erlangung dieser Produkte, nicht zuletzt auch wegen ihres größeren Nährwertes.

Auf jeden Fall sollte Gemüse, das roh gegessen wird, jung, zart und frisch sein. Die Herstellung auf der Handreibe ist gegenüber der Verwendung schnellaufender Küchenmaschinen vorzuziehen. Benutzt man aber diese, so sollte man den langsamsten Gang einschalten.

Rohkost verliert bereits zehn Minuten nach der Herstellung an lebendiger Kraft, besonders das Vitamin C wird durch den Luftsauerstoff rasch zerstört. Das gilt besonders auch für Zitronen- und Apfelsinensaft; also kurz vor dem Essen zubereiten.

Für Säuglinge ist Rohkost nur dann verträglich, wenn sie stark zerkleinert wurde. Bei Kindern, die bereits genügend Zähne zum Kauen haben, und bei Erwachsenen sollte die Zerkleinerung nicht zu weit getrieben werden. Richtig zubereitete Rohkost soll Gelegenheit zu kräftigem Kauen geben, nur dann hat die Mühe ihrer Herstellung ihren vollen Zweck erreicht.

Bei Umstellung der Diät auf Rohkost beginne man zunächst mit einem Kaffeelöffel voll und steigere dann je nach Bekömmlichkeit auf zwei und mehr Eßlöffel voll, die zu Beginn jeder Hauptmahlzeit gereicht werden. Es ist nicht notwendig, übertrieben große Mengen davon zu essen.

Vom täglichen Brot

Da die Zivilisationskost den Zähnen nur wenig Gelegenheit zum Kauen gibt, sollte man bei der Wahl des Brotes ganz besonders auf diesen Punkt achten. Schon aus diesem Grund ist der Genuß von frischem Brot bedenklich. Für die Leser dieses Buches brauche ich wohl nicht ausdrücklich darauf hinzuweisen, daß Weißbrot und alle aus ausgemahlenem Weizen hergestellten Backwaren vermieden werden müssen. Das gilt auch für alle Erzeugnisse aus hellen Roggenmehlen und für Teigwaren (Nudeln, Spaghetti usw.) aus Weißmehl. Das hier Gesagte bezieht sich also, was immer vergessen wird, auf den größten Teil aller Zwiebäcke, Kekse und dergleichen. Diese Bemerkungen sind aus dem Grund besonders notwendig, weil ja alle die erwähnten Weißmehlprodukte gerade bei Magen-

326 *Die Ernährung des Heranwachsenden*

kranken immer noch irrtümlich zur Anwendung kommen. Dasselbe gilt auch für Grieß und viele Kindermehle.

Es bleibt gerade für Diätzwecke nur der Ausweg, auf den hohen Wert der Demeter-Erzeugnisse und anderer im Reformhaus und in Naturkostläden angebotenen Nährmittel hinzuweisen. Insbesondere sind die Reformbrote nicht zu entbehren.

Vom Schulbrot

Die Schulleiter berichten immer wieder von der Unmenge von Wurstbroten, die täglich angebissen oder nicht einmal angerührt unter den Bänken, in Papierkörben oder auf dem Schulhof gefunden werden. Ähnlich ist es mit Milch- und Kakaobehältern. Man hat berechnet, daß mit den Nahrungsmitteln, die täglich von Schulkindern in den zivilisierten Ländern vergeudet werden, ein beträchtlicher Teil der hungernden Völker auf der Erde ernährt werden könnte!

Liegt die Schuld an diesem Übelstand bei den Kindern? Oder vielleicht bei den Müttern? Ich glaube, mehr bei den Müttern, die es zwar gut meinen, die aber falsch handeln.

Häufig herrscht am Morgen zu Hause Hast und Zeitnot. Man steht zu spät auf und für ein ruhiges, gemeinsames Frühstück bleibt keine Zeit. Die Kinder schlingen dann höchstens etwas hinunter was gut rutscht und schnell sättigt, also meist Kakao oder einen anderen Schokoladentrank. Diese sind aber sehr fett und verderben in der Folge Appetit und Eßinstinkte. Abgesehen davon benötigt der Magen morgens einfach Zeit, bis er zur Nahrungsaufnahme bereit ist. Viele Mütter meinen nun, diese eigentlich unmöglichen Zustände mit dem Schulbrot ausgleichen zu können. Es zeigt sich aber, daß das übliche, pappige, saft- und kraftlose Brot ungegessen bleibt, das durch die viele aufgestrichene Butter und die Wurst keineswegs bekömmlicher wird. Viele unserer Schulkinder haben heute bereits eine schwache oder sogar direkt kranke Leber oder Galle. Für diese Kinder sind solche Brote, sowohl infolge der schlechten Qualität des Brotes als auch wegen ihres fetten Belages, einfach ungenießbar. Es ist viel zu wenig bekannt, daß Fett nach ein bis zwei Stunden vom Brot aufgesogen wird und daß dadurch das Brot besonders schwer verdaulich ist.

Wenn sich nun ein Kind zusätzlich noch durch Schulmilch oder -kakao bereits seinen kleinen Appetit verdorben hat, kann es selbst beim besten Willen das Schulbrot nicht mehr verkraften. Außerdem vertragen sich die lernende, intellektuelle Tätigkeit und gleichzeitiges kräftiges Essen ganz und gar nicht, was die Appetitlosigkeit während der Unterrichtszeit noch verständlicher macht. Eigentlich ist es also ein gesunder Instinkt, der die Kinder veranlaßt, diese Brote irgendwohin verschwinden zu lassen.

Völlig anders wäre die Lage, wenn das Schulbrot aus einer kleinen Schnitte Vollkornbrot mit dünngestrichener Butter, einer gewaschenen rohen Möhre, ein paar Radieschen oder einem Apfel bestünde. Nach einer solchen Mahlzeit wäre das Kind nicht am Aufpassen gehindert, sondern wäre wirklich erfrischt.

Noch schlimmer ist aber die tägliche Erfahrung, daß ein erheblicher Teil unserer Schulkinder in der großen Pause in die nächste Bäckerei läuft und sich dort irgendein Gebäck aus weißem Mehl oder sonst eine Schleckerei kauft, „weil die Mutter gerade kein Brot im Hause gehabt hat".

Solche Ernährungsfehler sind zugleich schwere Erziehungsfehler. Die Mutter verschafft sich durch Nachgiebigkeit gegenüber derartigen Wünschen vorübergehend Ruhe. Ihre Kinder bezahlen aber diese Fehler mit Verdauungsschwäche, kranken Zähnen und einer Aufbaustörung des ganzen Organismus.

Lebensförderung durch Gewürze

Die Anfälligkeit der Menschen für Erkältungskrankheiten und dergleichen ist ein Kennzeichen unserer Zeit; viele Kinder leiden schwer darunter. Hier muß noch einmal auf den Industriezucker als häufigen Verursacher solcher Krankheiten hingewiesen werden. Er schädigt nicht nur die Zähne, sondern auch die Mundschleimhäute,

328 *Die Ernährung des Heranwachsenden*

so daß diese wund und für Erreger angreifbar und durchlässig werden.

Diese unerfreuliche Entwicklung wird aber auch durch das Auftreten immer neuer Krankheitserreger sowie die Entstehung neuer Bakterienstämme, Viren usw. verursacht. Man weiß mittlerweile, daß der vor Jahren begonnene Vernichtungsfeldzug gegen die sogenannten Krankheitserreger erfolglos war und zur Entstehung immer neuer „therapieresistenter" Bakterienarten geführt hat.

Wie ist das zu verstehen? Bakterien leben in Kolonien zusammen, in denen nicht alle „Mitglieder" eine gleichgroße Empfindlichkeit gegen Medikamente besitzen. Erhält jetzt ein Kranker eine bestimmte Dosis eines Vernichtungsmittels (Penicillin oder seine Nachfolger), so überleben jene Bakterien den Angriff, die am wenigsten empfindlich sind. Sie werden also „herausgezüchtet" und können weiteren Schaden anrichten.

Beim Krankenhauspersonal, das dauernd mit derartigen Medikamenten in Berührung kommt, ist dieser Vorgang kaum zu verhindern. Man hat das „Hospitalseuche" genannt und macht diese für viele Eiterungen, die in Kliniken auftreten, verantwortlich.

So ist ein wahrer Teufelskreis entstanden aus dem Versuch, die Krankheitserreger mit einseitig wirkenden Vernichtungsmitteln zu bekämpfen. Es wird immer offensichtlicher, daß dieses Geschehnis mit einem grundlegenden Irrtum in der heutigen Krankheitsauffassung und -bekämpfung zusammenhängt.

Dieses Problem hat überraschenderweise durch neue Forschungen auf dem Ernährungsgebiet eine unerwartete Beleuchtung erfahren.

Aus den Gemüsegärten und von den Gemüsemärkten sind seit mehreren Jahrzehnten eine Reihe von Pflanzen verschwunden, die in der Ernährung früher eine große Rolle gespielt haben. Ein Grund dafür ist die mangelnde Nachfrage, weil unsere Hausfrauen sie meist nicht mehr kennen, keine Kocherfahrung damit haben oder sich einfach nicht mehr die Zeit dafür nehmen. Auf diese Weise ist eine Verarmung unserer heimischen Nahrung eingetreten, die nur unvollkommen durch die Einfuhr ausländischer Früchte und

Lebensförderung durch Gewürze 329

Gemüse ausgeglichen wird. Es handelt sich um die Gewürzkräuter und Salatpflanzen, und zwar sind es die Brunnen-, Garten- und Kapuzinerkresse, der Meerrettich, der schwarze und der weiße Senf. Zu diesen früher in allen Gärten angebauten Pflanzen kommen noch die Wildpflanzen wie Melde, Giersch, wilde Möhre, Löwenzahn, Hopfen, Sauerklee u. a., die von unseren Vorfahren in ihrer gesundheitlichen Bedeutung erkannt und besonders im Frühjahr gegessen wurden. Bei der Untersuchung dieser Pflanzen fand man Bestandteile, deren Wert bisher nicht bekannt war. Da sie nicht als Kalorienspender wesentlich in Frage kommen, sah man sie nicht als lebensnotwendig an. Erst neuerdings wurde erkannt, daß der mit Nahrung bestens versorgte Organismus, besonders in den Kinderjahren, Schwächen und Fehlleistungen aufweisen kann, die mit dem Fehlen von Gewürzkräutern unmittelbar in Zusammenhang stehen. Genauer ausgedrückt handelt es sich um die Anfälligkeit gegen Erkältungskrankheiten und dergleichen, die man heute einfach als Ansteckung durch Krankheitserreger zu erklären versucht. Die neuen Forschungen beweisen, daß solche Vorstellungen zu primitiv sind. Jedenfalls läßt sich die Anfälligkeit der Atmungsorgane und des Nieren-Blasen-Systems durch den Gebrauch der erwähnten Pflanzen entscheidend vermindern. Diese sind also für die Ernährung zwar nicht unbedingt notwendig, aber sie sind „lebensfördernd", sie verbessern die Abwehrkräfte, stärken das Immunsystem und aktivieren den Zellstoffwechsel, wodurch für die Vermehrung von Krankheitserregern offenbar ungünstige Bedingungen geschaffen werden.

Wieder einmal läßt sich feststellen, daß unsere Vorfahren nicht so töricht waren, wie wir heutigen Menschen geneigt sind anzunehmen. Eine sinnvolle Krankheitsvorbeugung ist nämlich nicht durch Tabletten oder dergleichen oder gar durch künstliche Vitamine zu erwarten, sondern durch eine in jeder Richtung vielseitige Ernährung. Der Begriff „Lebensförderung" bezeichnet eine wertvolle Erweiterung unserer Ernährungsmethoden.

Besonders in Epidemiezeiten gewinnen diese neuen Erkenntnisse an Wichtigkeit. Wir sollten aber nicht bis zum akuten Ernstfall

330   *Die Ernährung des Heranwachsenden*

warten, sondern rechtzeitig, vor allem im vitaminarmen Frühjahr, unsere Lebensweise durch diese lebensfördernden Pflanzen bereichern. Das würde eine wirklich sinnvolle Krankheitsvorbeugung sein. Gewürze sind Nahrungsmittel und zugleich Heilmittel.

In jedem noch so kleinen Garten, selbst in einem Blumenkasten mitten in der Großstadt, können ein paar Kräuter wachsen. Die übrigen kann man käuflich erwerben. Ein gutes Reformhaus hält Kräuter in pulverisierter Form vorrätig.

Bei der Anwendung ist zu beachten: Wurzeln und Samen werden wie z.B. der Kümmel oder der Fenchel aufgeklopft und mitgekocht, denn nur so kommt ihre Würzkraft zur Entfaltung; dasselbe gilt von Beeren, wie z.B. den getrockneten Wacholderbeeren. Frische Blätter werden feingehackt am Ende der Kochzeit (!) dem Essen zugefügt. Getrocknete Gewürze in Pulverform kann man in geeigneten Gefäßen auf den Eßtisch stellen, so daß jeder nach Gutdünken selbst würzen kann. Winzige Mengen vervollständigen den Geschmack und schaffen Abwechslung.

Apfelsinen- und Zitronenschalen, die man (abgeraspelt) Fruchtschalen oder süßem Reis und Gebäck zufügt, können nur verwendet werden, wenn sie garantiert weder gespritzt noch mit Diphenyl verpackt waren.

Indische, indonesische oder chinesische Gewürze wie Curry, Sambal oelek oder Sojasauce kommen für Jugendliche höchstens in kleinsten Mengen in Frage, wenn eine schwere Schwäche der Magensaftbildung (Fermentschwäche) vorliegt.

Zu einzelnen Gewürzen ist zu sagen:

A n i s zu Gebäck und Haferbrei. Stark blähungstreibend und magenstärkend.

B a s i l i k u m, grünes Blatt, riecht und schmeckt würzig-süßlich; pulverisiert: pfefferartig, pikant. Zu Tunken, Eierspeisen, Kartoffel- oder Gemüsesuppe, Braten, Salaten und Rohkost. Magenstärkend, blähungswidrig, verdauungsfördernd. Guter Ersatz für Pfeffer.

B o h n e n k r a u t, frisch oder pulverisiert, pfeffrig scharf schmeckend und etwas Stuhlgang anhaltend. Besonders geeignet zu

Lebensförderung durch Gewürze 331

Bohnen, Erbsen, Linsen, Gurken und Tomaten, auch zu Gemüsesuppen.

Borretsch (Gurkenkraut) für Gurken, Salate, Kräutersoßen und -marinaden, Quark und Kräuterbutter. Nicht mitkochen. Wirkt harntreibend, verdauungsfördernd, herz- und nervenstärkend.

Brunnenkresse zu grünem Salat und feingehackt auf Butterbrot zu essen. Schützt vor Erkältungen.

Dill für Salate, Quark, Gurken, Kartoffeln und Kräuterbutter. Regt den Appetit an und fördert die Verdauung.

Estragon schmeckt pikant zu Tunken, Gurken, Kartoffelsalat, Klößen. Wirkt nervenberuhigend und magenerwärmend.

Kerbel gibt eine wunderbar aromatische Suppe, auch zu Gemüsesuppe, Mehlsuppe, Kräuterbutter, Fisch, Eier- und Käsespeisen. Kann in heißen Speisen kurz mitziehen. Wirkt magenstärkend, harntreibend und blutreinigend.

Knoblauch in kleinen Mengen zu Salaten und Kartoffelsalat. Wichtig in Epidemiezeiten (z. B. Kinderlähmung). Eventuell in Kapseln zu nehmen.

Kümmel zu Kartoffeln und allen Kohlgemüsen, außerdem zu Quarkkäse und Gebäck. Wärmt, treibt Blähungen und Harn, regt die Verdauung an.

Liebstöckel (Maggikraut) zu Suppen, vor allem Gemüse- und Fleischbrühe. Besonders beliebt wegen seines würzigen Geschmacks. Wirkt magenwärmend, blähungstreibend, leicht abführend. Reich an Vitamin C.

Majoran für Salate, Suppen, Tunken, Eintöpfe und Hackbraten. Macht fette Speisen leichter verdaulich.

Meerrettich (Kren) für Kinder wegen seiner Schärfe mit gleichen Teilen geriebenem Apfel zu geben. Enthält Senföl, das heilend auf die Harnwege wirkt. Schützt vor Erkältungskrankheiten.

Minze wird bei uns hauptsächlich als Tee verwendet; gut aber auch für Salate, zu Lamm- und Hammelfleisch, Kartoffeln und jungem Gemüse. Blätter feinhacken.

332 Die Ernährung des Heranwachsenden

Petersilie paßt fast zu allen Gerichten, auch zu anderen Gewürzen. Nicht mitkochen! Reich an Vitamin A, B_1, B_2 und C.

Pimpinelle für Salate, grüne Soßen, Suppen, Fisch- und Eiergerichte oder einfach aufs Butterbrot. Hoher Vitamingehalt.

Rosenpaprika in pulverisierter Form zu Quarkkäse, Kartoffelsalat, Tunken. Wertvoller Vitamin-C-Träger. Wärmend, verdauungsfördernd. Möglichst frisch verwenden, in geschlossenem Gefäß aufbewahren.

Rosmarin ist appetit- und verdauungsanregend. Zu Rohkostplatten, Möhrensalat, Tomatentunke und zu allen südlichen Gerichten. Am besten einen ganzen Zweig mitkochen und vor dem Servieren entfernen.

Salbei für Tunken, Suppen und Eintopfgerichte. Gut zu allen Fleischarten. Das Aroma verstärkt sich beim Mitkochen, also sparsam verwenden!

Schnittlauch paßt zu fast allen Speisen, auch als Brotbelag. Nicht mitkochen.

Thymian für Hülsenfrüchte, Kartoffeln, Tunken, Fleisch und Wild. Wird bei allen südländischen Gerichten verwendet. Stengel mitkochen und vor dem Servieren entfernen. Wirkt verdauungsfördernd.

Zitronenmelisse duftet nach Zitronen. Zu Gurken, Salaten, Obstsuppen, Fisch, hellem Fleisch, jungem Gemüse, Eierspeisen, Pilzen und Milchspeisen. Die Blätter immer frisch pflücken und feinhacken, nicht mitkochen. Hilft bei Magen-Darm-Beschwerden und gegen Erkältungskrankheiten.

Die Reformhäuser und Naturkostläden verkaufen diese Gewürze in kleinen Packungen, so daß sie frisch zur Verwendung kommen können. Auch sind sie luftgetrocknet und garantiert nicht begast oder röntgenbestrahlt (Fa. Salns, Schoenberger, Demeter-Klostergärtnerei Lorch und in der Schweiz die Fa. Vogel). Manche Großfirmen müssen dagegen zu solch gewaltsamen Methoden bei der Haltbarmachung greifen, um bei ihren Riesentrocknungen zu verhindern, daß große Mengen verderben.

Gesunderhaltende Bakterien

Man sollte die Gewürze in geschlossenen Büchsen aufbewahren, wenigstens alle pulverisierten. Bei Samen wie Kümmel und Anis ist das nicht nötig.

Daß diese Gewürze besonders in westlichen Ländern immer weniger zur Verwendung kommen, ist ein Zeichen für die Tatsache, daß unsere Zivilisation die Abstumpfung unserer Sinnesorgane fördert. Die Eßkultur ist primitiv geworden, was aus vielen, besonders aber aus gesundheitlichen Gründen bedauerlich ist.

Gesunderhaltende Bakterien

In einer Zeit, in der eine weit über jedes vernünftige Maß hinausgehende Bakterienangst in den Menschen erzeugt wurde und vielfach sinnlose Bakterienvernichtung getrieben wird, ist es notwendig, ein Wort zur Verteidigung dieser Kleinlebewesen zu sagen.

Die meisten Menschen wissen nicht, daß in der Natur und im Menschen wichtigste Lebensvorgänge nur unter Mitwirkung von Bakterien geschehen. Die Hausfrau kennt am ehesten die Entstehung der Sauermilch und die Reifung des Käses, des Sauerkrauts und der sauren Gurken als Leistungen bestimmter Bakterien und Pilze. Auch draußen im Ackerboden vollziehen sich die Wachstumsprozesse der Feldfrüchte in gesunder Weise nur unter Mitwirkung der Bodenbakterien. Leider werden sie durch den chemischen Dünger immer mehr vernichtet, wodurch die Qualität der landwirtschaftlichen Erzeugnisse erheblich leidet. Der Ackerboden ist ja ein lebendiger Organismus, in dessen Stoffwechsel die Bodenlebewesen eine große Rolle spielen.

Aber auch im Menschen geschehen wichtigste Lebensprozesse nur unter der Mithilfe zahlreicher Arten von Bakterien. Wenn das Neugeborene zur Welt kommt, sind seine Schleimhäute „steril", das heißt: im Munde, der Nase, den Lungen und im Darm sind noch keine Bakterien vorhanden; aber wenige Stunden später sind sie bereits „angesiedelt", um bis ans Lebensende dort zu bleiben und zu wirken. Also überall, wo Hohlräume, wie der Mund, die Nase, die Gehörgänge und der Darm, dauernd mit der Außenwelt in Verbindung stehen, wo also Luft oder Nahrung in den Körper hineinkommen oder wo Stuhlgang entleert wird, gibt es Bakterien, und zwar ganz bestimmte Arten für jede Körperregion. So hat z. B. das Kind an der Mutterbrust eine „Darmflora" aus Bifidusbakterien, beim Flaschenkind sind es Milchsäure- und Colibakterien. Bei jedem Menschen bestehen individuelle Unterschiede in der Zusammensetzung seiner Darm- und Mundflora. Ins Blut dürfen diese Bakterien natürlich nicht hineingelangen, sonst gäbe es eine Blutvergiftung, aber in gesundem Zustand, d. h. also, solange die von uns als Lebenskräfte bezeichneten Kräfte mit den Seelenkräften in der notwendigen harmonischen Zusammenarbeit bleiben, besteht dafür keine Gefahr. Mit jedem Stuhlgang gehen viele Billionen solcher Bakterien ab, nachdem wir uns ihre ungeheure Wachstumsenergie zunutze gemacht haben. Ihre am ehesten erkennbare Aufgabe besteht in einer Hilfe bei der Verdauung unserer Nahrung. Dabei erzeugen diese unentbehrlichen Wesen die wichtigsten Vitamine, vor allem die B-Vitamine, die in der Nahrung oft nur in ungenügender Menge vorhanden sind. Auf dem Umwege über die Verdauung der Nahrung durch Bakterien gewinnt also der Mensch unentbehrliche Kräfte für seine Gesunderhaltung.

In welch törichter Weise wütet der moderne Mensch gegen diese Bakterien, indem er täglich Chemikalien zu sich nimmt, die die gesunden Bakterien auf seinen Schleimhäuten entweder schwer schädigen, so daß entartete Rassen entstehen, oder sie sogar vernichten. Es gibt heute nur noch wenige Menschen, deren Darmflora in Ordnung ist. Ebenso ist es im Munde und den Atmungsorganen, die u. a. deshalb dauernd anfällig sind, weil die Bakterien, die diese Organe gesunderhalten, geschädigt wurden.

Diese Tatsache veranlaßte biologisch denkende Ärzte zur Auflehnung gegen eine Lebensmittelproduktion, deren Verwendung chemischer Zusätze unerträgliche Ausmaße erreicht hat. Diese Tatsache ist auch der Grund für den Rat, nicht bei jeder kleinen Erkrankung gleich mit chemischen Mitteln zu gurgeln und zu spülen, Tabletten zu schlucken oder gar bakterientötende Zahnpasten zu benutzen.

Wieviel Vitamine braucht das Kind?

Das ist auch ein Kennzeichen unserer sich überschlagenden Zivilisation: erst vernichtet man das Leben (durch Antibiotika), dann werden neue Industrien errichtet, um den Schaden wieder gutzumachen. So gibt es bereits eine Reihe von Firmen, deren Aufgabe es ist, normale gesunderhaltende Bakterien zu züchten, die den Menschen auf ärztliche Verordnung wieder zugeführt werden; empfehlenswerte Erzeugnisse wären in diesem Fall z. B. die Azidophilus-Präparate und die Symbioflore.

Wieviel Vitamine braucht das Kind?

Ein von der Mutter gestilltes Kind ist zunächst mit allem voll versorgt, mit Ausnahme des antirachitischen Vitamin D und des im Darm gebildeten Vitamin K. Ersteres wird bei Sonnenlicht aus den im Kind vorhandenen Vorstufen von ihm selbst gebildet. Die dazu benötigte Licht- und Frischluftversorgung kann aber in manchen Gegenden oder den Dunstglocken der Städte manchmal nicht ausreichen, daher braucht das Kind ärztliche Kontrolle (siehe *Rachitis*).

Während aber nun im allgemeinen die Aufnahme natürlicher Vitaminmengen aus den Nahrungsmitteln ungefährlich ist, da diese Vitamine großenteils nicht gespeichert, sondern bei Überfluß ausgeschieden werden, ist dies bei Verabreichung in künstlicher Form völlig anders, insbesondere bei künstlichem Vitamin D, aber auch bei Vitamin A, B und anderen. Ihre zu große Aufnahme führt zu Schäden.

Eine Ernährung, wie wir sie in diesem Buch raten, mit genügend Milch, Vollkornerzeugnissen, rohem Obst, Gemüse und Gewürzen (siehe *Lebensförderung durch Gewürze*) kann bei gesunden Kindern und genügend Licht nur selten zu Vitaminmangelerscheinungen führen. Ist man von der Qualität der Nahrungsmittel nicht voll überzeugt oder befindet man sich im Winter oder Frühjahr, so kann man die Nahrung bereichern z. B. durch Lebertran und mehrmals in der Woche ein erbsengroßes Stück Bäckerhefe, das in

336 *Die Ernährung des Heranwachsenden*

die Suppe gerührt wird. Bei einer solchen Ernährung braucht die Mutter einen Vitaminmangel in der Regel nicht zu befürchten.

Werden die Vitamine durch Mixgeräte zerstört?

Diese Frage macht mancher sorgsamen Hausfrau Kopfzerbrechen und keineswegs ohne Berechtigung, da jede maschinelle Bearbeitung von Nahrungsmitteln eine Qualitätsschädigung bedingt, also auch eine Schädigung der Vitamine miteinschließt. Die lediglich kraft- und zeitsparende Benutzung von Mixgeräten muß darum durch besonders sachgemäße Beachtung ihrer schädigenden Wirkungen ausgeglichen werden.

Das Vitamin C, um das es besonders geht, wird bei Zutritt von Luftsauerstoff durch Oxydation sehr rasch vermindert. In der Mitte des Mixbechers entsteht durch die schnelle Umdrehung des Messers ein Sog, der zur Folge hat, daß Luftsauerstoff sehr intensiv in das zerkleinerte Gut gelangt. Schon nach 10 Minuten geht aber der Vitamin-C-Abbau unter Sauerstoff so rasch vor sich, daß nach zwei Stunden nur noch 25% des ursprünglichen Gehaltes vorhanden sind. Die Geräte sollen also bei möglichst niedriger Umdrehungszahl (auch zur Vermeidung von zu starker Erhitzung) und nicht länger als ½ Minute arbeiten. Dann besteht eine kleine Möglichkeit, daß sich der Vitamingehalt nicht wesentlich vermindert hat, allerdings auch nur dann, wenn der Inhalt des Bechers innerhalb von 10 Minuten verzehrt wird. Auch bei der qualitätsschonenden Bearbeitung von Vitaminkost durch Handbearbeitung ist auf ebenso schnellen Verzehr zu achten (siehe *Rohe Gemüsesäfte*).

Qualitätsprüfungen zeigen deutlich die Abhängigkeit der Qualität von der Art der Zubereitung. Bei mechanischer Zerkleinerung von Pflanzen erfolgt bei steigender Tourenzahl des Gerätes ein immer schnellerer Qualitätsverlust. Ähnliches gilt bei Gefriergut.

Weiter ist darauf zu achten, keine Geräte zu verwenden, bei denen Kunststoff in direkten Kontakt zu den Nahrungsmitteln kommt.

Nährwert des Obstes und der Obstsäfte

Obst und Obstsäfte enthalten nur wenig Eiweiß, aber viele Mineralsalze, die das Blut alkalisch machen, vor allem Calcium, Kalium und Magnesium. Phosphor und Kieselsäure, Eisen, Mangan und Schwefel haben andere günstige Wirkungen auf den Organismus.

Die Säuren des Obstes werden als organische Säuren im gesunden Magen gleich oxydiert und führen daher nicht zu Säurebildung des Blutes, sondern zur Alkalisierung. Seine basischen Mineralstoffe dienen zur Erhöhung der notwendigen Alkalireserve der Körpersäfte.

Neben diesen Wirkstoffen ist der Gehalt des Obstes an lebendigen Kräften, besonders denjenigen, die an Vitamin C gebunden sind, von allergrößter Wichtigkeit.

Auf keinen Fall kann man die Vitamine des Obstes durch Tabletten ersetzen. Dies gilt nicht nur vom Vitamin C, sondern auch von den anderen Vitaminarten, die in Obst und Obstsäften enthalten sind.

Obstsäfte und ihre spezielle Wirkung

Im Speisezettel gesunder und kranker Kinder nehmen heute die Obstsäfte mit Recht einen immer größeren Raum ein. Allerdings ist die Qualität der Säfte durchaus nicht gleichwertig. Im allgemeinen kann man sagen, daß man beim Einkauf im Reformhaus und in den Naturkostläden weitgehend vor minderwertigen Produkten geschützt ist. Die Herstellungsmethoden unterscheiden sich durch die Sorgfalt, mit der die natürliche Frische der Säfte geschont ist; ein billiger, meist sterilisierter Obstsaft ist eben nur von geringem Wert und daher letztlich doch teurer.

Man sollte aber unbedingt beachten, daß Fruchtsäfte ein konzentriertes Nahrungsmittel sind und nicht zum alleinigen Durststillen dienen dürfen. Allenfalls kann man sie dafür mit einem guten Wasser (siehe *Von der Wasserqualität*) stark verdünnen. Sie dürfen

338 *Die Ernährung des Heranwachsenden*

nur ausnahmsweise an Fiebertagen eine Obst- oder Zwischenmahlzeit ersetzen.

Eine reiche Auswahl von Säften steht uns zur Verfügung; jede Obstart hat ihre besonderen Vorzüge, und so kann man seine Wahl nach folgenden Hinweisen treffen:

Der Apfelsaft ist preislich meist der günstigste; das besagt aber keineswegs, daß er gesundheitlich am wenigsten nützlich ist. Unser Klima ist für den Apfel besonders geeignet. Äpfel enthalten wertvolle Spurenelemente, besonders Eisen und Phosphor. Sie sind daher blutbildend, nervenstärkend und die Ausscheidungen fördernd. Lymph- und Speicheldrüsen, Kehlkopf, Magen, Leber, Niere und Darm sowie das Nervensystem werden vom Apfel gestärkt und gefördert. Bei fieberhaften Erkrankungen der Kinder reicht man Apfelsaft mit Honig und Zitrone als heißes Getränk; morgens schluckweise kalt getrunken, regt er die träge Verdauung an.

Birnensäfte enthalten viel Kalk und sind besonders durststillend. Sie eignen sich gut für Kinder; nur bei schwacher Blase sollte man sie nicht nachmittags oder abends reichen, da sie stark wassertreibend wirken.

Die Brombeere ist in ihrem Mineralstoffgehalt sehr vielseitig. Vor allem sind es Kalk, Magnesium, Eisen und Natrium, die förderlich sind für den Knochenbau und die Blutbildung. Ihr Saft wirkt, heiß getrunken und mit Honig gesüßt, schweißtreibend und eignet sich daher als Getränk bei Schwitzprozeduren.

Die Eberesche enthält besonders viel Vitamin C und eignet sich mit ihren Fruchtsäuren und Bitterstoffen vorzüglich zur Anregung der Magen-Dünndarm-Verdauungsprozesse, also auch bei Appetitlosigkeit und Schwäche der Verdauungsdrüsen.

Die Erdbeere ist bei Blutarmut und Bleichsucht, Leberkrankheiten und Gelbsucht zu empfehlen, und zwar wegen ihres Gehaltes an Kieselsäure, Kalk, Natrium, Phosphor und Eisen. Kinder, die bei Genuß frischer Erdbeeren Nesselsucht bekommen, vertragen Erdbeersäfte meist ohne Schaden.

Obstsäfte und ihre spezielle Wirkung 339

Die Himbeere ist von altersher ein beliebtes Erfrischungsgetränk, besonders für fiebernde Kinder, z.B. bei Masern und anderen Kinderkrankheiten. Sie enthält viel Natrium und Kalk, aber auch Apfel- und Zitronensäure.

Die Heidelbeere besitzt einen Gehalt an fäulnis- und gärungshemmender Gerbsäure, der sie als idealstes Naturheilmittel gegen Darmerkrankungen wie Durchfall, Blähungen und Darmfäulnis erscheinen läßt. Auch als natürliches Wurmmittel ist sie geeignet; entwickeln sich Würmer doch nur in nicht richtig verdauendem Darm. Bei Durchfällen gibt man vor allem getrocknete Heidelbeeren (in Drogerien und Apotheken erhältlich) oder heißen Saft mit etwas Zimt, schluckweise, zu diesem Heilzweck natürlich nicht mit Honig oder Zucker, sondern höchstens mit etwas Süßstoff.

Holunder kennt man als schweißtreibendes Getränk; er wird am besten zusammen mit Lindenblütentee und Zitrone heiß getrunken. Sein Reichtum an Vitaminen, besonders Vitamin A, und an Eisen, Natrium und Kalium, neben Apfel- und Weinsäure, läßt verstehen, daß er eines der wertvollsten Mittel der Volksmedizin darstellt, und zwar bei allen fieberhaften Erkältungskrankheiten und Katarrhen der Atmungsorgane.

Die rote Johannisbeere wirkt trotz ihres säuerlichen Geschmacks im Stoffwechsel basisch, was ja von allen sauren Obstsorten gesagt werden kann. Neben dem Obstsäuregehalt sind es vor allem der Phosphor und das Kalium, die diesen Saft so wertvoll machen. Seine Wirkung ist bakterientötend, verdauungsfördernd und urintreibend.

Die mit Recht so besonders geschätzte schwarze Johannisbeere ist als Vitamin-C-Träger bekannt. Das macht sie wertvoll als Getränk für Rekonvaleszenten, werdende und stillende Mütter, zur Ausscheidung von Harnsäure bei allen rheumatischen Krankheiten und bei Fieber.

Der Kirschsaft dient durch seinen Gehalt an Eisen, Phosphor und Kalium zur Kräftigung von Kindern nach Krankheiten und bei Blutarmut.

340 *Die Ernährung des Heranwachsenden*

Weniger bekannt ist der Q u i t t e n s a f t , der ein besonders edles Aroma hat. Vor allem ist es wohl sein Kieselsäuregehalt, der neben anderen Mineralien seine Wirkung als Blutreinigungsmittel erklärt. Als Heißgetränk mit Honigzusatz ist er wertvoll bei Husten, Heiserkeit und anderen Erkältungskrankheiten.

Neuerdings ist auch der R h a b a r b e r s a f t mehr in Gebrauch gekommen. Neben seiner durststillenden Wirkung ist sein Genuß verdauungsfördernd und darmreinigend. Man kann ihn auch mit anderen Säften, z.B. Holunder, mischen.

S a n d d o r n steht (anscheinend neben dem Cerola-Saft) bezüglich seines Vitamin-C-Gehaltes an erster Stelle. Der tägliche Vitamin-C-Bedarf, der zwischen 25 und 125 mg je nach Jahreszeit beträgt, ist mit Sanddornsaft leicht zu decken. Außerdem ist der Vitamin-A-Gehalt bedeutend. So empfiehlt sich dieser Saft besonders für das Wachstumsalter, für Schwangerschaft und Stillzeit und für alle akuten und chronischen Infektionskrankheiten.

S a u e r k i r s c h s ü ß m o s t ist nicht nur ein köstliches Erfrischungsgetränk, sondern wirkt auch durch die Güte seines Fruchtzuckers (Laevulose) günstig auf die Leber; ähnlich ist seine Wirkung bei Nieren-, Gefäß- und Herzleiden und bei Rheuma. Durch seinen Eisengehalt eignet er sich für blutarme Kinder.

Die S c h l e h e empfiehlt sich überall da, wo der Kreislauf und die Aufbaukräfte des Stoffwechsels angeregt werden sollen und eine allgemeine Kräftigung notwendig erscheint: bei Nervosität und Streß, nach Krankheiten, in der Schwangerschaft und Stillzeit. Warm getrunken vermag das Schlehenelixier die Milchbildung zu steigern.

Der S t a c h e l b e e r s a f t ist durch Phosphor- und Kaliumreichtum neben seinem Obstsäuregehalt ein wertvolles Getränk zur Wasserausscheidung und allgemeinen Erfrischung.

Am w e i ß e n und r o t e n T r a u b e n s a f t ist zu rühmen, daß er die eigentliche Quelle des so begehrten und wertvollen Traubenzuckers ist. Dies gilt nicht vom sogenannten Traubenzucker, der auf billige Weise aus Mais gewonnen wird. Hier haben wir das wirksamste Kräftigungsmittel für kranke oder schwächliche Kin-

Rohe Gemüsesäfte 341

der, deren Stoffwechsel, Herzfunktion und Bluttätigkeit der Aufbesserung bedürfen. Leider werden die Trauben heute durch eine Unzahl von Spritzungen mißhandelt. Deren keineswegs immer harmlose Rückstände gelangen zum Teil auch in die Säfte. Gute Traubensäfte sind wohl das Ideal gegenüber allen anderen Säften, obwohl jeder Obstsaft seinen ganz besonderen Beitrag in diesem Konzert natürlicher Heilquellen darstellt.

Auch einige ausländische Früchte werden wegen ihres Vitamin-, Eiweiß- und Fruchtzuckergehaltes bei uns immer häufiger als Säfte angeboten, so z. B. die Ananas, die Kiwi und der Granatapfel (Fa. Rabenhorst, Vitaborn, Demeter: Völkel u. Beutelsbach).

Rohe Gemüsesäfte

Neben den Obstsäften besitzen die Gemüsesäfte, die man selbst frisch preßt und sofort auf den Tisch bringt, eine zunehmende Bedeutung für die Gesunderhaltung der Familie: durch sie kann man nämlich die unserer Nahrung immer mehr fehlenden Mineralsalze ergänzen. Salze, die von der Pflanze aufgenommen und verarbeitet worden sind, werden vom menschlichen Organismus leichter aufgenommen als in rein mineralischer Form befindliche. Frisch gepreßte Obstsäfte liefern vor allem die Vitamine, Gemüsesäfte aber neben Vitaminen die noch wichtigeren Mineralsalze.

Beim Entsaften werden die Zellen des Gemüses und des Obstes geöffnet. Dadurch bekommt der Luftsauerstoff freien Zutritt und zerstört in wenigen Minuten das empfindliche Vitamin C. Daher müssen alle frischen Säfte innerhalb von zehn Minuten getrunken werden (siehe *Werden die Vitamine durch Mixgeräte zerstört?*).

Besonders bekömmlich sind: Möhrensaft mit Zitrone, Tomaten mit Zwiebeln oder Meerrettich, Rote Beete oder Rettich.

Magen- oder Gallenkranken gibt man nicht gemischte, sondern einfache Gemüsesäfte, z. B. aus Brennesseln, Salat oder Demeter-Spinat. Diese regulieren die Magensäurebildung und regen den Gallenfluß an.

Man reicht statt Suppe ein nicht zu großes Glas Gemüsesaft am besten zu Beginn einer Mahlzeit oder auch als Zwischenmahlzeit.

Familientee aus heimischen Kräutern

Der chinesische Tee, den man etwa seit 1657 in Deutschland kennt, ist in frischem Zustand als sogenannter grüner Tee völlig anders und nicht so aromatisch. Die Teeblätter werden daher fermentiert, das heißt, man läßt sie bis zu 40 Stunden welken und rollt sie dann in feuchte Tücher ein, wodurch sie eine Art Gärung durchmachen. Diese Methode ist auch in unseren Gegenden seit alters bekannt, und so kommt es, daß einheimischer Tee, richtig fermentiert, geschmacklich den Vergleich mit chinesischen Teesorten wohl aufnehmen kann. Ebenso wie die Gemüse und die Obstsorten sind auch die in unserem Klima wachsenden Kräuter unserer Gesundheit besonders zuträglich.

Eine ganze Reihe von Pflanzen läßt sich für das tägliche Getränk der Familie neben dem wohl am meisten bekannten Pfefferminztee verwenden, z.B. Brombeer-, Himbeer- und Erdbeerblätter, Ringelblumen, Malven- und Lindenblüten, Weidenröschen, Frauenmantel und Königskerzenblüten, die man zur Geschmacksverbesserung mit Schlehenblättern, Melissenblättern, Waldmeister, Thymian, Hagebuttenkernen und Heideblüten mischen kann.

Besonders geschätzt wird der Brombeerblättertee, der am ehesten dem Geschmack des chinesischen nahekommt. Er kräftigt die Verdauungsorgane, ohne das Nervensystem zu erregen, wirkt blutreinigend und schützt gegen Husten und Durchfall. Der deutsche Tee ist also nicht nur ein Genußmittel, sondern hat gleichzeitig eine gesundheitsfördernde Wirkung.

Als Familiengetränk ist ein fermentierter Tee aus Brombeerblättern besonders zu empfehlen oder zu anderen Zeiten eine Mischung aus Himbeer-, Brombeer-, Erdbeer-, schwarzen Johannisbeer- und Schlehenblättern.

Ganz allgemein sollte man einen Tee aus mehreren Sorten zusammensetzen, da eine Pflanze oft einseitig nur ein bestimmtes

Tiefkühlung der Lebensmittel 343

Organ anregt bzw. man wechselt gelegentlich die Sorte. Einheimische Tees wird man am besten dann sammeln und frisch genießen, wenn sie in der Natur wachsen.

Tiefkühlung der Lebensmittel

Mit erstaunlicher Geschwindigkeit haben wir uns an den Genuß tiefgekühlter Lebensmittel gewöhnt: Das Einfrieren ist praktisch und geht schnell, der Geschmack ist ausgezeichnet, das Aroma ist erhalten, ebenso die Frische und vor allem der Nährwert.

In diesem Fall haben wir ein technisches Verfahren, welches das Haltbarmachen von Nahrungsmitteln erlaubt, ohne sie wesentlich zu denaturieren oder mit schädlichen Stoffen zu konservieren.

Ihren Anstoß erhielt die Tiefkühltechnik von dem Erlebnis des Amerikaners Clarence Birdseye, der 1930 von einer Eskimofamilie in Labrador zum Essen eingeladen wurde und mit großem Genuß den – wie er glaubte – frischgefangenen Fisch verzehrte. Zu seinem Erstaunen hörte er aber, daß der Fisch schon drei Monate lang in einer Eishöhle aufbewahrt worden war. Die arktische Kälte hatte ihn frisch erhalten. Birdseye erfuhr, daß durch dieses Tiefkühlverfahren das Leben der Eskimos überhaupt ermöglicht wird. Das Ganze ist also durch eine jahrhundertealte Erfahrung erprobt und hat sich bei den Eskimostämmen als Massenexperiment bewährt.

Der Erfolg des Verfahrens beruht aber auf einem bis dahin wenig beachteten Naturgesetz: bei langsamem Gefrieren entstehen in dem kritischen Bereich von 0 bis minus 5 Grad Celsius zwischen den Zellen eines Gemüses oder anderen Lebensmittels große Eiskristalle, die die Zellwände sprengen. Dieser Vorgang führt zum raschen Verderb des Nahrungsmittels; es verwest und verfault.

Schnelles Tiefkühlen, bei dem die kritische Zone rasch durchlaufen wird und die Temperatur auf etwa vierzig Grad sinkt, läßt nur winzig kleine Eiskristalle in den Zellen entstehen, die alle Lebensvorgänge in dem Nahrungsmittel in einen „Kälteschlaf" versetzen. Infolgedessen werden beispielsweise die Enzyme unwirksam

344   *Die Ernährung des Heranwachsenden*

gemacht, die sonst durch Stoffwechselvorgänge Geschmack, Aussehen und gesundheitliche Werte abbauen und schädigen würden. Das gilt vor allem für die Vitamine, von denen das Vitamin C am leichtesten verdirbt. Die in jedem Lebensmittel vorhandenen Schimmelpilze und Fäulnisbakterien werden ebenfalls in tiefgefrorenem Zustand unwirksam. Aber Tiefkühlkost ist nicht gleich Tiefkühlkost!

Entscheidend ist, daß die Hausfrau folgende Punkte beachtet und durch eigenes Mitdenken den Gebrauch der Tiefkühlkost nicht zu einer Gefährdung der Verbraucher werden läßt: Die Tiefkühlkost muß ohne jede Unterbrechung auf einer Kälte von mindestens 18 Grad gehalten werden, sowohl bei der Herstellung, als auf dem Transport, als in der Tiefkühltruhe des Einzelhandelsgeschäftes – also auf jeder Station der „Tiefkühlkette". Die Hausfrau sollte auch keine Ware aus der überfüllten Tiefkühltruhe oder mit Eis auf der Packung kaufen. Dicke Reifbildung an den Wänden der Tiefkühltruhe führt nämlich zu unerlaubter Erwärmung der Waren. Schon eine ganz vorübergehende Erwärmung auf eine geringere Temperatur als minus 18 Grad bewirkt Qualitätsverluste, die das Aroma, also den Geschmack, aber auch den Vitamin- und Nährstoffgehalt betreffen. Die Bakterien und Schimmelpilze erwachen dann, und es beginnt eine rasche, manchmal sogar gefährliche Verderbnis der Lebensmittel. Um dieser Gefahr vorzubeugen, sollte man Tiefkühlkost immer in eigens dafür entwickelten Isolierbehältern nach Hause transportieren und in der eigenen Gefriertruhe die Temperatur ständig mit einem Spezialgefrierschrankthermometer kontrollieren.

Besitzt man keine Gefriertruhe und kein Gefrierfach im Kühlschrank, sollte man die Tiefkühlkost erst am Tage des Verbrauchs einkaufen. War sie noch hartgefroren, kann sie mehrere Stunden im Kühlschrank bei plus vier bis sechs Grad aufbewahrt werden. Ist sie aber in der Packung bereits aufgetaut, muß sie sofort verbraucht werden. Auf keinen Fall darf sie im Gefrierfach des Kühlschranks wieder eingefroren werden, weil dieses niemals rasch auf unter achtzehn Grad abkühlt. Das Eiswürfelfach genügt nicht!

Größere Fleischportionen sollten stets bei Zimmertemperatur aufgetaut werden, Geflügel und kleinere Stücke können sofort verwendet werden. Gemüse legt man in noch gefrorenem Zustand in kochendes Wasser und dünstet es. Spinat und Grünkohl läßt man zwei bis drei Stunden bei Zimmertemperatur auftauen und beginnt dann mit dem Garkochen.

Neben der Arbeitsersparnis hat die Verwendung von Tiefkühlkost noch den Vorteil, daß die Herstellerbetriebe nur dann gute Tiefkühlkost zu liefern in der Lage sind, wenn die Ware frisch, in guter Qualität und zum günstigsten Zeitpunkt verarbeitet wurde.

Trotz solch unleugbarer Vorzüge wird man aber frisches Gemüse der Tiefkühlkost vorziehen, wenn man weiß, daß es vom Erzeuger gut behandelt wurde. Gewaltsam getriebene Gemüse sind aber wahrscheinlich oft weniger empfehlenswert als gute Tiefkühlkost.

Konservennahrung aus ärztlicher Sicht

Gegenwärtig verzehren bei uns die Verbraucher etwa ein Viertel ihrer Nahrung in industriell verarbeiteter Form, im Ausland liegt der Prozentsatz vielfach weit höher. Auch bei der häuslichen Verarbeitung von Gemüse und Obst sind Verluste an Nährwerten nicht zu vermeiden. Nur wer in der glücklichen Lage ist, Obst und Gemüse frisch aus dem eigenen Garten entnehmen zu können, vermag solche Einbußen auf ein Mindestmaß herabzusetzen. Die meisten Haushalte aber sind auf Produkte angewiesen, die den langen Weg vom Erzeuger über die Markthalle zum Einzelhändler hinter sich haben, ein Weg, der selten kürzer als 24 Stunden, manchmal aber erheblich länger ist. Nun beträgt an Sommertagen der Verlust an empfindlichen Nährwerten, z. B. dem Vitamin C, bei Gemüse und Obst in 24 Stunden bis zu 50% und mehr. Daraus erklärt sich, daß im Haushalt zubereitete „Frischware" sehr erheblich geringere Nährwertgehalte als eine sorgfältig in guten Blechbüchsen hergestellte „Konservenware" aufweisen kann. Die Industrie ist nämlich durch entsprechende Anbauverträge oder durch

346 *Die Ernährung des Heranwachsenden*

Ernten aus eigener Landwirtschaft vielfach in der günstigen Lage, ihre Rohprodukte zum richtigen Termin zu pflücken und sofort zu verarbeiten. Zugegeben, daß die dabei entstehenden Verluste nicht kleiner als bei der Haushaltsverarbeitung sind. Wenn aber das Ausgangsmaterial ganz frisch ist, bleibt sein Gehalt an Nährwerten weitgehend erhalten.

Allerdings bleiben die schwerwiegenden Einwände gegen manche Konservierungsmittel, Zusatzstoffe, Färbungsmittel und manche Verpackungsstoffe sowohl als Material als auch als „Müllerzeuger" bestehen.

Die Anwendung mancher chemischen Konservierungsmittel ist mittlerweile verboten und Färbung nur noch in sehr eingeschränktem Maße erlaubt, z. B. bei Erdbeeren und hellen Kirschen. Auf die Grünfärbung von Erbsen und Bohnen sind die Hersteller bereit zu verzichten, wenn die deutschen Hausfrauen dafür Verständnis zeigen und nun statt der deutschen ungegrünten, nicht die leuchtend grüngefärbte ausländische Ware kaufen. Die Grünung geschieht mit geringen Spuren von Kupfer, was an sich wohl kaum schädlich ist. Dieses Metall geht aber mit dem Chlorophyll eine Verbindung ein und führt zur Oxydation und damit zur Zerstörung des Vitamin C.

Der Arzt hat weiterhin die heute üblichen Anbaumethoden mit künstlichen Treibmitteln zu kritisieren und Bedenken gegen den noch immer angewandten zu hohen Druck bei der Sterilisierung anzumelden. Einzelne dieser Düngemittel können allerdings nicht verwendet werden, da sonst die Konserven nicht haltbar bleiben. Das zwingt die Industrie zur Vorsicht im Umgang mit Treibmitteln.

Einwandfreie Konserven (Demeter-Qualität) kann man aber in jedem Fall in Reformhäusern und Naturkostläden erhalten.

Eine vollkommene Konservierung sollte eigentlich nicht nur zur Haltbarmachung von Lebensmitteln führen, sondern deren wertvolle Eigenschaften steigern. So war es jedenfalls mit manchen der Konservierungsmethoden, die unsere Vorfahren angewandt haben. Das älteste und bekannteste Verfahren dieser Art ist das der milchsauren Gärung, das zur Herstellung von Sauerkraut und Salzgurken seit Jahrhunderten in Gebrauch ist. Erst in den letzten Jahren ist die gesundheitliche Bedeutung dieser Produkte wieder mehr erkannt und gewürdigt worden. Das Kraut bzw. die Gurken erfahren bei diesem Prozeß eine Reifung, der sie nicht nur konserviert, sondern verdaulicher macht und geradezu Heilkräfte entwickelt. Das Gesagte gilt nur für die sogenannten milchsauren Produkte, nicht für mit Essig hergestellte Waren.

Abschließend muß noch einmal gesagt werden, daß sich diese günstige Beurteilung guter Gemüse- und Obstkonserven leider aus den bekannten Gründen nicht auf Milchkonserven und Pulvermilcharten bezieht (siehe *Von der Trockenmilch*).

Über die Lebensreform-Bewegung

Wir kaufen in den Reformhäusern und Bioläden, weil wir die Überzeugung haben, daß wir dort Waren frei von chemischen Zusätzen erhalten, die das Höchstmaß von Qualität besitzen, das heute erreichbar ist.

Wir vergessen oder übersehen dabei leicht, daß ohne Reformhäuser eine gesundheitlich einwandfreie Ernährung nicht durchführbar wäre, denn wir leben in einer Zeit, in der kein einziges der üblichen Nahrungsmittel frei von Chemikalien ist oder ohne ernste Einwände bezüglich seiner Herstellungsweise oder Anbaumethode angesehen werden kann. Höchste Wachsamkeit der Verbraucher ist daher nach wie vor notwendig. Die Hoffnung auf eine weitere Steigerung der Qualität und eine zunehmende Reinigung unserer Nahrung von Farb- und Fremdstoffen wird durch die EWG zunichte gemacht. Da nämlich die Lebensmittelgesetze der anderen Länder der Europäischen Wirtschaftsgemeinschaft weniger strenge Bestimmungen enthalten als unser Gesetz, sind wir zur „Angleichung" gezwungen. Das bedeutet aber in sehr vielen Fällen nichts anderes als eine sehr bedauerliche Wiederverschlechterung der Qualität unserer Lebensmittel.

348 *Die Ernährung des Heranwachsenden*

Es ist ein Akt selbstverständlicher Dankbarkeit, an dieser Stelle der Männer und ihrer Organisationen kurz zu gedenken, die es uns ermöglichen, ärztlich verordnete Diät überhaupt noch durchzuführen und uns einigermaßen gesund zu ernähren. Die Geschichte der Lebensreform-Bewegung kurz darzustellen, ist durchaus lohnend und aufschlußreich.

Ihre Quellen sind vier eigenständige Bewegungen, die sich gegenseitig ergänzen: die Naturheilbewegung, die Vegetarische Bewegung, die Antialkoholische Bewegung und die Jugendbewegung.

Für Menschen unserer Zeit ist es kaum mehr begreiflich, wieviel idealer Schwung am Ende des vorigen und zu Beginn des jetzigen Jahrhunderts dazu gehört hat, die revolutionierenden Ziele dieser Bewegungen zu verfechten. Mögen viele dieser Ideale heute an Bedeutung verloren haben, so ist doch nicht darüber hinwegzusehen, daß wir es ihren Trägern verdanken, daß z. B. die Naturheilkunde und die anderen biologischen Heilweisen heute ihren festen Platz im öffentlichen Medizinalwesen haben. Für die Mehrzahl der führenden Menschen in Wirtschaft, Politik und Beamtentum ist die jährliche Kneipp-Kur eine Selbstverständlichkeit geworden; ebenso selbstverständlich läßt sich ein großer Teil der denkenden Menschen durch biologische Heilweisen, wie es z. B. Homöopathie und anthroposophische Medizin sind, behandeln.

Zum Begründer der Naturheilkunde wurde – ohne daß er es wollte – der Bauer Vincenz Priessnitz (1799–1851), der auf der Grundlage eigener Beobachtungen ein Heilverfahren schuf, bei dem die Anwendung kalten Wassers in Form von Bädern, Begießungen und Packungen neben einer gesunden einfachen Kost die Hauptrolle spielte. Seine Kuranstalt befand sich auf dem Gräfenberg bei Freienwaldau im Sudetenland. Er behandelte dort 1839, als es noch kaum Eisenbahnen gab, 1700 Kranke, darunter 120 Ärzte, die seine Heilweise weiter verbreiteten.

Eine wesentliche Erweiterung dieser Methode schuf Pfarrer Sebastian Kneipp (1821–1892) in Wörishofen. Seine Kur ist weit in der Welt verbreitet, seine Bücher haben Millionenauflagen erlebt.

Über die Lebensreform-Bewegung 349

Es gibt zahlreiche Kneipp-Kuranstalten sowie einen Kneipp-Ärztebund. Außer Wasser verwandte er in ausgedehntem Maße Heilkräuter, die seitdem in allen Apotheken, Drogerien und Reformhäusern zu haben sind. Er prägte den Satz: „Vorbeugen ist leichter als heilen". Seine Diätvorschriften sind auch heute noch gültig.

Die V e g e t a r i s c h e B e w e g u n g lehnt jede Nahrung ab, die von getöteten Tieren stammt, und zwar aus ethisch-religiösen Gründen. Sie weist dabei auf große Vegetarier des Altertums und des Mittelalters hin, wie Buddha, Pythagoras, Franz von Assisi und Leonardo da Vinci. Den Anstoß gab der evangelische Pfarrer Eduard Baltzer (1814–1887) in den sechziger Jahren des vorigen Jahrhunderts, der seinen Beruf aufgab und sich ganz der Verbreitung vegetarischer Gedanken widmete. Der anfänglich große Erfolg der Bewegung ließ später nach, die Wirkung der vegetarischen Ideen geht aber heute noch weiter und hat die Forschung auf dem Ernährungsgebiet in fruchtbarer Weise angeregt.

So erhielt der Schweizer Arzt Dr. med. Max Oskar Bircher-Benner (1867–1939) vom Vegetarismus entscheidende Anstöße für den Ausbau seines heute so berühmten Ernährungssystems. Er wies besonders auf den Wert der Rohkost hin und machte auf die Gefahren der industrialisierten Nahrungsmittel aufmerksam. Volkstümlich geworden ist das von ihm angegebene „Bircher-Müsli". Er darf als „Vater der neuen Ernährungslehre" bezeichnet werden, die eine große Anhängerschaft gefunden hat. In ähnlicher Richtung gehen die Forschungen von Prof. Dr. med. Werner Kollath, dessen „Kollath-Frühstück" allgemein bekannt geworden ist.

Zu den Vorkämpfern für vollwertiges Brot gehören der Müller Stephan Steinmetz (Steinmetzbrot), der Soziologe Gustav Simons (Simonsbrot) und der amerikanische Arzt Silvester Graham (Grahambrot).

Im Zusammenhang mit der Aufmerksamkeit, die man dem Brot zuwandte, sollen hier auch die Bestrebungen für eine Verbesserung der landwirtschaftlichen Anbaumethoden erwähnt werden. Wir schilderten bereits früher (siehe *Was sind Demeter-Nahrungsmit-*

350   *Die Ernährung des Heranwachsenden*

tel?) die Geschichte der biologisch-dynamischen Wirtschaftsweise, die kompromißlos für die Gesundung unserer Ackerböden eintritt aus der von Rudolf Steiner stammenden Erkenntnis, daß nur auf einem gesunden Ackerboden das Getreide heranwachsen kann, das der Menschheit nottut. Vorkämpfer dieser Bewegung waren neben anderen Dr. Erhard Bartsch und Dipl.-Ing. Franz Dreidax.

Die dritte als Ursprung der Lebensreform-Bewegung anzusehende Strömung ist die Antialkoholbewegung, die den Kampf gegen den am Ende des vorigen Jahrhunderts besonders kraß auftretenden Alkoholmißbrauch führte. Ihr ist es zu verdanken, daß alkoholfreie Getränke, wie Sinalco, Mineralwasser, Milch und vor allem Obstsäfte heute in jeder Gaststätte gleichwertig neben Bier und Wein ihren Platz gefunden haben. Bis zum Jahr 1948 wurden diese fast nur in Reformhäusern verkauft. Die jetzige Generation kann sich von der entscheidenden Bedeutung dieses Kampfes gegen den Alkoholismus kaum noch eine ausreichende Vorstellung machen.

Die Jugendbewegung begann, als kurz nach 1900 einige Schüler des Gymnasiums in Berlin-Steglitz anfingen, in ihrer freien Zeit in die Natur hinauszuziehen, und zwar, was damals unerhört war, ohne Begleitung und Aufsicht Erwachsener. Das Steglitzer Beispiel fand bald an vielen Orten begeisterte Nachahmer, die immer bewußter in Gegensatz zur „Großstadtkultur", zur Konvention und verlogenen Moral traten. Es entstand „Die deutsche Jugendbewegung", zu deren Führern Carl Fischer, Werner Breuer und Hans Blüher gehörten. Bald sah man überall Gruppen junger Menschen, Jungen und Mädel, mit umgehängter Klampfe, Flöte und Landsknechtstrommel, mit Wimpel und Fähnlein die Landschaft durchziehen. Es wurde abgekocht, gezeltet und am Lagerfeuer musiziert, vor allem die alten Volkslieder gesammelt und gesungen. Alte Bräuche wurden gepflegt. Man suchte nach neuen Lebensformen, schuf eine gesunde Kleidung für beide Geschlechter, führte den Kampf gegen das Korsett und die enge Taille und für gesundere Unterkleidung. Es ging ein großer idealistischer Schwung durch große Teile unserer Jugend, der es um „Wahrhaf-

Über die Lebensreform-Bewegung 351

tigkeit" und „Natürlichkeit" zu tun war. Leider ist die Blüte dieser Jugend im ersten Weltkrieg gefallen und nach dem Krieg diese schöne Bewegung an der allgemeinen Demoralisierung der bürgerlichen Gesellschaft gescheitert.

Ein beachtlicher Teil lebensreformerischer Ideen stammt jedoch aus der Jugendbewegung, ein anderer ist in den Kreisen zu finden, die sich noch gegen die allgemeine Sucht, sich an den Niedergang der Kultur und der Zivilisation „anzupassen", zur Wehr setzen.

Aus diesen vier Wurzeln ist die heutige L e b e n s r e f o r m - B e w e g u n g entstanden, ohne die der Kampf gegen die bisherigen Mißstände in der Lebensmittelproduktion nicht mit Erfolg zu führen gewesen wäre.

Die Lebensreform-Bewegung ist in der Hauptsache eine Laienbewegung, der allerdings zahlreiche Ärzte angehören; sie ist nicht einheitlich organisiert und hält sich dadurch frei für immer neue Impulse. Ihre Forderungen und Ziele wurden in einem „Programm zur Rettung der Volksgesundheit" zusammengefaßt. Es gibt außerdem eine Fülle guter Zeitschriften und Reformzeitschriften in deutscher Sprache, von denen die „Reform-Rundschau" die größte ist.

Es hat sich gezeigt, daß ein überraschend großer Teil der Verbraucherschaft von den Reformideen berührt und an einer Besserung der Zustände stark interessiert ist.

Daran schließen heute wieder meist junge Menschen an, denen eine Erhaltung unserer Erde, gesunde Natur, giftfreie Nahrung und ein moralisches soziales Leben ein Anliegen sind. Es äußert sich in vielen, häufig noch unerfahrenen, leider oft politisierten Initiativen. Wir verdanken ihnen gesunde landwirtschaftliche Betriebe, neben den erprobten biologisch-dynamischen Höfen und Gärtnereien, grüne Läden, bewußten Konsum und ein Aufrütteln der Gesellschaft und der Politiker.

Man kann diesen Bestrebungen nur wünschen, daß sie ihren idealistischen Schwung immer neu zu erwecken und doch der Versuchung zu widerstehen vermögen, Fanatismus und Feindschaft zu entwickeln und gesunde Ernährungsweise als Selbstzweck

352 *Die Ernährung des Heranwachsenden*

und als eine Art Religionsersatz aufzufassen. Die Hoffnungen und das Vertrauen, das der aufgeklärte Teil des Publikums in diese Einrichtungen und Bestrebungen setzt, ist eine Verpflichtung zur Pflege echter Qualität, aber auch ein Aufruf zu Mithilfe und Verständnis für die Bewältigung vieler Probleme.

XIII. Der heranwachsende und der erwachsene Mensch

Erziehungsfragen

Ältere Schulkinder, teilweise auch die noch nicht schulreifen Kinder, zeichnen sich heute vielfach durch fehlenden Respekt vor Erwachsenen aus. Sie haben überhaupt vor nichts mehr Achtung und benehmen sich nicht nur Menschen gegenüber gänzlich disziplinlos, sondern spotten auch über alles Höhere, sei es auf religiösem, moralischem oder künstlerischem Gebiet. Nichts ist solchen Kindern mehr heilig.

Eltern und Erzieher stehen diesem Verhalten oft tatenlos gegenüber, ja erklären es sogar für ein richtiges pädagogisches Prinzip, die Kinder gewähren zu lassen und nicht „in ihre Freiheit einzugreifen"; denn wir leben ja im Jahrhundert des Kindes.

Ein führender Lehrer der Freien Waldorfschule in New York berichtete einmal von einer Episode, die sich an einer nordischen Universität zutrug, als ein Gastpädagoge vor einer Versammlung von Erziehern den Standpunkt vertrat, man sollte die Betätigung von Schülern nie beschneiden, auch dann nicht, wenn Schaden angerichtet würde. Dem Kind komme größere Bedeutung zu als dem beschädigten Gegenstand. In der Diskussion wurde die Frage gestellt: „Was ist zu tun, wenn ein Kind die Wand verschmiert?" Antwort des Pädagogen: „Das Kind ist wichtiger als die Wand." – „Wenn es Möbel beschädigt?" – „Das Kind ist wichtiger als die Möbel." Bis zuletzt ein Herr aufstand, dem bekannt war, daß der englische Pädagoge eine besondere Vorliebe für Musik besaß. Dieser Herr stellte nun die konkrete Frage: „Denken Sie sich, Sie fänden eines Tages Schüler damit beschäftigt, Nägel in Ihr Klavier zu schlagen. Was würden Sie tun?" Da erfolgte die ehrliche Antwort: „Ich würde sie beim Kragen nehmen und zur Tür hinauswerfen." Darauf wurde ihm zugerufen: „Aber Ihre Prinzipien!" Und es kam die Antwort: „Prinzipien hin, Prinzipien her, hier bin ich eben an meiner menschlichen Grenze angelangt, und ich würde nichts anderes tun, als ich sagte." In diesem Falle zeigte es sich, daß die spontane Reaktion die richtige war; die Weltfremdheit solcher Prinzipien wurde deutlich. Nicht der Lehrer versagte, sondern die Prinzipien.

Nun mögen manche Eltern und Erzieher denken, dieser etwas extreme Fall müsse anders betrachtet werden als die täglich vorkommenden leichten Fehlhandlungen der Kinder. Wir wissen, daß wir hier ein heißes Eisen berühren, wir wissen aber auch, wohin und zu welchen Ergebnissen das Prinzip des Gewährenlassens führt. Wir behaupten, daß es eine völlige Verkennung dessen ist, was ein Kind von Eltern und Erziehern erwartet. Kinder testen immer wieder, wie weit sie sich Ungezogenheiten, Ungehorsam, Zerstörung von Gegenständen und Respektlosigkeiten bei einer bestimmten Erzieherpersönlichkeit erlauben dürfen. Es besteht aber kein Zweifel darüber, daß sie im Grunde eine sichere Führung erwarten. In den ersten Jahren nach der Geburt, in denen das Kind sich selbst und seine Welt ganz aus der Beobachtung und Nachahmung aufbaut, braucht es das Vorbild, das ihm die Erwachsenen geben. Goethe hat es einmal ausgesprochen: Wir würden erzogenere Kinder gebären, wenn nur die Eltern erzogener wären! und den Eltern damit einen etwas drastischen Hinweis gegeben. – Der nächste Schritt erfolgt dann, wenn das Kind sich nicht mehr beim Namen nennt, sondern „Ich" zu sich sagt. Dann beginnt es zu sich selbst zu erwachen und will und muß, um sich selbst zu erleben, anstoßen. Wenn diese Zeit auf ihrem Höhepunkt ist, sagt es zu allem „Nein". Man merkt deutlich, wie es fast besessen ist von diesem Nein-Sagen. Dann bedarf es unzweideutiger Gebote. Wird es nicht zurechtgewiesen, ist es im Grunde tief enttäuscht und macht einen erneuten Versuch zur Erforschung und Provokation einer erzieherischen Maßnahme.

Verbrennt sich ein Kind oder verletzt sich sonst irgendwie, d. h. kommt es in Kollision mit den Naturgesetzmäßigkeiten, dann wird es durch den auftretenden Schmerz zurechtgewiesen und belehrt. Verstößt es aber gegen die Gesetze der Moral, der Ethik, indem es höchste Menschheitswerte verhöhnt oder respektlos gegen Erwachsene ist, dann muß ihm der reife Mensch diese höhere

Gesetzmäßigkeit repräsentieren. Beim älteren Kind treten an diese Stelle später Biographien großer geistiger Führerpersönlichkeiten, nach denen es als Maßstab für die eigene Ich-Entwicklung verlangt, auch wenn sich alle diese Bedürfnisse des geistig-seelischen Wesens im Kind noch ganz im Unbewußten vollziehen. Das Kind braucht die Aktivität der Eltern oder Lehrer, die ihm die seinem Alter verständlichen Richtlinien und Maßstäbe vermitteln sollen. Geistige Werte, die hier auf dem Spiel stehen, schützen sich nicht selbst wie die Dinge der äußeren Welt, die eben oft durch Naturgesetze geschützt sind, gegen die das Kind nicht ungestraft verstoßen kann. Diese höheren Werte bedürfen der Verteidigung und des Schutzes durch den Erwachsenen, der dem Kind mit eindringlichen Worten, aber in seiner Sprache, einen objektiven Begriff solcher Werte klarmachen muß. Hier kann man sich nicht hinter Prinzipien verstecken, die zwar sehr „pädagogisch" klingen, hinter denen sich aber oft Unsicherheit und Bequemlichkeit, d. h. aber in der Erziehung: Unfähigkeit verbirgt.

Von Sexualität und Aufklärung

Die Sexualität, auf deutsch der Fortpflanzungs- oder Geschlechtstrieb, erwacht normalerweise mit der Geschlechtsreife im 12.–15. Lebensjahr. Das kleine Kind ist gesunderweise asexuell. Es lebt mehr oder weniger die Gefühle und Ideen der es umgebenden Menschen mit. Hat es nun in der Umwelt vorwiegend triebhafte Handlungen gesehen, werden diese in ihm ein Eigenleben entfalten. Hat es dagegen ein sinn-volles Arbeiten und Verhalten erlebt, wird sich in ihm Interesse und Freude am Leben, am Lernen und an den anderen Menschen entwickeln.

Vor der Pubertät bildet sich zunächst ein gewisses ungeschlechtliches Dualitätserleben aus: schön und häßlich, gut und böse, tapfer und zaghaft usw. Die Kinder spielen dann Held und Räuber, Ritter und Teufel, Prinz und Prinzessin. Daraus erwächst allmählich ein männliches oder weibliches Empfinden.

356 *Der heranwachsende und der erwachsene Mensch*

Aus diesen Gründen ist die zur Zeit praktizierte „Frühaufklärung", mit der Abirrung in praktische Vorführungen völlig am Wesen und Bedürfnis der Kinder vorbeigedacht. Sie wollen ihr Leben und Lieben als heranwachsende Menschen aus eigenen Kräften selbständig gestalten, wenn die Zeit für sie da ist und die entsprechenden Organe ausgereift sind.

Bei dieser Gelegenheit sei aber auch erwähnt, daß Kinder häufig von schockierenden Erlebnissen berichten, die sie hatten, als ihr Bett noch im elterlichen Schlafzimmer stand. Ebenso verheerend können die Eindrücke sein, die ein Kind durch frivole Zeitschriften, Fernsehfilme oder Videokassetten empfängt.

Unbefangenheit, Natürlichkeit und ein verantwortungsbewußtes „Aufklären" im Gespräch zwischen Mutter oder Vater und Kind im Augenblick echter Fragen und keine Scheu im Beobachten von Naturvorgängen z. B. auf einem Bauernhof, sind notwendig. Dabei ist zu beachten, daß die in jedem Lebensalter wiederkehrenden Fragen der Kinder zuerst nach der geistigen Herkunft zielen und erst ab dem 10. Lebensjahr für den körperlichen Vorgang Aufnahmebereitschaft besteht, wenn die Beobachtungsmöglichkeit bzw. die Abstraktionsfähigkeit allmählich zu erwachen beginnt, falls sie nicht vorzeitig herausgelockt wurde.

Es gehört zum Prozeß der körperlichen Geschlechtsreife auch der Prozeß der Reifung des eigenständigen Moral- und Gedankenlebens, das sich durchschnittlich zwischen dem 12. und 21. Lebensjahr entwickelt. Einem einseitigen frühen Sexualtrieb, abstrahiert vom Gesamtwesen, muß durch entsprechende Vorbildung von Eltern oder Erzieher vorgebeugt werden.

Das Kind und das Fernsehen

Das Fernsehen ist ein Faktor geworden, der tief in das soziale Leben der zivilisierten Menschheit eingreift; es bestimmt den Tagesablauf und beeinflußt das Familienleben in hohem Maße. Bis in die physiologischen Vorgänge hinein beeinflußt das Fernsehen unser Dasein. So läßt der Wasserdruck im Leitungssystem von New

Das Kind und das Fernsehen

York täglich ruckartig nach, wenn in der Fünf-Minuten-Pause eines beliebten Fernsehprogrammes Millionen von Menschen die Wasserspülung betätigen.

Es mag Menschen geben, die solche „Massenwirkungen" für belanglos oder selbstverständlich halten. Ärzte, Erzieher und Soziologen nehmen solche Dinge ernster, weil sie deren Auswirkungen vor Augen haben; außermenschliche, um nicht zu sagen untermenschliche Mächte und Kräfte beherrschen immer mehr Denken, Fühlen und sogar, wie es aus dem Beispiel von New York hervorgeht, den Stoffwechsel und die Ausscheidungsfunktionen des Leibes. Der Apparat, die Technik nehmen den Menschen immer mehr in ihre Gewalt. Er handelt nicht mehr allein aus inneren Antrieben seiner Seele und seiner Erkenntnis, sondern die Antriebe werden ihm von anonymen Gewalten eingeflößt.

Die aggressiven Licht- und Strahlungsreize, die vom Fernsehgerät ausgehen, sind noch keineswegs restlos bekannt. Es scheint den Tatsachen zu entsprechen, daß die radioaktive Strahlung des Fernsehapparates geringer ist als die natürliche Radioaktivität, der wir täglich sowieso ausgesetzt sind. Dem widersprechen allerdings die Erfahrungen, wonach bestimmte Vogelarten, z.B. Wellensittiche und Kanarienvögel, deren Käfige sich in der Nähe des Fernsehgerätes befanden, getötet wurden. Dies hat sich zwar teilweise so aufklären lassen, daß es sich um Schalleinwirkungen handelt, die im Fernsehapparat bei der Erzeugung einer Zeilenfrequenz von 15 625 Hertz entstehen und die Vögel durch diese Dauertonwirkung töten können. Andere Fälle aber konnten damit nicht geklärt werden.

Bisher weiß niemand genau, wie sehr der menschliche Organismus durch diese Schallwellen und „Bestrahlungen" geschädigt wird; sicher ist allerdings schon jetzt, daß das feine Hörvermögen und die Augen darunter leiden. Vorsicht ist darum in jedem Fall geboten.

Was aber jeder Mensch mit gesundem Menschenverstand sicher wissen kann, ist, daß das tägliche Fernsehen folgende Wirkungen hat: Der Mensch, besonders aber das Kind, sieht in rascher Folge

Der heranwachsende und der erwachsene Mensch

eine Fülle von Vorgängen, die Geist und Seele so schnell gar nicht verarbeiten können. Nicht nur Hörvermögen und Augen werden überfordert, auch das Seelenleben wird abgestumpft und unempfindlich gemacht. Darüber liegen bereits ausgedehnte statistische Untersuchungen vor. Die Schulleistungen lassen nach, und zwar nicht nur, weil die Kinder von der Erledigung der Schularbeiten abgehalten werden und nicht mehr rechtzeitig schlafengehen, sondern weil sie durch die erregenden und schnell ablaufenden Fernsehbilder von motorischer Zappeligkeit befallen werden. Vor allem aber wird ihre geistig-seelische Initiative gelähmt, ihre seelische Aktivität und ihr schöpferischer Wille bleiben unentwickelt. Sie schlucken in schneller Folge passiv Bildeindrücke, ohne sie in der Seele verarbeiten zu können. Ihr Ich wird überrumpelt von hineingepfropften Eindrücken, die es nicht abwehren kann und die nicht auf natürliche, sondern technische Weise entstanden sind: in der Sekunde mindestens 25 Bilder, von denen jedes aus über vier Millionen einzelnen leuchtenden Punkten zusammengesetzt ist. Dadurch wird ja die Illusion eines einheitlichen Bildes hervorgerufen.

Wir sprachen bisher noch immer vom rein technischen Vorgang, der an sich ohne Zweifel eine grandiose Leistung menschlicher Intelligenz darstellt.

Vom Inhalt der Sendungen will ich nur so viel sagen, daß auch das beste Programm diese Schädigung nicht wettmachen kann. Jede Altersstufe des Kindes müßte ein eigenes, von hervorragenden Kinderpsychologen – die es aber anscheinend noch nicht gibt, jedenfalls sind sie ohne Einfluß – geschaffenes Programm haben. Aus den schon so oft erwähnten und dem Kind noch unbewußt innewohnenden geistig-seelischen Antrieben sucht sich jedes Kind aus Natur und Umwelt die Eindrücke aus, die es verkraften kann, und übersieht und überhört Ungeeignetes. Im natürlichen alltäglichen Ablauf der Sinnesreize hat es dazu Ruhe und Möglichkeit genug. An den Bildschirm ist es aber magisch gefesselt, es wird von der Technik überwältigt. Das Farbfernsehen verstärkt natürlich diese Probleme noch.

Man kann daher nur hoffen, daß die Eltern das Fernsehgerät mit Vernunft benutzen und ihren Kindern das regelmäßige Sitzen vor dem Fernsehschirm nicht erlauben (siehe hierzu Anhang, Merkblatt Nr. 4). An den für die Programmgestaltung verantwortlichen Stellen scheint man sich über die möglichen Fernsehschäden klar zu sein. Man hat Bastelstunden und andere Sendungen eingerichtet, durch die die geistige Aktivität der Kinder angeregt werden soll. So lobenswert solche Absichten sind, sollte man sich doch nicht der Illusion hingeben, daß dadurch am Grundsätzlichen viel geändert würde. Diese Art von Technik ist auf jeden Fall Mord am Kindergemüt.

Durch die Videokassettenrecorder gerät aber nun alles völlig außer Kontrolle. Zu jeder Tages- und Nachtzeit steht irgendein Programm zur Verfügung und kann durch die Kinder heimlich bzw. „unheimlich" benutzt werden. Sogar Erstkläßler beherrschen, noch bevor sie lesen und schreiben können, den Umgang mit diesen Geräten. Sie brauchen ja nur bestimmte Knöpfe zu drücken.

Ergänzend sei noch erwähnt, daß es eine Reihe von Krankheiten gibt, die in Zusammenhang mit dem regelmäßigen Fernsehen stehen. Es sind das außer den bereits erwähnten Schädigungen von Augen und Ohren, Herz- und Kreislaufstörungen (Fernseh-Angina pectoris), vor allem Haltungsschäden (Fernseh-Wirbelsäule), außerdem wurde beobachtet, daß bisher latente Epilepsie dadurch zum Ausbruch kommen kann. Diese Erfahrungen haben zur Einrichtung von besonderen Abteilungen für fernsehkranke Kinder in Kinderkliniken geführt.

Die Industrie macht bereits schon wieder ein Geschäft aus diesen Schädigungen, indem sie „Tabletten gegen die Fernsehkrankheit" anbietet. Es ist wirklich rührend, wie für alles gesorgt wird.

Das Kind und das Radio

In ähnlicher, wenn auch vielleicht nicht ganz so schwerwiegender Weise greift der disziplinlose und unverständige Gebrauch des Radios in die private Sphäre des Menschen ein, und wieder sind die

360 Der heranwachsende und der erwachsene Mensch

Kinder besonders gefährdet. Auch das Radio ist aus unserem Leben nicht mehr wegzudenken. Seine Bedeutung als Nachrichtenverbreitungs-, Belehrungs- und Unterhaltungsmittel soll nicht herabgesetzt werden. Um so eindeutiger muß heute vor dem allgemein üblichen falschen Gebrauch gewarnt werden.

Wie es in dem Kapitel über das Fernsehen geschildert wurde, führt auch die Dauerberieselung der Kinder mit Radiomusik zur Entstehung und Verstärkung der Nervosität, der Zerfahrenheit und der Unfähigkeit, sich konzentrieren zu können.

Es ist eine Instinktlosigkeit und ein grober Unfug, wenn man Kindern erlaubt, bei Radiomusik Schularbeiten zu machen. Manche Kinder sind schon so weit angekränkelt, daß sie sich einbilden, nur bei Radiogedudel ihre Hausaufgaben erledigen zu können, ja bei Säuglingen hält man bereits eine „Geräuschkulisse" für notwendig!

Häufig sieht man heute junge Menschen abwesend vor sich hin lächelnd durch die Straßen gehen oder fahren. Sie haben einen Kopfhörer umgelegt und nehmen von ihrer Umgebung nur noch das Nötigste wahr. Abgesehen davon, daß sie auf dem Fahrrad in höchst gefährliche Situationen geraten können, weil sie ja nichts mehr hören als nur ihre Musik, ist auch dieses autistische Sich-in-sich-selbst-Zurückziehen einer gesunden Entwicklung nicht förderlich. Im Krankenzimmer und bei ähnlichen Gelegenheiten kann dagegen ein solcher „Walkman" durchaus sinnvoll sein, um Hörer und Nichthörer voreinander abzuschirmen.

Wenn sich das Kind an einer ihm nicht bekömmlichen Speise den Magen verdirbt, merkt man es sofort und ergreift Gegenmaßnahmen, vor allem vermeidet man die Wiederholung. Wenn sich das Kind aber mit Radio- oder Fernsehsendungen „verdirbt", merkt man es meist gar nicht, schon weil man es nicht für möglich hält. Solche zunächst wenig auffälligen Störungen und Schäden sind deshalb so ernstzunehmen, weil durch sie Kinder, werdende Lebewesen also, betroffen werden, deren Organe noch unfertig sind. Die Sinnesorgane, besonders Auge und Ohr, erhalten erst in den

Das Kind und das Radio   361

Kinderjahren ihre endgültige Ausgestaltung, und deren Grobheit oder Feinheit hängt weitgehend von den Eindrücken ab, die sie in diesen Jahren aus der Umwelt aufnehmen.

Viel zu wenig bedacht wird dabei, daß es ein großer Unterschied ist, ob ein Kind die Stimme eines Menschen unmittelbar oder nur in der Wiedergabe durch einen Apparat hört, mag z. B. der Lautsprecher auch noch so „vollkommen" konstruiert sein. Ebenso ist es mit der Musik: der Ton eines Cellos oder einer Geige hat völlig andere Wirkungen als derselbe Ton desselben Künstlers, wenn er von einem Tonband oder einer Musiktruhe wiedergegeben wird, mag diese noch so teuer und technisch hochwertig sein. Bringt nämlich ein Künstler sein Instrument zum Tönen und nimmt der Mensch diese Töne direkt auf, so handelt es sich um eine völlig andere Qualität von Schwingungen und Tonwirkungen, als wenn es sich um eine Übertragung derselben Töne mittels eines Apparates handelt. Vergleichsweise ist es so, als wenn man ein Farbfoto betrachtet oder dieselbe Landschaft in Wirklichkeit vor sich hat. Was aus der Landschaft auf uns wirkt, ist lebendig und belebt unsere lebendige Seele; das Foto kann noch so gut gefallen und auch erfreuen, aber eine unmittelbar belebende Wirkung kann von einem toten Bild, einer technischen Wiedergabe des Lebendigen, nicht ausgehen. Sie weckt bestenfalls Erinnerungen in uns.

Radiomusik ist also ein „Notbehelf", ein schlechter Ersatz; wir können unser Bedürfnis nach Musik nicht immer nur direkt an der Quelle, also im Konzertsaal, befriedigen. Sie kann, durch das Radio vermittelt, für bettlägerige Kranke eine willkommene Unterhaltung bedeuten und auch für uns alle wertvoll sein, wenn wir folgende Voraussetzungen erfüllen:

1. Keine Dauerberieselung durch Radiomusik. Wenn das Radio angestellt wird, soll man seine volle Aufmerksamkeit auf das Gehörte richten, damit nichts „Unverdautes" in unser Unterbewußtsein hereinsickert.

2. Das Radio sollte also nur in der Absicht, eine ganz bestimmte Sendung zu hören, angestellt werden. Dazu ist das gedruckte Programm da.

362   *Der heranwachsende und der erwachsene Mensch*

3. Da Radiomusik nur als Musikersatz zu bewerten ist, sollte man selbst möglichst oft Konzerte besuchen, um die Musik in ihrer Originalform zu hören. Die ganz andere Wirkung wird man bei genügender Aufmerksamkeit am eigenen Körper und an der eigenen Seele empfinden.

4. Ältere Kinder nehme man mit in Konzerte und lasse sie frühzeitig selbst ein Instrument spielen; meist beginnt man mit Blockflöte, die Kinder schon in den ersten Schuljahren spielen können.

5. Für Säuglinge und Kleinkinder ist Radiomusik besonders gesundheitsschädlich, weil es die feine Ausbildung des Gehörs verhindert. Außerdem kann sie nervöse Störungen hervorrufen.

„Das Computerspiel"

Die moderne Technik hat uns inzwischen auch Kinderspiele beschert, die aus einer reinen Beschäftigung mit Computern bestehen. Diese Geräte beanspruchen fast ausschließlich die „elektrische Intelligenz" und fordern ein hohes Abstraktionsvermögen. Da bleibt kein Raum für seelenhafte Phantasie, für ganzheitliche, menschliche Betätigung. Zwänge und Effekte, Zufälle und Knopfdrücke führen die „Ereignisse" herbei. Die eigenen körperlichen Fähigkeiten, Phantasie und Stimmungen kommen nicht mehr zum Einsatz. Wohin dieser neue Angriff auf Gesundheit und Entwicklung unserer Kinder führt, ist noch kaum zu ahnen.

Sinnigerweise beherrschen diese Produkte besonders das Weihnachtsgeschäft und bescheren der Spielzeugindustrie ihren Wirtschaftsaufschwung.

Legasthenie

Von dieser eigenartigen Entwicklungsstörung ihrer Kinder werden Eltern meistens erst mit Beginn der Schulzeit überrascht: Normale Kinder mit einer guten Intelligenz können plötzlich nicht lesen und schreiben lernen. In einigen Fällen gelingt das ohne

Legasthenie 363

besondere therapeutische Maßnahmen endlich im 9. oder 10. Lebensjahr doch noch, bei anderen müssen erhebliche therapeutische Anstrengungen gemacht werden.

Diese Entwicklungsstörung hat sich seit den dreißiger Jahren in geradezu epidemischer Form in der ganzen zivilisierten Welt ausgebreitet, offensichtlich begünstigt durch die Einführung der sogenannten „Ganzheitsmethode", die neuerdings deshalb wieder auf dem Rückzug ist.

Häufig kann der eine oder andere Elternteil von ähnlichen Lernschwierigkeiten erzählen. Man sollte sich dieses Problems aber in jedem Fall annehmen, da eine solch partielle Unfähigkeit zu tiefen Minderwertigkeitsgefühlen führen und die Persönlichkeitsentfaltung im Schulalter stark behindern kann.

Was liegt vor? Spätestens beim Schreiben- und Lesenlernen erkennt man die Unfähigkeit seines Kindes, Formen und Gestalten des konventionellen Lebens zu erfassen und zu reproduzieren. Das Kopfrechnen geschieht meist rasch und problemlos, Phantasievermögen und geistige Aufnahmefähigkeit sind da. Aber es zeigt sich eine spiegelbildliche Vertauschung von oben und unten, rechts und links, z.B. d wird zu b oder p, m zu w, 9 zu 6, 18 zu 81 und umgekehrt. Überhaupt ist die Orientierung im Raum mangelhaft. Alles direkte Erüben von Schreib- und Leseformen führt nur zu immer stärkeren naiven Verdrehungen und schließlich zu völliger Verständnislosigkeit und Verstörtheit. Das zeigt sich dann als Störung im Denk- bzw. Gehirnbereich. Im Bewegungsbereich erhalten sich kleinkindliche Bewegungsformen wie Einwärtsgang länger, oft liegt eine Bindegewebs- und Muskelschwäche vor. Im Sprachbereich zeigt sich häufig eine altersmäßige Verspätung im Sprechen- und Hörenlernen. Es läßt sich somit nachträglich in allen Bereichen eine gewisse Verzögerung der Persönlichkeitsentwicklung feststellen. Eine Früherkennung würde die Therapie wesentlich erleichtern.

Was ist zu tun? Es müssen die fehlenden Partien der Raumesorientierungs- und der Formengestaltungskraft Schritt für Schritt bis zur konventionellen Ausdrucksform nacherobert werden. Dazu

364   *Der heranwachsende und der erwachsene Mensch*

gibt es in den Angaben für die Waldorfpädagogik von Rudolf
Steiner Möglichkeiten von der Eurythmie über die Laut- und
Sprachbildung bis zum Formenzeichnen. Da das ganze Wesen des
Kindes bis in die Hände und Füße verstärkt orientiert werden muß,
ist der Weg kein einfacher und kurzer, aber lebensentscheidend.
Keinesfalls darf man durch direkte orthographische Schreibübun-
gen die Fehler ausmerzen wollen. Erfahrungsgemäß führt das zum
Gegenteil.

Bei einsichtigen Eltern kann ein solches „Zusatzprogramm" zur
ungeahnten Lebensbereicherung für Eltern und Kind werden (siehe
im Anhang Merkblatt Nr. 28).

Sportliche Betätigung

Wir sahen, wie das kleine Kind im Wahrnehmen der Umwelt und
durch Nachahmung seine körperlich-physische Beweglichkeit und
Beherrschung erwirbt und wie diese Handlungen bis tief in sein
leiblich-seelisches Inneres hineinwirken. Vor allem im Spiel lebt das
Kind einen ganzen Komplex von Betätigungen aus, die einerseits
gesunde Neugierde und Wißbegierde erzeugen, andererseits die
Seele zu Freude, Schmerz, Liebe oder Antipathie führen. Dies
wiederum hat Rückwirkungen auf seine inneren Lebensvorgänge:
auf Kreislauf, Nerven- und Verdauungssystem.

Beim heranwachsenden Schulkind wird das Spiel um Turnen und
Sport erweitert. Aus diesem Grunde haben turnerische und sportliche Betätigungen ihre Wichtigkeit in der körperlichen und seelischen Erziehung, wenn sie der jeweiligen Entwicklungsstufe entsprechend und im richtigen Verhältnis betrieben werden (siehe auch
das Kapitel *Angst*).

Vom Sport geht für die Jugendlichen aber eine so große Faszina-
tion aus, daß die Gefahr besteht, daß sich Ideale und gesunder
Ehrgeiz im Sportlichen vereinseitigen. Dann gewinnen Leistungs-
denken, Emotionen und Kraftgefühle die Oberhand. Die
Geschicklichkeit wird einseitig z. B. beim Fußballspiel ganz auf die
Beine verlagert. Bestimmte Teile des Körpers wie Herz, Gelenke,

Sehnen oder die Muskulatur werden zwar gekräftigt, nicht selten aber auch geschädigt (Sportlerherz, Tennisarm, Sehnen- und Bänderrisse etc.). Das Kind verliert seine „Feingliedrigkeit". Harmonie und künstlerische Leib-Seelengestaltung können dann für die späteren Lebensabsichten verlorengehen. Eine besondere Gefahr liegt in der heute üblichen Verfrühung und übertriebenen Ausübung schon in Kindergarten und Grundschule.

Turnen, Gymnastik, Ballspiele, Schwimmen und ab einem bestimmten Alter auch Reiten und Rudern sind wertvolle, menschliche Betätigungen, besonders in der sogenannten Freizeit. Vom Leistungssport muß aber beim heranwachsenden Menschen abgeraten werden.

Zukunftssorgen

Ich möchte dieses sehr wichtige Thema nicht abschließen, ohne meine Leser noch auf die Problematik und die Möglichkeiten der künstlichen Befruchtung und der Eingriffe in das Keimgut hinzuweisen. Viele dieser Tatsachen sind durch Presse und Fernsehen bekanntgeworden, und zwar eher zufällig als durch verantwortungsbewußtes Aufklären.

Auch hier hat unser modernes wissenschaftliches Streben Möglichkeiten eröffnet, die, wenn sie nur vom materialistischen Zeitgeist impulsiert sind, entsetzen müssen. Dabei sind Eingriffe noch „harmlos", die während der Reifezeit des Embryos z.B. zur vorzeitigen Geschlechtsbestimmung oder zur Feststellung von Erbkrankheiten gemacht werden. Gewiß sind diese Untersuchungen nicht immer bedenklich, zumal man damit auch frühzeitig Krankheiten entdecken und eventuell bekämpfen kann wie z.B. beim foetalen Blutaustausch rhesuskranker Kinder.

So kann es durchaus auch bei der künstlichen Befruchtung Situationen geben, denen eine reife Elternentscheidung vorausging. Aber das Abirren in geist- und seelenloses Nur-Manipulieren-Wollen muß unsere entschiedene Ablehnung hervorrufen.

So werden die enorme Zunahme der Weltbevölkerung, unlösbare soziale Probleme oder Gefahren, die sich aus der Atombombe ergeben, zum Vorwand genommen, Eingriffe in die Erbmasse zu rechtfertigen. Man behauptet mit diesen Manipulationen die Gehirngröße und damit die Intelligenz der Menschen steigern zu können, was automatisch dazu führen würde, daß diese „Supermenschen" die bestehenden und künftigen Probleme zu lösen in der Lage seien.

Die erste Befruchtung eines menschlichen Eies im Brutkasten wurde als Triumph der Wissenschaft gefeiert. Nun rechnet man damit, bald Kinder „industriell" erzeugen zu können. Die Erbmasse soll in schon festgelegter, ganz bestimmter Weise zusammengesetzt werden, nur weiß man noch nicht, ob es zweckmäßiger ist, vorwiegend Menschen mit übergroßem Denkvermögen oder mehr Willenstypen zu züchten. Jedenfalls rechnet man damit, „nach relativ kurzer Zeit über einen Stamm von menschlichen Bullen und Kühen zu verfügen, die ein einwandfreies Herdbuch besitzen".

Man hat bereits Vorratslager von tiefgefrorenem Samen erbgesunder Erzeuger eingerichtet, aus denen Frauen, die erbgesunde Kinder zu gebären wünschen, künstlich befruchtet werden können. Familie und Ehe werden zu veralteten und überholten Einrichtungen erklärt. Die „Kinderproduktion" soll in der Zukunft von Wissenschaft und Gesetz geregelt, die Kinder selbst in Heimen aufgezogen werden.

Diese Ideen und Pläne, die – wie wir schon bemerkten – mehr zufällig an die Öffentlichkeit gedrungen sind, werden keinesfalls überall als geschmacklose, ja verbrecherische Hirngespinste angesehen; bei einer großen Zahl Wissenschaftler finden sie sogar Zustimmung, weil man dort – ähnlich wie bei der Entwicklung der Atombombe – allzu leicht der Faszination des Möglichen verfällt, zumal sich die Folgen noch nicht so deutlich abzeichnen bzw. die Verantwortung dafür in „andere Hände" gelegt wird.

Die Bedrohung des Menschengeschlechts durch diese – man kann nur sagen: entartete – Wissenschaft ist wahrscheinlich viel gefährlicher als die nucleare Gefahr. Jedenfalls ist sie das folgerichtige Ergebnis der materialistischen Denkweise der letzten Jahrzehnte. Der Biologismus ist der neue Religionsersatz.

Ich hoffe, durch die Darstellung meines Buches den Lesern Grundlagen für eine eigene Beurteilung solcher Ausgeburten einer hemmungslosen Art von wissenschaftlicher Forschung gegeben zu haben. Aus alledem geht doch hervor, wie wichtig das am eigenen Kind erlebte Bild des Menschen nach Leib, Seele und Geist ist. Wir sollten uns dagegen wehren, die Zukunft der Menschheit einer materialistischen Pseudowissenschaft auszuliefern. Raffen wir uns also zu entschlossener Gegenwehr gegen die zunehmende Entmenschlichung der Wissenschaft auf, damit unsere Kinder einer Zeit entgegengehen, in der eine würdevolle Entwicklung noch möglich bleibt und der Mensch nicht durch Zuchtversuche degradiert wird.

Das geht alle bewußt lebenden Eltern an!

XIV. Das kranke Kind

Vom Geist der Zeit gelähmt?

Die Beschäftigung mit dem kranken Kind führt mit Notwendigkeit zu der Frage: Wie sieht die Umwelt aus, in die heute unsere Kinder hineingeboren werden, mit der sie sich in gesunden und kranken Tagen auseinanderzusetzen haben und aus der sie Nahrung, Atemluft und Heilung gewinnen sollen?

Eine gewissenhafte Antwort auf diese Frage kann nur lauten: Hinter der glänzenden Fassade einer von Fortschritt zu Fortschritt hastenden Zivilisation wird dem tiefer schauenden Blick immer deutlicher erkennbar, daß alles, was zur natürlichen Umwelt des Kindes gehört, von Menschenhand verändert, verschlechtert, ja zerstört wurde. Das gilt vom Ackerboden, dessen Leben durch die Anbaumethoden vernichtet wurde, vom Wasser unserer Flüsse und Seen und von der Luft, die durch lebensfremde Zusätze verdorben und verpestet sind, von der Pflanzenwelt, die trotz aller giftigen Spritzmittel den Schädlingen immer mehr zum Opfer fällt, von der nützlichen Tierwelt, die durch Eingriffe in die Landschaft immer mehr ihre Existenzbedingungen verliert; das vor allem von der Nahrung, die auf krankgemachtem Ackerboden heranwächst, und dann durch die industrielle Weiterverarbeitung mit vielen hundert Fremdstoffen versetzt wird. Man hat den Menschen mit Recht den größten Schädling am Organismus der Erde genannt; der Mensch ist zum größten Feind des Menschen geworden.

Ich habe im Laufe meines Lebens mit Fachleuten fast aller Gebiete zu tun gehabt. Dabei ergab sich im Gespräch unter vier Augen, daß die verantwortlichen Sachverständigen, von ganz wenigen Ausnahmen abgesehen, die volle Einsicht in die Gefahren, die aus ihrem Wissen, ihren Absichten und Handlungen für den Menschen entstehen, besitzen. Was aber nicht vorhanden ist, ist das Gefühl der Verantwortlichkeit für den Mitmenschen, also das soziale Gewissen. Dieser gefährliche Mangel an Verantwortungsbewußtsein und Menschenliebe, der sich bei führenden Köpfen der

Vom Geist der Zeit gelähmt? 369

Wissenschaft zeigt, wirkt als schlechtes Beispiel in alle Kreise des Volkes, vor allem des Wirtschaftslebens hinein. Das rein naturwissenschaftliche Denken, mit seinen heute fast unbegrenzten Möglichkeiten, von dem sich selbst die Philosophie nicht hat freihalten können, hat die Menschen demoralisiert.

Es wäre falsch und verhängnisvoll, die Schuld an den herrschenden Zuständen nur bei anderen zu suchen. Jeder einzelne von uns ist mehr oder weniger mitschuldig; jeder von uns macht in irgendeiner Hinsicht die Korruption des Denkens und des Handelns mit. Jeder von uns fällt immer wieder auf die geschickte Reklame herein, die für minderwertige Sachen gemacht wird; er kauft aus Gedankenträgheit gefärbte und gespritzte Lebensmittel, für Kinder untaugliche Bücher (Comics) oder Spielsachen. Stillschweigend dulden wir das oft ekelerregende Trinkwasser in den Städten, den Motorradlärm und die Luftverpestung durch Autoabgase in unseren Straßen; wir lassen uns beeindrucken und beunruhigen von der Panikmache und Agitation, die in den illustrierten Zeitschriften für immer neue Impfmethoden gemacht wird; wir fragen nicht, wer bezahlt diese sensationellen Artikel, und wem sollen sie über Gesundheitsfragen Geld einbringen usw. usw.

Sind wir bereits so weit abgestumpft, daß wir uns nicht mehr auflehnen?! Lassen wir immer weiter durch anonyme Mächte, die an den geschilderten Mißständen Geld, sehr viel Geld verdienen, unsere Gesundheit ruinieren?! Sind wir nicht auch verantwortlich für unsere Kinder?!

Von den fragwürdigen Fortschritten fasziniert, vom hohen Lebensstandard beschwichtigt und im klaren Denken vom Geist der Zeit gelähmt, taumelt der zivilisierte Mensch ohne Ziel und Richtung in eine finstere Zukunft hinein, die unsere Kinder und Enkel zu bestehen haben werden.

Man muß erkennen, daß es heutzutage nicht mehr möglich, ja gefährlich ist, sich mit einer so engen und einseitigen Auffassung der Gesundheit der Menschheit zu begnügen; eines Tages reißen die Tatsachen den Schleier der Illusionen entzwei. W i r m ü s s e n u n s um e i n e t i e f e r e u n d e x a k t e r e A u f f a s s u n g v o n

Gesundheit – und Krankheit – bemühen und können es vielleicht so ausdrücken: Gesundheit bedeutet Harmonie und ausgeglichene Zusammenarbeit der vier menschlichen Wesensglieder, zugleich aber Harmonie mit unserer Umwelt und dem Göttlichen. – Das schließt die volle Leistungsfähigkeit der in diesem Buch mehrfach dargestellten vier Schichten unseres menschlichen Seins und die Möglichkeit ein, sowohl die aus der Vererbung stammenden, als auch die in unserer Individualität vorhandenen positiven Anlagen zur vollen Entfaltung zu bringen.

Ärztliches Handeln und Gesundheitspflege können sich nicht in der Beseitigung von Krankheitssymptomen oder Krankheitserregern erschöpfen, wie das heute vielfach der Fall ist, sondern müssen die ganze Persönlichkeit des Menschen mit Leib, Leben, Seele und Geist berücksichtigen.

Selbstverständlich denken wir keineswegs daran, nach rückwärtszuschauen und das Rad der Entwicklung zurückzudrehen. Wir wollen uns eine neue, vertiefte Anschauung vom Wesen des Menschen und seiner echten Bedürfnisse erwerben und auf dieser Grundlage ganz bescheiden anfangen, für die körperliche und seelisch-geistige Gesundheit unserer Kinder zu sorgen. Wir wollen jeden Rest von Natürlichkeit und echter Qualität aufsuchen und unseren Kindern alles das zugutekommen lassen, was vor allem die so wichtigen ersten Lebensjahre zu fördern in der Lage ist.

Wir wollen hoffen, daß der Hinweis einer so großen Persönlichkeit, wie es Rudolf Steiner war, sich als richtig erweisen wird, der schon vor fünf Jahrzehnten die jetzige Denkverwirrung und die Unhaltbarkeit der Zustände vorausgesehen hat und sie als Geburtswehen einer neuen Zeit bezeichnete, die unsere materialistische Zivilisation ablösen und eine geistig orientierte Kultur eines Tages heraufführen werde, allerdings erst, nachdem die Menschheit durch schwere Prüfungen hindurchgegangen sei.

Wir können nicht erwarten oder hoffen, daß uns diese bessere Zukunft ohne unser intensives Zutun in den Schoß fallen wird. Wir alle, besonders aber die Eltern heranwachsender Kinder, sind zur wachen Mitarbeit aufgerufen. Wir brauchen also nicht in einer negativistischen Haltung und bloßen Kritik zu verharren. Sofort beginnend, sollten wir das noch vorhandene Gute und Zukunftsträchtige in unserer Umgebung aufsuchen und daran anknüpfend zielbewußte Aufbauarbeit leisten. Das wäre dann eine wirklich moderne Handlungsweise.

Was ist Krankheit?

Beim Vergleich mit den anderen Naturreichen sieht man am augenfälligsten das Besondere der menschlichen Krankheit.

Bei einem Stein von Krankheit zu sprechen hat keinen Sinn.

Auch die Pflanze zeigt keine aus innerstem Anlaß entstandene Krankheit. Sie wächst und welkt im Jahreslauf. Sie kann auf schlechtem Boden kümmern, vertrocknen oder von Schädlingen befallen werden. Es sind aber immer äußere Natureinwirkungen, denen die Pflanze unterworfen ist.

Letztlich sind auch die Krankheiten der Tiere, soweit sie in der freien Natur leben, andere als beim Menschen. Das Tier in seiner eigenen Umwelt lebt seinen natürlichen Trieben und Instinkten und wird allenfalls Opfer im Lebenskampf oder von Einwirkungen der Elemente und Naturgewalten. Nur ein domestiziertes Tier, das also in naher Beziehung zum Menschen lebt und dessen seelischer Beeinflussung unterliegt, wird krank, und zwar an Krankheitsformen, die wie Nachahmungen menschlicher Krankheiten erscheinen. Ein solches Tier verweichlicht und verliert seine sonst untrüglichen Instinkte, und seine Konstitution verschlechtert sich ähnlich wie beim Menschen; es nimmt teil an den menschlichen Zivilisationskrankheiten.

Wie kommt es nun aber, daß ausgerechnet der Mensch, die „Krone der Schöpfung", in so vielfältiger Weise erkrankt? Zur Beantwortung dieser Frage sei zunächst an das erinnert, was wir über die Sonderstellung des Menschen gegenüber der Natur ausge-

372 Das kranke Kind

führt haben (siehe *Der Mensch und die Natur*). Wäre der Mensch nichts mehr als ein Stück Natur, wie es Steine, Pflanzen und auch die Tiere sind, so würde er aus inneren Ursachen nicht in Krankheit geraten können; er ist aber kraft seines Geistes Herr über die Natur und Bürger zweier Welten der natürlichen und der geistigen. Er hat sich aus seinem Naturzusammenhang herausentwickelt und lebt in der Gegensätzlichkeit seines natürlichen Anteils zu dem geistigen Anteil seiner Gesamtpersönlichkeit. Mit seinem physischen Leib und den in ihm wirkenden Lebenskräften unterliegt er weitgehend den Gesetzen der natürlichen Welt. Durch seinen Geist und durch die Seele hat er sich aus den Lebensbedingungen der Natur herausgesondert. Dieser innere Gegensatz ist die Quelle seiner besonderen Leistungen als Mensch; aus ihm entspringt aber auch die Möglichkeit zu Irrungen und Fehlleistungen, zu Störungen der inneren Harmonie, die die Ursache aller Krankheiten ist. Der Mensch hat sich die Fähigkeit errungen, im Gegensatz zu den alten geistig-göttlichen Gesetzen zu leben und zu handeln; er ist auf dem Wege zur Freiheit des Handelns und muß dies mit der Möglichkeit, erkranken zu können, bezahlen. Er verlor seine Instinkte für das Gute und Richtige; damit war das Tor geöffnet für Sünde, Krankheit und Tod.

Damit haben wir in großen Zügen die allgemeinen Ursachen für das Auftreten von Krankheiten in der Menschheit dargestellt. Wie kommt es aber beim einzelnen Menschen und gar beim kleinen unschuldigen Kind zur Erkrankung? Wir können hier nicht alle Seiten dieser komplizierten Problematik behandeln und wollen uns daher auf die Vorgänge beschränken, die das Kind betreffen.

Erinnern wir uns noch einmal an die Tatsache, daß der Mensch, wenn wir ihn in seiner ganzen Persönlichkeit betrachten, vier ineinanderwirkende Organisationen, Wesensglieder, besitzt. Wir haben uns in diesem Buch angewöhnt, diese als den physischen Körper, den Organismus der Lebenskräfte, den Seelenorganismus und als Ich-Organisation zu benennen; jedes dieser Glieder, mit Ausnahme der Ich-Organisation, hat, wie wir sahen, seine genau zu unterscheidenden Funktionen, die in gewisser Weise mit dem

Was ist Krankheit? 373

verwandt sind, was die Naturreiche auszeichnet (siehe *Wie entdecke ich bei meinem Kind das Leben, die Seele und den Geist?*). Wenn die Pflanze voll ausgereift ist, muß sie bald verwelken; ihre lebendigen Bildekräfte ziehen sich zusammen und konzentrieren sich ganz im Samen. So macht die Pflanze Verwandlungen durch; ihr Dasein verläuft in verschiedenen Stufen. Auch die Entwicklung des Kindes verläuft in Stufen, aber keine dieser Stufen wird ohne Abbau eines Teiles seiner lebendigen Aufbaukräfte erreicht. Schon der erste Atemzug, durch den der kindliche Organismus in volle Tätigkeit versetzt wird, ist mit einem Kräfteverbrauch verbunden. Die Sprache drückt dies wie so oft in weisheitsvoller Weise aus, in dem sie davon spricht, daß der Mensch, sobald er angefangen hat zu leben, nicht soundso „jung", sondern soundso „alt" ist. Schon von der zweiten Lebensminute an sagt man: das Kind ist 2 Minuten „alt". Wir sehen also: mit dem Beginn unseres Daseins, unserer Jugend, beginnt gleichzeitig das Altwerden. Beim Jungsein überwiegt der Aufbau, beim Älterwerden Kraftverbrauch und Abbau. Das ganze Leben hindurch gehen Aufbau und Abbau wie Einatmung und Ausatmung Hand in Hand. Bei der Pflanze verläuft der Aufbau ohne jede Unterbrechung, bis eine durch den Planetenumlauf bestimmte Jahreszeit ihre Abbauvorgänge so stark anregt, daß sie bald verwelkt. Beim Menschen laufen diese beiden Prozesse dauernd nebeneinander her, ja ineinander. Das tägliche, ja stündliche Leben des Menschen vollzieht sich im dauernden Wechsel aufbauender und abbauender Vorgänge.

Nehmen wir nun einmal an, ein Säugling wächst in einem sehr unruhigen Haushalt heran, in dem viel Lärm, Nervosität und vielleicht Unbeherrschtheit anzutreffen sind, dann wird in die Entwicklung des Kindes frühzeitig störend hineingewirkt. Die Bildekräfte, die, wie wir hörten, zunächst noch voll an der Ausgestaltung der inneren Organe des Kindes tätig sind, werden in ihrer Arbeit gestört. Das Kind schreckt immer wieder auf, und sein Bewußtsein, das eigentlich noch wie träumend im Körper leben sollte, wird aufgeweckt und macht Erlebnisse durch, die in dieses Alter nicht hineingehören. Die gerade erwachende Seele des Kindes

374 *Das kranke Kind*

erfüllt sich mit Unruhe, vielleicht sogar mit Schreckerlebnissen, und erleidet einen ungesunden Kräfteverbrauch. Die Mutter kann durch vermehrte Liebe, mit der sie das Kind umgibt, und sorgsame Ernährung und Pflege viele dieser Störungen wieder ausgleichen, oft bleibt aber eine Aufbaustörung mit Nervosität, Blässe, Verdauungsstörungen und mangelndem Gewichtsanstieg übrig. Anstelle einer regelmäßigen Versorgung mit Blut der im ersten Lebensjahr weiter in der Ausgestaltung begriffenen Organe kommt es immer wieder zu Verkrampfungen der Blutgefäße und dadurch zu Störungen der gleichmäßigen Durchblutung. So erleiden die Organe in der ersten Lebenszeit Aufbaustörungen, die sich unter Umständen erst bei besonderer Beanspruchung im späteren Leben als schwache Punkte herausstellen; so kommt es zu einer Verschlechterung der körperlichen Konstitution und damit der Leistungsfähigkeit.

Nehmen wir einen zweiten Fall: Ein Kind hat von seinen gesunden Eltern einen kräftigen Bildekräfteorganismus geerbt (siehe *Von der Umwandlung des Modellkörpers*). Es wird nun aber von seiner Mutter ganz falsch ernährt, vor allen Dingen überernährt. Es erhält vielleicht von den im Hause wohnenden Großeltern oder von freundlichen Nachbarn dauernd zwischendurch Süßigkeiten, Obst oder dergleichen zugesteckt. Dann tritt nicht wie im ersten Fall ein Mangel an aufbauenden Blutskräften, sondern ein Überschuß ein. Das Kind wird zu dick und schwer, es bewegt sich nicht genug, der Schlaf wird gestört, weil die Verdauungsarbeit nicht bewältigt werden kann. Dieser Überschuß an unverbrauchten, aus der zu reichlichen Ernährung stammenden Aufbaukräften ist die Quelle einer ganzen Reihe von Krankheitsformen: beispielsweise wird das Auftreten der Rachitis durch Überernährung wesentlich gefördert; auch alle Arten von Katarrhen, sei es nun der Atmungs- oder der Verdauungsorgane, zeigen sich. Katarrhe sind gewissermaßen leichte Formen von Entzündungen, die sich eines Tages auf der Haut als Ekzeme, Eiterungen, Furunkulosen oder auf den Schleimhäuten besonders als Luftröhrenentzündung und Lungenentzündung, aber auch als Angina und dergleichen aus der Überfütterung ergeben. Besonders wirkt sich die Eiweißüber-

Was ist Krankheit? 375

ernährung in dieser Form aus. So sieht man, wie überall da, wo im Organismus die an sich so gesunden und nötigen Bildekräfte im Überschuß vorhanden sind und von den Ausscheidungsorganen, Darm und Blase, nicht voll bewältigt werden, nachdem sie vorher von der Leber nicht richtig verarbeitet werden konnten, Unheil anrichten und zu Krankheiten führen. Sogar zu viel Milch und zu viel Obst können schädlich sein.

An den Krankheitszuständen im späteren Kindesalter erkennt man erst deutlich, wozu die jetzt geschilderten Störungen führen. Daran wird – vor allem auch in der Wissenschaft – viel zu wenig gedacht, daß sich die in der ersten Lebenszeit begangenen Fehler und Schädigungen niemals wieder ganz ausgleichen und sich vor allem erst in späteren Jahren in all ihren Auswirkungen zeigen können.

Im ersten Fall war es der zu starke Verbrauch von Aufbaukräften durch ein infolge nervöser Erregung zu früh gewecktes Wachsein des Bewußtseins. Die Bildekräfte wären noch so nötig gewesen für die Ausgestaltung der Organe des Kindes, statt dessen wurden sie schon für seelische Erlebnisse verbraucht. Wir sprachen schon davon, daß dieselben Kräfte, die in der allerersten Lebenszeit an den Organen bilden, später umgewandelt werden und für das immer mehr erwachende Seelenleben Verwendung finden. Dieser verfrühte Gebrauch oder Mißbrauch von Bildekräften durch seelische Betätigung (Wachheit, Aufrichtung, Empfindung, Sprechen, Denken usw.) ist die Gefahr, der jedes unserer Kinder heutzutage ausgesetzt ist. Darauf kann überhaupt nicht genug hingewiesen werden. Eltern sollten alles tun, um die Entwicklung ihrer Kinder in Ruhe und Bedachtsamkeit sich vollziehen zu lassen. Das Ergebnis solcher Verfrühung sind die körperlichen Kümmerer, die vorwitzigen, altklugen Kinder, denen es an Vitalität fehlt, die zukünftigen Nervenschwächlinge.

Dagegen haben die Kinder mit dem durch verkehrte Ernährung erzielten Überschuß an Aufbaukräften die Aussicht, ihre Jugendzeit mit häufigen entzündlichen Erkrankungen im Bett zu verbrin-

376   *Das kranke Kind*

gen; viele von ihnen bleiben geistig träge und dumpf im Bewußtsein.

So haben wir zwei entgegengesetzte Krankheitsmöglichkeiten
geschildert: einmal werden die aus der Nahrung stammenden
Kräfte infolge Nervosität zu wenig ausgenutzt, im anderen Fall
kann die Überfülle vom Organismus nicht bewältigt werden, das
führt letzten Endes auch dahin, daß alle möglichen Formen von
sogenannten Krankheitserregern auftreten. Diese sind immer und
überall auf den Schleimhäuten vorhanden. Normalerweise werden
sie aber vom Organismus in Schach gehalten und können keinen
Schaden anrichten. Erst die Störung des inneren Gleichgewichts
führt zur Wucherung einzelner Bakterienstämme, die dann bei den
Krankheiten eine Rolle spielen. Unter den geschilderten Umständen finden sie erst den für sie günstigen Nährboden.

Wenn in einen durch Ernährungsfehler geschädigten Organismus auf irgendeine Weise große Mengen von schädlichen Bakterien
eingebracht werden, beispielsweise durch eine nicht ganz sauber
gespülte Milchflasche, so können sie schwere Ernährungsstörungen
hervorrufen. Ein richtig ernährtes Kind ist allerdings meist in der
Lage, solche Infektionen zu überwinden.

Wächst nun ein Kind heran, so wird die Seele immer aktiver und
es wird immer deutlicher, daß in ihr nicht nur normale Regungen
auftreten, sondern sich auch alle möglichen, in ihrer Tiefe ruhenden
unrichtigen Reaktionen äußern können. Das zeigt eine Störung der
inneren Harmonie der Wesensglieder an. Wenn man versucht, die
tiefsten Gründe von Erkrankungen zu finden, so kommt man am
Ende auf solche Störungen der inneren Harmonie der Wesensglieder, die also nicht in ausgewogenem Gleichgewicht miteinander
arbeiten. Meist handelt es sich um Störungen zwischen den zwei
mittleren Wesensgliedern, also dem im Aufbau und Wachstum
lebenden Organismus der Bildekräfte und dem das Bewußtsein
bewirkenden Seelenkräfteorganismus. Bei ernsteren Erkrankungen, durch die die Konstitution und das Schicksal des Menschen
verändert werden, also beispielsweise bei einer bleibenden Läh-

Wie kommt es zur Heilung? 377

mung infolge Kinderlähmung, ist das Ich mitbetroffen und ebenso der physische Leib bleibend geschädigt.

Außer den bisher geschilderten Krankheitsursachen gibt es weitere Möglichkeiten, vor allem solche, die ihren Ursprung in einem früheren Erdenleben haben. In einem solchen Fall tritt Krankheit als Ausgleich und zur Erwerbung der in diesem Leben durchzumachenden Erfahrungen auf. Darin liegt in vielen Fällen der Sinn schwerer Erkrankungen, von denen Menschen befallen werden, ohne daß ihrem Erkenntnisvermögen verständlich ist, weshalb gerade sie und nicht andere Menschen getroffen werden (siehe *Von der Wiederverkörperung*).

Krankheiten zeigen also immer einen gestörten leib-seelischen Entwicklungsprozeß an und in der Heilung liegt die Möglichkeit, ein neues, besseres Verhältnis von Leib und Seele herzustellen. Heilung ist nicht Wiederherstellung des früheren gesunden Zustandes, sondern ein ganz neuer Schritt in der Entwicklung. Ohne Krankheit gäbe es auch nicht die Möglichkeit einer Überwindung unserer schicksalhaften leib-seelischen Unvollkommenheit.

Wenn ein Kind richtig gepflegt und ernährt wird und keine besonders untauglichen Erbanlagen den Organismus der Lebens-kräfte (= Lebensleib) verdorben haben, ist dieses Wesensglied von sich aus meist gesund. Der eigentliche Ausgang der Störungen liegt in dem Wesensglied, das wir kurz als Seele bezeichnen können. Zu demselben Ergebnis ist ja auch die moderne Tiefenpsychologie gelangt.

Wie kommt es zur Heilung?

Im vorigen Kapitel wurde von den Ursachen des Krankwerdens gesprochen, und wir kamen dabei zu dem Ergebnis, daß die häufigste Veranlassung zur Krankheit in den höheren Wesensglie-dern, vor allem im „Seelenorganismus", zu suchen ist. Der Schau-platz der Störung findet sich aber meist in dem dem Körper zunächstliegenden Wesensglied, im Bereich der Lebenskräfte also. Diese erfahren entweder eine Verringerung ihrer Aktivität oder aber eine Steigerung. In ersterem Falle fühlt sich der Kranke von Anfang an geschwächt, im zweiten Falle hat er Fieber, nach dessen Abfallen die Schwäche deutlich wird.

Ist der Bildekräfteorganismus, wie wir diese Lebenskräfte auch öfter genannt haben, bis dahin gesund und kräftig gewesen, dann ist er häufig in der Lage, von sich aus Heilung herbeizuführen. Wir wiesen ja darauf hin, daß in diesem Wesensglied das Leben oder die Vitalität verankert ist, und daß auch die Fähigkeit der Heilung in ihm ruht.

Die Aufgabe des Arztes ist es nun, die Kräfte dieses Wesensgliedes so anzuregen und zu stärken, daß Selbstheilung eintreten kann. Hier muß also der Hebel angesetzt werden, wenn das Ziel erreicht werden soll, das jede wirkliche Heilkunst anstrebt und wozu sie ihre Heilmittel vornehmlich anwendet.

Wieso kann man nun aber Bestandteile aus den Naturreichen herausnehmen, um daraus Heilmittel herzustellen?

Wir haben wiederholt (siehe *Der Mensch und die Natur*) von einer auffallenden Verwandtschaft des Menschen mit den Naturreichen gesprochen. In ihrer Entwicklung hat die Menschheit alle Stadien durchlaufen, die heute noch in den Naturreichen zu erkennen sind. Jeder einzelne Mensch macht sogar in seiner Embryonalentwicklung jede dieser Stufen, also die mineralische, die pflanzliche und die tierische noch einmal durch, bis er sich dann zu der Entwicklungshöhe emporschwingt, die wir immer wieder als die eigentlich menschliche beschrieben haben und die durch das Vorhandensein des Ichs, als des göttlichen Funkens in jedem Menschen, charakterisiert wurde. Obgleich nun der Mensch zum Herrn über die Naturreiche aufgestiegen ist, trägt er in seinen unteren Wesensgliedern noch die Verwandtschaft mit den Naturreichen in sich. Hier also liegen die Beziehungen zwischen dem Menschen und der Natur und bilden die Grundlage für die Heilwirkungen, die der Arzt mit den aus ihr gewonnenen Kräften erzielen kann.

Aus demselben Grunde kann sich der Mensch durch mineralische Salze, Nahrungspflanzen und Fleisch der Tiere ernähren. Seine

Wie kommt es zur Heilung? 379

Verwandtschaft mit den Nahrungsmitteln ist gewissermaßen etwas enger als mit den Bestandteilen der Naturreiche, die für Heilmittel geeignet sind. Auch die Nahrungsmittel rufen im Bildekräfteorganismus des Menschen Reaktionen hervor; sie können nicht unverdaut aufgenommen werden. Für Heilzwecke geeignete Naturbestandteile sind nun solche, die wesentlich stärkere Reaktionen bewirken als die Nahrungsmittel. Am stärksten ist dies der Fall bei den Giftpflanzen, ohne die keine Heilmethode auskommt. Diese werden in biologischen Heilverfahren und auch in der anthroposophischen Pharmazie so verarbeitet, daß sie ihre vergiftende Wirkung verlieren, ihre Heilwirkung aber entfalten können. Bei vielen ernsten Krankheiten lassen sich also Giftpflanzen und auch Gifte von Tieren (Bienengift, Ameisengift, Schlangengift) nicht vermeiden; sie sind sogar absolut unentbehrlich.

Wenn ich Nahrungsmittel zu mir nehme, führe ich damit meinem Organismus fremde Stoffe zu, durch die ich krank würde, wenn ich sie nicht verdauen könnte. Das Wesentliche ist dabei, daß mein Organismus seine Verdauungstätigkeit und -kräfte betätigen muß. Alles Leben besteht in Tätigkeit. Wenn der Arzt einem Kranken Heilmittel aus der Natur zuführt, wird der Verdauungsprozeß im Kranken wesentlich stärker in Tätigkeit versetzt, als dies bei Nahrungsmitteln der Fall ist. Diese Anfeuerung des kranken Organismus zur Überwindung der Naturprozesse des Heilmittels stellt den eigentlichen Heilungsvorgang dar. Entscheidend ist bei der Ernährung wie auch beim Heilen, daß lebendige Kräfte aus der Natur in Nahrung und Heilmittel mit den lebendigen Kräften des Menschen „ins Gespräch" kommen, also aufeinander wirken. Die bei Krankheit darniederliegenden oder verbrauchten Selbstheilungskräfte werden durch das biologische Heilmittel zur vollen Tätigkeit entflammt.

An diesem Punkt ist es vielleicht interessant, auf den grundlegenden und nicht zu verwischenden Unterschied der Heilmethode der Ärzte hinzuweisen, die mit der Natur entnommenen Medikamenten behandeln, und solchen, die mit chemisch-synthetischen Stoffen arbeiten. In einem synthetischen Medikament sind die

380 *Das kranke Kind*

geschilderten lebendigen Kräfte nicht enthalten und können daher auch nicht zu heilsamen Reaktionen führen. Mit toten Stoffen kann keine lebendige Wirkung erzielt werden. Dagegen lassen sich jedoch durch chemische Mittel chemische Wirkungen erzielen und zum Beispiel Schmerzen betäuben und Bakterien abtöten. Es werden also Symptome für kurze Zeit überdeckt, aber kaum echte Heilungen erzielt. Es besteht dabei sogar die Gefahr, daß die lebendigen Kräfte des Organismus noch mehr Schaden leiden. Zu diesen gehören auch die gesundheitsfördernden Bakterien, die auf allen Schleimhäuten unserer Atmungs- und Verdauungsorgane leben und lebensnotwendige Aufgaben zu erfüllen haben.

An einem Beispiel, das Rudolf Steiner anführte, läßt sich vielleicht am klarsten die Verschiedenheit der Denkrichtungen zwischen den allopathischen und den biologischen Heilmethoden, zu denen man auch die anthroposophische zählen kann, verdeutlichen: In einer Stube zeigen sich auffallend viele Fliegen. Nun schlägt jemand vor, diese Belästigung durch ein Insektenvertilgungsmittel, etwa ein Insektenspray, zu beseitigen. Ein anderer aber untersucht die Gründe für das massenhafte Auftreten der Fliegen und stellt dabei Unsauberkeit und Unrat in der Stube fest, wodurch die Fliegen einen günstigen Nährboden für ihre Vermehrung finden. Er ermahnt daher die Hausfrau zur Säuberung des Zimmers und erreicht so von Grund auf eine wirkliche Besserung des Übelstandes. Um die Fliegen kümmert er sich gar nicht, diese verschwinden von selbst. Außerdem vermeidet er auf diese Weise die Schäden, die durch das giftige Insektenmittel verursacht würden.

In ähnlicher Weise denkt der biologische Arzt vor allem an die eigentlichen Ursachen einer Krankheit und hat es nicht nötig, die sogenannten Krankheitserreger zu beseitigen. Er behandelt also den Kranken und nicht die Bakterien. Eine der eindrucksvollsten Beobachtungen, die bei einem solchen Vorgehen zu machen sind, ist das Ausbleiben von Komplikationen und Arzneimittelschäden, von denen ja besonders die Leber betroffen wird.

Da aber jeder einzelne Mensch heute auf dem Wege zur Errin-

Wie kommt es zur Heilung? 381

gung der persönlichen Freiheit ist, muß er sich selbst für eine der
beiden Behandlungsmethoden entscheiden. Das kann ihm nicht
abgenommen werden. Es muß nur gesagt werden, daß eine Verwi-
schung der grundsätzlichen Unterschiede, die nun einmal zwischen
den beiden Denkrichtungen bestehen, zu nichts Gutem führt.
Natürlich scheut sich der biologische Arzt nicht, bei starken
Schmerzen oder auch bei völligem Darniederliegen des Kreislaufes
einmal ein allopathisches Mittel zu verordnen; wenn es sich aber um
Heilen in dem hier gemeinten Sinne handelt, kommen chemisch-
synthetische Mittel oder auch Antibiotika nicht in Frage.

Für den an diesen Fragen näher Interessierten sei hinzugefügt:
die anthroposophische Heilmethode erstrebt eine Erweiterung der
Heilkunst unter Verwendung geisteswissenschaftlicher Erkenntnisse, die zunächst von Rudolf Steiner entdeckt wurden, aber bei
weitem noch nicht ausgeschöpft sind. Sie steht nicht im Gegensatz
zu der großen Bereicherung unseres Wissens vom menschlichen
Körper, wie sie durch die großartigen Forschungen der naturwissenschaftlichen Medizin erfolgt ist. Die so gefundenen Tatsachen werden rückhaltlos und dankbar anerkannt. Sie sind die
materielle Außenseite der wirklichen Tatbestände.

Die naturwissenschaftliche Weltanschauung, die nur körperlich
faßbare Vorgänge anerkennt, hat sich längst als einseitig und völlig
unzureichend in der Erfassung der Wirklichkeit erwiesen, wie sie
uns in jedem gesunden oder kranken Menschen entgegentritt. Zum
Begreifen des ganzen Menschen als einem mit Geist und Seele
begabten Lebewesen ist nur eine geisteswissenschaftliche For-
schungsmethode, wie es die anthroposophische ist, geeignet. Die
Ergebnisse dieser Methode liegen gedruckt vor und stehen jedem
Interessenten zur Verfügung. Der rein naturwissenschaftlichen
Denkrichtung wird allerdings die Kompetenz zur Beurteilung nicht
zugestanden, da deren Untersuchungsmethoden nur im materiellen
Bereich Beweiskraft besitzen.

Das chemische Medikament kann, wie gesagt, z. B. Nerven
betäuben und uns auf diese Weise Schmerzen nehmen oder uns über
eine schlaflose Nacht hinweghelfen, wobei es allerdings zu einer

gesunden Nachterholung nicht kommt. Mit vielen chemischen Mitteln kann man sogar unser Bewußtsein und unseren Gemütszustand so verändern, daß sich unsere Stimmung aufhellt, Ängste und Sorgen vertuscht werden. Man nennt solche Mittel daher „Glückseligkeitstabletten". Es darf aber nicht übersehen werden, daß all diese Wirkungen nur sehr kurzdauernd sind, daß meistens eine Sucht nach diesen Mitteln entsteht, und daß durch sie keine grundsätzliche Besserung unserer Beschwerden eintritt. Krankheiten sind nun einmal gestörte Lebensprozesse, die nicht durch synthetische, d.h. also tote Stoffe im Sinne einer echten Heilung beeinflußt werden können. Die Anwendung solcher Mittel kann sich also immer nur gegen die Symptome und nicht gegen die Krankheit selbst richten.

Nun haben wir noch nicht von dem eigentlichen Zweck der meisten chemischen Heilmittel, nämlich von der Vernichtung der sogenannten Krankheitserreger gesprochen. Gerade dies ist aber die Wirkung, auf die der heutige Arzt und der Kranke ihre größten Hoffnungen setzen.

Zunächst sei hier nur kurz erwähnt, daß sich gerade in neuester Zeit mancherorts insofern eine Wandlung zu erkennen gibt, als man das Eindringen von Krankheitserregern als eine zu einfache Vorstellung einer Verursachung von Krankheiten erkannt hat.

Es hat sich andererseits immer mehr gezeigt, daß der Versuch, „Krankheitserreger" durch chemische oder antibiotische Mittel zu vernichten, häufig nicht gelingt. Diese Versager führen zur Erfindung immer neuer und stärkerer Mittel, und im Ergebnis sind heute vielfach die Medikamente durch ihre Neben- und Spätwirkungen für den Kranken gefährlicher als die Krankheit selbst. Es ist bereits üblich, zusätzliche Medikamente zu verordnen, die wieder die Nebenwirkungen der anderen beheben müssen. Zwar ist diese Entwicklung noch in vollem Gang, aber es wird jetzt schon deutlich, in welche Sackgasse sie führt. Im übrigen wird immer mehr erkannt, daß die rein naturwissenschaftliche Betrachtungsweise, die nur den Körper als wissenschaftlich erforschbar ansieht, gegenüber der Wirklichkeit versagt.

Wie kommt es zur Heilung? 383

Das eigentliche Anliegen des anthroposophischen Wissenschaftlers und Arztes ist es, beim Heilen nicht nur den Körper, sondern den ganzen Menschen ernsthaft und sorgfältig zu berücksichtigen. Der Körper des Menschen wird als die Behausung der Seele und des Geistes angesehen oder als Instrument, mit dessen Hilfe der Geist in der irdischen Welt lebt und sich äußert. Es wird als Aberglaube angesehen, dem Körper Fähigkeiten zu unterschieben, die er von sich aus niemals besitzen kann. Jede kleinste Bewegung, sofern sie nicht eine reine Reflexbewegung ist, nimmt ihren Ursprung in der Seele und ihre Zielrichtung im Geist der Menschen. Der Körper läßt zwar in seinem Aufbau und in seinen Funktionen unerhörte Weisheit erkennen; diese besitzt er aber nicht von sich aus, sondern sie ist ihm eingeprägt von dem Organismus der Lebenskräfte, der ihn aufgebaut hat. Davon haben wir bereits gesprochen und wollen hier nochmals darstellen, wie die Lebenskräfte ihrerseits durch den ihnen übergeordneten Organismus der Seele angetrieben werden. Daß die Antriebskräfte der Seele aber bei jedem Menschen in nur für ihn charakteristischer Weise funktionieren, verdankt der Mensch dem in seiner Seele befindlichen zentralen Kern, den wir als das geistige Ich bezeichnet haben. Daher ist beispielsweise das innerste Wesen des Menschen besonders handgreiflich erkennbar an seinem Gang und der Art, wie er die Hände bewegt. Das Ich ist der eigentliche Herr im Haus, der allerdings nur für den intimen Beobachter in Erscheinung tritt.

Wir nannten, wie bereits gesagt wurde, diese drei im Körper wirkenden Organisationen „Wesensglieder". Die genaue Kenntnis ihrer Wirkungsweise ist für den anthroposophischen Arzt die Grundlage seiner Menschenerkenntnis. Er beobachtet ihr Zusammenwirken im Körper und stellt aus den Störungen ihrer Zusammenarbeit die Krankheitsdiagnose. Natürlich verschmäht er nicht, die diagnostischen Hilfsmittel der heutigen Medizin heranzuziehen, also die Laboruntersuchungen des Blutes und des Urins etc., die Röntgenuntersuchung, das Elektrokardiogramm usw. Der anthroposophische Arzt hat dadurch eine gewisse Kontrolle für die Richtigkeit seiner Diagnose; allerdings erfaßt man mit den Laboruntersuchungen ja nicht die eigentlichen Krankheitsprozesse, sondern nur deren Folgezustände im Körperlichen.

Das Auftreten von Bakterien ist nicht die eigentliche Krankheit, sondern die Folge davon, daß die gestörte Zusammenarbeit der Wesensglieder den Bakterien einen für ihre Entwicklung günstigen Nährboden geschaffen hat. Deswegen richtet sich die Bemühung des anthroposophischen Arztes nicht primär auf die Beseitigung der Bakterien, sondern auf die Wiederherstellung der geordneten Zusammenarbeit der Wesensglieder. Die tägliche Erfahrung zeigt dem unter solchen Gesichtspunkten heilenden Arzt, daß die Bakterien oder Viren tatsächlich verschwinden, sobald die Ordnung in den vier Gliedern, aus denen der Mensch besteht, wiederhergestellt ist.

Ein homöopathischer Arzt behandelt also nicht die Symptome des Schnupfens, sondern regt eine hygienische Pflege der erkrankten Schleimhäute an, aktiviert die vielseitigen Abwehrkräfte des Organismus und das in ganz individueller Weise.

Es handelt sich also bei jeder wirklichen Heilung um die Harmonisierung der Vorgänge, die zwischen den Wesensgliedern verlaufen. Primär sind daher keine anatomisch faßbaren Folgezustände zu behandeln, sondern Funktionsstörungen. Um diese feinen Vorgänge beeinflussen zu können, braucht man Heilmittel, die durch die Art ihrer Herstellung genügende Feinheit besitzen. Diese Heilmittel müssen daher dynamisiert oder potenziert werden, in der Art etwa, wie auch die homöopathischen Mittel durch rhythmische Verdünnung zur Entfaltung der in ihnen enthaltenen lebendigen Kräfte gebracht werden. Die Wirksamkeit solcher potenzierten Mittel ist durch zahllose Versuche an Lebewesen, an Pflanzen, Tieren und Menschen erprobt worden. In der letzten Zeit angestellte Experimente der chemisch-pharmazeutischen Industrie haben übrigens diese Wirksamkeit bestätigt.

Alle diese Erfahrungen und Versuchsergebnisse hindern aber einen Teil der orthodoxen Schulmediziner nicht, die Wirkung potenzierter Heilmittel als Irrtum, Suggestion oder sogar als Betrug zu bezeichnen. Dabei stellt sich immer wieder heraus, daß solche

Beurteilungen auf längst überholten Vorstellungen oder Versuchsfehlern beruhen. Ein ganz besonderer Streitpunkt sind die sogenannten Hochpotenzen, also Mittel, die so hoch potenziert wurden, daß sie nur noch Kraftträger sind. In ihnen ist der Arzneistoff als solcher mit üblichen Methoden nicht mehr nachweisbar, wohl aber die Wirkung in der praktischen Anwendung und mit biologischen Nachweisverfahren. Diese Mittel wirken unmittelbar auf die Nervenprozesse im Menschen, deren höherer Reizempfindlichkeit sie angepaßt sind. Zur wirksamen Behandlung mit solchen Mitteln gehört entsprechende Erfahrung; ich möchte sagen, daß erst hier von der „hohen Schule der Heilkunst" gesprochen werden darf.

In der Naturwissenschaft ist seit einigen Jahren bekannt, daß die Nervenfunktionen mit Hilfe von Stoffen gesteuert werden, die in ihrer Feinheit solchen Hochpotenzen vergleichbar sind. Mittlerweile haben Experimente des Nobelpreisträgers Butenandt, Tübingen, und neuere physikalische Energie- und Rhythmenforschung auch dem naturwissenschaftlich denkenden Arzt die Wege zum Verständnis solch extrem hoher Potenzwirkungen eröffnet.

Von der Heilkraft des Fiebers

Hochinteressante Forschungen sind gerade in letzter Zeit über die Rolle des Fiebers angestellt worden. Theoretisch wurde schon immer, besonders von den bedeutendsten klinischen Lehrern, die segensreiche Rolle des Fiebers als Symptom einer Heilungsanstrengung des Körpers gelehrt, doch hat dies nicht verhindern können, daß die Tätigkeit der meisten Ärzte auch heute noch darin besteht, im Krankheitsfall zunächst einmal eine fiebersenkende Tablette oder Spritze zu geben. Auch der Patient hat vielfach seine gesunden Instinkte soweit verloren, als er vom Eingreifen des Arztes vor allem die möglichst rasche Beseitigung des Fiebers verlangt. Immer noch hört man gelegentlich sagen, daß jemand am „tödlichen Fieber" gestorben sei. Man betreibt damit reine Augenwischerei, denn die eigentliche Krankheit bleibt bestehen. Zudem wird die Mobilisierung des Abwehrsystems behindert, wie man z. B. an den ständigen Rückfällen kindlicher Anginen nach Antibiotikabehandlung leicht sehen kann. Auch ist ein sogenanntes Arzneimittelfieber als vielseitige Unverträglichkeitsreaktion auf Penicillin nicht selten. Es wird nur nicht als solche immer erkannt.

Wenn ich auf meine eigenen, ziemlich ausgedehnten Erfahrungen in fünfundvierzigjähriger Praxis zurückschaue, kann ich mit Bestimmtheit sagen, daß mir noch niemals ein Patient „am Fieber" gestorben ist. Und mit derselben Bestimmtheit kann ich berichten, daß ich in keinem einzigen Falle eine fiebersenkende Tablette oder dergleichen verordnet habe. Ganz dieselben Erfahrungen besitzen alle mit natürlichen Methoden arbeitenden Ärzte. Gewaltsame Fiebersenkung belastet den Kreislauf und führt in vielen Fällen erst zu Komplikationen des Krankheitsverlaufes.

Wir haben an verschiedenen Stellen vom Ich, also vom geistigen Zentrum unserer Persönlichkeit gesprochen, durch dessen Kraft die drei anderen Wesensglieder zu der Ganzheit zusammengeschmolzen werden, die jeder Mensch ist. Das Ich ist der eigentliche Herr im Hause, der darüber wacht, daß kein Fremdling eindringt und keine Unordnung entsteht. Dringt nun doch etwas Körperfremdes ein, sei es Gift, Kälte oder Bakterien, so versucht das Ich, damit fertig zu werden. Das Instrument oder die Waffe, mit der es das tut, ist die gesteigerte Körperwärme, also das Fieber, das Reaktionen erzeugt und die ganzen lebendigen Kräfte zur Abwehr aufruft. Mit diesem Fieber arbeitet der Arzt, ja es gibt Methoden zur Erzeugung von Heilfieber. Das eindringende Fremde wird gewissermaßen verdaut wie die Nahrung, nur geschieht das im Krankheitsfall besonders heftig, das heißt mit Fieber.

Diese Vorstellungen lassen die Anwendung von heißen Packungen, Schwitzprozeduren, fiebererzeugenden Bädern und Heilmitteln verstehen, durch die die Anstrengungen unseres Ichs unterstützt werden. Letzten Endes gehen alle Bemühungen, Ordnung herzustellen, vom Ich aus; dieses bewirkt die beschriebenen Reaktionen im Organismus der Bildekräfte. Solange sich Entzündung und Fieberhöhe entsprechen, besteht keinerlei Gefahr. Wenn aber beispielsweise bei einer Lungenentzündung das Fieber nicht der

Heilung durch Bettruhe

Heftigkeit der Krankheit entspricht, dann wird die Lage kritisch; es bedeutet nämlich, daß die Ich-Kräfte nicht ausreichen. Dann kann der Arzt mit seinen natürlichen Heilmitteln eingreifen, die auch bei schwerer Lungenentzündung ausreichen und ihm in großer Auswahl zur Verfügung stehen.

Heilung durch Bettruhe

Ein wichtiges Wort ist noch zur Bettruhe zu sagen. Selbstverständlich verlangen die eben geschilderten Maßnahmen Ruhe und Schutz der Wärmevorgänge durch die Hülle des Bettes. Dabei ist auf eine richtige Abdeckung und Unterlage zu achten. Es darf weder zu Abkühlung noch zu Wärmestauung kommen. Die Bettruhe ist aber auch erforderlich, um ein Abziehen der für die Gesundung nötigen Kräfte zu verhindern, wie sie durch Abkühlung, unruhige Betätigungen und starke Reizüberflutung erfolgen. Ruhige Umgebung, mildes Licht, gut temperiertes, aber gelüftetes Zimmer fördern den Heilungsprozeß. Die häufigen Komplikationen und Rückfälle sind oft eine Folge der Mißachtung dieser Grundregel.

Kleinkinder sind häufig nicht im Bett zu halten, besonders bei leichteren Erkrankungen. Trotzdem darf das oben Gesagte nicht außer acht gelassen werden. Es ist dann die Aufgabe der Eltern, das kranke Kind innerhalb der Wohnung mit einer Ruhe- und Wärmehülle zu umgeben, die Betriebsamkeit des normalen Alltagslebens auszuschalten und mit dem Kind ruhig, vertrauensvoll und zuversichtlich die Krankheitstage zu verbringen. Diese Zeiten wirken bis ins Alter als Kraftquellen und sind Hauptpunkte der Jugenderinnerungen.

Hilfreich kann es sein, für den Krankheitsfall extra „Krankenspiele" bereitzuhalten, mit denen sich das Kind auch allein beschäftigen kann und die man nach der Genesung wieder verschwinden läßt.

XV. Die Ernährung des kranken Kindes

Diätmaßnahmen im akuten Krankheitsfall

Im Falle einer akut einsetzenden Krankheit mit oder ohne Fieber gilt als oberster Grundsatz: wenig zu essen geben. Nur wenn das kranke Kind Nahrung verlangt, etwas anbieten, und zwar auf keinen Fall die sogenannte kräftige Kost: Fleisch, Fleischbrühe oder Eier. Das Kind soll eher fasten, denn die Verdauungssäfte in Mund, Magen und Darm fließen bei akuter Erkrankung nur wenig oder gar nicht. Das Essen kann daher nicht verarbeitet werden und macht nur Beschwerden. Alle Kräfte werden jetzt zur raschen Überwindung der Krankheit gebraucht. Das gilt sowohl für die wohlgenährten Kinder als auch für die mageren. Kein Kind hat so viele Kräfte, daß es die Krankheit bestehen und außerdem noch an Gewicht zunehmen kann. Es macht gar nichts aus, wenn es „vom Fleische fällt", denn was es dabei an Gewicht verliert, ist fast nur Wasser. Man erinnere sich daran, daß der Mensch zu etwa zwei Dritteln seines Gewichts aus Wasser besteht. Dieses geht bei Fieber und Krankheit rasch verloren; es wird aber ebenso schnell wiedergewonnen, wenn dem Kind nicht durch Aufzwingen von Nahrung der Appetit für Monate verdorben wurde.

Das Beste ist also, dem Kind frische Obstsäfte (siehe *Obstsäfte und ihre spezielle Wirkung*) oder Orangen, Äpfel, Beeren, überhaupt das Obst, das die Jahreszeit bringt, in kleinen Mengen anzubieten. Gespritztes Obst sorgfältig schälen!

Wenn der Magen nicht gestört ist, kein Erbrechen oder Durchfall besteht, kann man dem Kind angewärmte Milch reichen. Am besten rahmt man sie aber ab und verdünnt sie mit Tee oder Fachinger Wasser, weil sie dann viel besser verdaulich ist. Auch Malzkaffee mit etwas Honig ist empfehlenswert. Als Tee nimmt man in seltenen Fällen sehr dünnen Schwarztee, besser ist aber Kamillen-, Hagebutten- oder Schafgarbentee, wenn der Arzt nichts anderes verordnet. Vorsicht mit Zucker! Kein sogenannter Traubenzucker, der meist aus Mais mittels einer ganz billigen chemi-

Diätmaßnahmen im akuten Krankheitsfall 389

schen Methode hergestellt wird und keinerlei besonderen Wert
enthält. Besser nimmt man kleine Mengen Honig, die man dem
Getränk aber erst dann zusetzt, wenn es auf Trinkwärme abgekühlt
ist. Honig, der auf mehr als 40° erhitzt wurde, hat seinen Heilwert
eingebüßt.

Milch schleimt sehr und ist daher bei Halsentzündung und
Luftröhrenkatarrh nur in verdünntem Zustand zuträglich. Ein
Säugling darf aber nicht länger als drei Tage ohne ärztliche Verordnung ohne Milch ernährt werden, jedenfalls nicht in den ersten
neun Lebensmonaten. Ältere Kinder haben bei höherem Fieber oft
einen Widerwillen gegen süße Milch; man versuche es dann mit
verdünnter Milch (Tee und Milch), mit Sauermilch, Buttermilch
oder Bioghurt. Wenn auch das nicht genommen wird, gibt man
Obstsaft.

Wo das Trinkwasser noch trinkbar ist, was heute in vielen
unserer Städte nicht mehr der Fall ist, kann man natürlich auch
einfaches Wasser in kleinen Schlucken trinken lassen, eventuell mit
etwas Zitronen- oder sonstigem Fruchtsaft vermischt. Notfalls gibt
man natürliches Mineralwasser, das nicht mit künstlicher Kohlensäure hergestellt ist (siehe *Von der Wasserqualität*). Coca-Cola ist
völlig ungeeignet für Kranke, schon weil es eiskalt getrunken
werden soll, aber auch wegen seines Gehaltes an künstlicher
Phosphorsäure, die ein Fremdstoff ist und den Organismus schädigt. Ähnlich unbrauchbar sind die übrigen sogenannten Cola-
Getränke.

Ein fieberndes Kind braucht größere Mengen von Flüssigkeit
jeder Art als ein gesundes. Man kann ihm ruhig die verlangte Menge
reichen, allerdings immer nur in kleinen Schlucken. Apfelmus und
gekochtes Obst kann auch gegeben werden, wenn der Magen an der
Erkrankung nicht beteiligt ist. Allerdings darf nicht zu viel Zucker
darin enthalten sein, da sonst die Gefahr des Durchfalls oder der
Vitaminverarmung besteht. Frisches Obst ist in den meisten Fällen
bekömmlicher. Dabei sei darauf hingewiesen, daß ein etwas unan-
sehnlicher Apfel mit fleckiger Schale, der ohne Spritzmittel in
unserem Klima gewachsen ist, jedem anderen importierten Obst,

390   *Die Ernährung des kranken Kindes*

das uns durch seine glatte Schale und leuchtende Farbe besticht, vorzuziehen ist. Dieses „tadellose Obst" kann nur noch mit Hilfe von verschiedenen chemischen Mitteln erreicht werden, die nicht nur in der Schale, sondern neuerdings auch im Inneren festzustellen sind. Das nennt man heute zwar „Qualitätsobst erster Güte", es ist aber oft gesundheitsschädlich und hat meist einen faden Geschmack; erstklassig daran ist höchstens der Preis.

Zu den Hauptmahlzeiten bietet man dem Kind eine Tasse Haferflocken- oder Grießsuppe an, besonders wenn man hochwertige Demeter-Erzeugnisse oder ähnliche gute Qualitäten hat. Ähnlich ist es mit Zwiebäcken, Keksen und Brot. Backwaren aus weißem Weizenmehl (Type 450 und 550) oder auch aus hellen Roggenmehlen haben kaum Nährwert. Sie führen dem Kranken keine Vitamine zu, sondern sie verbrauchen sogar bei ihrer Verdauung den an sich schon geringen Vorrat an Vitamin B, den er besitzt und jetzt besonders braucht. Es ist also besser, dem Kranken eine kleine Menge vollwertiges Brot oder dergleichen, mit ganz wenig Butter oder Nußmus bestrichen, zu geben, als die doppelte Menge Weißbrot oder gar Feingebäck.

Sehr zu empfehlen ist ein selbstherzustellendes Gerstenwasser. Es enthält die notwendigen Salze, Mineralien und Kiesel. Sie entlasten den Stoffwechsel und regen die Ich-Organisation an, sich stärker mit dem Leibe zu verbinden. Es ist wie folgt herzustellen: 150 g Demeter-Gerste waschen, in 1½–2 l Wasser über Nacht einweichen, mit dem Einweichwasser ca. 1½ Stunden kochen lassen und mit Fruchtelixier, -saft oder Honig süßen. Bei Magen-Darm-Erkrankungen eine Prise Salz zufügen (mit Thermogerstengrütze verkürzte Einweich- und Kochzeit).

Heilung durch Diät

Im folgenden werden nun besondere Diätformen behandelt, und es soll auf Fehler in der Verarbeitung der Nahrung hingewiesen werden, die eine gesundheitsfördernde Wirkung beeinträchtigen.

Heilung durch Diät

Dem Leser wird auffallen, daß für keine Ernährungsform, also weder für Rohkost noch für vegetarische oder gemischte Kost in einseitiger Weise Partei ergriffen wird. Jeder Fanatismus, besonders aber der Ernährungsfanatismus, ist von Übel. Außerdem ist jede Einseitigkeit eine Quelle von Irrtümern und Fehlern, ganz abgesehen davon, daß der Mitmensch niemals in seiner freien Entschließung eingeengt werden sollte, auch nicht vom Arzt.

Noch ferner aber als der Fanatismus liegt es uns, aus der Ernährungsweise eine Art Glaubensbekenntnis zu machen, wie man das oft antrifft.

Häufig komme ich in die Lage, Schulkindern mit Lernschwäche eine Diät zu verordnen. In den meisten Fällen steckt hinter der Erschwerung des Denkens und der raschen Erschöpfbarkeit des Nervensystems ein versteckter Leber-Gallen-Schaden, oft auch eine Schwäche im Mineralstoffhaushalt, wenn es sich nicht um einen Vitamin-D-Schaden (Vigantolschaden) handelt. Zunächst verordne ich eine Verringerung der täglichen Butter- und Fettmenge und des Zuckers, dafür eventuell Honig. Dann verbiete ich die Kartoffeln, die ja das Gehirn besonders belasten. Statt dessen wird Reis oder aufgeschlossenes Getreide (Thermogetreide) gegeben. In den meisten Fällen ist auch die Fleischmenge zu groß und vor allem die tägliche Wurstration. Das Abendessen soll möglichst um 18 Uhr eingenommen werden und z. B. nur aus einer Scheibe Butterbrot, einem Glas Milch und einem Apfel bestehen. Bei Besserung des Leberschadens gibt es mehrere Eßlöffel Rohkost, die sehr schmackhaft angerichtet werden kann, zu Beginn jeder Hauptmahlzeit. Bei älteren Kindern kommt auch geraspelter schwarzer Rettich auf Brot in Frage, an anderen Tagen rohes Obst; Möhren und Karotten sind wichtigstes Gemüse. Statt des Schulbrotes (siehe *Vom Schulbrot*) eine ganze rohe Möhre, an der die Zähne tüchtig zu arbeiten haben. Selbstverständlich niemals Weißbrot oder Kuchen, wenn er mit entwertetem Mehl gebacken ist. Statt Weißbrötchen solche aus Graham. Eventuell etwas mehr Kochsalz ans Essen. Ganz allgemein keine Überernährung (siehe *Diät bei Magen-, Leber- und Gallenkrankheiten*).

392 *Die Ernährung des kranken Kindes*

Betreffs Diät für appetitlose Kinder siehe das Kapitel *Appetitlo-sigkeit;* Diät für hautkranke Kinder siehe *Milchfreie Säuglingser-nährung.* Bei Furunkulose und anderen entzündlichen Hautleiden: Beginn der Kur mit einigen Tagen Saftfasten oder Dr. Kousa's Weizen-Gel für 6 bis 7 Tage als allgemeine Kost. Auf jeden Fall Verbot von Industriezucker in jeder Form, ebenso von Kochsalz. Statt dessen kochsalzfreies Diätsalz. Da auch einer Furunkulose vielfach eine Leberschädigung zugrunde liegt, auch hier Leber-Gallen-Diät. Als leberschonendes Fett: Vitaquell oder Diäsan (Reformhaus).

Einem Kind, das weder für das Spielen noch für die Schule Interesse zeigt und nicht einmal für leckere Speisen zu gewinnen ist, kann man, einem Rat Rudolf Steiners folgend, eine Diät geben, in der Kartoffeln ganz wegfallen und durch Naturreis ersetzt werden. Auch gibt man ihm wenig Brot, dafür kann man eine Zeitlang mehr eiweißhaltige Kost, also Fleisch oder Quark essen lassen. Dazu selbstverständlich viel Gemüse und Obst. – Auch die folgenden Diäthinweise stammen von Rudolf Steiner und sind bewährt.

Zeigt ein Kind rasch Ermüdung sowohl in körperlicher als auch in geistiger Beziehung, dann liegt das oft an der bisherigen Ernäh-rung, durch die die Verdauungsorgane zu wenig zur Tätigkeit aufgerufen werden. Einem solchen Kind gibt man viel Rohkost, rohes Obst und derbes Brot ohne viel Belag. Selbstverständlich ändert man die Kost nicht von einem Tag auf den andern. Also vegetarische Kost mit Rohkost (geraspeltes Gemüse oder Gemüse-salat) oder rohem Obst vor jeder Mahlzeit. Morgens ein Bircher-Müsli oder Kollath-Frühstück.

Kinder, die rasch auffassen, aber bald wieder vergessen, müssen langsam vom Kartoffelessen entwöhnt werden. Sorgfältig auf den regelmäßigen Stuhlgang achten! Also gemischte oder vegetarische Kost mit Quark und Nüssen und Reis. Gutes Brot! Auf Blutarmut achten!

Fehlt dem Schulanfänger die Begabung zum Erlernen von Lesen und Schreiben, dann vermeidet man in der Diät Eier und Mehlspei-sen, auch gibt man wenig Fleisch, dafür aber viel Gemüse und

Diät bei Magen-, Leber- und Gallenkrankheiten 393

Blattsalat. Kommt man damit nicht weiter, dann versucht man mehrmals im Jahr folgende Methode: man läßt das Kind acht Tage lang mit nüchternem Magen lernen und gibt erst mittags die erste Nahrung. Immer nur acht Tage lang, dann wieder normale Kost.

Bei Konzentrationsschwäche: süße Diät mit wenig Zucker, aber Honig und süßen Früchten. Nicht viel Salz und dem eventuell vorhandenen Gelüst nach Saurem, z.B. Essigwasser, auf keinen Fall nachgeben. Kakao ist nicht für regelmäßigen Genuß, sondern nur als Ausnahme zu empfehlen.

Wertvolle Hinweise enthalten auch die Bücher von Udo Renzenbrink: Die Ernährung unserer Kinder und: Gemüse, Kräuter, Obst von Dengler/Wittich (siehe Bücherliste im Anhang).

Diät bei Magen-, Leber- und Gallenkrankheiten

Im Zusammenhang mit der zunehmenden Entartung unserer Zivilisation, besonders mit dem Qualitätsschwund unserer täglichen Nahrung infolge der chemischen Behandlung fast aller Lebensmittel, ist es zu verstehen, daß kleine Kinder heute an fast den gleichen Erkrankungen des Magens, der Leber und der Galle leiden wie die Erwachsenen. Es gibt Magengeschwüre bereits bei Kindern und ganze Epidemien von Gelbsucht, die vor 40 Jahren im kindlichen Alter eine Seltenheit war. Säuglinge, die mehrere Monate Pulvermilch, aufgelöst in unserem häufig ungenießbaren Großstadttrinkwasser, erhielten, lassen bereits eine Leberschwäche oder dergleichen erkennen. Eine Diätvorschrift für Magen-, Leber- und Gallenkranke ist daher von aktuellster Wichtigkeit für Erwachsene, aber auch für Kinder.

In den ersten Tagen ist die knappste Ernährung die goldene Regel. Kleine Mengen Magen- oder Gallen-Leber-Tee, über den Tag verteilt, in lauwarmem Zustand, ohne Zucker (!), können gegeben werden. Der Entzug von Zucker für zehn Tage ist oft entscheidend wichtig für die Abkürzung der Krankheit. Jedenfalls sollte der Industriezucker, gleichgültig, ob weiß oder braun, möglichst vermieden werden (siehe *Über den Zucker*). Nach zehn

Die Ernährung des kranken Kindes

Tagen kann man mit kleinen Mengen Honig anfangen (siehe *Honig*).

Bei allen Kohlehydraten ist besonders auf die Qualität zu achten (siehe *Heilung durch Diät* und *Von der unterschiedlichen Wirkung der Getreidearten*).

Ähnlich wichtig ist auch die Qualität des Fettes, und zwar besonders für die Gallenkranken. Es werden häufig Margarinesorten für Kranke gekauft und von ihnen verzehrt, die der Arzt nicht gutheißen kann, weil sie gehärtete Fette enthalten. Zu empfehlen: Vitaquell und Diäsan.

Die Leber ist das Hauptverdauungsorgan; sie hat die Aufgabe der Entgiftung der Nahrung. Der ganze Ansturm von künstlichen Zusätzen, die unsere Nahrung mehr denn je enthält, muß von der Leber ausgehalten werden. Sie ist dauernd überfordert, denn für eine solche Aufgabe, wie sie ihr in unserer Zeit zugemutet wird, ist sie nicht ausgerüstet. Sie versagt daher oft, was wir zum Beispiel an der Nesselsucht oder an Leberdruck, Übelkeit, Mundgeruch und Verstopfung merken, vor allem aber an der Appetitlosigkeit der Kinder. Wir müssen der Leber daher dadurch helfen, daß wir ihr nur gutes Fett in nicht zu großer Menge·und in der richtigen Zubereitung anbieten. Für die Qualitätsbeurteilung können wir uns den Fachausdruck „hochungesättigte, essentielle Fettsäuren" merken. Fette, die daraus bestehen, sind besonders leberschonend und gut verträglich, zum Beispiel Diäsan oder andere gute Pflanzenfette. Leber-, Gallen-, aber auch Magenkranke dürfen keinerlei Speisen genießen, in denen das Fett mitgekocht wurde. Es soll daher den Speisen immer nach dem Kochen zugesetzt werden, gleichgültig, ob für Gesunde oder Kranke gekocht wird; besonders gilt das für die Gemüsezubereitung. Alle Fette, besonders aber alle Öle, vertragen nur ganz langsame Erhitzung; dadurch bleibt ihr Aroma erhalten und sie sind besser bekömmlich. Sie dürfen also unter keinen Umständen in das Gekochte einziehen. Daher muß vor aufgewärmten Speisen dringend gewarnt werden, ebenso vor allen Pfannengerichten, Omelettes, Eierkuchen. Nur Fleisch und Eier können mit Fett gebraten werden, denn sie nehmen das Fett

Diät bei Magen-, Leber- und Gallenkrankheiten 395

nicht in sich auf. Ganz verboten aber sind paniertes Fleisch und fette Tunken. Auch Zwiebeln nehmen beim Braten Fett auf und sind dann sehr schwer verdaulich. Das Bratfett darf nie mitgenossen werden. Fette Wurst ist für den nicht ganz Gesunden verboten, auch dann, wenn man weiß, woraus sie besteht. Das kann man allerdings heute bei Wurst nur dann wissen, wenn man bei der Herstellung danebengestanden hat. Es wird ein Fleischwolf verwandt, der so fein zerkleinert, daß man nicht mehr feststellen kann, woraus die Substanz besteht. Wurst zu essen, ist heute eine große Vertrauenssache. Auf alle Fälle aber ist für jeden Magen- oder Leberkranken jede Art von fetter Wurst und natürlich Bratwurst, streng untersagt, zumal sie zum größten Teil aus Schweinefleisch besteht.

Besonders zu empfehlen ist der Genuß von Leinöl; Quark mit kleinen Mengen von Leinöl ist eine wichtige Diätnahrung.

Wichtig zu wissen ist noch, daß Fett ins Brot einzieht. Mit Fett oder Butter bestrichene Brote sollten daher bald verzehrt werden. Manches Schulbrot wird deshalb nicht gegessen, weil das Kind spürt, daß die Brotschnitten zwei bis drei Stunden nach dem Streichen durch das eingedrungene Fett sehr schwer verdaulich geworden sind. Es bleibt der Ausweg, das Schulbrot nur sehr dünn mit Fett zu bestreichen und es zusammen mit einem Apfel essen zu lassen (siehe *Vom Schulbrot*).

Bei Magen- oder Leberschwäche sollte kein Schweinefleisch gegessen werden; nach der Ausheilung ist ab und zu einmal eine Scheibe magerer Schinken erlaubt. Eher kann man weißes Fleisch von Geflügel und Kalb, also von jungen Tieren, anbieten. Beim Geflügel sollte man auf die mit Geschlechtshormonen fettgemachten Tiere verzichten. Alles, was „fix und fertig" angeboten wird, ist verdächtig. Es stammt sehr wahrscheinlich aus einer Hähnchen„fabrik" und ist ohne Saft und Kraft. Seine Entstehung und sein Aufwachsen verdankt es weniger der Natur als der Chemie.

Fleischbrühe gehört nicht in die Magen- und Leberdiät; ebenso wenig wie Remouladensauce jeder Art, nicht einmal die selbstgefertigte. Warnung vor Salmonellen im rohen Ei!

Da in jeder Nahrung Eiweiß enthalten ist, kommt bei uns eine Unterernährung mit Eiweiß kaum vor; schon die täglich genossene Milch enthält ausreichende Mengen von Eiweiß. Aus diesem Grunde brauchen Kinder eigentlich keine Eier. Besser ist es, man gibt ihnen statt der Eier Quark, von dem ältere Kinder pro Tag 70 bis 100 g essen können. Eier enthalten zu konzentriertes Eiweiß, sie sind in der Natur als Nahrung nicht vorgesehen, sondern zur Fortpflanzung der Art. Kinder, die viel Eier essen, werden sehr massig im Körper und frühreif im Wesen. Ihre Pubertät wird unter Umständen durch zu frühe Anregung der Sexualität unnötig schwierig.

Unsere Gemüse werden mit chemischen Treibmitteln in ihrem Wachstum vorangetrieben. Es ist verständlich, daß dabei die Qualität leidet. Qualität heißt immer und überall bei den Lebensmitteln: Gehalt an lebendigen Bildekräften, also an kosmischen Energien, von denen unser Leben und unsere Gesundheit abhängig sind. Die modernen Anbaumethoden vernachlässigen die Qualität auf Kosten der Quantität. Gerade der Leber- und Magenkranke ist auf hochwertiges Gemüse angewiesen (siehe *Werterhaltende Zubereitung der Nahrung* und *Tiefkühlung der Lebensmittel*).

Kartoffeln haben mit Ausnahme der Stärke keinen großen Nährwert. Es ist daher völlig unverständlich, weshalb in gewissen Ernährungssystemen so großer Wert auf ihren Genuß gelegt wird. Jeder merkt, daß Kartoffeln nur sättigen, wenn sie in großen Mengen gegessen werden. Sie belasten das Gehirn und machen schöpferisches Denken fast unmöglich. Das rein materialistische Denken allerdings ist eher möglich nach Kartoffelgenuß. Will man den Wert der Kartoffel beurteilen, so kann man nicht von ihren Bestandteilen allein ausgehen, sondern muß sie nach umfassenderen Gesichtspunkten zu verstehen suchen als nach quantitativen. Man sollte also Kindern, besonders wenn sie magenschwach sind, nicht zu viel Kartoffeln zu essen geben. Für sie ist der Reis wesentlich gesünder und z. B. auch die Hirse und die Gerste.

Die modernen Ernährungsreformer fordern, daß mindestens ein Drittel der Nahrung des Gesunden aus Rohkost bestehen soll.

Heilmittel und Heilnahrung 397

Diese Forderung kann der Magen- und Darmschwache nur schwer erfüllen, jedenfalls nur nach längerem Training. Vorbedingung ist aber, daß das Gemüse auf halbwegs gesunde Weise angebaut wird.

Biologisch oder gar biologisch-dynamisch gezogenes Gemüse allerdings ist schon durch seine Zartheit für rohen Genuß geeignet, ganz abgesehen von seinem ausgezeichneten Geschmack und der hohen Qualität.

Es ist eine interessante Erfahrung, daß Magenkranke nach zwei- bis dreiwöchiger Enthaltung von Industriezucker auf einmal rohes Obst und Gemüse vertragen können, auch wenn das vorher ausgeschlossen war. Richtig ist, im Stadium der Ausheilung den Versuch mit kleinen Mengen Rohkost vor den Hauptmahlzeiten zu machen. Dazu genügen zunächst ein bis zwei Eßlöffel frisch-geraspeltes Gemüse, an anderen Tagen Obst. Es sollte aber mög-lichst spätestens zehn Minuten nach der Zubereitung gegessen werden, da sonst durch Zutritt von Sauerstoff die Vitamine, besonders das wichtige Vitamin C, zerstört werden.

Nicht unerwähnt soll bleiben, daß das Kochen der Gemüse oder Getreidegerichte nur dann schädlich ist, wenn es unnötig lange Zeit geschieht. Kurzes Kochen der Speisen ist für den Menschen unserer Zeit eine Notwendigkeit, ja in gesundheitlicher Hinsicht ein Gewinn. Wir können darauf nicht verzichten (siehe *Werterhaltende Zubereitung der Nahrung*).

Zum Schluß sei auf die Bedeutung der Gewürzkräuter gerade bei Magen-, Darm- und Leberleiden hingewiesen (siehe *Lebensförde-rung durch Gewürze*).

Heilmittel und Heilnahrung

All unsere Heilmittel, die diesen Namen verdienen, entstammen den Naturreichen. Diese Tatsache ergibt sich aus den geschilderten Beziehungen des Menschen zu der ihn umgebenden Natur. Beide, Natur und Mensch, haben einen langen gemeinsamen Weg hinter sich. In vieltausendjähriger Entwicklung sind beide zu dem gewor-den, was sie heute sind. Ihre gemeinsame Vergangenheit hat die

398   *Die Ernährung des kranken Kindes*

Möglichkeit geschaffen, aus mineralischen, metallischen, pflanzlichen und tierischen Stoffen, wie sie in der Natur vorhanden sind, Mittel herzustellen, die im kranken Menschen heilende Vorgänge zu bewirken vermögen.

Wir sahen, wie das Wachrufen der im Menschenleib vorhandenen Verdauungskräfte der entscheidende Vorgang bei der normalen Ernährung ist. Ein Heilmittel aber hat Kräfte in sich, die diese Prozesse besonders stark aufrufen können. Es wurde geschildert, daß jede Nahrung zu einer Vergiftung führen müßte, wenn der Mensch sie nicht verdauen, d. h. das Fremde in ihr überwinden und in einen ihm zuträglichen Zustand überführen könnte. Ein Heilmittel ist nun eine Natursubstanz, die Fremdes in einem so starken Grade enthält, daß sich der Mensch zu seiner Verarbeitung besonders anstrengen muß. Dieses Fremde im Heilmittel hat aber zu der Störung im Kranken eine spezielle Beziehung und dies benutzt der Arzt um eine Heilung herbeizuführen.

Ein solcher Heilungsvorgang kann durch eine Heilnahrung wirksam unterstützt werden. Wirkt das Heilmittel spezieller, so tut dies eine Heilnahrung mehr allgemein. Oft genug aber ist sie – wir nennen sie auch Diät – wichtiger für die Ausheilung als das Heilmittel. Eine ungeeignete Nahrung kann die Wirkung eines gleichzeitig eingenommenen Heilmittels zunichte machen.

Warum verschreibt der Arzt beispielsweise als Diät Rohkost? Will er die Kräfte des Kranken schonen, oder will er die zu trägen Verdauungskräfte trainieren? Warum verbietet er in anderen Fällen das Fleisch und verordnet vegetarische Kost?

Alle diese Zusammenhänge gehören zum Verständnis einer Diätverordnung. Was man heute in der Mahlzeit unserer Kliniken und Krankenhäuser unter Diät versteht, verdient diesen Namen nicht. So werden beispielsweise den Magenkranken immer noch Weißbrot und Suppe aus weißem Mehl verordnet, was vor 30 bis 50 Jahren noch einen Sinn hatte. Heute aber ist Weißbrot direkt gesundheitsschädlich, mindestens aber verhindert es die Ausheilung eines Magengeschwürs und dergleichen. Unser heutiges Weißmehl und der heutige Industriezucker enthalten Bildekräfte nur noch in ganz geringem Umfang. Salze und wertvolles Eiweiß sind herausgemahlen. Es sind mit anderen Worten: amputierte Kohlehydrate und deshalb wirken sie als Vitamin- und Mineralstoffräuber.

Auch die übliche Eiweißüberfütterung durch täglich zweimalige Fleischkost, zuzüglich der Wurst, die morgens zum Frühstück gegeben wird, kann man nicht als Krankendiät ansehen.

Natürlich leiden unter diesen zivilisatorischen Mißständen nicht nur die Erwachsenen, sondern auch die Kinder. Da deren Anpassungs- und Selbstheilungsfähigkeiten aber noch nicht erschöpft sind, so bleiben vielfach die verursachten Gesundheitsschäden zunächst verborgen und treten erst nach Monaten oder Jahren in Erscheinung.

So kann die tägliche Nahrung zum Gegenteil einer Diät werden; sie macht dann nicht gesund, sondern krank. Das erleben unsere Kranken oft genug.

Pflanzensäfte und ihre Wirkung

Neben den Obstsäften steht dem naturgemäß heilenden Arzt auch eine große Zahl von Pflanzensäften zur Verfügung, die sehr wohl in der Lage sind, seine diätetischen Anweisungen hilfreich zu unterstützen. Sie sind in aller Regel in Reformhäusern, Naturkostläden oder Apotheken erhältlich. Im folgenden habe ich einige von ihnen aufgeführt und ihre Wirkung kurz beschrieben:

A r t i s c h o c k e n s a f t : zur Kräftigung und Entgiftung der Leber, bei Gallenbeschwerden, gegen allgemeine Altersbeschwerden.

B a l d r i a n s a f t : allgemein zur Beruhigung der Nerven, hilfreich bei nervös bedingten Einschlafstörungen und bei nervösen Wechseljahresbeschwerden.

B i r k e n s a f t : wirkt ausscheidend bei Arthritis.

B o h n e n s a f t : entwässernd und harntreibend.

B o r r e t s c h s a f t : leistungssteigernd und ausgleichend bei Frauenbeschwerden.

Brennesselsaft: blutreinigend bei Frühjahrsmüdigkeit und ernährungsbedingten Ausschlägen, unterstützend bei Schlankheitskuren, hilfreich bei rheumatischen Erscheinungen.

Brunnenkressesaft: fördert den Stoffwechsel, hilft bei Verdauungsbeschwerden.

Hafersaft: Aufbau- und Kräftigungsmittel bei Nervenschwäche und Erschöpfung.

Huflattichsaft: erleichternd bei Asthma und Bronchialkatarrh.

Johanniskrautsaft: aufbauend bei nervösen Erschöpfungszuständen.

Kamillensaft: krampflösend bei Magenkatarrh, entzündungshemmend bei Halsschmerzen, Erkältungen und Zahnfleischentzündungen.

Kartoffelsaft: hilft bei Sodbrennen.

Knoblauchsaft: fördert die Durchblutung, hilft gegen Arterienverkalkung.

Löwenzahnsaft: zur Stärkung der Leber und zur Blutreinigung, hilft gegen Frühjahrsmüdigkeit und bei Gallenbeschwerden.

Rosmarinsaft: zur Anregung des Kreislaufs bei Erschöpfungszuständen.

Salbeisaft: zum Gurgeln und Spülen bei Erkältungen und Katarrhen, festigt das Zahnfleisch.

Schafgarbensaft: unterstützt das Blutgefäßsystem und fördert die Durchblutung, hilft bei Wechseljahresbeschwerden.

Selleriesaft: entwässernd und ausscheidend.

Wermutsaft: bei Verdauungsbeschwerden, Mangel an Magensäure und gegen Mundgeruch, hilft gegen Appetitlosigkeit.

XVI. Pflegerische Maßnahmen und Hausmittel

Vom Wert der Hausmittel

Die ausführliche Beschreibung einer Anzahl von pflegerischen Maßnahmen, die jede Mutter beherrschen sollte, will diese in die Lage versetzen, die Absichten des Arztes zu unterstützen, nicht aber ihm vorzugreifen.

Es soll mit diesen Anweisungen das schon weitgehend verlorengegangene Wissen von selbstverständlichen pflegerischen Handgriffen, die von der Mutter oder auch vom Vater ohne jede Gefahr ausgeführt werden können, vor dem Vergessen bewahrt werden.

Dadurch werden Anregungen gegeben für die Mitwirkung der Eltern bei der Abwehr von Krankheiten, zur Linderung der Beschwerden des Kindes und zur Schaffung und Erhaltung einer gesunden Lebensbasis.

Und es soll dem gedankenlosen Einnehmen von Tabletten Einhalt geboten und statt dessen das Vertrauen in die Heilkräfte der Natur und das Verständnis für die „naturgemäßen" Lebens- und Heilweisen wiedererweckt und gefördert werden.

Hautpflege schützt die Gesundheit

Die Haut ist das räumlich ausgedehnteste Sinnesorgan des Menschen; die ganze Körperoberfläche ist äußerst reizempfindlich, alle anderen Sinnesorgane sind aus der Haut entstanden. Während die inneren Häute, die Schleimhäute der Atmungs- und Verdauungsorgane, fast ausschließlich den unbewußten Lebensvorgängen dienen, tritt der Mensch mit Hilfe der äußeren Haut mit der Umwelt in regste Wechselbeziehungen. Sie fängt alle Wärmeschwankungen, alles Licht und sonstige Strahlungen, die Wirkungen des luftigen, des wäßrigen und des festen Elementes auf und verarbeitet sie; nichts dringt durch die Haut in den Organismus ein, das nicht „geprüft" und „verdaut" wurde, sei es nun Wärme, Kälte, Strahlendes, Feuchtes oder Festes.

Pflegerische Maßnahmen und Hausmittel

Man schätzt, daß mindestens vier Fünftel der zivilisierten Menschheit hautkrank ist, also an Ausschlägen (Ekzemen), Nesselsucht (Allergien), Hautkrebs oder sonstigen Gewächsen leidet. Dazu gehört auch das Heer der Erwachsenen und Kinder mit Störungen der Schweiß- oder Talgdrüsenfunktionen oder mit Durchblutungsstörungen, wie ewig kalter Haut an Händen oder Füßen.

Der biologisch denkende Arzt kann oft nur den Kopf darüber schütteln, wie leichtfertig heute die Haut mit unzähligen scharfen Salben, neuerdings besonders mit Cortison enthaltenden Salben, mißhandelt wird. In letzter Zeit wurden Störungen in der sexuellen Entwicklung bei Kindern bekannt, deren Haut mit den Hormonsalben der Mütter behandelt wurde. Tatsächlich scheint die Haut für eine Art Verpackungsmaterial gehalten zu werden, das nicht der geringsten Schonung bedarf. Dabei ist sie ein hochempfindliches Organ, das mit Recht als ein Spiegel aller gesunden und kranken Vorgänge im Menschen bezeichnet worden ist. So hat z.B. jedes Körperorgan auf der Außenhaut seinen bestimmten Reflexbereich, eine Art Projektionsfläche für Wechselwirkungen von innen nach außen und umgekehrt, der daher für Diagnose und Behandlungsmöglichkeit geeignet ist. Es besteht auch ein enger Zusammenhang zwischen der Haut und dem Seelenleben des Menschen, wofür Schamröte und Angstblässe die bekanntesten Beispiele sind. Eine frische Farbe, Inkarnat genannt, haben Menschen, die gesund sind und sich in ihrer Haut wohlfühlen; wörtlich übersetzt bedeutet das, daß diese Menschen gut inkarniert sind, d.h. daß ihr Körper von ihrer Geistseele voll ergriffen ist.

Wohlbefinden beruht zum großen Teil auf richtiger Hauttätigkeit, und Mißbehagen entsteht sofort, wenn Teile der Haut nicht atmen. Manche Angst oder Atembeklemmung läßt sich beispielsweise durch Trockenbürsten und richtige Hautpflege beseitigen, also durch Öffnen der Hautporen zum Ausscheiden von Gasen, Salzen und Schweiß. Bis zu einem Liter Schweiß gibt der erwachsene Mensch täglich durch die Haut nach außen ab, bei Krankheit noch weit mehr.

Individuelle Hautfunktionen schließen uns in gewisser Weise gegen die Umwelt ab, so daß jeder Mensch eine Art inneres Eigendasein leben kann; aber dieser Abschluß ist ein lebendiger, denn die Haut läßt nach persönlicher unbewußter Auswahl nur das hinein, was dem Menschen an Licht, Luft und Wärme nützt, und gibt das nach außen ab, was durch sein Innenleben verbraucht wurde. Die Haut ist auch das große Tastorgan des Menschen, mit dessen Hilfe er leben kann, ohne sich dauernd zu verletzen oder sonst Schaden zu erleiden; die große Schmerzempfindlichkeit der Haut warnt und schützt ihn vor Stößen, Schnitten und Verbrennungen.

Ein so wichtiges Lebens- und Sinnesorgan verdient natürlich sorgfältige Pflege unter Verwendung allerbester, d. h. schonendster Reinigungs- und Pflegemittel wie Seifen, Salben, Ölen, Badezusätzen und unter Umständen auch Wasseranwendungen, wenn Störungen auftreten (siehe *Wasseranwendungen und ihre Ausführung*).

Die Haut und die Kleidung

Zu der Haut als natürliche, lebendige Umhüllung tritt für den Kulturmenschen seine Kleidung als zweiter Schutz. Es versteht sich von selbst, daß die Kleidung so beschaffen sein sollte, daß sie die geschilderten Aufgaben der Haut nicht behindert, sondern sie im Gegenteil nach Möglichkeit unterstützt und steigert. Obgleich das eigentlich selbstverständlich ist, kommen viele Menschen nicht auf den Gedanken, bei sich selbst oder bei ihren Kindern danach zu handeln.

Wir hatten schon bei manchen Gelegenheiten Anlaß, über einzelne Kleidungsstücke zu sprechen, die vor Erkältungen schützen können, so etwa von den Wollhemdchen oder den Woll-Seide-Hemdchen der Säuglinge, die in der Tat eigentlich unentbehrlich sind. An dieser Stelle soll jedoch mehr das Grundsätzliche einer gesunden Kleidung und ihrer Wirkung auf die Haut besprochen werden und weniger die Kleidung im einzelnen. Geht man dieser

404 *Pflegerische Maßnahmen und Hausmittel*

Frage nach, so zeigt sich, daß sich bei der Kleidung unserer Kinder die früheren natürlich gewonnenen Rohstoffe durch keine der neuerdings chemisch-technisch hergestellten Textilien ersetzen lassen. Auch hier gilt das Gesetz: Gleiches wirkt auf Gleiches, Lebendiges auf Lebendiges, Totes auf Totes, d. h. aber, bei den toten künstlichen Textilien kommt das Lebendige zu kurz.

Das Ausgangsmaterial für natürliche Stoffe sind die Naturfasern Wolle, Leinen, Seide, und auch die Baumwolle hat sich einen gesicherten Platz erworben. Alle diese Stoffe enthalten in feinverteilter Form natürlichen Kiesel in ihrer Naturfaserung. Kiesel hat, wie man am Quarz und am Kiesel selbst erkennen kann, eine starke Beziehung zu allen Lichtkräften und zur menschlichen Haut. Er ist ein ausgesprochenes Heilmittel für diese.

Wolle vom Schaf, vom Kamel, von der Ziege, vom Angorakaninchen stammt vom Tierfell, daher besitzt sie Eigenschaften, die die Funktionen der Haut unterstützen. Wolle ist ihrem Wesen nach warm, trocken und luftig, sie bewahrt die animalische Wärme und steigert das allgemeine Lebensgefühl. Für anfällige Menschen mit kalter Haut an Händen und Füßen, mit niedrigem Blutdruck, besonders aber für Rheumatiker ist dieses Naturhaar, besonders vom Angorakaninchen, nicht zu entbehren. Es verhindert Wärmeverluste und spart dem Träger dadurch viel Kraft. Wolle gibt uns Wärme; dünne Wolle aber wird gerade in heißen Ländern als Unter- und Oberbekleidung geschätzt, weil sie den Wärmeausgleich reguliert. Ein schwitzender Mensch erkältet sich nicht leicht, wenn er wollene Kleidung trägt.

Leinen wird aus dem Bast, also den „Haut"fasern des Flachses, hergestellt, der eine sehr hochwertige Pflanze ist. Das beste Leinen kommt aus Irland, dessen Boden für den Flachsbau ganz besonders gute Wachstumsbedingungen besitzt; aber auch in den Ostländern, in Belgien, und in manchen Landstrichen Deutschlands wächst ein guter Flachs. Der Bast findet sich in der Flachsstaude da, wo sich der Stoffwechsel der Pflanze am intensivsten vollzieht; er gehört gewissermaßen zur Pflanzen„haut", die für alles Leben unentbehrlich ist. Der Wolle gegenüber wirkt Leinen kühlend, wenigstens

Die Haut und die Kleidung 405

wenn es glatt und fest gewebt ist. Ist es aber porös gewebt oder gestrickt, wirkt es fast wärmend. Durch Kleidungsstücke aus gutem, nicht mit Kunstfasern vermischtem Leinen, werden die gesunden Hautfunktionen gefördert.

Naturseide, die wohl das Edelste darstellt, was als Gewebe vorhanden ist, stammt aus den Hautdrüsen der Seidenraupe. Ihre Gewinnung und Verarbeitung ist eine Kunst, in der die Völker des Fernen Ostens: Chinesen, Japaner und Inder von alters her Meister waren. Das Tier schützt sich selbst durch Herstellung des Verpuppungskokons, der ganz aus Seidenfäden besteht, wenn es zu seiner Weiterentwicklung Abgeschlossenheit und Ruhe braucht. Seide ist das Gewebe für hohe Ansprüche; sie wird nicht ohne Grund für die Festtagskleidung und für künstlerische und kultische Zwecke verwendet. Sie verleiht ihrem Träger ein gesteigertes Lebensgefühl und ein Qualitätsbewußtsein gegenüber allem Minderwertigen. Aber auch ihr gesundheitlicher Wert ist groß. Sie hält die Lebenskräfte zusammen, besonders wenn sie unmittelbar auf der Haut getragen wird.

Die Baumwolle, deren hohle Fasern wie pflanzlich lebendige Röhren wirken, auch wenn sie sich in vollausgereiftem Zustand zu „Bändern" zusammenlegen, besitzt dadurch die Fähigkeit, Luft oder auch Flüssigkeiten (Schweiß) aufzusaugen, was sie für Gewebe und für Verbandstoffe geeignet macht.

Gegenüber der umfassenden Bedeutung dieser Eigenschaften besitzen die Kunstfasern nur Einzelqualitäten, die allerdings erstaunlich und bestechend sind. Die technische Leistung ihrer Erfindung und Herstellung ist ganz außerordentlich. Die daraus erzeugten Stoffe werden daher für gewisse Zwecke ihren Platz behalten; aber jeder noch nicht abgestumpfte Mensch empfindet mehr oder weniger großes Unbehagen, wenn die Haut mit ihnen in Berührung kommt. Gesteigert wird dies noch durch die Färbung und Imprägnierung, die die Kunstfaserstoffe erhalten und die wohl die Hauptursache für allergische Erkrankungen der Haut sind. Mit den lebendigen Hautfunktionen haben diese Produkte nichts oder

406 Pflegerische Maßnahmen und Hausmittel

nur wenig zu tun, so sehr sich auch die Techniker um ihre Verbesserung bemühen.

Es ist daher erklärlich, daß sich eine immer stärkere Ablehnung der Kunstfasergewebe zeigt.

Als Bekleidung für Kinder sind solche Materialien keinesfalls angebracht, denn für Kinder sollte nach Möglichkeit nur Lebenförderndes Verwendung finden.

Die Qualität der Kleidung und ihr Wert für die Gesundheit kann also nur in engstem Zusammenhang mit deren Wirkung auf die Haut beurteilt werden.

Abhärtung und Kleidung

Auch hier gilt es, das richtige Mittelmaß einzuhalten. Jeder Abhärtungsversuch führt leicht zu Verhärtung. Wir wollen aber keine Abstumpfung gegenüber den äußeren Reizen wie Sonne, Luft, Wasser, Nahrung erzielen, sondern eine gesunde Reizempfindlichkeit erhalten.

Unsere Sinnesorgane, die wichtigsten Instrumente, durch die das Ich mit unserer Umwelt in Verbindung tritt, drohen durch die Einwirkungen des Stadtlebens immer mehr abzustumpfen. Wenn der Arzt das Wort „Abhärtung" hört, hat er daher allen Grund besorgt zu sein, weil hierbei des Guten oft zu viel getan wird.

Es ist beispielsweise eine Barbarei, Säuglinge und Kleinkinder in einer Weise mit kaltem Wasser zu malträtieren, wie es oft vorgeschlagen wird. Der Wärmeorganismus leidet dadurch bittere Not, was man bei etwas Beobachtungsgabe an solchen abgehärteten Kindern ohne Schwierigkeit erkennen kann.

Kaltes Wasser ist nur bei älteren, sehr vollblütigen und fettreichen Kindern angebracht, besonders bei solchen mit dunkler Haut. Blonde Kinder werden nur nervös von zu kalten Reizen auf die Haut.

Natürlich soll man das Kind nicht vor jedem Luftzug ängstlich zu schützen suchen und auch die Kleidung soll nicht übertrieben dick sein; aber heute besteht diese Gefahr eigentlich nicht, eher muß

Abhärtung und Kleidung 407

gesagt werden, daß die Kinder im allgemeinen zu wenig warm
angezogen sind und daß ihre Kleidung zu wenig dem Klima und
dem Witterungswechsel angepaßt wird.

Das in England und anderen Ländern von der Geburt an
selbstverständliche Woll- oder Woll-Seide-Hemdchen für Säuglinge wird bei uns leider zu häufig durch wasch- und pflegeleichtere
Stoffe ersetzt. Zum Glück wird durch die stärkere Nachfrage
unserer aufgeklärten jungen Eltern die Industrie allmählich veranlaßt, Säuglingswollbekleidung wieder herzustellen. Es wird ja
zudem auch wieder fleißiger gestrickt.

Wollhemdchen sind tatsächlich unentbehrlich, besonders für
kälteempfindliche und zu Erkältungskrankheiten neigende Kinder.
Sie sind zwar in der Anschaffung teuer, halten aber lange und
„wachsen mit" (Bezugsquellen siehe Anhang). Natürlich müssen
sie mit Naturseifen gepflegt werden.

Der tägliche Wechsel des Hemdchens oder der täglich sogar
mehrmalige Wechsel des einwandfrei sauberen Hemdes ist ein
Zivilisationsunfug und bedeutet für das Kind einen jedesmaligen,
nicht geringen Wärme- und damit Kraftverlust. Das begreift man
erst, wenn man viele Kinder zu beobachten Gelegenheit hatte, die
ihr Wollhemd ruhig einen oder mehrere Tage anbehalten dürfen.
Ganz besonders wichtig ist dies für Neugeborene und fettarme
junge Säuglinge und Kleinkinder. Man wird erleben, daß sie sehr
viel weniger erkältet sind als anders gekleidete Kinder und daß sie
besser gedeihen. Selbstverständlich wird man ein unsauber gewor-
denes Hemd durch ein vorgewärmtes sauberes ersetzen. Heutzutage verwechselt man aber Sauberkeit mit „Hygiene", und wo es
„hygienisch" im heutigen Sinne zugeht, da wird es meist gesundheitsschädlich. Dazu gehört z. B. das tägliche Seifenbad bei Kindern und Erwachsenen, bei dem man den hautschützenden Talg aus
der Haut herauswäscht und sie zu täglich neuer Produktion dieses
Talges zwingt, was einen enormen Kraftverbrauch darstellt und
schließlich nicht mehr genügend gelingt. Das Resultat ist dann ein
anfälliger, nervös überreizter Mensch, dem es immer an Kraftreserven fehlt. Zu diesen „hygienischen" Fehlhandlungen gehören

408 *Pflegerische Maßnahmen und Hausmittel*

viele andere unserer zur Gewohnheit gewordenen Maßnahmen; es
gehört aber auch der tägliche Hemdenwechsel beim Kind dazu.
Grotesk dabei ist, daß oft Mütter solchen Hemdenmißbrauch
verteidigen, die selbst kein Hemd mehr tragen. Sie wissen nicht
mehr, wie wichtig ein Hemd zur Gesunderhaltung ist und haben
vergessen, wie gut ihnen ein hübsches Hemd steht.

So kommen Eltern zum Arzt und beklagen sich darüber, daß ihre
Kinder dauernd Schnupfen oder Husten haben, wobei solche
Kinder oft Kniehosen, die Mädchen auch im Winter oft nur
Söckchen tragen. Es wird nicht durch geeignetes Schuhwerk und
warme Strümpfe für warme Füße gesorgt, ganz zu schweigen von
den oft nur symbolisch angedeuteten Unterhosen.

Der Leib ist das Laboratorium oder die Küche in unserem
Organismus; hier ist Wärme nötig. Die Leber muß, um ihre
Funktion erfüllen zu können, sehr viel Wärme erzeugen, sonst wird
der Verdauungsprozeß nur unvollkommen vollzogen. Strahlt diese
Wärme durch ungenügende Kleidung immer wieder ab, so muß sie
ständig neu erzeugt werden. Dazu ist aber sehr viel Kraft nötig, und
man darf sich nicht wundern, wenn ungenügend bekleidete Menschen immer müde sind und über keine Kraftreserven verfügen.
Ähnlich ist es mit den Unterleibsorganen der heranwachsenden
Kinder, deren gesunde Entwicklung unter der Kälte leidet, die von
den Oberschenkeln heraufstrahlt.

Ganz anders ist es am Oberkörper. Das ist ja ein Luftorganis-
mus, in den dauernd warme oder kalte Luft mit der Atmung
einströmt und wieder abgegeben wird. Hier ist Gewöhnung an den
Temperaturwechsel der Luft richtig und wichtig, und hier genügt
oft ein Schal, um eine Erkältung zu verhüten.

Bei den pflegerischen Maßnahmen haben wir die zur Abhärtung
wertvollen Wasseranwendungen näher besprochen (siehe *Wasseranwendungen und ihre Ausführung*).

Das Kapitel über Abhärtung darf nicht abgeschlossen werden,
ohne daß wir auf die enorm wichtigen Hilfen hinweisen, die in einer
vollwertigen Ernährung gegeben sind. Wir sprachen davon, daß
unsere Vorfahren ihre Widerstandskraft gegen Erkältungen und

Infektionen aller Art durch die ausgedehnte Verwendung von Gewürzkräutern erhalten und gepflegt haben (siehe *Lebensförderung durch Gewürze*). Aber schon die Schädigung der gesunden Tätigkeit des Nervensystems, zu der auch die Wärmeregulation gehört, durch die übliche Zuckerschleckerei und Weißmehlesserei der Kinder ließe sich durch verständige Ernährung verhindern, was wesentlich zur Gesunderhaltung beitragen würde, weil dann das als Erkältungsschutz wichtige Vitamin C erhalten bliebe.

Abhärtung im üblichen Sinne führt meist zur Abstumpfung der raschen Reaktionsfähigkeit unserer Hautsinnesorgane. Das ist aber das genaue Gegenteil von dem, was angestrebt werden sollte. Sind die Hautsinnesorgane empfindlich genug, so machen sie jeden Kälteeinbruch in den Organismus unmöglich.

Licht, Luft, Kälte und Regen

Die Zivilisation hat dazu geführt, daß wir alle, vor allem aber unsere Kinder, gegen die vielseitigen gesundheitlich günstigen Einflüsse der Witterung abgeschirmt werden. Nicht nur, daß wir zu wenig Sonne und Luftsauerstoff bekommen, auch der Wind, die Kälte und der Regen haben nicht nur negative, sondern auch positive Wirkungen auf unsere Gesundheit. Die Gewöhnung unserer Haut an den Wechsel der Witterung ist von größter Wichtigkeit. Früher, als es noch keine durch Zentralheizung gleichmäßig erwärmten Häuser gab, erkälteten sich die Menschen weniger, weil ihr Organismus gewöhnt war, sich rasch auf Temperaturunterschiede einzustellen; die Wohnzimmer waren durch Öfen geheizt, die Flure aber waren kalt. Die heutigen Verhältnisse sind vielleicht angenehmer, keineswegs aber gesünder. Jedenfalls sollten wir uns nicht scheuen, die Kinder auch bei Wind und Regen zu jeder Jahreszeit ins Freie zu bringen (siehe auch *Die tägliche frische Luft* und *Das Sonnenbad*).

Die Pflege der Zähne

Im Alter von etwa 1½ Jahren sollte die Mutter beginnen, mit einem feuchten, weichen Tuch abends die Zähne zu säubern. Bald darauf kann eine weiche Kinderzahnbürste und eine milde Zahnpasta (z.B. Weleda-Zahncreme) benutzt werden. Am besten nach jeder Mahlzeit, immer aber vor dem Zubettgehen, werden die Zähne gesäubert, und zwar von Anfang an nicht einfach quer herüber, wie man Stiefel wichst, sondern immer in der Richtung, in der die Zähne gewachsen sind; also im Oberkiefer von oben nach unten, im Unterkiefer von unten nach oben. Aber auch die Innenseiten der Zähne und die Kauflächen dürfen nicht vergessen werden. Diese Methode sollte zur festen Gewohnheit werden. Morgens beim Aufstehen genügt es, den Mund zu spülen.

Über den Wert guten Kauens für die Erhaltung gesunder Zähne und über die aus demselben Grunde notwendige vollwertige Ernährung der hoffenden Mutter wurde bereits ausführlich gesprochen (siehe *Was kann ich zur Erhaltung der Zähne tun?*). Es sei hier aber ausdrücklich noch einmal der Rat gegeben, dem Kind jeden Tag ein Stück hartes, altbackenes Vollkornbrot zu reichen, an dem es seine Zähne betätigen muß.

Da die Anfänge der Zahnkaries, besonders an den Berührungsflächen der Zähne, nur durch eine genaue zahnärztliche Untersuchung festgestellt werden können, und da die Zahnkaries nicht mehr ausheilen, sondern nur schlimmer werden kann, sollte jedes Kind mindestens halbjährlich zum Zahnarzt mitgenommen werden. Gerade die rechtzeitige Behandlung der Milchzähne ist besonders wichtig. Sie sind nicht nur nötig zum Kauen in der Zeit des Heranwachsens, sie sind vor allem auch Platzhalter für die nachfolgenden bleibenden Zähne. Wird ein Milchzahn durch kariöse Zerstörung immer kleiner, oder geht er gar ganz verloren, so wachsen die benachbarten Zähne in die dadurch entstehende Lücke hinein, und der später dort kommende bleibende Nachfolger dieses Milchzahns hat dann nicht genügend Platz zur richtigen Einstellung, bricht außerhalb oder innerhalb des Zahnbogens durch (sogenannter Überzahn) oder bleibt ganz im Kiefer stecken.

Zum Glück ist es kaum schmerzhaft, wenn der Zahnarzt einen Milchzahn ausbohren muß. Natürlich sollte man sich hüten, dem Kind mit dem Zahnarzt zu drohen. Geht es allerdings gleich beim ersten Besuch um die Beseitigung von Schmerzen, so sind meist unangenehme Eingriffe nötig. Wird der Zahnarzt aber regelmäßig aufgesucht, läßt sich dies vermeiden. So wird auch der richtige Zeitpunkt für eine Behandlung schiefstehender oder falsch zusammenbeißender Zähne nicht versäumt. Wie wichtig solche „kieferorthopädischen" Maßnahmen sein können, wird im Kapitel *Kieferveränderungen schädigen die Gesundheit* ausführlich behandelt.

Am Beispiel der Zahnpflege kann die Mutter ersehen, wie außerordentlich viel sie für die Gesundheit und für die Schönheit ihres Kindes tun kann; es gehört nur Ausdauer dazu. Das Beste aber, was Eltern in dieser Beziehung tun können, ist, ihr Kind vor dem ewigen Zuckerschlecken zu bewahren.

Zur Ergänzung der Erkenntnisse über die Wichtigkeit gesunder Zähne siehe außerdem das Kapitel *Zähne, Zahnung, Zahnwechsel*.

Das Mienenspiel und Verhalten des erkrankten Kindes

Bei plötzlichen Erkrankungen ist es wertvoll, wenn die Mutter dem Arzt schon am Telefon oder bei seinem Erscheinen genaue Beobachtungen über das Mienenspiel oder die Gebärden des Kindes mitteilen kann.

Besonders aufschlußreich ist die Art, wie das Kind seine Schmerzen äußert. Der Schmerzausdruck des Gesichtes ist beim Säugling oft schwer zu deuten; fast immer ist der Mund des schreienden Kindes weit geöffnet, die Augen sind zugekniffen und das verzerrte Gesichtchen gerötet; das Schreien ist meist hemmungslos, gleichgültig, ob es sich um Leibschmerzen, Kopfschmerzen, Ohrenschmerzen oder nur um Schmerzen in der Mundschleimhaut beim Zahnen handelt. (Es gibt trotz allen Abstreitens tatsächlich eine schmerzbegleitete Zahnung; denn die Zahnproduktion ist eine

412   *Pflegerische Maßnahmen und Hausmittel*

aktive Leistung des Kindes und macht ohne Zweifel nicht selten Beschwerden.) Aber bei der schmerzhaften Zahnung bohrt das Kind die Händchen in den Mund, bei Leibschmerzen (Koliken) dagegen werden die Beine ruckartig an den Leib gezogen und wieder abgestoßen; dabei ist die Bauchdecke meist bretthart. Also die Gliedmaßen weisen uns hier den Weg zum richtigen Erkennen des Sitzes der Schmerzen. Bei Ohrenschmerzen wirft das Kind den Kopf hin und her und streift mit den noch ungeschickten Händchen an dem schmerzenden Ohr vorbei. Bei der Lungenentzündung, die wegen der Beteiligung des Rippenfelles oft sehr schmerzhaft ist, ist der Mund beim Weinen meist nicht weit offen, aber die Augen sind geöffnet, sie glänzen im Fieber, die Augenbrauen sind schräg gestellt, der Mund ist bogenförmig nach abwärts gezogen; das Schreien ist durch die damit verbundenen Rippenfellschmerzen gehemmt. Hier ist die veränderte Atmung das wichtigste Zeichen; zeitweilig oder auch dauernd wird die Luft stoßweise ausgeatmet, man hört den Stoß und sieht dabei das gleichzeitige Öffnen der Nasenflügel. Diese „Nasenflügelatmung" dürfte keiner Mutter entgehen; denn ein Arzt kann oft anfangs eine Lungenentzündung noch nicht mit dem Hörrohr feststellen, weil er nicht in die inneren Bezirke der Lunge hineinhören kann, sondern nur das wahrnimmt, was in den Randzonen vorgeht.

Bei Bauchfellentzündung ist die Atmung beschleunigt und wegen der großen Schmerzhaftigkeit oberflächlich kaum sichtbar, nur ab und zu erfolgt eine tiefe, stöhnende Ausatmung.

Bei Hirnhautentzündung zeigt das Gesicht des kranken Kindes einen Ausdruck von Entschiedenheit und nachdenklichem, starrem Ernst. Die Augen sind lichtscheu, und in Zusammenhang damit entstehen senkrechte Furchen auf der Stirn. Der Blick ist oft leer und abwesend, der Mund fest geschlossen; ab und zu erfolgt ein schriller Schrei. Gliedmaßen und Kopf liegen meist unbeweglich.

Bei der Nierenbeckenentzündung macht das kleine Kind unruhige Bewegungen mit dem Rumpf, ein hohles Kreuz, oft sogar die Brücke, außerdem werden merkwürdige Drehbewegungen mit den Händchen gemacht, deren Innenflächen brennend heiß sind.

Wie wird Fieber gemessen?

Beim Leistenbruch streckt das Kind unablässig die Beine und weint dabei ohne Aufhören.

Diese Zusammenstellung ergänzt die schon einmal gegebenen Hinweise auf das Fallenlassen der Unterarme beim erkrankten Säugling, dessen Arme in gesunden Tagen immer, auch beim Schlafen, nach oben geschlagen sind, und die Angabe, daß der Duft der Säuglinge bei beginnender Erkrankung verlorengeht. Letzteres gilt allerdings nur für Säuglinge in den ersten acht bis neun Lebensmonaten, während die übrigen Hinweise auch für ältere Kinder gelten.

Im zweiten und dritten Lebensjahr ist der Arzt mindestens ebensosehr auf genaue Beobachtungen der Mutter angewiesen wie im Säuglingsalter. Das Kind kann noch kaum brauchbare Angaben über den Ort seiner Schmerzen machen. Wenn es bereits öfters unangenehme Erfahrungen mit dem Arzt gemacht hat, versucht es sogar manchmal, Schmerzen zu verschweigen aus Angst vor einem Eingriff oder einer Untersuchung, die ihm früher schon einmal unangenehm gewesen ist.

Durch die hier gegebene Schilderung sollen die Mütter keinesfalls zur Stellung der Krankheitsdiagnose veranlaßt werden, sondern nur zur genauen Beobachtung des Verhaltens ihres Kindes. Dadurch kann der Arzt wertvolle Hilfe bekommen.

Zu den Aufgaben der Mutter oder der Pflegerin gehört auch das Fiebermessen, die Beobachtung der Art des Hustens: ob trocken, feucht, krampfhaft, stöhnend, hohl oder keuchend, – oder des Erbrechens: ob stürmisch, gußweise, mit Schleim oder mit Mageninhalt oder gar mit Blutbeimischung, oder aus reinem Blut bestehend, – sowie der Urin- und Stuhlentleerungen. Alle Ausscheidungen aus Blase, Darm, Scheide, Nase und Ohren müssen für den Arzt aufgehoben und eventuell in Wasser aufgefangen werden.

Wie wird Fieber gemessen?

Eine besonders wichtige Aufgabe bei der Pflege eines kranken Kindes ist die exakte Fiebermessung. Sie erfolgt am besten immer

414   *Pflegerische Maßnahmen und Hausmittel*

als Darmmessung. Wenn man sich angewöhnt hat, schon beim Säugling auf diese Art Fieber zu messen, vermeidet man den so oft zu beobachtenden Widerstand von Kleinkindern gegen dieses Verfahren. Die Aftermessung bei einem sich sträubenden Kind ist tatsächlich manchmal kaum durchführbar, deshalb ist rechtzeitige Gewöhnung von großer Wichtigkeit. Bei richtigem Vorgehen ist eine solche Messung niemals mit Schmerzen verbunden.

Man faßt das Thermometer leicht mit Daumen und Zeigefinger und führt es nach gründlicher Einfettung mit Hautcreme nur so weit in die Darmmündung ein als das verdünnte Ende des Thermometers reicht. Säuglinge liegen dabei am besten auf dem Rücken, wobei man mit der freien Hand die Füße festhält. Bei älteren Kindern ist Seiten- oder Bauchlage bequemer. Auf diese Weise kann man unerwartete Bewegungen leichter abfangen.

Ein junges Mädchen erfand in Ermangelung eines schicklicheren Ausdrucks die tatsächlich wesentlich schönere Bezeichnung „Schattenmessung" für diese Methode; es passiert mir aber manchmal, wenn ich vorschlage, „im Schatten" zu messen, daß man das Licht ausmacht, was nicht ganz im Sinne der Erfinderin ist.

Bei älteren Kindern kann man auch im Munde messen lassen, die Achselhöhlenmessung ist jedenfalls beim Kinde nicht angebracht, weil meist in der kindlichen Achselhöhle der notwendige feste Schluß um das Thermometer unmöglich ist. Manchmal genügt auch die Messung in der Schenkelbeuge.

Nach gutem Herunterschlagen der Quecksilbersäule mißt man mindestens 5 Minuten lang. Bei dem Verdacht auf eine Blinddarmentzündung wird zuerst in der Achselhöhle gemessen, unter sorgfältiger Beobachtung des richtigen Festhaltens des Thermometers, anschließend mißt man im „Schatten". Der Unterschied zwischen der Außenmessung und der Innenmessung beträgt normalerweise 0,5 Grad, also 5 Teilstriche. Ergibt sich bei der Innenmessung eine Erhöhung um mehr als 5 Teilstriche, so liegt der Verdacht einer Entzündung im Unterleib vor. Man ruft dann, notfalls auch nachts, den Arzt an und teilt ihm die beiden gemessenen Werte mit.

Wie wird Fieber gemessen? 415

Unmittelbar nach einer Mahlzeit ist die Temperatur durch die angeregte Verdauung meist höher als normal. Es hat also keinen Zweck innerhalb von zwei Stunden nach dem Essen zu messen. Auch morgens nach dem Aufstehen steigt die Temperatur etwas an. Am Spätnachmittag liegt sie ebenfalls etwas höher. Die besten Zeiten zum Fiebermessen sind also morgens vor dem Aufstehen und nachmittags zwischen 15.30 und 16.30 Uhr.

Stellt man nun dabei einen Unterschied zur Normaltemperatur fest, der größer ist als 0,5°, so liegt meist eine Störung vor.

Säuglinge und Kleinkinder haben nicht selten hohe Körpertemperaturen. Bei ihnen kann eine Temperatur von 37° bis 37,5° noch durchaus normal sein. Es empfiehlt sich also auch bei einem gesunden Kind, ab und an die Temperatur zu messen, um *seine* Normaltemperatur zu ermitteln.

Es soll hier noch einmal betont werden, daß Fieber an sich keine Krankheit ist, sondern ein Symptom und daß die Steigerung der Körpertemperatur lediglich anzeigt, mit welcher Stärke sich der Mensch gegen eine Krankheit wehrt, ja es ist der Ausdruck für die Kraft, mit der das in unserer Wärme lebende Ich die Krankheit zu überwinden versucht. Ein willensstarker Mensch reagiert oft besonders heftig mit Fieber. Trotzdem gehört ein fiebernder Mensch ins Bett (siehe *Heilung durch Bettruhe*), und zwar mindestens zwei Tage länger als das Fieber gedauert hat.

Die Angst vor dem Fieber muß überwunden werden. Eltern sollten niemals vom Arzt ein fiebersenkendes Mittel verlangen. Zu vielen Krankheiten gehört Fieber hinzu. Ist es nicht vorhanden oder gewaltsam gesenkt worden, wird die Situation kritisch. Solange Krankheitszustand und Fieberstärke übereinstimmen, ist kein Grund zur Besorgnis. Ich habe zweimal Kinder mit einem Fieber von 42,3 Grad – mit 3 Thermometern kontrolliert – erlebt, die wenige Tage darauf wieder voll gesund waren (siehe *Von der Heilkraft des Fiebers*).

Kind und Krankenhaus

Ist eine vorübergehende Unterbringung im Krankenhaus unvermeidlich, so bedarf dies sorgfältiger Überlegung. Das Kind ist liebevoll darauf vorzubereiten. Dies soll in großer äußerer Ruhe geschehen. Keinesfalls dürfen die Eltern etwas von ihrer eigenen Sorge oder Unruhe spüren lassen. Man nimmt am besten einige geliebte Dinge mit: ein Kopfkissen, ein besonderes Hemdchen, den Waschlappen, vielleicht ein „Streicheltuch", was es zum Einschlafen benutzt oder ein anderes Spielzeug. Wenn irgend möglich, sucht man eine Klinik aus, in der die Mutter ständig bei ihrem Kind bleiben kann. Gerade kleine Kinder verkraften die Trennung von der Mutter nur sehr schwer. Häufig bleiben jahrelange massive Trennungsängste zurück, die ein zuvor heiteres und ausgeglichenes Kind völlig verändern können. Glücklicherweise weiß man heute um diese psychischen Probleme und schätzt den therapeutischen Wert der Mutterliebe so hoch ein, daß sich viele Krankenhäuser dem berechtigten Wunsch von Mutter und Kind nicht mehr verschließen.

Größere Kinder kann man nach einer gewissen Eingewöhnungsphase eher allein lassen, sie sind schon anpassungsfähiger und kommen mit der neuen Situation besser zurecht, vor allem, wenn sie entsprechende „Leidens- und Spielgefährten" um sich haben.

Die Eltern haben übrigens ein Recht auf freie Arzt- und Krankenhauswahl. Bei der Suche nach einer möglichst kinderfreundlichen Klinik sind in Deutschland über 80 Gruppen des Aktionskomitees „Kind im Krankenhaus e.V." behilflich. Diese Gruppen sind private Elterninitiativen und engagieren sich für den besonders zu berücksichtigenden Zustand des kranken Kindes. Gegen einen Unkostenbeitrag von 2,– DM in Briefmarken können „kindbewußte" Eltern bei der nachfolgend genannten Zentrale eine Liste mit über 400 empfehlenswerten Krankenhäusern und das Verzeichnis der einzelnen Gruppen anfordern: Aktionskomitee Kind im Krankenhaus e.V., Vogelsbergstr. 4, 6370 Oberursel 1 (Tel.: 06171/3606).

XVII. Akute Erkrankungen

Geburtsschädigungen

Bei den öfter auftretenden Anschwellungen am Kopf, deren Ursache der während der Geburt auf den kindlichen Schädel ausgeübte Druck ist, kann es sich um verschiedenartige Erscheinungen handeln. Meist sind sie völlig harmlos und hinterlassen keinerlei Störungen. Jede erfahrene Hebamme weiß darüber Bescheid und wird es nicht unterlassen, den Arzt zu Rate zu ziehen, wenn es nötig ist. Hier kann darüber weiter nichts gesagt werden, weil es eine ganze Reihe solcher Anschwellungen gibt, die man nicht alle beschreiben kann. Ihre Erkennung und richtige Behandlung muß dem Arzt überlassen werden.

Der Kopf des Neugeborenen hat während der Geburt so viel Druck auszuhalten, daß er manchmal eine geradezu abenteuerliche Form annimmt, und zwar nicht durch die schon erwähnten Geburtsgeschwülste und Schwellungen, die ja im wesentlichen die Kopfhaut betreffen, sondern durch Veränderungen am knöchernen Schädel. Entweder ist er stark seitlich eingedrückt oder nach hinten enorm langgezogen. Alle solche Veränderungen, die eine junge Mutter sehr erschrecken können, wenn sie ihr Kind zum ersten Male zu sehen bekommt, bilden sich in wenigen Tagen zurück. Die einzelnen Knochen des Schädels sind ja zum Glück noch nicht fest miteinander verwachsen und geben daher jedem Druck nach. In kurzer Zeit hat der Kopf jedoch wieder seine natürliche Form erreicht, und nur in ganz seltenen Fällen kommt eine ernstere Schädigung vor.

Wenn sich allerdings ein Kind beim Anlegen in den ersten Wochen auffallend ungeschickt anstellt und nicht das richtige Anfassen der Brust in wenigen Tagen lernt, wenn es viel weint oder wenn es sich auffallend ruhig verhält, dann sollte man diese Beobachtungen einem erfahrenen Kinderarzt mitteilen. Es könnte sich dabei um eine Blutung im Gehirn handeln, die häufiger vorkommt, meist aber keinerlei Schäden hinterläßt. Sie äußert sich

418 *Akute Erkrankungen*

in schweren Fällen durch Bewußtlosigkeit, Krämpfe oder durch auffällige Trinkunlust.

Ebenso notwendig ist die Befragung eines Arztes, wenn das Kind bereits am ersten Tag beginnt, auf der Haut gelb zu werden. Die „normale" Gelbsucht der Neugeborenen tritt erst am zweiten oder dritten Lebenstag ein und verschwindet meist nach zwei bis drei Wochen wieder. Bei Frühgeburten liegt der Termin des Rückgangs der Hautverfärbung später, ebenso bei angeborener „Geistesschwäche".

Zu den Geburtsschädigungen, die meist keiner Behandlung bedürfen, gehört der nicht seltene Schlüsselbeinbruch. Er kommt manchmal bei schweren Geburten vor und heilt am besten von selbst. Natürlich ist ärztliche Beurteilung notwendig.

In anderer Weise kann es während der Geburt zu einer Verletzung des rechten oder linken Kopfnickmuskels kommen. Das Kind hält dann den Kopf nach der verletzten Seite gedreht, um so die Schmerzen zu verringern. Meist heilt auch dieser Schaden von selbst. Manchmal bleibt aber ein Schiefhals zurück, den man durch Massage und Einreibungen mit der erwähnten aufsaugenden Bingelkrautsalbe heilen kann. Nur wenige Fälle bedürfen zur Heilung eines kleinen operativen Eingriffs.

Durch eine Zangengeburt kann es zur Schädigung der Gesichtsnerven einer Seite kommen. Dann steht beim Weinen der Mund schief oder das eine Augenlid kann nicht vollständig geschlossen werden, auch eine Armnervenlähmung kommt vor. All dieses heilt aber fast immer gut aus.

Besondere Vorkommnisse im ersten Lebensalter

Einige besondere Vorkommnisse der ersten Lebenszeit machen den jungen Müttern oft Sorge. Da ist z.B. die Brustdrüsenanschwellung, die bei vielen Kindern, auch bei Knaben, vorkommt. Am dritten oder vierten Lebenstag zeigt sich dabei eine Schwellung einer oder auch beider Brustdrüsen des Kindes, aus der sich bei leichtem Druck die sogenannte Hexenmilch entleert, die in ihrer

Besondere Vorkommnisse im ersten Lebensalter 419

Beschaffenheit mit der „Vormilch" der Mutter verwandt ist. Läßt man die Brust des Kindes ganz in Ruhe und schützt sie durch einen Watteverband vor Stoß und Druck, so gehen solche Anschwellungen meist nach zehn bis vierzehn Tagen von selbst zurück. Wird aber an der Brust gedrückt oder versucht man sogar, die in ihr enthaltene Flüssigkeit zu entleeren, dann bildet sich immer mehr Hexenmilch und es kommt sehr leicht zu einer eitrigen Brustdrüsenentzündung. Also Hände weg von der Brustdrüse des Kindes!

Einen anderen Anlaß zu mütterlicher Beunruhigung bildet die nicht ganz selten vorkommende Blutabsonderung aus der Nabelwunde nach Abfall des Nabelschnurrestes. Auch hier handelt es sich um ein harmloses Ereignis, wenn der Nabel sauber behandelt worden ist. Auf die Sauberhaltung des Nabels bis zur restlosen Verheilung der Nabelwunde kann nicht genug geachtet werden. Die Blutabsonderungen sind leicht zu stillen – etwa durch einen Arnikaverband* –, und nur selten braucht der Arzt deswegen aufgesucht zu werden. Zeigen sich aber entzündliche Erscheinungen am Nabel mit Schwellung und Rötung, üblem Geruch oder gar mit Belag, ähnlich wie bei Mandelentzündung, so ist sofort der Arzt zu Rate zu ziehen. Der Nabel ist also, wie ersichtlich, zunächst eine schwache Stelle des Kindes. Auch bei normaler Verheilung kann beim Schreien des Kindes und beim Pressen während der Stuhlentleerung durch den Innendruck des Bauches ein Nabelbruch entstehen, wenn eine Anlage dafür vorhanden ist (weitere Einzelheiten siehe in dem Kapitel *Brüche*).

In der Nabelwunde kann sich durch Wucherung von „wildem Fleisch" eine Geschwulst bilden, die manchmal die Größe eines Kirschkerns oder sogar einer Haselnuß erreicht. Ist also am Nabel etwas nicht in Ordnung, sei es, daß er sich vorwölbt wie beim Nabelbruch oder beim Hautnabel, sei es, daß er in der Tiefe feucht bleibt und schlechten Geruch annimmt, sei es schließlich, daß sogar von unten her eine kleine Geschwulst herauswächst oder aber Rötung und Entzündung an seinem Rand entstehen, so muß jede

---

* 10 Tropfen Arnica 20% (Weleda) auf eine halbe Tasse Wasser.

420 *Akute Erkrankungen*

derartige Beobachtung die Mutter veranlassen, den Arzt um Rat zu fragen. Alle diese Erkrankungen, die am Nabel auftreten können, sind bei rechtzeitigem Eingreifen des Arztes leicht zu beseitigen.

In der Haut des Neugeborenen sieht die Mutter häufig blaßrote Stellen verschiedener Größe, und zwar meist ganz symmetrisch an beiden Kopfhälften. Besonders auf der Stirn, den Augenlidern, an der Nase, am Hinterkopf und auch im Nacken kommen sie bei fast allen Kindern vor. Es handelt sich dabei um sogenannte blasse Feuermale, Erweiterungen der Blutgefäße der Haut, die ohne Bedeutung sind und meist bis zum fünfzehnten Lebensmonat wieder verschwinden. Nur im Nacken bleiben sie häufig länger sichtbar. Sie sind ganz ungefährlich und bedürfen keiner Behandlung.

Ernstere Bedeutung können andere Blutgefäßerweiterungen, nämlich die sogenannten Blutschwämmchen, erlangen. An diesen sind größere Gefäßknäuel der Haut beteiligt, so daß sie oft wie kleine dunkelrote Schwämme fühlbar sind und sogar über die Haut herausragen. Auf Fingerdruck entleeren sie sich. Diese Blutschwämmchen sind nicht – wie die Feuermale – gleich bei der Geburt vorhanden, sondern entstehen in den ersten Lebensmonaten aus stecknadelkopfgroßen Anfängen, die sich manchmal in wenigen Wochen erheblich vergrößern. Solche rasch wachsenden Geschwülste können gefährlich sein und müssen deshalb beobachtet werden. Sorgfältige, an vielen Kindern durchgeführte Beobachtungen haben zu der Erkenntnis geführt, daß das anfangs schnelle Wachstum dieser Blutschwämmchen etwa im zehnten Lebensmonat aufhört, in wenigen Fällen erst im zweiten Lebensjahr. Dann aber bilden sie sich mit ganz wenigen Ausnahmen von selbst zurück und sind bis zum sechsten Jahr unter Zurücklassung unauffälliger Hautverfärbungen verschwunden. Diese Gesetzmäßigkeit gilt auch für in die Breite ausgedehnte und dicke Blutschwämmchen. Die Eltern sollen also ihren Arzt nicht zur Behandlung drängen, auch wenn die Blutschwämmchen im Gesicht oder an „prekären" Stellen sitzen wie z. B. an den Geschlechtsorganen, denn keine Methode (Ausschneiden, Kohlensäureschnee, Radiumbestrahlung) führt zu

Besondere Vorkommnisse im ersten Lebensalter   421

so guten kosmetischen Ergebnissen wie die Selbstheilung; im Gegenteil, alle diese genannten Methoden hinterlassen mehr oder minder sichtbar bleibende Narben. Der Mut, abzuwarten und nichts zu tun, lohnt sich also.

Flecken, sogenannte Muttermale, auf der Haut mancher Kinder haben die Phantasie abergläubischer Menschen viel beschäftigt; sie kommen meist als braune Pigmentflecken vor, können aber auch schwarz und dicht behaart sein. Sie sollen durch „Versehen" der Mutter während der Schwangerschaft entstehen können, also durch ein schreckhaftes Erlebnis oder dergleichen. Es kann sein, daß wir heutigen Menschen nicht mehr so stark durch schreckhafte Gesichtseindrücke zu beeinflussen sind wie unsere Vorfahren. Wie hätten sonst die Kinder aussehen müssen, deren Mütter in der Tragzeit die Schrecken der Bombennächte durchgemacht haben, wenn Schreckerlebnisse sich als Muttermal auswirkten! Unsere Zeitgenossen sind oft bis zu einer erschütternden Stumpfheit der Sinnesorgane und der seelischen Empfindlichkeit abgehärtet. Hinsichtlich der Entstehung von Muttermalen hat sich dieser Umstand vielleicht positiv ausgewirkt. Jedenfalls habe ich noch keinen Fall erlebt, in dem man Muttermalbildung und erlebte Schrecken in ursächlichen Zusammenhang zu bringen berechtigt gewesen wäre.

Auch der bei neugeborenen Knaben öfter vorkommende „Wasserbruch", der sich durch eine pralle Geschwulst im Hodensack zu erkennen gibt, sollte nicht punktiert oder operiert werden, da er meist – spätestens im zweiten Lebensjahr – „von selbst" ausheilt.

Neben dem Leistenbruch gehören Hodenanomalien zu den häufigsten Fehlbildungen. Die Hoden senken sich nämlich erst langsam vor der Geburt aus dem Hodengang in das äußere Säckchen und manche Kinder werden mit leerem Säckchen geboren. In den meisten Fällen wird dieser Senkungsvorgang bald nachgeholt, fast immer noch in den ersten Lebensjahren. Man sollte dennoch möglichst frühzeitig mit dem Arzt besprechen, ob eine Behandlung nötig ist. Viele Eltern unterlassen dies aus Scheu oder Angst vor einem schmerzhaften Eingriff. Man muß aber wissen, daß bei

Nichtbehandlung bleibende Schäden, ja sogar Unfruchtbarkeit entstehen können.

Nicht ganz selten findet der Arzt bei der ersten Untersuchung kleiner Knaben eine Verengung der Vorhaut am Geschlechtsteil. Diese läßt sich dann nicht über den Vorderteil des Gliedes zurückschieben und es kann eine Erschwerung des Wasserlassens eintreten. Die Phimose, wie man eine derartige Verengung nennt, läßt sich in den ersten Wochen meist vom Arzt durch geschickte, mehrmalige Weitung beseitigen. Nur selten bedarf sie der Operation. Manche Eltern wollen damit gleichzeitig die „Beschneidung" erreichen. Diese Maßnahme ist aber umstritten, es sei denn, sie hat religiöse Gründe. Eine endgültige Erweiterung der Vorhaut erfolgt von selbst in der Pubertät.

Bei Mädchen kommt es manchmal zu kleistrigen Absonderungen oder auch zu Blutungen aus der Scheide. Diese sind in der Regel, ähnlich wie die Brustdrüsenschwellung, noch durch die uterinen Einwirkungen mütterlicher Hormone bedingt und durchaus harmlos. Nach wenigen Tagen hören diese Ausscheidungen von selbst auf.

Gar nicht so selten ist die angeborene Hüftgelenkluxation. Sie läßt sich bereits einige Wochen nach der Geburt an der asymmetrischen Faltenbildung der Oberschenkel erkennen. Häufig ist auch die seitliche Beweglichkeit der Beine eingeschränkt. Wenn sie früh, d.h. vor dem Ende des ersten Lebensjahres erkannt wird, ist sie leicht auszuheilen (Spreizlagerung in einem Spreizhöschen). Wird sie aber übersehen, sind später langwierige Gipsverbandbehandlungen oder Operationen notwendig. Daher sollte die Mutter während des ganzen ersten Lebensjahres darauf achten und bei dem geringsten Verdacht eine genaue Untersuchung veranlassen.

Brüche

Die hier gemeinten Brüche beziehen sich nicht auf gebrochene Knochen, sondern auf krankhafte Veränderungen in der Bauchdecke. Diese wird von Muskeln, Sehnen und Bindegewebe gebil-

Brüche

det, an denen sich manchmal weiche, nachgiebige Stellen finden, die leicht bis unter die Haut durchbrechen. Der bekannteste und häufigste unter den Brüchen ist der Nabelbruch, bei dem sich die Stelle, an der bei der Geburt die Nabelschnur angesetzt war, nicht völlig schließt. Man erkennt dann dort eine runde, meist pralle Vorwölbung der Haut, die man mit dem Finger leicht in den Bauch zurückdrücken kann. Da beim Schreien des Kindes oder beim Stuhlgangpressen ein starker Druck im Leib entsteht, droht die Öffnung des Nabelrings, wie man diese Stelle nennt, immer weiter zu werden, so daß der Bruchsack sich walnußgroß oder noch weit größer vorstülpt. Oberhalb und unterhalb des Nabels kommen – dem Nabelbruch ähnliche – „Bauchwandbrüche" vor, das heißt, die Bauchwand, die beim Embryo von beiden Seiten her zuwachsen sollte, ist in der Mitte des Bauches an einer Stelle nicht fest genug geschlossen, und es entstehen hier schlitzförmige Öffnungen, in die sich gelegentlich Teile der Baucheingeweide einklemmen, was recht schmerzhaft ist. Die Behandlung besteht zunächst im Pflasterklebeverband, ähnlich wie beim Nabelbruch. Manchmal ist ein kleiner operativer Eingriff, der die Kinder mit Sicherheit von ihren schmerzhaften Anfällen befreit, nicht zu vermeiden.

Harmloser ist der sogenannte Hautnabel, bei dem sich nur die äußere Haut vorwölbt, während die übrigen Teile der Bauchdecke geschlossen sind. Man kann dann mit leichtem Druck die im Bruchsack befindliche Luft in den Bauch hineindrücken, und der luftgefüllte Hautsack verschwindet.

In beiden Fällen klebt der Arzt möglichst frühzeitig die Bruchöffnung mit Heftpflaster zu, wobei der Nabel in einer Falte versenkt wird. Dann kann sich der Nabelring durch Schrumpfung schließen. Beginnt sich das Pflaster zu lösen, so bedarf es einer Erneuerung. Bewährt hat sich das von mir schon erwähnte Nabelpflaster, das bei sorgfältiger Behandlung bis zu vier Wochen hält. Es muß beim Baden gründlich durch Abtupfen mit dem Handtuch getrocknet werden. Eine eventuelle Hautreizung durch das Pflaster ist mit Puder zu pflegen und macht gelegentlich eine Unterbre-

Akute Erkrankungen

chung der Verklebung erforderlich. Ansonsten muß die Pflasterbehandlung ungefähr drei bis vier Monate durchgeführt werden. Nach dem achten oder neunten Lebensmonat führt sie kaum mehr zum Erfolg. In einem solchen Falle muß der Nabel zu späterer Zeit operativ geschlossen werden.

Während Nabelbrüche eigentlich niemals gefährlich sind, auch wenn ihre sorgfältige Heilung besonders bei Mädchen im Hinblick auf spätere Schwangerschaften angestrebt werden sollte, kann sich ein Leistenbruch besonders bei Knaben einmal einklemmen, das heißt, der Darm drückt sich in den Bruchkanal bis in das Hodensäckchen hinein, und das kann dann manchmal zu einem Darmverschluß führen. Wenn also ein Kind vor Schmerzen weint und sich durch nichts beruhigen läßt, muß die Mutter an die Möglichkeit einer solchen Einklemmung denken. Sie sieht dann rechts oder links in der Leistengegend eine harte Vorwölbung, die bei Druck äußerst schmerzhaft ist. In diesem Fall legt die Mutter das Kind in ein gut warmes Bad oder macht auf die Schwellung feuchtwarme Aufschläge. Das Kind kann ruhig auf den Bauch gelegt werden, was meist wohltuend ist; geht die Schwellung nicht bald zurück, muß der Arzt gerufen werden, und zwar auch mitten in der Nacht. Jedenfalls darf diese Einklemmung nicht länger als etwa sechs Stunden bleiben. Dem Arzt gelingt meist die Zurückdrängung des Bruchsacks in den Leib, was zur sofortigen Beseitigung der Schmerzen und der Gefahr führt. Gelingt dies nicht, muß baldige Operation erfolgen. Oft genug rutscht allerdings der Bruchsack durch das Rütteln im Auto auf der Fahrt in das Krankenhaus von selbst zurück. Die Operation kann bei akuter Einklemmung schon bei Säuglingen in den ersten Lebensmonaten erfolgen; besser ist es aber, man wartet, bis das Kind über ein Jahr alt ist, und behilft sich bis dahin mit einem Bruchband aus Gummi, da sich durch geeignete Druckbandagen die Bruchpforten von selbst noch schließen können. Auch rasche Gewichtszunahme kann hier helfen; also sollte die Nahrung geändert werden.

Bei kleinen Mädchen kommt der Leistenbruch viel weniger oft vor als bei Jungen.

Rachitis

Das Krankheitsbild

Jedes Neugeborene, selbst ein mit Muttermilch ernährtes Kind, steht in Gefahr, an Rachitis zu erkranken. Es gibt besonders gefährdete Säuglinge, beispielsweise sehr blut- und kalkarmer Mütter; auch spielt die Jahreszeit der Geburt eine Rolle. Im Winter Geborene sind mehr gefährdet, ebenso ist es bei Frühgeburten oder schwächlichen Kindern. Aber es gibt auch Familien mit einer besonderen Anlage zur Rachitis; außerdem erkranken überfütterte, mit zu viel Zucker und mit pulverisierten Milchsorten ernährte, Säuglinge besonders häufig. Kinder, die in der dunstreichen mittleren Klimazone, in Industrie- und Großstädten oder in sonnen- und lichtarmen Bergtälern aufwachsen, sind für diese Krankheit ebenfalls sehr anfällig.

Das ist mit ein Grund, daß trotz unserer vermehrten Kenntnisse, Hygienemaßnahmen etc. in den letzten Jahren eine bisher nur ungenügend erklärte Krankheitszunahme bemerkbar ist. Die Ärzte sehen nicht nur mehr, sondern auch schwerere Rachitisfälle, manchmal begleitet von der typischen Krampfneigung, also latenter oder manifester Tetanie. Meiner Überzeugung nach spielt dabei auch die immer mehr zum Unfug ausartende Ernährung unserer Säuglinge mit sterilen Milchpulvern, entwerteten Kindermehlen, Konservengemüse und die Überfütterung eine entscheidende Rolle.

Das Krankheitsbild der Rachitis oder – wie man früher sagte – der englischen Krankheit beruht auf einer allgemeinen Stoffwechselstörung, der eine ungenügende Verarbeitung des Sonnenlichtes zugrundeliegt, wodurch die in der Haut befindliche Vorstufe des Vitamins D nicht in das eigentliche Vitamin D umgewandelt wird.

426   *Akute Erkrankungen*

Die Folge davon ist eine nicht genügende Aufnahme und Einlagerung der in der Nahrung befindlichen Mineralsalze, besonders des Kalks. Die Knochen und das Bindegewebe des kindlichen Körpers bleiben dann weich und wäßrig, das Skelett erlangt nicht seine nötige Festigkeit und Formung; es treten Knochenverbiegungen und an bestimmten Stellen Verdickungen auf, so beispielsweise an den zum Brustbein weisenden Rippenteilen der „Rosenkranz"; am Hinterkopf können Knochenweichheit und Abplattung (Craniotabes) entstehen. Durch ungenügende Ausbildung des Herzens, des Lungengewebes und anderer Organe treten Funktionsschwächen auf. Es besteht eine allgemeine Abwehrschwäche, durch Kalziummangel bedingt, eine Neigung zu Katarrhen, Durchfällen usw. In unmittelbarem Zusammenhang mit dieser unvollständigen Mineralisierung des Körpers zeigt sich auch eine geistig-seelische Entwicklungshemmung: das Greifen, Aufrichten, Sitzen, Stehen, Sprechen und das Denken werden nicht zu den normalen Zeiten erreicht. Man kann daher das ganze Krankheitsbild als eine Verzögerung der Inkarnation der gestaltbildenden Kräfte des Geistes und der Seele charakterisieren, anders ausgedrückt: als ein Beibehalten embryonaler Formen und Eigenschaften.

Die wichtigsten und häufigsten Anzeichen einer beginnenden bzw. bestehenden Rachitis aber sind stärkeres Schwitzen am Hinterkopf, an Hand- und Fußflächen und das Auftreten von Krämpfen, die sogenannte Rachitis-Tetanie: Pfötchenstellung der Hände und Füße, Zuspitzen der Lippen. Meist gehen Unruhe und Schreckhaftigkeit voraus.

Heute kennt man die Entstehung und die Wirkungsweise des Vitamins D im Körper genauer: Mit Hilfe von Licht und Sonne werden in der menschlichen Haut täglich bis zu 300 „Einheiten" Vitamin D gebildet (das sind einige Hundertstel Milligramm). Durch die Blutzirkulation gelangt dieses in Leber und Nieren, wo eine weitere Umwandlung zu wirksamem Vitamin stattfindet. Geheimnisvollerweise vollzieht die Niere diese letzte Aktivierung im allgemeinen nur, wenn im Blut Kalziummangel besteht! Man konnte nun nachweisen, daß dieses von der Niere erzeugte „End-

Rachitis 427

produkt" des Vitamins D, wenn es in der Darmwand anwesend ist,
die Kalziumaufnahme aus der Nahrung anregt. Zwischen der
Nierentätigkeit und der Kalziumaufnahme besteht also ein feinsin-
niges Gleichgewicht. Licht, Leber- und Nierentätigkeit schaffen so
den Vitamin-D-Wirkstoff, der für eine gesunde Knochenbildung
die Voraussetzung ist.

Mitte der zwanziger Jahre unseres Jahrhunderts erfand Professor
Windaus das künstliche Vitamin D, und dadurch wurde ein grund-
legender Wandel in der Rachitissituation geschaffen: mit ihm
bekamen die Ärzte ein Mittel in die Hand, durch das die gestörte
Einlagerung von Mineralsalzen entscheidend gefördert werden
kann. Später rief Professor Bessau die sogenannte Vigantolaktion
ins Leben, und nun wurde vom Staat aus in den Mütterberatungsstellen unentgeltlich Vitamin D in Form von sogenannten Vigantolstößen an die Säuglinge ausgegeben, und zwar in Tabletten oder
Tropfkapseln zu damals 5 Milligramm gleich 200000 Einheiten!
Meist erhielten und erhalten die Säuglinge bis heute noch Vigantolstöße, die nach jetzigen Erkenntnissen viel zu hoch dosiert sind,
und zwar dreimal im Lauf des ersten Lebensjahres, zum ersten Mal
oft schon in der Gebärklinik. Auf diese bequeme Weise wird der
Kalk in die kindlichen Knochen und Gewebe geradezu hineinge-
preßt, und die Wirkung ist oft erstaunlich: es tritt eine rasche
Verhärtung der Knochen und des Bindegewebes ein. Die Lösung
des Rachitisproblems schien gesichert zu sein; leider war das ein
Irrtum.

Es war daher nur zu begreiflich, daß viele Ärzte von der Wirkung
dieses Mittels begeistert waren und alsbald diese Rachitisvorbeugung und -behandlung zu einem Dogma erklärten. Jeder, der daran
zu rütteln wagte, zog sich den Haß der Dogmatiker zu.

Das habe ich in den vierzig Jahren, in denen ich einen kompro-
mißlosen Kampf gegen die Vitamin-D-Stöße führe, am eigenen
Leibe oft genug zu spüren bekommen. Damit man meine Beweg-
gründe versteht, will ich hier nochmals ausführliche Auskunft
geben und auf die selbstverständlichen Fragen von Kollegen und
Eltern so umfassend antworten, wie ich das schon mehrmals getan

428 *Akute Erkrankungen*

habe, zuletzt in meinem im September 1964 erschienenen Lebensbericht „Blick durchs Prisma", Vittorio Klostermann Verlag (Frankfurt a. M.). Ich war nämlich durch mein persönliches Schicksal in ärztlicher Tätigkeit auch mit massiven Schädigungen durch Vigantolbehandlungen in Berührung gekommen.

Heute ist es viel selbstverständlicher, daß alle Medikamente auch schädigen können, als damals zu Beginn der Ära der künstlichen bzw. synthetischen Medikamente. Man findet inzwischen in der Fachliteratur viele solcher und ähnlicher Fälle beschrieben und das Wissen um Unverträglichkeiten und Organschädigungen bzw. -verhärtungen ist umfassender.

Meine ablehnende Einstellung gegenüber der Anwendung von Vigantolstößen basiert auf folgendem Erlebnis: 1923/24 wurde mir als jungem Assistenzarzt die Sektion eines zehnmonatigen Säuglings übertragen, der aus zunächst völlig ungeklärter Ursache gestorben war. Damals arbeitete ich am Pathologischen Institut in Barmen unter Professor Dr. Julius Waetjen. Bei der histologischen Untersuchung der Organe des Kindes ergab sich eine Arterienverkalkung der Lungenarterien, die so stark war, daß das Kind daran langsam ersticken mußte. Dies war ein geradezu sensationeller Befund: der erste bekanntgewordene Fall, daß ein Säugling an Adernverkalkung, also an einer Alterserkrankung gestorben war. Zu jener Zeit war man noch der Ansicht, daß Arterienverkalkung frühestens im Alter von fünfzig Jahren aufträte (s. W. zur Linden, Isolierte Pulmonalsklerose im jüngsten Kindesalter. Virchows Archiv 1925).

Die monatelange Beschäftigung mit diesem tragischen Todesfall hat mein medizinisches Denken in ganz bestimmter Weise beeinflußt. Sie führte mich zu folgender Erkenntnis: das Leben des Menschen fließt dahin wie ein Strom, dessen Lauf an bestimmte Gesetzmäßigkeiten und Zeiten gebunden ist, während derer die einzelnen Entwicklungsstadien, die der Mensch erreicht, zur Entfaltung kommen. Als Kind durchläuft man die früheste Jugend, lernt Greifen, Sichaufrichten, Sitzen, Sprechen, Denken usw., dann werden die Stadien der mittleren Lebenszeit durchlaufen, und

Rachitis 429

schließlich mündet der Lebensstrom in das Alter mit seinen charakteristischen Begleiterscheinungen ein. Nun hatte ich aber gesehen, daß eine Adernverkalkung, gewöhnlich eine Erkrankung des alternden Menschen, schon in der Säuglingszeit aufgetreten war und das Leben dieses Kindes beendet hatte. Ich erkannte, daß sich die Ablaufgeschwindigkeit des Lebens unter besonderen Umständen und Einwirkungen verändern kann und nicht einer starren Gesetzmäßigkeit unterworfen ist.

So wurden z. B. im Koreakrieg bei erst neunzehnjährigen gefallenen Amerikanern in größerem Umfange Verkalkungen, besonders der Kranzarterien des Herzens, gefunden, und 1953 beschrieb die Pathologin Frau Professor Schmidtmann Gefäßverkalkungen, die sie mehr zufällig bei 240 kleinen Kindern beobachtet hatte, darunter auch bei einem im Alter von sechs Monaten plötzlich an Herztod gestorbenen Säugling. Die Sektion ergab „Herzschlagaderverkalkung mit Narben der Herzmuskulatur und einer frischen ausgedehnten Durchblutungsstörung". Alle diese Menschen hatten die üblichen Vigantolstöße erhalten; die Befunde deckten sich mit denjenigen der Versuchstiere, denen Wissenschaftler in Versuchen gleichfalls Vigantol verabreicht hatten, jedoch nicht einmal in den riesigen Überdosierungen der Vigantolstöße, sondern wörtlich: „nur kleinste Mengen des Vitamin D"! (s. M. Schmidtmann, 25 Jahre Vitamin-D-Behandlung. Deutsche med. Wochenschrift Nr. 38/1953, Seite 425 u. 420).

Es handelt sich also bei diesen Vigantolschäden um nun schon allgemein bekannte und von niemand mehr bestrittene Tatbestände einer „Kalkvergiftung".

Bei solchem Wissen müßte ich mich als pflichtvergessen bezeichnen, wenn ich nicht mit allen mir zur Verfügung stehenden Mitteln gegen die Vigantolstoßbehandlung aufgetreten wäre oder jetzt aus Bequemlichkeit oder Feigheit den Mund hielte. Es gibt einfach keine zwingende Notwendigkeit zur Anwendung solch extrem hoher Mengen von Vitamin D, wie sie in den Vigantolstößen gegeben werden! Das Durchschnittskind braucht täglich nicht mehr als dreihundertfünfzig bis vierhundert Einheiten und in

Akute Erkrankungen

besonders gelagerten Krankheitsfällen bis zu tausend Einheiten. Von den sechshunderttausend Einheiten eines Vigantolstoßes weiß man noch nicht einmal, wo sie im Organismus überhaupt bleiben!

Die Zahl der durch Vigantol verursachten Todesfälle wird mit eins zu zehntausend angegeben, doch wird diese Schätzung als viel zu gering angesehen, da sie nur die in den Universitätskinderkliniken beobachteten Fälle erfaßt. Durch Umfrage hat sich nämlich ergeben, daß die meisten Ärzte, darunter auch viele Kinderärzte und vor allem auch die Geburtshelfer gar keine Kenntnis von den oft verborgenen Schädigungen und Gefahren der Vigantolverabreichung haben. Noch weniger bringen sie die Symptome der schweren Vitamin-D-Vergiftung mit dieser Behandlung in Verbindung als da sind:

hartnäckige Appetitlosigkeit und schlechtes Gedeihen
Erbrechen
Kopfschmerzen
Verstopfung
Knochenverhärtung
Nierenversagen.

Auch weiß niemand, daß der Höhepunkt der Schädigung nicht unmittelbar nach der Verabreichung des Mittels zu erwarten ist, sondern meist erst zwischen dem 30. und 60. Tag nach der Verabfolgung des Stoßes, zu einer Zeit also, wo man kaum noch an den Vigantolstoß denkt!

So erklärt es sich, daß die Diagnose Vitamin-D-Vergiftung eigentlich nur in den Universitätskinderkliniken gestellt wird, und alle übrigen Todesfälle der Statistik entgehen. Lebt das Kind noch, wenn die Vitamin-D-Vergiftung erkannt ist, so ist diese jedoch meist so fortgeschritten, daß sie nicht mehr mit Erfolg behandelt werden kann.

Eine besondere Gefahr ist, daß viele Mütter in dem Glauben, Vigantol sei etwas Gutes, ihren Kindern noch zusätzliche Vitamin-D-Mengen verabreichen. So sah ich vor Jahren in Hamburg einen zwölfjährigen Jungen, der wie ein alter Mann aussah und durch

Rachitis

Verkalkung der Augenlinsen fast erblindet war. Er hatte neun Vigantolstöße erhalten und ist daran gestorben.

Solche extremen Fälle sollten aber nicht zu der Auffassung verleiten, daß die „normalen" Vigantolbehandlungen ungefährlich seien. Sicherlich werden dadurch nicht sehr häufig Kinder getötet, aber es geht aus vielen wissenschaftlichen Arbeiten hervor, daß auch bei sogenannter normaler Dosierung des Mittels schwere Organschäden hervorgerufen werden. Verkalkungen an den Herz-, Nieren- und Gehirngefäßen sind neben anderen Schäden wissenschaftlich erwiesen. Sofern darauf geachtet wird, werden diese Verkalkungen bei Sektionen von Säuglingen und Kleinkindern immer wieder gefunden. Wie viele andere und spätere Erkrankungen mögen ihre tiefere Ursache in diesen Gefäßschäden haben?!

Inzwischen ist man wegen der erkannten Gefahren auch in anderen Ländern von den Vitamin-D-Stößen abgegangen. Man verabreicht jetzt *routinemäßig* bei allen Säuglingen bis über den zweiten Winter hinaus täglich 500–1000 Einheiten (in Tablettenform). Dabei wird meist nicht mitberücksichtigt, daß viele Kindernahrungs- und Kindermilchprodukte künstlich zugesetztes Vitamin D_3, enthalten.

Es sind zwar durchaus genügend ungefährliche Methoden zur Bekämpfung der Rachitis vorhanden. Doch statt erst einmal die Ernährungsweise unserer Säuglinge zu korrigieren, d. h. die sterile, in meist ungenießbarem Leitungswasser aufgelöste Pulvermilch und die vitaminarmen Fertiggemüse durch gesunde Kost zu ersetzen, sucht man das Heil im künstlichen Vitamin D und lähmt durch diese grobe Substitution die eigenen Heilfähigkeiten der Kinder.

Gegen den Vorschlag, zunächst einmal natürliche Vorbeugungs- und Behandlungsmöglichkeiten einzusetzen, wenden sich aber die Anhänger der Vigantolbehandlung mit dem Hinweis, die Mütter seien zu nachlässig und zu gleichgültig, die oft größeres Wissen und mehr Einsatz fordernden natürlichen Behandlungsmethoden anzuwenden, – ein Vorwurf, den sehr viele Mütter als Beleidigung empfinden, für wenige mag er zutreffen. Durch entsprechende Aufklärung wird man aber auch diese zur längeren Durchführung einer vorbeugenden Behandlung veranlassen können, wenn sie erfahren, was auf dem Spiele steht. Auf keinen Fall darf aus dieser Nachlässigkeit eines Teils der Mütter die Berechtigung zur weiteren Routineanwendung der oft gefährlichen Vigantolbehandlung hergeleitet werden. Bei vielen Müttern besteht jedenfalls eine Abneigung gegen die Mütterberatungsstellen, eben weil ihnen dort in ganz schematischer Weise und unabhängig von der ärztlichen Untersuchung das Vigantol aufgedrängt wird.

Voraussagen, ob ein Kind gegen Vigantol überempfindlich ist oder nicht, das kann weder ein Arzt noch gibt es dazu irgendeine Methode. Trotzdem wird ein so bedenkliches Mittel immer noch auf gut Glück „kollektiv", meist unnötig verordnet und ohne Rezeptzwang in jeder beliebigen Menge gegeben.

Kürzlich bekam ich eine Veröffentlichung des amerikanischen Chefarztes Dr. Robert E. Cooke in die Hand, die schwerwiegende Erfahrungen über Vitamin-D-Schäden bringt, die meines Wissens in dieser Art in Deutschland bisher nicht bekannt waren: innerhalb von achtzehn Monaten beobachtete Dr. Cooke bei dreizehn Babys in seiner Klinik Vitamin-D-Vergiftungen. Die Mütter dieser Kinder hatten sich während der Schwangerschaft von vitamin-angereicherter Nahrung ernährt und dazu Vitamin-D-Kapseln genommen; außerdem hatten sie durch Sonnenbäder die Vitamin-D-Aufnahme in ihr Blut besonders angeregt. Auf diese Weise nahmen sie täglich im Durchschnitt etwa 2000 bis 3000 Einheiten Vitamin D auf, statt der 400 Einheiten, die für Kinder im Stadium raschen Wachstums für ausreichend gehalten werden. Die Neugeborenen dieser Mütter wurden mit hohem Blutdruck geboren, es zeigten sich aber auch Gefäßverengungen durch Verkalkung, z. B. an der Herzschlagader und an den Nierengefäßen. Außerdem wurde eine Hemmung der geistigen Entwicklung beobachtet!

Für meine ganz persönliche Betrachtungsweise berührt das Vigantolproblem aber noch weit ausgedehntere Bereiche; denn die oben erwähnte durch das künstliche Vitamin D bewirkte zu rasche und zu starke Mineralisierung des kindlichen Körpers geht ohne Zweifel einher mit einer Beschleunigung der ganzen kindlichen

Rachitis

Entwicklung. Sie verursacht also außer einer zeitlichen Vorverlegung der kindlichen Entwicklung und einer „Frühalterung" des Körpers auch ein verfrühtes Wachwerden des kindlichen Bewußtseins, eine Tatsache, die viel zu wenig beachtet worden ist. Wir erleben eine auffallende Altklugheit der Kinder, bevor sie in das Schulalter eintreten. Mag diese auch manche Eltern erfreuen, mit zehn oder zwölf Jahren zeigt sich aber häufig das erste Versagen: die Lehrer klagen über Konzentrationsschwäche, mangelnde Aufmerksamkeit, nervöse Zappeligkeit und Uninteressiertheit. Bei oft robustem Knochenbau und erstaunlichem Längenwachstum bleibt die Verstandesentwicklung zurück. Häufig ist das Bewußtsein schon eingeengt, d. h. auf gewisse Gebiete spezialisiert, und das Denken erschwert.

Ich behaupte keineswegs, daß solche dem Arzt in der täglichen Sprechstunde vorgetragenen Klagen der Eltern und Lehrer allein auf die Kalkvergiftung durch Vitamin D zurückzuführen sind; sicher wirken auch viele andere Faktoren dabei mit – besonders die von der Technisierung unseres Lebens herrührenden neuen Einflüsse sowie die allgemein zu beobachtende Akzelleration. Wenn aber mehr an den von mir hier dargestellten möglichen Zusammenhang gedacht würde, fände man meine Auffassung sicher bestätigt, wenigstens bei Kindern, die die üblichen Vigantolbehandlungen erhalten haben.

Eine Berechtigung zu der Behauptung dieses ursächlichen Zusammenhangs zwischen den oben erwähnten Beschwerden und der Vigantolbehandlung glaube ich um so mehr zu besitzen, als ich jeden Tag Gelegenheit habe, Kinder zu sehen, die auf meinen Rat hin ohne künstliches Vitamin D großgeworden sind. Diese Vergleiche zwischen – wie es im Sprachgebrauch heißt – vigantolisierten und nicht vigantolisierten Kindern liefern den Beweis für die Richtigkeit meiner Behauptung.

Wenn mir aber noch ein Glied in der Beweiskette gefehlt hätte, so könnte ich auf folgende Erfahrung hinweisen: im Jahre 1964 habe ich begonnen, zahlreiche Kinder mit dem steinharten Vigantolschädel, dem typisch derben Knochenbau und mit den geschilderten

434 *Akute Erkrankungen*

Schulschwierigkeiten eine Zeitlang ebenso zu behandeln wie
Erwachsene mit altersüblicher Verkalkung. Das Ergebnis ist, daß in
einer ganzen Reihe von Fällen die Eltern nach einigen Monaten in
die Schule bestellt und gefragt wurden, was denn mit den Kindern
geschehen sei; sie seien verändert, beteiligten sich wieder rege am
Unterricht, und ihre Leistungen seien gebessert (s. W. zur Linden:
Sind Vigantolschäden heilbar? Erfahrungsheilkunde 1967, H. 2).

Umgekehrt geht es mir bei Kindern, die bereits Gehirnschädigungen, auch leichtere, haben und trotzdem – wie das üblich ist –
Vigantol verordnet bekommen. Durch diese Vigantolverordnungen werden die ohne Vigantol eventuell noch möglich gewesenen
Besserungen der Gehirnfunktionen oft endgültig „im Kalk vermauert“. Die Frage, was einmal aus den im Säuglingsalter bereits auf den
Weg der Verkalkung gebrachten Menschen wird, wenn die Verkalkung des späteren Lebens hinzukommt, ist von der Wissenschaft
meines Wissens bisher nur sehr ungenügend erörtert worden. Es
deutet sich aber bereits die Antwort darauf an!

Nachstehend werde ich nun die von mir schon durch Jahrzehnte
erprobte Methode der anthroposophischen Medizin schildern, die
zeigt, wie man unter Vermeidung bedenklicher Mittel der Rachitis
vorbeugen bzw. sie behandeln kann.

Im übrigen müssen die Eltern sich selbst für die ihnen zusagende
Behandlungsmethode entschließen.

Rachitisvorbeugung und -behandlung

Weil Rachitis praktisch bei jedem Kind auftreten kann und die
Verhütung gar nicht so einfach ist, wie oft angenommen wird,
müssen die Eltern bereits in der 5. oder 6. Lebenswoche ihres
Kindes an vorbeugende Maßnahmen denken und die notwendigen
regelmäßigen ärztlichen Untersuchungen durchführen lassen. Dies
gilt besonders bei Kindern, die nicht gestillt wurden oder deren
Eltern an Rachitis gelitten haben. Aber auch in den Wintermonaten, in dunklen, regnerischen Jahreszeiten und bei Lichtarmut der
Wohnung darf dies nicht versäumt werden.

Rachitis 435

Auch bei Brustkindern besteht die Gefahr einer Erkrankung, wenn auch in wesentlich geringerem Maße als bei künstlich ernährten. Bei letzteren sind die in diesem Buch gegebenen Ernährungsvorschriften, vor allem die Verwendung von Demeter-Produkten, zur Unterstützung der Rachitisabwehr von großer Bedeutung. Jede Überernährung gefährdet das Kind.

Es wird ausdrücklich betont, daß man mit Kalk allein, auch mit dem sonst vorzüglichen Aufbaukalk I und II (Weleda) Rachitis nicht verhindern kann.

Entscheidend ist unser Wissen, daß diese Krankheit durch Lichtmangel entsteht. Die oft in unseren Wohnungen und Städten bestehende ungenügende Lichtwirkung der Sonne wird durch den für die Rachitisabwehr unentbehrlichen Phosphor, den man meist in D6, morgens und mittags 3 Tropfen in etwas Wasser, dem Kinde eingibt, verstärkt oder ersetzt. Phosphor D6 gibt man also etwa von der fünften Woche ab, vier bis sechs Wochen hindurch, und macht dann eine Pause von 8 bis 14 Tagen. Zu dieser Verordnung gehört aber unbedingt die Verabfolgung von phosphorsaurem Kalk (Apatit D6 oder Calcium phosphoricum D6), morgens eine kleine Messerspitze, und kohlesaurem Kalk (Conchae verae D10 oder Calcium carbonicum D10), abends eine Messerspitze. Die Mittel werden vor der Mahlzeit mit etwas Wasser gegeben. Jetzt stehen auch entsprechende Kombinationspräparate zur Verfügung Apatit/phosphor S bzw. K morgens und Conchae/quercus S bzw. K abends von Weleda (jeweils S für Säuglinge und K für Kleinkinder).

Diese Behandlung ist eine Art Grundlage zur Rachitisvorbeugung. Ich rate aber dringend, die vorgesehenen regelmäßigen Untersuchungen durchzuführen. Der Arzt wird dann die Behandlung auf den Einzelfall ausrichten. Durch die sehr häufig an mich gelangenden Anfragen ratloser Eltern aus aller Welt bin ich genötigt, solche ins Einzelne gehenden Ratschläge zu erteilen, möchte aber der ärztlichen Behandlung möglichst nicht vorgreifen. In besonderen Fällen bewährt sich auch immer wieder die Verabfolgung von Lebertran: man sollte von dem naturreinen Tran zweimal

436   *Akute Erkrankungen*

täglich 1 Teelöffel geben, wenn das Kind ihn verträgt. In Frage kommt auch Polygran-Öl (Reformhaus).

Rachitis bei Kindern, deren Eltern auch an dieser Krankheit gelitten haben, gehört, wie bereits betont wurde, unbedingt in die Hand des Arztes, möglichst eines mit biologischen Heilmethoden vertrauten Arztes, denn bei vorliegender Vererbung treten selbst bei Anwendung der Vigantolstöße häufig Versager ein. Hier ist eine Behandlung der Konstitution notwendig und die Ausnützung aller biologischen Möglichkeiten zur Konstitutionsverbesserung.

Vor einer „vorbeugenden" Vigantolbehandlung der werdenden Mutter oder zu starker Kalk-Vitamin-Einnahme in der Schwangerschaft muß gewarnt werden (siehe oben).

Allerdings können Eltern ein später erwartetes oder ein werdendes Kind durch täglichen Genuß kleiner Mengen Honigs schützen: Dadurch werden die Formkräfte des Embryos auf natürliche Weise angeregt. Ein Hinweis, der von Rudolf Steiner stammt.

Es kann nicht deutlich genug darauf hingewiesen werden, daß zur endgültigen Überwindung einer Rachitis Zeit gehört. Die Eltern müssen also unter Umständen viel Geduld aufbringen, denn es handelt sich dabei ja nicht nur um eine zu geringe Festigkeit der Knochen, sondern um eine Störung des Inkarnationsvorganges (siehe *Von der Umwandlung des Modellkörpers*). Das Ich des Kindes inkarniert sich in den von den Eltern stammenden Körper nicht zur rechten Zeit. Dadurch bleibt der Körper zu weich, zu plastisch, also zu wenig mineralisch. Er behält einen Zustand bei, der vor der Geburt normal war. Diese Neigung zu einer verlangsamten Entwicklung darf nicht gewaltsam, sondern muß behutsam überwunden werden. Es ist daher durchaus richtig, was in der wissenschaftlichen Literatur der letzten Jahre wiederholt ausgesprochen wurde, daß eine kleine Rachitis nicht so zu fürchten ist wie die Gefahr eines durch künstliches Vitamin D hervorgerufenen Nieren-, Hirn- oder Herzleidens. Jedenfalls ist das Gegenteil einer Rachitis, also eine künstliche Entwicklungsbeschleunigung und eine übergroße Verhärtung der Knochen und dazu die Tendenz zur Verkalkung der Blutgefäße eine bis ins spätere Alter hineinrei-

Rachitis

chende ernste Gefährdung der Gesundheit und Leistungsfähigkeit; eine Rachitis aber, wenn sie nicht ein vernachlässigter schwerer Fall war, gleicht sich bei geeigneter Behandlung im Laufe der Kindheit aus und hinterläßt nur in seltenen Fällen Deformierungen, etwa ein rachitisches Becken.

Außer der medikamentösen Behandlung, deren sorgfältige Durchführung eine wichtige Aufgabe der Mutter ist, hat sie aber noch weitere Möglichkeiten, ihr Kind gesund zu erhalten. Dazu gehört eine vollwertige Ernährung mit genügend Vitaminen und vor allen Dingen möglichst hohem Gehalt an Mineralien. Die in diesem Buch eingehend beschriebene Ernährung mit den Demeter-Produkten hat sich gerade zur Rachitisvorbeugung bestens bewährt; auf jeden Fall aber braucht der Säugling Getreideschleime und -breie und später Brot aus Vollkornmehl. Wie im Kapitel über Beikost dargestellt wurde (siehe *Besondere Gesichtspunkte für die Auswahl der Beikost*), braucht ein Kind mit weit offener Fontanelle und sonstigen rachitischen Erscheinungen eher als ein anderes frühzeitig, d.h. vom 4. Monat ab, Wurzelgemüse, Säfte, vor allem also Möhrensaft und -gemüse. Es haben sich auch täglich kleine Mengen Honig (½ Teelöffel) als wirkungsvolle Hilfe zur Rachitisvorbeugung bewährt. Zucker dagegen kann schädigen.

Als wichtigste allgemeine Möglichkeit zur Rachitisvorbeugung ist genügende Besonnung und Frischluft anzusehen. Jedes Kind braucht jeden Tag frische Luft und Sonne oder, wenn diese nicht scheint, Tageslicht im Freien. Nach den ersten Wochen sollte man das Kind so oft wie möglich dem blauen Himmel aussetzen. Dessen Licht enthält die wirksamen Strahlen, die in der Haut die Vitamin-D-Bildung anregen. Man steigert die Zeit bis zu 1–2 Stunden. Die Stirn soll dabei frei sein.

Im Winter und bei stärkerem Wind und Kälte über 4 Grad genügt es auch, das Kind nur ¼ oder ½ Stunde an die Luft zu bringen. Wer im glücklichen Besitz eines Balkons oder eines Gartens ist, kann das Kind auch im Winter mit Wärmflasche und warmer Kleidung stundenlang der Luft und dem Licht aussetzen. Scharfer Ostwind

438 *Akute Erkrankungen*

ist allerdings gefährlich. Doch auch dann kann das Kind wenigstens am offenen Fenster stehen (siehe *Die tägliche frische Luft*).

Im Sommer bringt man es natürlich wesentlich länger nach draußen. Wo keine andere Möglichkeit vorhanden ist, fährt man auf dem schnellsten Weg in einen Park. An besonders warmen Tagen kann man auch die erwähnten (siehe *Das Sonnenbad*) Sonnenbäder machen, indem man das Kind nackt der Sonne aussetzt und abwechselnd Rücken und Bauch bescheinen läßt. Direkte Sonnenbestrahlung anfangs nur 2 Minuten, dann allmählich auf bis ¼ Stunde steigern. Bei bedecktem Kopf am besten auf dem Arm von Mutter oder Vater, in jedem Fall immer unter Aufsicht.

Es hat keinen Sinn, möglichst schnell eine Bräunung der Haut zu erstreben; eine braungebrannte Haut wehrt die Sonnenstrahlen ab. Ganz allgemein gilt die Regel, daß der Kopf, also das Gehirn und das Rückenmark, der Sonne nicht zu stark ausgesetzt werden dürfen. Darum setzt man ein Sonnenhütchen auf, am besten aus roter Farbe. Über den Wert eines Betthimmels aus hellrotem Stoff wurde bereits gesprochen (siehe *Das Bett des Kindes*). Ein solch hellroter Schleier als Betthimmel schirmt die entzündungserregenden Sonnenstrahlen ab, läßt aber die rachitisverhütenden Strahlen durch. Man kann also mit Hilfe dieses Betthimmels dem Kind wesentlich mehr Sonnenbestrahlung zukommen lassen als es ohne ihn möglich wäre (Bezugsquelle siehe Anhang).

Als letztes seien noch antirachitische Bäder erwähnt, und zwar vor allem solche mit Thymianzusatz (Weleda) oder auch Schwefelbäder, dreimal pro Woche, insgesamt 12 Bäder.

So hat die Mutter in vielfältiger Weise Möglichkeiten, ihr Kind vor einer Rachitis zu schützen, ohne daß Mittel angewandt zu werden brauchen, die die Gefahr einer Schädigung mit sich bringen.

Was kann zur Verhütung von bleibenden Vitamin-D-Schäden geschehen?

Hat ein Kind, wie es leider immer noch vorkommt, zu viel Vigantol erhalten, so besteht, wie beschrieben wurde, die Gefahr eines dauernden Schadens, sei es auch nur in der Art, daß es in seiner Entwicklung frühreif wird und daß aus der frühen Reife später ein frühes Altwerden hervorzugehen droht. Ein solches altkluges Kind ist ja oft wirklich keine erfreuliche Erscheinung.

Um eine solche Entwicklung zu verhüten, gilt es, alles zu tun, was die Jugendlichkeit des Kindes bewahrt oder das frühe Altwerden verhindert. Dazu gehört beispielsweise, daß man ein Kleinkind nicht unnötig früh mit der eiweißreichen Nahrung der Erwachsenen füttert, also mit Eiern, Fleisch und dergleichen. Ferner gehört dazu, daß man die zu schnelle Aktivierung des Intellektes vermeidet, indem man das Kind ohne dauernde Anregung und Belehrung sich selbst entwickeln läßt. Man hält es von Radio und Fernsehen fern, bringt dem Kind nicht fortwährend Verse oder Schlager bei, schenkt ihm kein technisches Spielzeug, dafür aber pflegt man die musische Entwicklung, singt mit dem Kind Kinderlieder, gibt ihm Knetmasse zum Plastizieren, läßt es später Blockflöte oder ein anderes Instrument spielen und dergleichen. Selbstverständlich gehört dazu ausreichender Schlaf und genügend Zeit zum Spielen. – Manchmal ist auch eine medikamentöse Behandlung notwendig.

Zähne, Zahnung, Zahnwechsel

Seit den Zeiten des alten griechischen Arztes Hippokrates währt der Streit um das Vorkommen krankhafter Störungen beim Durchbrechen der ersten Zähne. Alle erfahrenen Mütter beobachten, daß die Kinder vor dem Durchbrechen der Zähne festere Nahrung verweigern, daß sie Durchfall bekommen, daß die Temperatur auf 38,5 oder sogar mehr Grade ansteigt, daß der Kiefer schmerzt, die Händchen in den Mund gebohrt werden und daß allgemeines Mißbehagen vorliegt. Manche Kinder beginnen zu husten, was man im Volk mit Zahnhusten bezeichnet; andere Kinder leiden an Krämpfen; beim Durchbruch der Eckzähne kommen an den Augen Bindehautentzündungen vor, weshalb man von „Augenzähnen" spricht.

Es soll nicht behauptet werden, daß jede einzelne solcher Beobachtungen im richtigen Zusammenhang gesehen wird; es ist aber ausgeschlossen, die Erlebnisse der Mütter einfach als Irrtümer zu bezeichnen, wie das noch vor kurzer Zeit geschehen ist. Fest steht, daß viele Kinder die Zähne gleichzeitig mit den erwähnten Krankheitserscheinungen bekommen und daß sie wieder gesund werden, sobald die Zähne durchgebrochen sind. Bis zu diesem Moment erweist sich jede Behandlung als ziemlich wirkungslos. Schneidet der Arzt das Hautsäckchen, in dem der Zahn steckt, auf, so entleert sich eine oft entzündliche Flüssigkeit.

Wenn in einem Organismus an einem seiner Teile eine Veränderung erfolgt, so ist ohne Ausnahme das Ganze mitbeteiligt; wäre das nicht der Fall, würde es sinnlos sein, von einem Organismus zu sprechen. Das ist eine allgemein gültige Regel. Es ist also ganz selbstverständlich, daß die „Geburt" der Zähne, denn um eine solche handelt es sich, den ganzen Menschen in Anspruch nimmt. Der Durchbruch der Zähne, die ja die härtesten Teile des Organismus sind, ist eine Kraftanstrengung des ganzen Menschen.

Zahnende Kinder beißen gerne auf etwas herum. Dazu eignen sich die Perlen einer Bernsteinkette, die um den Hals gelegt wird, die altbekannte Veilchenwurzel, auch flache Ringe aus Elfenbein oder Horn. Kunststoff sollte man für diesen Zweck vermeiden.

Neuerdings werden die entzündlichen Komplikationen, die beim Zahndurchbruch an sonst völlig gesunden Kindern beobachtet werden, auch in der Wissenschaft zugegeben. Wir wissen aber heute, daß die Zähne sogar über den Charakter und über eventuelle seelische Konflikte Auskunft geben. Wer es zu sehen versteht, ist imstande, aus dem Zustand und der Form der Zähne und ihrer Stellung im Gebiß, zusammen mit der für jeden Menschen charakteristischen Gestalt der Kiefer, gültige Aussagen über das Wesen des einzelnen Menschen zu machen. So lebendig ist der Anteil, den

Zähne, Zahnung, Zahnwechsel

das Gebiß an der Ganzheit des Menschen besitzt, und diese besteht aus den in diesem Buch beschriebenen vier Wesensgliedern. Die Form jedes Organs eines Organismus ist Ausdruck und Sinnbild des Geistes, der diesen bewohnt, ihn bildet und erhält. Nach neueren Forschungen kann man am Zustand des Gebisses sogar den Gesundheitszustand des ganzen Menschen ablesen.

Die Zeiten des Durchbruchs der Zähne sind großen Schwankungen unterworfen. Es gibt Familien mit spätem Durchbruch, andere mit frühem. Krankhafte Verspätung kommt manchmal bei Rachitis vor. In seltenen Fällen werden sogar Kinder mit Zähnen geboren, was z.B. von Napoleon I. berichtet wird.

Als Regel für eine normale Zahnung gilt, daß das Kind spätestens bei Beginn des zweiten Lebensjahres 4 bis 6 Zähne haben soll. Die meisten Kinder bekommen aber

im 6. bis 9. Monat die mittleren unteren 2 Schneidezähne,

im 7. bis 10. Monat die 4 oberen Schneidezähne,

im 12. bis 15. Monat folgen der erste obere Backenzahn beiderseits, dann die unteren seitlichen Schneidezähne und darauf die vorderen unteren Backenzähne,

im 18. bis 24. Monat kommt erst der obere Eckzahn (Augenzahn) beiderseits; darauf die unteren Eckzähne rechts und links,

im 30. bis 36. Monat erscheinen schließlich die zweiten oberen, dann die zweiten unteren Backenzähne.

So besteht das Milchgebiß aus 8 Schneidezähnen, 8 Backenzähnen und dazwischen 4 Eckzähnen, zusammen also 20 Zähnen.

Das aus 32 Zähnen bestehende bleibende Gebiß bildet sich im allgemeinen ab dem 5. bis 6. Lebensjahr. Der Zahnwechsel kann allerdings auch früher einsetzen oder wesentlich später. Im letzten Fall ist manchmal ärztliche Untersuchung notwendig.

Meist erscheint zuerst ein 3. Backenzahnpaar im Ober- und Unterkiefer. Dann folgt der Ausfall der Milchzähne, wie die ersten Zähne heißen, etwa in der Reihenfolge ihres Erscheinens. Sie werden durch die kommenden neuen Zähne herausgedrückt. Kurz vor der Pubertät brechen die bleibenden Eckzähne, dann die 4.

442   *Akute Erkrankungen*

Backenzahnpaare und manchmal viele Jahre später erst die 5. Backenzahnpaare (Weisheitszähne) durch.

Das Hervorbringen der zweiten Zähne, also der Beginn des Zahnwechsels, ist ein brauchbarer Test für den Grad sowohl der biologischen als auch der geistig-seelischen Reife, die das Kind erreicht hat. Im allgemeinen sollte man daher ein Kind, bei dem noch alle Milchzähne festsitzen, nicht einschulen. Natürlich ist das Ausfallen fauler Zähne kein Zeichen von Reife, sondern meist von falscher Ernährung; allerdings gibt es auch vererbte schlechte Zahnanlagen. Neben vieler Zuckerschleckerei spielen dabei aber ebenso andere Gründe eine Rolle, z.B. der zu früh geweckte Verstand, mit dem ein erhöhter Kalkbedarf verbunden ist.

Durch eine längere Ernährungsstörung in den ersten Lebensjahren mit Mineralverlusten, z.B. durch Durchfälle, kann eine Karies der Milchzähne und, was noch schlimmer ist, eine Karies der bereits im Kiefer befindlichen bleibenden Zähne verursacht werden. Diese können schon kurz nach ihrem Durchbruch so schwer geschädigt sein, daß sie entfernt werden müssen. Manche Kinder haben auch Zahnschäden, die durch frühzeitige Antibiotikabehandlung entstanden sind. Am häufigsten zeigen dann die zweiten Schneidezähne eine häßliche Verfärbung, die bleibend ist (siehe *Was kann ich zur Erhaltung der Zähne tun?*).

Zur Pflege der Zähne finden sich Hinweise unter *Die Pflege der Zähne*.

Erkältungskrankheiten

Wie bei einer Vergiftung der Giftstoff durch Mund und Magen in den Organismus eindringt, so kann kalte Luft an einer ungeschützten Stelle in die äußere Haut oder durch die Schleimhäute von Nase, Mund und Bronchien, den Ohren, den Augen oder der Harnröhre in den Körper eindringen. Wir haben allerdings unser Ich als den Herrn im Hause, das solche Kälteangriffe mit Hilfe des unseren ganzen Körper durchziehenden Wärmeorganismus abwehrt. Ist das Ich aber irgendwie geschwächt oder abgelenkt und daher nicht

Erkältungskrankheiten 443

wachsam und abwehrbereit, so gelangt die Kälte in den Körper hinein und wirkt dort schädigend wie ein Gift oder Fremdkörper. Meist kommen noch ungünstige äußere Bedingungen hinzu wie z.B. schnell wechselnde klimatische Verhältnisse, unsere klimatisierten Wohnungen, falscher Umgang mit Kleidung und Ernährung, manche falsch verstandene Verweichlichung und vor allem zu wenig Schlaf. Am häufigsten wird mit ungenügender Kopfbedeckung gesündigt.

Manche Menschen fürchten Zugluft zu sehr und fallen daher erst recht immer wieder Erkältungen zum Opfer. Wieder einmal sieht man, wie stark Erkrankungen und Bewußtsein zusammenhängen.

Am Ort der Erkrankung ist unser wärmendes Ich nicht voll wirksam; dadurch treten im Stoffwechsel dieses erkälteten Organs Störungen ein, die der Entwicklung von allen möglichen „Krankheitserregern" günstige Vorbedingungen schaffen. Die Erreger sind also nicht die primäre Ursache, sondern, wie man sieht, eine Folge der eigentlichen Erkrankung; sekundär können sie dann Verschlimmerung oder Ausbreitung der Erkrankung bewirken. Eine Erkältung kann uns an allen Stellen des Körpers überfallen. Sie kann als Schnupfen, Halsentzündung, Bronchitis, Nebenhöhlenentzündung, Hexenschuß oder Grippe auftreten.

Auch bei uns Erwachsenen ist das Ich ein noch ziemlich schwaches Wesen, beim Kinde ist es schon deshalb nicht sehr funktionstüchtig, weil es noch in der Inkarnation begriffen ist, d.h. also, es hat seine Herrschaft im Körper noch nicht voll angetreten. Daher sind Kinder für Erkältungskrankheiten besonders anfällig. Verschnupfte oder grippekranke Leute dürfen sich also einem kleinen Kind nicht nähern. Ist man selbst erkältet, bindet man sich beim Versorgen des Kindes eine Mullwindel oder dergleichen vor Mund und Nase und wäscht sich besonders sorgfältig die Hände.

Die Mutter kann darüber hinaus zur Abwehr von Erkältungen und zur Erzeugung von Widerstandskraft dagegen einiges tun. Das Erste ist, daß sie den noch sehr labilen Wärmeorganismus ihres Kindes pflegt. Hierbei können wir Deutsche manches Gute z.B. von den Engländern, den Franzosen und den Italienern lernen.

444 *Akute Erkrankungen*

Diese ziehen, wie schon erwähnt, ihren Säuglingen und Kindern im Sommer und im Winter ganz dünne, aber doch wirksame Wollhemdchen an und erreichen dadurch, daß nicht so viel Wärme verlorengeht und der noch schwache Wärmeorganismus in seiner Tätigkeit unterstützt wird. Wenn die Mütter wüßten, wieviel Kraft ihre Kinder durch die unvernünftige, zu kalte Kleidung einbüßen, würden sie es längst ebenso machen (Bezugsquellen siehe Anhang).

Für Rudolf Steiner war dieser Rat ein ganz besonderes Anliegen; er regte an, schon den Neugeborenen solche Wollhemdchen anzuziehen und sie nicht jeden Tag oder sogar mehrmals am Tag zu wechseln, wie das oft ohne jede Notwendigkeit geschieht; denn ein solcher Hemdwechsel ist ein nicht zu unterschätzender Kraftverlust für das Kind.

Ein weiterer hierher gehörender Rat richtet sich auf die Unterlassung des täglichen, womöglich mit einer Abseifung verbundenen Vollbades, durch das jedes Mal der als Kälte- und Infektionsschutz so notwendige Talg aus der Haut herausgewaschen wird. Dieser vom Kinde selbst erzeugte Talg ist auch durch das beste Hautöl nur unvollkommen zu ersetzen. Wir sprachen schon von der interessanten Rolle der Käseschmiere beim Neugeborenen (siehe *Vom neugeborenen Kind*). Einen Teil ihrer Aufgaben, nämlich den Schutz vor zu starker Wärmeabstrahlung und die Abwehr von Hautinfektionen, besitzt auch der Hauttalg. Es ist außerdem ratsam, im Anschluß an das Bad die Haut des Kindes mit einem guten Öl (Hypericum-Öl oder Hautfunktionsöl, Weleda; Blütenöl und Massageöl, Wala; Kinderöl, Walter Rau und dergl.) zu behandeln, und zwar nimmt man nur so viel Öl, als die Haut aufzunehmen vermag und reibt jeden Überschuß mit einem Handtuch ab, damit die Poren nicht verstopft werden. Eine solche Ölung sollte nicht öfter als ein-, höchstens zweimal in der Woche vorgenommen werden. Dies gilt sowohl für Säuglinge als auch für ältere Kinder. Im Winter genügen zwei Vollbäder in der Woche; im Sommer kann man dem Kinde drei zubilligen.

Ist nun eine Erkältung eingetreten, so macht die Mutter am besten entweder ein ansteigendes Fußbad, was besonders bei Kopferkältungen, Schnupfen und dergleichen angebracht ist oder ein Vollbad mit ansteigender Wasserwärme; oft genügt auch eine Schwitzpackung (Ausführungsvorschriften siehe *Wasseranwendungen und ihre Ausführung*).

Zur Unterstützung reicht man einen Kräutertee z.B. gemischt aus Pfefferminze, Fenchel und Kamille zu gleichen Teilen oder aus Königskerze, Huflattich, isländisch Moos und Kamille zusammen mit einem großen Teelöffel voll Honig, den man dem Tee erst dann zusetzt, wenn er Trinkwärme hat, jedenfalls nicht heißer als höchstens 40° Celsius ist, da sonst die lebendige Kraft des Honigs verlorengeht. Man lasse schluckweise trinken. Bei Husten ist Sytra-Tee (Weleda) oder ein anderer guter Hustentee zu empfehlen. Man kann auch nach altbewährter Methode 2 größere Küchenzwiebeln mit ¼ Liter Wasser eine Stunde kochen lassen und nach Absieben wieder, wie vorher geraten, Honig zusetzen. Davon läßt man alle zwei Stunden 1 bis 2 Eßlöffel nehmen.

Ist die Erkältung bereits weiter fortgeschritten, so hat man im Schlenzbad (Überwärmungsbad) noch ein sehr wirksames Hilfsmittel zur Hand (siehe *Wasseranwendungen und ihre Ausführung*). So kann die Mutter außerordentlich viel gerade bei Erkältungskrankheiten tun. (Über die Verwendung von Gewürzkräutern zur Steigerung unserer Abwehrkräfte siehe *Lebensförderung durch Gewürze*).

Grippe

Man ist gewöhnt, alle Erkältungskrankheiten als Grippe zu bezeichnen. Jedoch kann man allenfalls dann von einer Grippe sprechen, wenn stärkerer Husten, Schnupfen, meist auch Kopf- und Gliederschmerzen, eventuell Schluckbeschwerden mit Fieber einhergehen. Dabei ist sorgfältig darauf zu achten, daß nicht etwa eine andere fieberhafte Erkrankung wie Angina, Mittelohr- oder Nierenbeckenentzündung die eigentliche Ursache ist und nur eine Grippe vortäuscht. Wir warnen vor leichtsinnigem Wegdrücken des Fiebers oder gar Verschleiern der Krankheit mit Penicillinga-

446   *Akute Erkrankungen*

ben, das niemals eine echte Grippe heilen kann. Am besten läßt man ruhig das Kind zur Abwehr etwas fiebern und macht allenfalls Wadenwickel (siehe *Wasseranwendungen und ihre Ausführung*), reibt mit einem Balsam (z. B. Bronchialbalsam von Wala) ein oder legt eine Bienenwachsauflage (siehe *Auflagen*). Sollte sich dann keine Besserung zeigen, zieht man zur genaueren Behandlung einen Arzt zu Rate.

In manchen Jahren gibt es richtige Grippeepidemien, die von ganz bestimmten Virusstämmen „verursacht" werden. Daher wird allenthalben propagiert, sich zur Vorbeugung dagegen jährlich impfen zu lassen. Die fragwürdigen Erfolge sprechen für sich. Keinesfalls werden die üblichen und normalen Grippen durch eine Impfung verhindert!

Das sogenannte Drei-Tage-Fieber

Auch das sogenannte Drei-Tage-Fieber wird zu den Kinderkrankheiten gerechnet. Es tritt charakteristischerweise auf in Form einer plötzlichen Erkrankung mit meist sehr hohem Fieber, häufig ohne weitere Erscheinungen. Gelegentlich bestehen Kopf- oder Leibschmerzen und leichte Drüsenschwellungen z. B. am Nacken und in der Leistengegend. Nach drei Tagen verschwindet die Krankheit mit einem abschließenden, flüchtigen Hautausschlag genauso plötzlich wie sie gekommen ist.

Man behandelt am besten wie bei einer Grippe. Bei der Vielzahl flüchtiger fieberhafter Reaktionen kleiner Kinder wird diese Erkrankung leicht verkannt. Bei manchen Kindern tritt sie aber in gleicher Form mehrmals auf.

Lungenentzündung

Aus einer schweren Erkältung, besonders wenn eine Grippe dahintersteckt, kann leicht eine Lungenentzündung werden, vor allem dann, wenn Hustenmittel gegeben werden, die den Husten stillen, das heißt aber unterdrücken, statt ihn zu lösen. Bei Masern wird man beispielsweise kaum eine Lungenentzündung erleben, wenn man kodeinhaltige Hustenunterdrückungsmittel vermeidet.

Eine Lungenentzündung erkennt man am hohen Fieber, an der Unruhe des Kindes, an der flachen, meist leicht stöhnenden Atmung, bei der in jeder Ausatmung die Nasenflügel aufgebläht werden. Das Kind hat einen hochroten Kopf und empfindet oft Stiche in der Brust. Ist der Entzündungsherd aber noch klein, können alle Symptome nur angedeutet sein. Die Lunge selbst schmerzt nicht; immer sitzt der Schmerz im Rippenfell oder in den Bronchien.

Nach meiner Erfahrung ist eine Behandlung mit antibiotischen Mitteln (Penicillin etc.) nicht notwendig; ich habe sie noch niemals verwendet und komme mit den Mitteln der anthroposophischen Heilweise auch in schweren Fällen zur wirklichen Heilung. Mein Ziel dabei ist aber nicht, den Krankheitsprozeß möglichst schnell und gewaltsam abzubrechen, sondern dem Kranken beim Überstehen der Krankheit wirksame Hilfe zu leisten. Es ist unverkennbar, daß das Kind dadurch wertvolle neue Fähigkeiten gewinnt, das Leben besser zu bestehen. Selbstverständlich ist bei Verdacht auf Lungenentzündung der Arzt zu Rate zu ziehen. Er wird unter Umständen Wickel verordnen, bezüglich deren Ausführung man sich im Kapitel *Wasseranwendungen und ihre Ausführung* orientieren kann.

Krupp und Pseudokrupp

Ein Krupphusten ist ein trockener, bellender Husten, der in der Kehlkopfgegend entsteht. Ein Pseudokrupp ist ein „falscher Krupp". Er entsteht durch plötzliche Schwellung der Schleimhäute im tiefen Rachen und im Kehlkopf, wodurch sich die Luftröhre verengt und das Kind nahe ans Ersticken zu kommen scheint. Das sieht aber schlimmer aus als es ist; jedenfalls erhält es bei ruhigem Verhalten der Mutter genügend Luft. Nur wenn das Kind durch Aufregung in seiner Umgebung unregelmäßig atmet und mehr Luft braucht als bei völliger Ruhe, kommt es wirklich in Atemnot. Man

448   *Akute Erkrankungen*

vermeide also jede Aufregung, auch wenn ein solcher Anfall, der
meist bei scheinbarer Gesundheit mitten in der Nacht auftritt,
zunächst erschreckend wirkt. Vor allem sorge man für feuchte Luft
im Schlafzimmer durch Verdampfen von Wasser, z. B. mit einem
elektrischen Kocher, oder man bringe das Kind ins Badezimmer
und lasse heißes Wasser in die Wanne laufen. Nur den Wasserdampf
soll das Kind einatmen, nicht etwa gebadet werden. Dann bette man
den Oberkörper etwas höher als sonst, um das Atmen zu erleichtern.

Solche Anfälle ereignen sich meist bei beginnendem Winter oder
im Februar/März; sie gehen ohne Fieber einher, wenn nicht eine
Bronchitis oder dergleichen dazukommt. Meist war das Kind tagsüber völlig gesund, es legte sich wie sonst schlafen, um dann etwa
um 21 Uhr mit laut bellendem Husten zu erwachen. Dieses Ereignis
wiederholt sich meist am nächsten und übernächsten Tag, wenn
nicht der Arzt inzwischen wirksam eingegriffen hat. Hiergegen gibt
es rasch wirkende natürliche Mittel, auch werden z. B. heiße
Kompressen Linderung schaffen (siehe *Kalte und heiße Aufschläge*). Meist werden von dieser Krankheit Kinder betroffen, die
mit Milch oder sonstwie überernährt wurden.

In neuerer Zeit ist der Pseudokrupp wieder sehr im Gespräch.
Wenn auch häufig „seelische" Anlässe den Anfall auslösen und
meist bei Kindern, die allergisch belastet sind (Milchschorf, Kalk-
stoffwechselstörung, Ernährungsstörung etc.) oder eine latente
Rachitis haben, so sind ohne Zweifel die Belastung unserer Luft
oder z. B. chemisch behandelte Hölzer auf den Spielplätzen ein
auslösender Faktor.

Gefährlich ist dagegen der echte oder wahre Krupp, der bei
Rachendiphtherie infolge einer Verlegung der Luftröhre durch die
Schleimhautbeläge eintritt. Diese Fälle sind sehr selten geworden
und dürfen nicht mit dem falschen oder Pseudokrupp verwechselt
werden. Man erkennt den echten Krupp am Fieber, am üblen
Mundgeruch und durch die genaue Rachenuntersuchung, die man
unbedingt dem Arzt überlassen muß. Die Temperatur bei Diphthe-

rie ist meist nicht höher als 39°, weniger also als bei Grippe oder Angina.

Die ausgehusteten Speichelmengen oder Beläge sind natürlich sehr ansteckend – also Vorsicht!

Mittelohrentzündung

Durch akute Erkältung, meist aber in Zusammenhang mit nicht ganz ausgeheilten Rachenmandelentzündungen, kommt es leicht zur Mittelohrentzündung (Otitis media). Sie macht sich beim Säugling, aber auch bei älteren Kindern, zunächst durch vereinzelt auftretende nächtliche Anfälle von stechenden Schmerzen im Ohr bemerkbar. Die Kinder werden davon wach und weinen. In der nächsten Nacht werden die Anfälle zahlreicher und der Schmerz intensiver; Säuglinge werfen den Kopf hin und her und streifen mit dem Händchen am schmerzenden Ohr vorbei; es gibt aber auch sehr akut sofort mit stärksten Schmerzen einsetzende Fälle.

Oft helfen einige Tropfen Speiseöl besser Levisticumöl, die man ins Ohr träufelt, wobei man an der Ohrmuschel leicht zieht, so daß die Tropfen in den Gehörgang bis zum Trommelfell sickern, während die Luft daraus entweicht. Bei stärkerem Schmerz hilft eher ein Zwiebelverband, der die Entzündung nach außen ableitet (siehe *Auflagen und Pflaster*) und Chamomilla cps. Zäpfchen (Weleda) oder Viburcol-Zäpfchen. Ärztlicher Rat ist notwendig!

Eigentlich gehören diese Zäpfchen in jede Hausapotheke sowie Otalgan, Algolyt oder ein ähnliches chemisches Mittel zur Linderung sehr intensiver Schmerzen.

Noch vor wenigen Jahren wurde uns von den Ohrenärzten nicht geglaubt, daß man eine Mittelohrentzündung durch innerliche biologische Mittel beeinflussen und heilen könne; heute ist das selbstverständliche Erfahrung.

Bei Fieber macht man kalte Wadenwickel zur Ableitung, aber nur so lange, bis der überstarke Blutandrang zum Kopf gebessert ist, nicht also bis zur völligen Beseitigung des Fiebers. Am Morgen nach einer Nacht mit Ohrenschmerzen ist eine energische Schwitz-

450 *Akute Erkrankungen*

packung oder ein Schlenzbad (siehe *Wasseranwendungen und ihre Ausführung*) sehr wichtig. Gleichzeitig kann man eines der vielfach bei akuter Mittelohrentzündung bewährten biologischen Heilmittel vom Arzt verordnen lassen, der es je nach der Besonderheit des Falles auswählt.

Den Trommelfellschnitt (Parazentese) braucht man nur in Ausnahmefällen machen zu lassen. Bricht das Trommelfell von selbst durch, so daß sich der Eiter entleert, kann der Abfluß mit vorsichtigen Kamillenteespülungen – nicht wie früher mit Wasserstoffsuperoxyd – erleichtert werden. Zur völligen Entleerung des Spülmittels legt man das Kind nach der Spülung auf das kranke Ohr. Das Ohr braucht dann ärztliche Überwachung, damit es nicht zu einer chronischen Ohreiterung (Ohrlaufen) kommt. Schreitet die Eiterung weiter und ergreift den Ohrknochen (Mastoiditis), was bei sachkundiger Behandlung nur selten vorkommt, kann der sehr erfahrene Arzt in den meisten Fällen auch diese medikamentös zur Ausheilung bringen; sonst muß durch Operation das Übergreifen der Eiterung auf die Blutgefäße des Gehirns verhindert werden.

Ohrenerkrankungen sollten besonders sorgfältig zur Ausheilung gebracht werden, da sie sich sonst oft wiederholen. Dazu ist es wichtig, zur Hebung der allgemeinen Widerstandskraft alle Möglichkeiten zu ergreifen (siehe *Hautpflege schützt die Gesundheit, Abhärtung und Kleidung* und *Lebensförderung durch Gewürze*).

Die akute Mandelentzündung

In letzter Zeit beobachtet man wohl im Zusammenhang mit der Veränderung manch anderer Krankheiten, daß der sichtbare Befund bei einem über Halsschmerzen klagenden Kind oft ganz unbedeutend und zunächst schwer erkennbar ist, obgleich die Schluckbeschwerden erheblich sind und ein deutliches Krankheitsgefühl vorliegt. Dabei wird häufig nur ganz geringes Fieber gemessen. Das frühere Auftreten der Mandelentzündung (Angina) mit hohem Fieber, stark gerötetem und mit Eiterstippchen besetzten Mandeln wird offenbar immer seltener. Man frage den Arzt.

Die akute Mandelentzündung 451

Es ist nicht möglich, hier alle einzelnen Formen von Angina zu besprechen. Deren Erkennung und Behandlung ist Sache des Arztes. Die Mutter ist nicht mit genügender Sicherheit in der Lage, eine Mandelentzündung von einer Monozyten-Angina (Blutbefund!), der „Pfeifferschen Drüsenkrankheit" oder einer beginnenden Diphtherie zu unterscheiden, was oft ausgesprochen schwierig ist. Nun ist zwar die Diphtherie augenblicklich eine „aussterbende" Krankheit; das kann sich aber in jedem Jahr ändern. Wir kennen die Gesetze ihres Auftretens nicht. Es gibt auch andere bösartige Formen von Angina, die zunächst ganz harmlos aussehen, aber gut behandelt werden müssen.

Die Mutter kann die Maßnahmen des Arztes noch dadurch unterstützen, daß sie sofort eine eiweißarme Kost gibt, d.h. also kein Fleisch und keine Eier, dafür frische rohe Säfte: Zitronensaft, Apfelsinensaft und Gemüsesaft. Selbstverständlich ist die Sorge für vermehrte Verdauung wichtig, entweder durch einen Abführtee oder eine Kräutertablette oder beides zusammen; bei kleinen Kindern am besten durch einen Einlauf (Hinweise dazu im Kapitel *Verstopfung*).

Auch kann die Mutter bei einer akuten Mandelerkrankung durch ein möglichst frühzeitig gemachtes intensives Fußbad (Schlenz-Fußbad; siehe *Bäder*) oft den Ausbruch einer ernsten Erkrankung verhindern. Für Halswickel eignet sich die Heilerde, aber z.B. auch Zitronensaft. Man halbiert eine Zitrone im Wasser – wichtig ist, daß sie nicht gespritzt ist! –, schneidet sie, ebenfalls unter Wasser, rundherum ein und drückt sie, mit der Schnittfläche nach unten, mit dem Handballen so stark gegen den Gefäßboden, daß man dadurch den Saft ausquetscht. Für einen Halswickel genügt eine halbe Zitrone. – Mit Heilerde kann man auch gurgeln. – Bei Verlegung der Nasenatmung kann man Kochdampfbäder mit Kamillen machen. – Als vorbeugende Maßnahme sind etwa sechs Wochen lang im Herbst Salzwasserabwaschungen des Halses und oberen Rumpfes entweder mit gewöhnlichem Kochsalz oder besonders mit Nordseesalz (Weleda) sehr wirksam. – Verschiedene

452   *Akute Erkrankungen*

der hier genannten Handhabungen sind im Kapitel *Wasseranwen-dungen und ihre Ausführung* ganz genau beschrieben.

Verstopfung

Im Kapitel über die Darmentleerungen des Säuglings (siehe dort) wurde schon erwähnt, daß das künstlich ernährte Kind festeren Stuhlgang hat als das Brustkind. Aber auch bei diesem kann mehrere Tage der Stuhl ausbleiben. Das ist in der Regel nicht schlimm. Erst wenn weniger als drei Stühle pro Woche abgesetzt werden, wird man von Verstopfung sprechen. Bei der künstlichen Ernährung genügt meist eine geringe Steigerung der Flüssigkeits-menge. Wenn nötig, gibt man kleine Mengen Honig oder Milch-zucker (1 gestrichener Teelöffel voll über den Tag verteilt) der Nahrung bei. Beim Brustkind wirkt der von der Mutter genossene Milchbildungstee gut abführend.

Bis sich der gesamte Verdauungsvorgang eingespielt hat, muß man eventuell durch kleine Einläufe (Klistiere) gelegentlich nach-helfen. Man füllt das Gummibällchen mit körperwarmem Kamil-lentee, macht die Spitze des Röhrchens mit Salbe geschmeidig und führt und spritzt in Rückenlage vorsichtig und langsam den Tee in den After ein. Den noch zusammengedrückten Gummiballon zieht man heraus (sonst wird der Tee wieder angesogen) und hält den Darmausgang mit der Hand noch eine Weile zu. Eventuell muß man den Vorgang wiederholen, wenn noch kein Kot herausgekom-men sein sollte. Nach Gebrauch werden die Geräte mit Wasser gesäubert und mit Soda ausgekocht, um sie keimfrei zu machen. Keinesfalls dürfen nicht ärztlich verordnete Abführmittel gegeben werden!

Bei älteren Kindern – „bevorzugt" sind Mädchen – ist Verstop-fung oft ein Versäumnis der regelmäßigen Darmentleerung: der Darm wird nicht richtig erzogen. Meist liegt eine Scheu vor oder der Drang wird übergangen. Man muß dann erzieherisch helfen, gute hygienische Voraussetzungen schaffen und den morgendlichen Engpaß auf dem Familienklo ausgleichen.

Verstopfung 453

Die Ernährungsweise (siehe die entsprechenden Ernährungskapitel) ist eine wesentliche Ursache bei Verstopfungen. Durch „geschönte" Kost: morgens Brötchen und Kakao, keine Zeit zum Kauen, nicht genügende Flüssigkeit wird dies noch begünstigt. Darum sollte schon beim Frühstück die Vollkornnahrung nicht fehlen, durch deren „Ballaststoffe" – die Getreiderandschichten – die Ausscheidungen transportiert werden.

Bei einer chronischen Verstopfung oder zeitweiligen Darmträgheit gibt es weitere diätetische Möglichkeiten die natürlichen Ausscheidungskräfte anzuregen. So helfen oft schon ein paar Schlucke Wasser morgens auf nüchternen Magen oder ein Apfel. Abends vor dem Schlafengehen können einige eingeweichte Backpflaumen gegeben werden. Bewährt hat sich auch das Einnehmen von Töpfer, ein Präparat, das aus der Milch hergestellt ist und zusätzlich die Blähungen verhindert. Man kann Weizenkleie auf das Frühstück oder Abendessen streuen oder Milchzucker im Kräutertee verrührt trinken. Leinsamenbrote, Honigkuchen und Knäckebrote sind ebenfalls hilfreich und wohlschmeckend. Wenn diese natürlichen Mittel die normale Darmausscheidung nicht herbeiführen, muß ein Arzt helfen. Abführmittel sind nichts für Kinder!

Auch unzweckmäßige Kleidung behindert häufig den normalen Verdauungsvorgang. Der Unterleib braucht wohlige Wärme und genügend Bewegungsfreiheit (siehe *Abhärtung und Kleidung*). Unterwäsche aus guter Baumwolle, darüber ein echtes Wollhöschen (auch für Jungen) und einen Rock oder Hosen ohne Einengungen. Da erst ab dem 7. Lebensjahr eine Taille vorhanden ist, muß z.B. die Hose mit dem chicen Gürtel mit vorgestrecktem Bauch gehalten werden, was zu Haltungsfehlern und Darmschwächen führen kann. Trägerröcke, Latzhosen und Hosenträger sollten von klugen Müttern zur reizenden Mode erhoben werden.

Bei plötzlicher Verstopfung, z.B. auf Reisen oder durch veränderte Lebensgewohnheiten, hilft sehr gut ein Ricinusumschlag, der auch für kleine Kinder und Säuglinge geeignet ist. Ein kleines Tuch wird mit etwas Ricinusöl getränkt mit einem zweiten Tuch auf den Leib gebunden und über Nacht liegengelassen. Bei Schmerz-

454   *Akute Erkrankungen*

zuständen kann noch eine leichte Wärmflasche den Effekt verbessern.

Vor allem muß beim Einsetzen von fieberhaften Erkrankungen aller Art eine gründliche Darmreinigung erfolgen. Wenn die oben angegebenen Mittel nicht nach einigen Stunden eine spontane Darmentleerung bewirken, muß mit dem Klistiergerät ein Einlauf mit Kamillentee (siehe oben) gemacht werden.

Eine Verstopfung kann subjektiv unangenehm, muß aber nicht gefährlich sein. Nur selten liegen einer Darmträgheit oder -verstopfung echte Krankheiten zugrunde – jedenfalls bei Kindern. Es gibt aber angeborene Darmanomalien oder akute Darmverschlingung. Sie bedürfen sorgfältiger ärztlicher Behandlung.

Durchfallerkrankungen

Über die normalen Darmentleerungen des Säuglings wurde bereits in einem besonderen Kapitel gesprochen (siehe dort). Tritt bei einem Kind im ersten Vierteljahr Durchfall auf, so ist dieser in jedem Fall ernstzunehmen und erfordert sofortige Gegenmaßnahmen. Während bei Brustkindern Durchfälle selten und eigentlich nur als Begleiterscheinungen von Erkrankungen anderer Organe vorkommen, treten beim künstlich genährten Kind Darmerkrankungen ziemlich häufig auf. Hierin äußert sich die geringe Widerstandsfähigkeit des nicht von der Mutter gestillten Kindes, und zwar liegt meist eine zu schwache Tätigkeit der normalerweise ja intensiv in den Verdauungsprozessen wirkenden Kräfte des Ichs und des Seelenorganismus vor. Dadurch wird die Nahrung nur ungenügend verdaut und bietet dann allen möglichen Bakterien einen günstigen Nährboden. Die Folge davon sind Gärungs- oder Fäulnisprozesse, woraus sich der Durchfall ergibt. Die mit einer solchen Ernährungsstörung verbundene Gefährdung der Kinder tritt durch starke Wasser- und Mineralsalzverluste ein. Auch durch Wärmestauung unter Federkissen, die besonders bei schwülem Wetter vorkommt, können gefährliche Durchfallerkrankungen auftreten; außerdem natürlich durch Fehler in der Ernährung, aber

Durchfallerkrankungen 455

auch durch Ansteckungen von außen, die nicht selten mit Erbrechen, manchmal auch mit Fieber verbunden sind (siehe das nächste Kapitel) und die in manchen Zeiten geradezu epidemieartig auftreten. Diese sogenannten Brechdurchfälle sind sehr ansteckend. In der Regel erkranken alle Familienmitglieder hintereinander. Auch kommt es oft zu Rückfällen.

Das erste, was die Mutter in einem solchen Fall zu tun hat, ist: Milch, Fett und Zucker wegzulassen. Diese Regel gilt bei jedem Durchfall, auch bei älteren Kindern. Man gibt als Getränk kleine Mengen Kamillentee, Brombeerblättertee oder dünnen schwarzen Tee, der notfalls mit einer winzigen Menge Süßstoff gesüßt sein kann. Säuglinge im ersten Lebensvierteljahr dürfen auf keinen Fall länger als zwei bis drei Tage ohne Milch ernährt werden; sollte dies dennoch notwendig sein, muß ein erfahrener Arzt eine geeignete Ersatznahrung verordnen. Als Heilnahrung wählt man heute vor allem die Möhren- oder Karottensuppe: Ein Pfund frische Möhren in einem Liter Wasser mindestens zwei Stunden unter Zufügung einer kräftigen Prise Salz kochen, zweimal durch ein Haarsieb treiben, das verkochte Wasser wieder auf einen Liter auffüllen, davon fünf oder mehr Mahlzeiten aus der Flasche anbieten. Brauchbar ist auch das Möhrenpräparat Daucaron oder das mit Johannisbrot hergestellte Arobon (Anwendung auf der Packung). Ist der kranke Säugling kräftig und bereits ein Vierteljahr alt, so gibt man mit gutem Erfolg statt der bisher erwähnten Heilnahrung geriebene Äpfel: Ein Viertel von einem guten Apfel ohne Schale auf einer Glasreibe reiben und mit dem Löffel essen lassen, dann erst ein weiteres Viertel usw. Fünf Mahlzeiten, je nach Wunsch jedes Mal ein bis zwei Äpfel. Auch das Apfelpräparat Aplona ist geeignet. Bei jeder dieser Heilnahrungen ist eine strikte Durchführung über mindestens zwei Tage notwendig; während dieser Zeit darf keinerlei andere Nahrung, also auch kein Zwieback oder dergleichen nebenher gegeben werden. Nach zwei Tagen ersetzt man bei jeder Mahlzeit dreißig Gramm der Heilnahrung durch ebenso viel Reisschleim oder Haferflockenschleim und geht so langsam zur normalen Kost über. Frühestens am dritten Tag fügt man jeder Flasche einen Eßlöffel Milch zu. Nach einer solchen Ernährungsstörung kann unter Umständen für einige Wochen von einer pulverisierten Heilnahrung (Eledon, Alete oder dergleichen) je nach Anordnung des Arztes Gebrauch gemacht werden; diese Industrieprodukte sind aber nicht als Dauernahrung für gesunde Kinder zu gebrauchen, höchstens in tropischen Ländern und nur in ganz seltenen Ausnahmefällen.

Wird das kleine Kind häufiger von Durchfällen heimgesucht, muß man vor allem mit dem Arzt besprechen, was gegen die erheblichen Mineralsalzverluste zu tun ist, die auch die sich noch bildenden bleibenden Zähne des Kindes schwer schädigen können (siehe das Kapitel *Zähne, Zahnung, Zahnwechsel*).

Über das Erbrechen der Kinder

Erbrechen ist an sich keine Krankheit, sondern eine freilich oft sehr eindrucksvolle Begleiterscheinung, ein Symptom einer beginnenden oder schon vorhandenen Krankheit. Der Scharlach beispielsweise beginnt meist mit einmaligem Erbrechen.

Die alten Ärzte heilten manche Krankheiten durch Erbrechen, das sie künstlich hervorriefen; tatsächlich versucht sich der Kranke durch Erbrechen von irgendetwas Ungutem, das in ihm steckt, zu befreien. Es gibt allerdings auch Formen des Erbrechens, die vom Nervensystem ausgehen; dann tritt es sehr plötzlich und heftig auf und zeigt eine Erkrankung des Gehirns an. Das sind aber doch seltene Fälle; meistens handelt es sich beim Erbrechen des Kindes um eine Magenstörung durch einen Diätfehler oder dergleichen. Die Mutter sollte dann beobachten, ob die Zunge einen Belag hat oder ob sie sauber aussieht; das ist für den Arzt wichtig und sollte ihm schon beim telefonischen Anruf mitgeteilt werden. Ebenso ob Durchfall dabei ist; ob es sich also um einen Brechdurchfall handelt, der in der warmen Jahreszeit manchmal geradezu epidemieartig auftritt. Brechdurchfall im Säuglings- oder Kleinkindalter ist in jedem Fall ernstzunehmen und von einem erfahrenen Arzt zu behandeln, da er gefährlich werden kann (Austrocknung und

Über das Erbrechen der Kinder 457

Salzverluste!), auch sind Rückfälle häufig (siehe auch das Kapitel *Zähne, Zahnung, Zahnwechsel*).

Oft ist die Mitteilung wichtig, ob ein merkwürdiger Mundgeruch nach Äpfeln oder Aceton festzustellen ist; es handelt sich dann möglicherweise um das „acetonaemische Erbrechen", eine Krankheit, die bei manchen Kindern leicht wiederkommt. Der Arzt verordnet dann meist Einläufe mit Zuckerwasser und ein von den Indianern stammendes Mittel (Ipecacuanha), das man tropfenweise in den Mund gibt; mißlingt jeder Versuch, ein Getränk einzuflößen, selbst einen Teelöffel Tee, Reisschleim mit etwas Salz oder dergleichen, ist in jedem Fall ärztlicher Rat einzuholen.

Eine andere Form des Erbrechens betrifft Kinder in den ersten Lebenswochen. Das ist der Magenpförtnerkrampf, der bei manchen sehr jungen Säuglingen auftritt, die in den ersten Lebenstagen scheinbar ganz gut gediehen, dann aber gußweise die Nahrung zu erbrechen beginnen. Dabei verkrampft sich der Muskel am Magenausgang, der Pförtnermuskel, und läßt die Nahrung nicht in den Darm weiterfließen; sie wird oft in hohem Bogen ausgespien. Solche Kinder sind schwer zu ernähren, am besten noch teelöffelweise mit Muttermilch. Auch hierfür gibt es wirksame biologische Mittel und Heilmethoden; sonst muß das Kind in eine gute Kinderklinik gebracht werden. Kinder, die zu dieser Erkrankung neigen, erkennt man oft schon bald nach der Geburt an dem gespannten Gesichtsausdruck, den tiefen queren Stirnfalten und der Nervosität. Es ist mir aufgefallen, daß es sich vielfach um Säuglinge handelt, deren „Anmeldung" die Mutter seelisch nicht gleich verkraften konnte oder bei denen die Mutter beim Eintritt der Schwangerschaft besonderer seelischer Belastung unterworfen war. Man sieht daran, daß die innere Einstellung, also die Freude der Mutter oder eben das Unerwünschtsein eines Kindes, gerade in den ersten 12 bis 14 Wochen, also der Zeit der sich bildenden Organanlagen, eine große Rolle spielt. Wie man neuerdings festgestellt hat, tritt diese Erkrankung auch bei den ersten Kindern älterer Mütter häufiger auf.

458   *Akute Erkrankungen*

Manche anderen Erkrankungen können mit Erbrechen einhergehen; allerdings ist oft auch die Überladung des Magens bei Kindergeburtstagen oder durch Brausepulver eine der möglichen Ursachen. Es gibt wahre Brechkünstler, Virtuosen des Erbrechens, die mit Hilfe dieses Zustandes ihren Willen bei den ängstlichen Eltern durchzusetzen versuchen, – also hysterisches Erbrechen, Trotzerbrechen oder auch das Erbrechen bei gewaltsamer Fütterung durch Eltern, die ihr Kind zum Essen zwingen wollen, was in jedem Falle völlig sinnlos ist. Ältere Kinder erbrechen aus Angst vor Klassenarbeiten oder wegen sonstiger Aufregungen. Nicht zu vergessen ist das Erbrechen nach unguten Medikamenten oder nach direkten Giften, z.B. Pilzen. Nach Erregungen beim Fernsehen tritt es neuerdings auch ein; es ist dann als nervös bedingt anzusehen.

Leibschmerzen und Magen-Darm-Erkrankungen

Es gibt eine ganze Reihe von Gründen für Leibschmerzen beim Kind; die meisten sind harmlos; einige sind aber ernstzunehmen, was nur der Arzt entscheiden kann. Dieser sollte daher gerufen werden, wenn solche Beschwerden länger als eine Stunde anhalten, besonders aber dann, wenn sich dabei Brechneigung oder gar wirkliches Erbrechen einstellt. Die Mutter mißt – und das ist immer gut in Zweifelsfällen – vor dem Anruf beim Arzt die Temperatur, und zwar zunächst in der Achselhöhle (5 Minuten), gleich darauf im After (ebenso lang) und teilt ihm die beiden Ergebnisse mit. Wie auch an anderer Stelle dargestellt, ist normalerweise die Darmtemperatur fünf Striche, das ist einen halben Grad höher als die der Achselhöhle. Ist sie im Darm mehr als fünf Striche höher, so ist es ein Zeichen eines Entzündungsherdes im Unterleib, der meist im Blinddarm zu suchen ist (siehe *Blinddarmentzündung*).

Auch Säuglinge können an einer Blinddarmentzündung erkranken. Es gibt sogar Magengeschwüre bei Kindern, was wohl als ein „Erfolg" der Zivilisationskost mit zu viel Zucker und Weißmehl zu werten ist. Auch Gallenblasenentzündung und Gelbsucht sind

Leibschmerzen und Magen-Darm-Erkrankungen 459

heute keine großen Seltenheiten mehr; noch vor vierzig Jahren kamen Leber- und Gallenerkrankungen bei Kindern kaum vor. Ohne Zweifel ist das eine Folge der Verschlechterung unserer Nahrungsmittel durch falsche Verarbeitung und chemische Zusätze. Sie können aber auch verdorben sein, weil sie entweder nicht mehr frisch sind (Milch, Fleischsalat, Gefriergemüse, Gurken- oder Bohnensalat, Wurst, Fisch) oder sich bereits beim Einkauf Krankheitserreger in ihnen befanden, wie es besonders bei Eipulver der Fall sein kann. Unter solchen Voraussetzungen entwickelt sich oft Typhus oder Paratyphus, die mit Durchfall und hohem Fieber, manchmal aber auch mit Verstopfung und ohne viel Fieber einhergehen können.

Meist deuten Leibschmerzen, Erbrechen und Durchfall auf eine Vergiftung oder Erkrankung des Darmes hin; oft treten dabei auch Schüttelfrost, Kopfschmerzen und trockene oder belegte Zunge auf.

Manchmal rühren die Beschwerden von der Nahrung her; entweder es wurde zu viel gegessen, oder das Essen war verdorben oder durch chemische Zusätze (Spritzmittel und dergleichen) unverträglich.

Bei einer aus der Nahrung stammenden Erkrankung sind meist alle oder mehrere von denen erkrankt, die davon gegessen haben. Im Gegensatz dazu erkranken bei einer Darmgrippe die Familienmitglieder stets nacheinander. Eine „Darmgrippe" ist aber auch verdächtig auf Typhus oder eine ähnliche Erkrankung, besonders in der heißen Jahreszeit.

Kleine Kinder klagen meist bei Halsentzündung über Leibschmerzen, wenigstens zu Beginn der Erkrankung.

Neugeborene und junge Säuglinge haben Blähungen und Leibschmerzen oft bei Muttermilchernährung, wenn die Mutter unruhig, ängstlich oder aufgeregt ist, oder wenn sie zu viel rohes Obst, Bohnenkaffee oder starken schwarzen Tee zu sich nimmt. Bei regelmäßig nach den Mahlzeiten auftretenden Leibschmerzen muß man aber auch an eine Stärkeunverträglichkeit denken (siehe das Kapitel *Vollwertige Säuglingsernährung*).

460   *Akute Erkrankungen*

Treten Leibkrämpfe (Koliken) im Abstand von wenigen Minuten auf, wobei in den Zwischenpausen scheinbare Beschwerdefrei-
heit herrscht, und kommt es dann zu Verstopfung und Erbrechen,
so muß an eine Darmverschlingung gedacht werden, die schon im
Alter von vier Monaten auftreten kann; entweder verdreht sich der
Darm zu einer Schlinge oder aber die oberen Abschnitte des
Dünndarmes schieben sich in die anschließenden hinein, – ja, ich
habe erlebt, daß sich der Dünndarm durch den ganzen Dickdarm
hindurchschob und schließlich in zehn Zentimeter Länge aus dem
After hervortrat. Das kommt natürlich außerordentlich selten vor;
aber wenn rechtzeitig an solche Möglichkeiten gedacht wird, kann
meist das Leben gerettet werden. Frühzeitig den Arzt zu Rate
ziehen!

Appetitschwache Kinder haben oft vor oder bei jeder Mahlzeit
„Magenschmerzen", weil sie sich vor der täglichen Quälerei fürchten, werden sie doch täglich von neuem von unvernünftigen Leuten
zum Essen angehalten. Das verursacht ihnen Verkrampfungen im
Magen oder Darm, wobei die Verdauungsdrüsen versiegen, so daß
das Kind wirklich die aufgezwungene Kost nicht verdauen kann
(siehe *Appetitlosigkeit*).

Andere Kinder bekommen Leibschmerzen aus Angst vor der
Schule oder aus anderen seelischen Bedrückungen. Auch freudige
Anlässe, Reisefieber oder dergleichen können sich als schmerzhafte
Verkrampfung der Verdauungsorgane auswirken. Überhaupt kann
jede Art von Erregung zu „Magenkrampf", Durchfall oder Erbre-
chen führen.

Chemische Medikamente, Wurmmittel oder Abführmittel können Allergien im Darm hervorrufen, die sich als Reizzustand der
Darmschleimhaut äußern und Schmerzen verursachen. Frisches
Brot, schlecht, d. h. eigentlich „normal" mit Kunstdünger getriebe-
nes Gemüse verursachen oft schwere schmerzhafte Darmbeschwerden, vor allem Spinat, der künstlich getrieben wurde (siehe *Allgemeine Regeln für die Ernährung*). Auch die Darmtuberkulose, die
allerdings sehr selten geworden ist, kann ähnliche Erscheinungen
hervorrufen. – Es genügt aber schon, wenn Weintrauben nicht

Leibschmerzen und Magen-Darm-Erkrankungen 461

ordentlich, d. h. zuerst kurz heiß und dann kalt gewaschen werden, oder wenn anderes gespritztes Obst mit der Schale gegessen wird, um zu schweren Krankheitsbildern zu führen.

Der Arzt muß in jedem Fall, vor allem bei wiederkehrenden Darmbeschwerden, zu Rate gezogen werden, und die Mutter, die diese vielen Möglichkeiten für Magen-Darm-Erkrankungen kennt, wird dem Arzt wertvolle Angaben zu der häufig sehr schwierig zu findenden Diagnose machen können.

Wenn eine akute Blinddarmentzündung mit Sicherheit ausgeschlossen werden konnte, sind feuchtwarme Leibwickel am Platz. Der Arzt wird entscheiden, ob kalte Lehmaufschläge, Eucalyptusölauflagen oder Wickel gemacht werden dürfen (siehe *Wickel*). Oft wird eine entkrampfende Leibauflage mit einem heißen Heublumensack (siehe *Heiße Kompressen*) als wohltuend empfunden.

Über plötzliche Leibschmerzen, die in die Nabelgegend verlegt werden, klagen unsere Kinder besonders zwischen dem vierten und neunten Lebensjahr. Die Beschwerden können so heftig auftreten, daß die Kinder sich vor Schmerzen am Boden wälzen. Ebenso plötzlich aber wie sie kommen, hören sie auch auf, und das Kind spielt weiter. Allerdings kann der einzelne Anfall zwischen einigen Minuten und Stunden dauern. Solche schneidenden, krampfartigen Schmerzen werden meist als „Nabelkoliken" auf „nervöser" Grundlage angesehen. Das mag z. B. in den Fällen zutreffen, wo die Beschwerden beim Mittagessen auftreten, wenn das Kind eine Speise nicht mag. Manchmal findet man als Ursache Muskelschlitze in der Bauchwand, die das Kind genau mit dem Finger zeigen kann. Man tastet dann an der Stelle eine Verhärtung, die auf einen warmen Aufschlag hin plötzlich verschwindet. Auch eine leichte, in Kreisbewegungen ausgeführte Massage der Bauchdecke kann die Beschwerden beseitigen. Meist heilen diese Bauchwandschlitze mit der Zeit von allein zu, manchmal ist aber ein kleiner operativer Eingriff nötig. In anderen Fällen ist eine Störung der Gallenblase oder auch eine Blinddarmreizung (siehe *Blinddarmentzündung*) vorhanden. Das muß der Arzt entscheiden. Die Mutter kann ihm dabei durch genaue Beobachtung und Fiebermessung in der Achsel und im Darm behilflich sein. Es muß aber bei den sogenannten Nabelkoliken, besonders wenn das Allgemeinbefinden dabei gestört ist, auch an die Möglichkeit eines Magengeschwürs oder eines Zwölffingerdarmgeschwürs gedacht werden, die beim Kind gar nicht einmal so selten vorkommen. Zur Klärung der oft schwierigen Diagnose ist eine Röntgenuntersuchung nötig. Besonders bei Kindern mit seelischen Komplexen denke man an diese Diagnose, die wegen der Notwendigkeit einer gründlichen Ausheilung möglichst frühzeitig gestellt werden sollte.

Blinddarmentzündung

Eigentlich müßte diese Erkrankung Wurmfortsatzentzündung heißen, denn nicht im Blinddarm, der ein Teil des Dickdarms ist und sich rechts seitlich im Bauchraum befindet, liegt der eigentliche Entzündungsherd, sondern in dem wie ein Regenwurm aussehenden, am Blinddarm hängenden Fortsatz. Natürlich ist bei seiner Erkrankung der Darm mitbeteiligt, die Gefahr aber besteht darin, daß die Entzündung durch die Wand des Wurmfortsatzes durchbricht, wobei sich Darminhalt in den Bauchraum ergießt und eine Bauchfellentzündung verursacht.

Ein solcher Durchbruch kann schon wenige Stunden nach dem ersten Auftreten von Bauchschmerzen erfolgen, er kann aber auch ganz unterbleiben, was zum Glück meistens der Fall ist.

Früher wurde fast jeder Blinddarm operiert, und es ist kein Geheimnis, daß über 80% solcher Operationen keinerlei oder nur ganz unbedeutende krankhafte Erscheinungen am Wurmfortsatz zeigten. Man hielt ihn damals für ein „überflüssiges" Organ, das in früheren Entwicklungsstufen des Menschen eine Bedeutung gehabt habe. Heute wissen wir mehr über den gesundheitlichen Wert des Wurmfortsatzes oder, wie man meist noch immer sagt, des Blinddarms. Wahrscheinlich ist er ein nicht unwichtiges Lymphorgan des Menschen, das zur Abwehr von Krankheiten dient. Nicht selten besteht ein Zusammenhang zwischen Blinddarm- und Mandelentzündung. Wird nämlich der Blinddarm entfernt, so erkrankt

Blinddarmentzündung

der Patient plötzlich an den Mandeln. Die Krankheit sucht sich also das nächste schwache Organ.

Ich darf aus der eigenen Erfahrung berichten, daß ich nur sehr selten genötigt war, eine Herausnahme des Blinddarms durch einen Chirurgen zu veranlassen. Aber die Diagnose ist oft sehr schwierig, denn die Beschwerden können ganz uncharakteristisch und unbedeutend sein, auch kann jedes Fieber fehlen. In unklaren Fällen sollte man daher mit der Operation nicht zögern. Auch bei Säuglingen gibt es schon akute Blinddarmentzündungen.

Das erste, was die Mutter tun sollte, wenn ein Kind mitten aus dem Spiel heraus über Leibschmerzen mit Brechneigung klagt, ist, sofortige strenge Bettruhe zu veranlassen. Als zweites darf das Kind keinen Tropfen Flüssigkeit oder Nahrung zu sich nehmen. Jede Entzündung braucht Ruhe, daher soll das Kind so ruhig wie möglich liegen; eventuell bindet man die Beine mit einem Tuch zusammen. Nach 20 Minuten Bettruhe wird Fieber gemessen, und zwar zunächst fünf Minuten lang in der Achselhöhle, dann nach gutem Herunterschlagen der Quecksilbersäule und Einfetten des unteren Endes Messung im Darm, ebenfalls fünf Minuten lang. Dabei achtet man darauf, daß das Thermometer nur mit dem verdünnten Ende, aber nicht weiter eingeführt wird (siehe *Wie wird Fieber gemessen?*).

Bestehen die Beschwerden (stichartige Leibschmerzen in der rechten Bauchseite, anfangs im Oberbauch, später weiter unten, Brechreiz oder gar Erbrechen, schneller Puls, kranker Eindruck, gespannte Gesichtszüge) weiter, ruft man den Arzt an, notfalls auch mitten in der Nacht, und teilt ihm den bisherigen Verlauf mit. Dabei gibt man das Ergebnis der beiden Fiebermessungen an.

Normalerweise wird die Darmtemperatur des Kindes bis zu 37,2° betragen. In der Achselhöhle beträgt die normale Wärme fünf Striche weniger, also 36,7°; der Unterschied kommt daher, daß man im Darm mehr die Innentemperatur, in der Achselhöhle mehr die Außentemperatur feststellt. Mißt man nun beispielsweise in der Achselhöhle 38° und im Darm 38,5°, dann hat das Kind zwar erhöhte Temperatur, aber innen im Darm ist die Wärme nicht abnormal, sondern nur entsprechend höher. Wäre jetzt aber die Darmtemperatur 38,8° oder gar 39,2°, dann kann mit großer Wahrscheinlichkeit aus diesem größeren Unterschied geschlossen werden, daß eine Entzündung im Leib sitzt. Meist handelt es sich dabei um eine akute Blinddarmentzündung. In einem solchen Fall ist es notwendig, ohne Zögern einen Arzt anzurufen. Dieser wird bei der Untersuchung den Zustand weiter klären und eventuell die weißen Blutkörperchen (Leukozyten) zählen. Er bestimmt dann, ob eine sofortige Überführung in eine chirurgische Klinik notwendig ist. Die Leukozyten sind aber nicht bei allen Blinddarmentzündungen verändert.

Wenn der Darm leer ist, weil die Mutter nichts mehr zu trinken und zu essen gegeben hat, ist bei einem eventuellen Durchbruch des Wurmfortsatzes die Gefahr wesentlich geringer als bei gefülltem Darm. Man darf mit einem kleinen Klistier, aber nicht mit Abführmitteln oder Abführtee, eine Darmentleerung herbeiführen. Dazu nimmt man am besten eine Tasse voll kühlem Wasser als sogenanntes Reizklistier und einen entsprechenden Klistierballon. (Näheres zum Klistier im Kapitel *Verstopfung*.) Mehr tut man nicht. Vor allem dürfen in diesem Stadium keine warmen Leibaufschläge gemacht werden.

Liegt kein akuter Anlaß zur Operation vor, was meistens der Fall ist, tritt die innere Behandlung in ihre Rechte. Es gibt in den anthroposophischen und ähnlichen Behandlungsmethoden wirksamste, oft erprobte Heilmittel auch gegen die akute Blinddarmentzündung, und es ist ein schwerer Irrtum zu glauben, daß nur Penicillin oder ein ähnliches Mittel in Frage käme; das gilt auch bei bestehender Bauchfellentzündung. In der Schulmedizin hat sich die Zahl der Heilungen mit Anwendung der modernen Antibiotika erheblich gesteigert, was dringend notwendig war. Der biologisch behandelnde Arzt ist gute Ergebnisse gewöhnt.

Wie beim Erwachsenen gibt es beim Kind Fälle von chronischer Blinddarmreizung, die immer wieder zu Beschwerden führt. Da deren Ursache meist in einer Störung der Darmtätigkeit mit Entartung der Darmbakterienflora liegt, hat eine Operation nur Sinn,

Gehirnerschütterung

wenn eine völlige Ausheilung des Darmes nicht gelingt. Überhaupt ist eine Blinddarmoperation nur dann gesundheitsfördernd – abgesehen von den manchmal notwendigen dringenden Fällen –, wenn der ganze Stoffwechsel hinterher in Ordnung gebracht wird. Unterbleibt eine solche Behandlung, die oft Monate hindurch fortgeführt werden muß, dann erlebt man weitere Komplikationen, die meist zur Erkrankung der Gallenblase führen.

Es ist verständlich, daß die in diesem Buch gegebenen Ratschläge für eine vollwertige Ernährung auch zur Ausheilung des Darmes dringend angebracht sind. Aber die Untersuchung der Darmbakterienflora ist heute nötiger als früher, weil diese mehr der Schädigung ausgesetzt ist (siehe *Gesunderhaltende Bakterien*).

Gehirnerschütterung

Sie beruht auf einer Erschütterung des im Hirnwasser schwebenden Hirnorgans nach Anstoßen an die Schädelwand. Sie ist häufig eine Folge von Unfällen oder Stürzen mit Aufschlagen des Kopfes. Wohl kaum jemand ist im Laufe seines Lebens dagegen gefeit.

Bei Säuglingen und Kleinkindern ist dieses Organ und der Schädel noch so weich und federnd, daß selbst bei heftigen Stößen oder Stürzen (vom Wickeltisch!!) zum Glück selten Störungen auftreten. Trotzdem ist genaue Nachprüfung, eventuell durch einen Arzt, erforderlich. Häufig treten die Schmerzen und der eigentliche Unfallschock erst nach 2–3 Tagen auf. Diese Zeit ist abzuwarten und das Kind sorgfältig zu beobachten.

Typische Zeichen einer echten Gehirnerschütterung sind: Brechreiz bis zum Erbrechen, Kopfschmerz, Benommenheit bis zu Bewußtseinsstörungen und manchmal Erinnerungsausfall. Es kann auch zur Veränderung der Pupillenreflexe kommen und zu Augapfelzittern bei Bewegung der Augen.

Man legt das Kind sofort flach ins Bett, dunkelt das Zimmer ab und sorgt für Ruhe. Außerdem kühlt man die Stirn oder legt einen feuchten Waschlappen mit verdünnter Arnikatinktur in den Nakken. Weitere Maßnahmen überläßt man dem Arzt. Zunächst

466   *Akute Erkrankungen*

unterläßt man auch jedes Essen und Trinken. Je nach Schwere ist
eine Bettruhe von 1–4 Wochen erforderlich, um Folgeschäden, vor
allem lästige Kopfschmerzanfälle, zu vermeiden.

Bei schweren Gehirnerschütterungen kann das Hirngewebe auch
gepreßt oder gequetscht werden, was man Compressionen oder
Contusionen nennt. Entstehen· z.B. Lähmungen, Seh-, Sprach-
oder Hörstörungen, so deutet dies darauf hin. Eine sofortige
fachgerechte Behandlung ist dann unbedingt erforderlich.

Hirnhautreizung, Hirnhautentzündung (Meningitis) und Hirnentzündung (Encephalitis)

Jeder Fieberanstieg bei jeder Art von Krankheit kann mit
Rücken- und Kopfschmerzen einhergehen. Sie beruhen meist auf
verstärkter Durchblutung und damit Schwellung der Hirnhäute.
Diese Reizung ist harmlos, wenn sie mit sinkendem Fieber
abklingt. Bleiben die Schmerzen aber bestehen, treten noch Übelkeit und Erbrechen hinzu, so muß man an die Komplikation einer
Hirnhautentzündung denken und den Arzt rufen. Das Kind zeigt
dann eine Nackensteife, es kann den Kopf nicht so senken, daß das
Kinn das Brustbein berührt. Es muß sich beim Aufsitzen abstützen.
Die gestreckten Beine können im Liegen nicht rechtwinklig nach
oben gehoben werden und es kann ein Knie nicht bis zum Mund
beugen.

Bakterielle Hirnhautentzündungen, z.B. bei Lungen- oder
Mittelohrentzündungen, Anginen etc., bedürfen schneller Diagnose (Untersuchung der Rückenmarksflüssigkeit) und Behandlung.

Virusentzündungen, z.B. bei Mumps, sind weniger gefährlich.
Oft täuschen Hals- und Nackendrüsenschwellungen (Röteln,
Angina) eine Nackensteifigkeit nur vor.

Von der Hirnhautentzündung ist die eigentliche Hirnentzündung (Encephalitis) zu unterscheiden. Dabei wird die Hirnsubstanz
selbst von Bakterien oder Viren angegriffen und entzündet. Sie ist
eine zum Glück seltene Komplikation nach Impfungen (Pocken)

Hirnhautreizung, Hirnhautentzündung und Hirnentzündung 467

oder z. B. bei Masern- oder Mumpserkrankungen. Bewußtseinstrübungen und Krämpfe mit erneutem Fieberanstieg signalisieren diese Gefahr. Leider sind dabei bleibende Schäden in der geistigen Entwicklung und anhaltende Lähmungen nicht selten.

Wichtig ist bei dieser Erkrankung, daß die Umwelt das Kind mit Ruhe und Zuversicht umgibt. Auch sollte die Mutter ständig in der Nähe sein, vor allem, wenn ein Klinikaufenthalt notwendig wird (siehe *Kind und Krankenhaus*).

XVIII. Die eigentlichen Kinderkrankheiten

Infektionskrankheiten

Das Problem der Infektionskrankheiten hat sich in den letzten Jahrzehnten wesentlich verändert. Noch um die Jahrhundertwende und später starben Tausende von Menschen an Tuberkulose, Lungenentzündung, Sepsis, Scharlach, Diphtherie etc. Heute sind sowohl diese Erkrankungen als auch die Todesfälle aufgrund dieser Krankheiten wesentlich seltener geworden, ja einige von ihnen sind fast ausgestorben.

Sicher sind unsere verbesserten hygienischen und therapeutischen Möglichkeiten dabei ein bedeutender Faktor, wahrscheinlich spielen aber auch vielschichtige klimatische Veränderungen und eine veränderte Ernährungsweise eine entscheidende Rolle. Denn schon bei einigen Krankheitstypen, gegen die inzwischen geimpft werden kann, läßt sich zeigen, daß ihr Rückgang schon vor der Impfmöglichkeit begann. Andere Krankheiten, wie z.B. die Pest, sind ohne Impfung, Hygienemaßnahmen usw. ausgestorben. Doch dafür sind jetzt neue Krankheiten im Vormarsch. Neue Eitererreger treten trotz oder wegen unserer Antibiotika-Behandlung auf und es erscheinen viele neue Viruskrankheiten und hartnäckige Pilzerkrankungen.

In einer Arbeit, die 1955 erschien, und auch in späteren Arbeiten habe ich auf die grundlegenden Unterschiede hingewiesen, die zwischen den Krankheiten mit auftretenden Bakterien und Parasiten und anderen, in den letzten Jahren immer häufiger beobachteten Erkrankungen bestehen, bei denen Viren in immer neuen Arten gefunden werden. In letzter Zeit gehört sogar Krebs dazu, bei dem schon früher Viren beobachtet, jetzt aber erst als solche bestätigt worden sind. Mindestens bei einigen Formen des Krebses spricht man neuerdings von Krebserregern, die zu der gleichen Gruppe gehören wie die der spinalen Kinderlähmung, des Schnupfens, der Tollwut und der Grippe. Der Krebs, eine ansteckende Krankheit? Das ist eine Behauptung, die allen Erfahrungen zu widersprechen

Infektionskrankheiten 469

scheint. Man glaubt heute, daß der Krebs die am wenigsten
ansteckende Infektionskrankheit sei. Praktisch scheint es sogar
niemals zu einer Übertragung von Mensch zu Mensch zu kommen.
Nun ist der Nobelpreisträger Prof. Wendell M. Stanley zu der
Überzeugung gelangt, daß Viren sich „von selbst" in den Zellen

Inkubationszeit und Ansteckungsdauer der Infektionskrankheiten

	Inkubations-zeit	Ansteckungsdauer
Angina (Halsentzündung)	einige Tage	unbestimmt
Diphtherie	2–5 Tage	nach dreimaligem negativem Rachen- und Nasenabstrich nicht mehr ansteckungsfähig
Keuchhusten	8–21 Tage	ungefähr einen Monat ab Hustenbeginn
Masern	9–11 Tage	nach drei Wochen Wiederbesuch des Kindergartens erlaubt
Poliomyelitis (Kinder-lähmung)*	8–14 Tage	Isolierung meist sechs Wochen
Mumps (Ziegenpeter)	ca. 18 Tage (16–22)	Kindergarten nach Abklingen aller Erscheinungen erlaubt
Scharlach	4–7 Tage	Isolierung meist drei Wochen
Windpocken, Spitzpocken, Schafblattern, Wasserpocken	2–3 Wochen	nicht mehr ansteckend nach drei Wochen
Röteln	2–3 Wochen	nach acht Tagen nicht mehr übertragbar
Typhus	7–21 Tage	bis nach dreimaliger Untersuchung die Entleerungen frei von Typhusbazillen sind
Paratyphus		wie bei Typhus
Ruhr	2–7 Tage	wie bei Typhus
echte Pocken	14 Tage	

* Poliomyelitis und manche anderen Viruskrankheiten sind nur in Ausnahmefällen
ansteckend. Siehe hierzu das Kapitel: Kinderlähmung.

470 *Die eigentlichen Kinderkrankheiten*

eines Lebewesens bilden können, wenn Schädigungen, die auch sonst als krebserzeugend bekannt sind (Teer, Ruß, Röntgenstrahlen, gewisse Chemikalien usw.), die Zelle getroffen haben.

Ich darf darauf hinweisen, daß ich in den oben erwähnten Arbeiten – zwar nicht vom experimentellen Wege ausgehend, sondern aufgrund von Beobachtungen und Überlegungen – von der Spontanentstehung und Existenz einer Art von Virusflora im Nervensystem gesprochen habe, die der Bakterienflora im Darm entspricht.

Diese neuen Entdeckungen sind für unsere Anschauungen von der Infektion von einer Tragweite, die man erst zu ahnen anfängt. Es wird nicht mehr lange dauern, bis man auch hinsichtlich der Bakterien entdecken wird, daß sie ähnlich wie die Viren „spontan", d.h. also „von selbst", im Kranken nicht als eigentliche Ursache, sondern als Folgeerscheinung der Krankheit entstehen können. Und während man bei den früheren Seuchen (Pest, Cholera, Ruhr, Malaria) von den „Seuchen der Unkultur" sprach, scheint es mir berechtigt, bei den neuen Viruskrankheiten von „Seuchen der Überkultur", genauer gesagt, der Überzivilisation oder Zivilisationsentartung zu sprechen.

Der Mensch verändert sich und somit auch das Erscheinungsbild seiner Krankheiten. Er schafft sich durch sein Schicksal, durch Lebensbedingungen und Lebensweise die Voraussetzungen zum Krankwerden. Gesunden aber kann er im Grunde nur, wenn er in sich Kräfte mobilisiert, die ihn zu einer neuen Gesundheitsstufe hinführen bzw. verwandeln. Und solange die Ärzte nicht ihr Hauptaugenmerk darauf richten, Prophylaxe, d.h. Vorbeugung, zu veranlassen, sondern meinen, etwa durch Ausrottung der sogenannten Krankheitserreger (Infektionserreger) die Krankheiten verhindern bzw. beseitigen zu können, sind wir auf falschem Wege.

Das zeigt sich gerade bei den für die Entwicklung unserer Kinder so notwendigen Kinderkrankheiten, denn bei den Kinderkrankheiten, deren gemeinsames Kennzeichen der rote Hautausschlag ist, also Masern, Scharlach und Röteln, wird der Sinn des Krankwerdens besonders deutlich. Man sagt mit Recht von einem Menschen, der erst im späteren Leben die Masern durchgemacht hat: „Jetzt hat er endlich die Eierschalen abgeworfen."

Ich behandelte einmal ein an Masern erkranktes eineiiges Zwillingspärchen. Das eine Kind erkrankte mit schwerem Masernausschlag und hohem Fieber, während die Krankheitserscheinungen bei dem Geschwisterchen nur ganz leicht auftraten. Nach Ablauf der Krankheit entwickelte sich das schwerer krank gewesene Kind außerordentlich erfreulich; es war offensichtlich zu größerer körperlicher Gesundheit und seelischer Harmonie durchgestoßen, während das Geschwisterchen noch lange Zeit mit seiner leiblichen Entwicklung zu kämpfen hatte und ein unausgeglichenes Wesen zeigte. Die gleiche Infektionskrankheit kann also bei eineiigen Zwillingen in ganz verschiedener Stärke auftreten und zu entsprechend unterschiedlichen Ergebnissen führen, so daß die Erkrankung als „Lebenshilfe" nur in dem einen Fall voll wirksam wurde. Dieses Beispiel zeigt wieder einmal, daß eine Krankheit nicht von außen wie etwas Fremdes in einen Menschen eindringt oder von Erregern in einen gesunden Körper hineingetragen wird, denn sonst könnten nicht so verschiedene Verläufe und Auswirkungen vorkommen. Immer liegt die Krankheit bereits im Menschen vor, und der sogenannte Erreger gibt nur den letzten Anstoß zu ihrem Ausbruch.

Masern

Fast alle Kinder haben Masern zu ihrer gesunden Entwicklung nötig, sie sind also innerlich krankheitsbereit, deshalb führt fast jede Ansteckung zur Erkrankung. Ein nicht durchmaserter Mensch stellt eine große Ausnahme dar. Schon eine leichte Berührung mit einem akut Erkrankten führt, besonders in den Tagen kurz vor dessen Masernausschlag, nach zehn bis elf Tagen zum Beginn der katarrhalischen Vorkrankheit, der nach weiteren drei bis vier Tagen der Ausbruch des Ausschlages folgt. Am Bild, das der Masernprozeß gewissermaßen auf die Haut des Kindes malt, können wir das Wesen dieser Krankheit erkennen. Unter raschem Fieberanstieg

Die eigentlichen Kinderkrankheiten

quillt die Haut des Gesichtes auf, so daß die Gesichtszüge unscharf und verwaschen werden. Die Schleimhäute der Augen, der Nase, des Rachens, des Kehlkopfes und der Luftröhre zeigen ebenfalls entzündliche Schwellungen und sondern Flüssigkeit ab, die Gliedmaßen fühlen sich kalt an. Hinter den Ohren beginnend, breitet sich über den Kopf und dann über den ganzen Körper ein großflekkiger roter Ausschlag aus, der auch die inneren Schleimhäute befällt. Es kommt zur Lichtscheu, Bindehautentzündung, Schnupfen und Katarrh der Luftwege, in *seltenen Fällen* sogar zu Erbrechen, Steigerung des Gehirnwasserdrucks und dadurch bewirkten Bewußtseinsstörungen oder Krämpfen. An den auf der Schleimhaut der Seitenteile des Mundes auftretenden weißen, wie Kalkspritzer aussehenden Fleckchen erkennt der Arzt die Masern, deren Diagnose, z. B. Röteln gegenüber, oft gar nicht leicht zu stellen ist.

In all diesen Erscheinungen zeigt sich eine Art von Aufruhr, von Aufgerührtsein im Wasserorganismus des Kindes, dessen Körper noch zu fast siebzig Prozent aus Wasser besteht. Wir verweisen auf die im Kapitel *Vom Ursprung des Lebens* gegebene Darstellung, wonach in diesem Körperwasser die Bildekräfteorganisation lebt. Bei den Masern drängt sich ungewöhnlich viel Wasser in die Haut des Gesichts und in die Schleimhäute der Luftwege. Das oft sehr hohe Fieber weist auf die besondere Aktivität des Ichs hin, durch die offenbar dieser ganze Aufruhr bewirkt wird. Nach drei bis vier Tagen blaßt der Ausschlag ab, die Gedunsenheit des Gesichtes geht zurück, die entzündliche Reizung der Schleimhäute läßt nach, Husten und Schnupfen verschwinden, das Kind erholt sich rasch. Es gibt aber auch Masernfälle mit schwerem, hartnäckigem Husten, hohem Fieber und starkem Krankheitsgefühl.

Aufmerksamen Beobachtern fällt in den nächsten Wochen nicht nur eine erfreuliche Ausgeglichenheit im Wesen des Kindes auf, das manche ungute Angewohnheit überwunden hat, sondern auch oft eine auffällige Änderung der Gesichtszüge. Mit Erstaunen stellen die Eltern fest, daß eine bisherige Ähnlichkeit mit Vater oder Mutter verschwunden ist; das Kind ist bis in die Gesichtszüge hinein durch die Krankheit zu sich selbst gekommen. Der ganze

Masern 473

Vorgang ist ein besonders handgreifliches Beispiel für die wiederholt geschilderte Umwandlung, die das Ich am „Modellkörper" im Laufe der Jugendjahre zu vollziehen hat. Die Masern geben dem Ich die Gelegenheit, die vererbten Bildekräfte zu durchdringen und die von ihnen getragenen Erbanlagen so zu verwandeln, daß das Kind die ihm gemäße individuelle Form gewinnen kann (siehe *Von der Vererbungslehre* und *Von der Umwandlung des Modellkörpers*).

Bei der Behandlung der Masern gelten folgende Ratschläge: man vermeide jede überflüssige Behandlung; insbesondere versuche man niemals das Fieber gewaltsam zu senken, auch nicht, wenn es über 40 Grad beträgt. Das Anlegen von Wadenwickeln ist natürlich erlaubt (siehe *Wickel*). Unter allen Umständen vermeide man jedes Mittel, das den Husten unterdrückt. Dadurch kann die mit Recht so gefürchtete Masern-Lungen-Entzündung hervorgerufen werden. Der Reizzustand der Schleimhäute führt selbstverständlich zu erheblichem Husten. Ein gutes Lösungsmittel, wie etwa das Weleda-Hustenelixier, rechtzeitig zusammen mit Eupatorium gegeben, wird dem Kind Erleichterung verschaffen. Viel mehr ist nicht notwendig, da der Husten sowieso nach zwei bis drei Tagen nachläßt. Man vermeide während des Ausschlages jede Art von Brustwickeln. Bei großer Unruhe macht man schnell und geschickt und unter Vermeidung einer Abkühlung Essigwasserwaschungen mit lauwarmem Wasser, zu einem Drittel mit Weinessig oder Obstessig versetzt; energische Abreibung des Rumpfes und der Beine, nicht abtrocknen (siehe *Waschungen*). Bei Lichtscheu ist Abdunkelung des Zimmers erforderlich. Im übrigen sorgt man für tägliche gute Verdauung, wenn nötig durch Einläufe (siehe *Verstopfung*). Als Diät vor allen Dingen Obstsäfte und frisches Obst, bei kleinen Kindern heiße Milch, die zur Hälfte mit Emserwasser verdünnt ist; keine eiweißhaltige sogenannte kräftige Kost. Erst auf dringendes Verlangen des Kindes Rückkehr zur normalen Kost.

Zehn Tage strenge Bettruhe. Die Ansteckungsgefahr endet am 5. Tag nach Ausschlagbeginn. Mindestens eine Woche nach Entfieberung ist noch Hausruhe einzuhalten. Nach Abklingen des Fiebers hat sich mir Nährkraftquell und Waldon Ursaft (Weleda) als

474   *Die eigentlichen Kinderkrankheiten*

Kräftigungsmittel bewährt, aber man kann auch ein anderes natürliches Kalkpräparat mit Eisenzusatz geben.

In jedem Fall ist es wegen der Komplikationsgefahr wichtig, auch eine harmlos und leicht verlaufende Masernerkrankung ernstzunehmen. Die Lungenentzündung wurde bereits erwähnt. Es kann aber auch eine Mittelohr- oder Nebenhöhlenentzündung auftreten. Erfolgt ein erneuter Fieberanstieg oder wird das Kind sonstwie auffällig, ist sofort der Arzt zu rufen.

Zum Thema Masernimpfung und die dafür bestehenden Einschränkungen verweisen wir auf das Kapitel über die Impfungen.

Scharlach

Der Scharlach ist eine wesentlich seltenere Kinderkrankheit als die Masern; insbesondere kommen die schweren Formen bei uns kaum noch vor. Doch ist jeder, auch der leicht erscheinende, Scharlachfall ernstzunehmen, und besonders der meist in der dritten Woche auftretende „zweite Teil der Scharlachkrankheit" sollte wegen der Gefahr von Komplikationen seitens der Nieren, des Herzens oder der Ohren genau beobachtet werden; selten treten auch Gelenkentzündungen auf. Der Scharlach ist viel weniger ansteckend als die Masern, jedoch ist die Übertragbarkeit unberechenbar. Daher ist strenge Isolierung für drei Wochen notwendig.

Die Krankheit beginnt nach einer Ansteckungszeit von ungefähr 4 bis 7 Tagen meist plötzlich ohne erhebliche Vorkrankheit mit oft starkem Krankheitsgefühl, hohem Fieber, Erbrechen, Kopfschmerzen und bei kleinen Kindern manchmal mit Krämpfen. Bald zeigt sich am weichen Gaumen eine flammende Rötung und eine Mandelentzündung. Noch am ersten Tag tritt meist zuerst am Hals, dann sich über den Rumpf ausdehnend ein juckender Ausschlag auf, der anfangs aus kleinsten, dichtstehenden, roten Pünktchen besteht und dann zu einer allgemeinen Rötung der Haut führt. Oft aber ist dieser Ausschlag nur gering entwickelt und nur bei sorgfältiger Untersuchung in der Schenkelbeuge oder an den Innenflächen der Oberschenkel zu finden; er wird daher leicht übersehen. Die Diagnose wird durch das blasse Munddreieck neben den hochroten Backen und die nach drei oder vier Tagen erscheinende sogenannte Himbeerzunge erleichtert. Nach etwa fünf Tagen blaßt die Hautrötung allmählich ab. In der zweiten oder dritten Woche zeigt sich eine Abschilferung der die ganze Zeit relativ trockenen Hautoberfläche, die sich anfangs in kleinen Schuppen, später oft in großen Fetzen ablöst. Es gibt eine Reihe fieberhafter Erkrankungen, die mit scharlachähnlichem Ausschlag einhergehen, in manchen Fällen ist die endgültige Diagnose erst durch die Abschuppung zu stellen.

Auch bei Scharlach handelt es sich ähnlich wie bei den Masern um einen Angriff der Geistseele auf den „Modellkörper". Dabei ist allerdings in diesem Fall mehr der Seelenorganismus als das Ich der eigentliche Angreifer. Das äußert sich z. B. in der Unberechenbarkeit des Scharlachs und in dem Ergriffenwerden einzelner Organe, besonders der Nieren. Die Gesichtskonturen sind nicht „aufgeweicht" wie bei den Masern, sondern eigentlich schärfer gezeichnet. Auch nach einer Scharlacherkrankung zeigen sich oft tiefgreifende Veränderungen in der körperlichen und geistig-seelischen Gesamtverfassung des Erkrankten. Leib und Seele verstehen sich jetzt besser und ihr Zusammenarbeiten verläuft in größerer Harmonie.

Beim Scharlach ist auf jeden Fall ein erfahrener Arzt zu Rate zu ziehen. Die moderne Schnellkur mit antibiotischen Mitteln sollte unbedingt vermieden werden. Sie ist zwar sehr bestechend, da man das Kind schon nach einer Woche wieder für gesund erklärt. Die Angehörigen, die vorsorglich Penicillin nehmen mußten, dürfen sogar bereits nach drei Tagen wieder arbeiten. Aber die Penicillin-Kur berücksichtigt nur die sogenannten Erreger und kümmert sich in keiner Weise um den eigentlichen Krankheitsvorgang. Die „Läuterung", die das Kind durch diese Krankheit durchmacht, läßt man nicht zur Auswirkung kommen. Das mag zunächst bequem und verführerisch sein; es rächt sich aber mit Sicherheit. Man raubt dem Kind die Chance, durch die Krankheit gesünder zu werden. Niemand denkt bei späteren Erkrankungen und inneren Krisen an

476   *Die eigentlichen Kinderkrankheiten*

die Möglichkeit eines Zusammenhanges mit dem gewaltsam unter-
drückten Scharlach. Die neue Entwicklungsstufe, die durch die
Erkrankung erklommen werden sollte, wird nicht erreicht; sie muß
dann auf andere, wahrscheinlich mühsamere Weise nachgeholt
werden. Die äußeren Krankheitssymptome lassen sich mit Penicillin zum Verschwinden bringen; der Krankheitsprozeß aber, der
sich zwischen Seele und Leib abspielt, kommt nicht zur Auswirkung. Diese immer wieder zu machende ärztliche Erfahrung ist
einer der schwerwiegendsten Einwände gegen Penicillin und andere
Antibiotika. Außerdem bildet sich keine Immunität, so daß häufige
Wiederholungserkrankungen üblich sind.

Wo es die Verhältnisse gestatten, sollte das Kind zu Hause
behandelt werden. Man muß es für drei Wochen isolieren und auch
nach Krankheitsende bedarf es noch drei Wochen lang strengster
Schonung. Nicht erkrankte Geschwister müssen eine Woche zu
Hause bleiben. Meldepflicht und Pflicht zur Hausdesinfektion
bestehen nicht mehr.

In den ersten fünf bis sechs Tagen wird nur Fruchtsaft oder rohes
Obst gereicht, bis sich die Zunge gereinigt hat. Mit Clairotee
(Weleda) oder einem ähnlich guten Abführtee sorgt man für eine
tägliche Darmentleerung; notfalls mit einem Reinigungsklistier, das
bei schwerer Verstopfung aus einem ½ Liter Milch mit Zusatz von
einem Eßlöffel rheinischem Apfelkraut (Apfelsirup) besteht. Auch
in der dritten Woche ist weitgehend Bettruhe einzuhalten, weil
dann die Gefahr einer Miterkrankung der Ohren oder der Nieren
und weiterer Komplikationen besonders groß ist.

Diphtherie

Diese Krankheit ist im Gegensatz zum Anfang des Jahrhunderts
heute so selten, daß man mit ihr kaum noch in Berührung kommt,
auch die meisten Ärzte nicht. Im Krankheitsfall sollte die Behandlung wegen der hohen Gefährdung im Krankenhaus erfolgen. Als
Therapieform gibt es heute das Diphtherieserum (siehe das Kapitel
über die Impfungen).

Das charakteristische Krankheitsbild, das nach bis zu fünf Tagen Ansteckungszeit auftritt, zeigt einen sehr großen Erschöpfungszustand mit Kreislaufstörungen und Nervenreaktionen. Es bestehen sehr starke Lymphdrüsenschwellungen am Hals und eine Mandelentzündung mit großflächigen grau-weißen Belägen. Das Fieber ist gering. Die Patienten sind blaß. Die Gefährlichkeit beruht auf dem von den Diphtheriebakterien erzeugten Gift. Es kann Lähmungen und Herzmuskelentzündungen verursachen.

Windpocken

Die Windpocken sind so ansteckend, daß die Übertragung von einem Menschen auf den andern durch den Wind erfolgt. Sie heißen auch Wasserpocken, weil sie unter geringem Fieber mit einer Aussaat von Wasserbläschen einhergehen, die sich über den ganzen Körper bis unter die Haare und sogar in den Mund und die Schleimhäute der Augen und Ohren und der Geschlechtsorgane erstrecken. Der Ausbruch der Blasen dauert etwa fünf Tage, wobei neben neu auftretenden schon abheilende Pocken zu sehen sind. Manchmal sind es nur einige wenige, in anderen Epidemien aber Hunderte von Bläschen, die oft durch starken Juckreiz eine erhebliche Belästigung bedeuten. In einem solchen Falle sollte unbedingt einige Tage Bettruhe eingehalten werden. Man betupft die Stellen mit Essigwasser oder Weleda-Heilsalbe und pudert hinterher mit Wecesin-Puder, vor allem, um so die durch Kratzen hervorgerufene Narbenbildung zu vermeiden. Die Inkubationszeit beträgt etwa siebzehn Tage. Die Übertragbarkeit dauert ungefähr drei Wochen, in denen Kindergarten und Schule nicht besucht werden sollen.

Röteln

Die Röteln sind eine so leichte Erkrankung, daß sich meist jede Behandlung erübrigt; höchstens ist auf die zahlreichen Lymphdrüsenschwellungen, besonders in der Nackengegend, zu achten, die Beschwerden verursachen können. Man kann sie zur Linderung mit Archangelica-Salbe einreiben. Strenge Isolierung ist unnötig. Die Kinder können schon eine Woche nach Ausbruch der Krankheit wieder die Schule besuchen. Die Inkubationszeit beträgt zwei bis drei Wochen. Die Erkrankung führt zu einer lebenslangen Immunisierung. Der Ausschlag gleicht manchmal leichten Masern, ein anderes Mal ist er scharlachartig. Im Kapitel „ Gefahren für das werdende Kind" wurden die Röteln bereits erwähnt, weil eine Erkrankung der Mutter in den ersten drei Monaten der Schwangerschaft zu schweren Mißbildungen des Kindes im Mutterleib führen kann. Man sieht daraus, daß auch diese Erkrankung in den „Modellkörper" hineinwirkt (siehe dazu auch das Kapitel über die Impfungen).

Mumps

Masern, Röteln und auch Mumps sind Krankheiten, die ins Kindesalter gehören. Man sollte sie daher nicht zu verhüten suchen, denn sie nehmen manchmal einen unangenehmen Verlauf, wenn sie im späteren Leben auftreten. Man könnte sie geradezu als „gesunde" Krankheiten bezeichnen, da sie eine günstige Wirkung auf die allgemeine körperliche und seelische Verfassung des Kindes haben.

Mumps gilt als Viruskrankheit; die Ansteckung erfolgt meist von Mensch zu Mensch, seltener durch gesunde Zwischenträger und ganz selten durch infizierte Gegenstände. Die Inkubationszeit beträgt meist 18 Tage, hat aber einen Spielraum vom 16. bis zum 22. Tag. Die Krankheit ist sehr ansteckend, aber nicht für junge Säuglinge. Häufig wird die Infektion gar nicht als solche erkannt. Zweimaliges Erkranken ist sehr selten. In den letzten Jahren tritt die Krankheit in schwererer Form auf als früher.

Unter oft erheblichem, aber kurzem Fieberanstieg entsteht eine teigige Schwellung der Ohrspeicheldrüse, zu Anfang meist nur einseitig, die das Ohrläppchen seitlich hochhebt. Das Aussehen des Gesichtes verändert sich, was wohl zu dem merkwürdigen Namen

Ziegenpeter geführt hat. Die Drüse ist auf Druck schmerzhaft; stärkere Beschwerden bestehen beim Kauen und im Ohr. Manchmal sind auch die Speicheldrüsen unterhalb des Unterkiefers befallen. Als Komplikation kann es zu Bauchspeicheldrüsen- und Hodenentzündung oder zu Hirnhautentzündung kommen, allerdings fast immer erst nach dem Einsetzen der Pubertät. Die meist nur einseitige Hodenentzündung hinterläßt entgegen der allgemeinen Meinung nur ganz selten eine Sterilität.

Die Behandlung sollte nicht zu leicht genommen werden. Bei Fieber gehört das Kind unbedingt ins Bett, und zwar lieber zu lange als zu kurze Zeit. Man läßt den Mund spülen und gurgeln mit Salbeitee oder Weleda-Mundwasser und sorgt für gute Darmentleerung. Auf die Drüse kommt ein Watteverband mit heißem Öl oder einer vom Arzt verordneten Salbe. Als Diät gibt man vegetarische Kost mit viel Obst und wenig Eiweiß.

Keuchhusten

Etwa 14 Tage vor den ersten noch unauffälligen Hustenanfällen erfolgt die Ansteckung durch angehustete Tröpfchen erkrankter Kinder. Etwa zwei Wochen später treten die typischen Hustenanfälle auf, die sich bis zu zwei Wochen noch steigern können und nach weiteren zwei Wochen dann allmählich abklingen. Ansteckungsgefahr besteht ungefähr einen Monat ab Hustenbeginn. Es ist immer auch ein Schnupfen dabei und oft leichtes Fieber. Bei den Anfällen wird ein zäher, glasiger Schleim mit harten Stößen ausgehustet, bis keine Luft mehr vorhanden ist, dabei wird die Zunge röhrenförmig gerollt. Dann erfolgt ein lautes, ziehendes Einatmen. Dazwischen wird der Schleim herausgewürgt, oft mit Erbrechen und tiefer Blaufärbung des Gesichtes.

In der Schulmedizin gilt diese Krankheit noch heute als für Säuglinge und Kleinkinder lebensbedrohend. Tatsächlich starben früher jedes Jahr Tausende von Kindern an dieser Erkrankung, und auch heute kommt es noch vor.

480 *Die eigentlichen Kinderkrankheiten*

Problematisch ist diese Krankheit besonders bei ganz jungen Säuglingen, weil sie mit dem Husten nicht fertig werden und weil da Hirnkomplikationen ab und zu vorkommen. Nach einem halben Jahr hört diese Gefahr jedoch auf und nach dem zweiten Lebensjahr ist eine Lebensgefahr äußerst selten.

Die Keuchhustenschutzimpfung ist heute nicht mehr die Regel (z. B. bei der 4- oder 5fach-Impfung). Bei älteren Kindern wird die Keuchhustenimpfung problematisch, da in diesem Alter häufig stärkere Reaktionen mit Fieber, Krankheitsgefühl, Rötung und Schwellung an der Impfstelle auftreten. Alle diese Sorgen und vor allem die Notwendigkeit einer Impfung fallen bei der hier geschilderten Behandlung fort. Also niemals eine Mehrfachimpfung! (Siehe auch das Kapitel über die Impfungen.)

Wenn irgendwo, so kann der erfahrene Arzt gerade beim Keuchhusten die überragende therapeutische Wirksamkeit naturgemäßer Heilmethoden mit großem Zahlenmaterial belegen. Es braucht kein sonst gesundes Kind mehr durch Keuchhusten zu sterben. Das gilt auch für wenige Wochen alte Säuglinge. Auch die sonstigen meist das Gehirn betreffenden Komplikationen dieser Erkrankung können vermieden werden.

Die Möglichkeit zur Erfüllung dieser Forderung liegt darin, daß nicht mehr der Versuch gemacht wird, Keuchhustenanfälle zu unterdrücken, im Gegenteil, sie müssen durch ärztliche Maßnahmen eher „herausgetrieben" werden; jedenfalls lassen sich die krampfhaften Hustenanfälle so entkrampfen, daß sie ungefährlich werden und nicht durch Reizbetäubung und Schleimstockung (Hustenunterdrückung) eine Lungenentzündung entsteht.

Der Keuchhusten ist eine ausgesprochen „gesunde Krankheit". Der Sinn des Krankseins kann gerade hierbei ohne besondere Schwierigkeit erkannt werden.

Ein Kind, das nach der hier gemeinten Methode behandelt worden ist, befindet sich nach Ablauf der Erkrankung so wohl, als ob es sechs Wochen im Gebirge gewesen wäre. Es hat eine vorzügliche Blutbeschaffenheit und einen glänzenden Appetit, vor allem ist es auch seelisch in harmonischem Zustand. Wer das immer

Keuchhusten

wieder erlebt, kommt als Arzt nicht in die Versuchung, an irgendwelche Maßnahmen zu denken, um diese Krankheit zu vermeiden oder zu unterdrücken. Eine solche Erkrankung stellt für das Kind eine einmalige Chance dar, gesünder zu werden.

Damit ist keineswegs gesagt, daß es bei dieser Behandlung nicht auch eine Anzahl gestörter Nächte gibt. Die Anfälle selbst sehen aber schlimmer aus als sie sind, was man daran erkennt, daß das Kind hinterher gleich wieder vergnügt spielt. Die Sicherheit der Methode ist so groß, daß man die hier gegebenen Zusagen auch für Kinder in den ersten Lebensmonaten machen kann. Die Gewichtskurve solcher Säuglinge unterscheidet sich meist nicht von der Kurve gesunder Kinder.

Vernünftige Eltern werden sich also mit den 8 oder 10 Tage dauernden schweren Anfällen, die man dem Kind zwar erleichtern, aber nicht ganz ersparen kann, abfinden, wenn sie wissen, daß es sich dabei um eine Krise handelt, deren Ausgang mit Gewißheit günstig verlaufen wird. Die Eltern werden dann auch ihre eigene Besorgnis überwinden, so daß die Atmosphäre angstfrei ist. Man redet dem Kind beim Hustenanfall gut zu, läßt es ruhig den Schleim entleeren, eventuell auch das Essen erbrechen; nach dem Anfall gibt man zuerst die Arznei und dann eine kleine Menge Nahrung. Das Essen wird also nicht zu den normalen Zeiten, sondern im Anschluß an die Anfälle gereicht. Es soll leicht sein, nicht durch Krümel unnötig zum Husten reizen und immer nur in kleinen Portionen gegeben werden. Kinder, die wenig essen, sind meist besonders schnell mit dem Stadium der Anfälle fertig. Eine eventuelle Abmagerung ist ohne jede Bedeutung und wird in kurzer Zeit durch den nachfolgenden vorzüglichen Appetit ausgeglichen.

Das Heilmittel, mit dem ich die beschriebenen Erfolge immer wieder gehabt habe, heißt Pertudoron I und II von Weleda. Die Dosierung bespricht man mit dem Arzt. Ich warne vor zu häufiger Wiederholung der einzelnen Gaben.

Der Verlauf kann gestört werden durch eine begleitende Bronchitis oder andere akute Erkrankungen.

Außer einer leichten Diät mit Vermeidung jeder Überernährung kann die Mutter durch ihre ruhige Haltung dem Kinde wesentlich helfen. Nach einem Anfall lüftet man das Zimmer. Im Stadium der schweren Anfälle ist es nicht sinnvoll, das Kind übertrieben viel ins Freie zu bringen. Rasche Bewegung löst Anfälle aus. Kalter Wind, besonders Ostwind, ist sehr ungünstig. Heiße Brustwickel von zehn Minuten· Dauer oder Wickel mit warmem Bienenwachs können erleichternd wirken (siehe *Wickel* und *Auflagen und Pflaster*). Reisen in ein anderes Klima sind überflüssig; sie gefährden unnötig andere Kinder; außerdem kommt es vor, daß ein Klimawechsel zur Verschlimmerung der Anfälle führt. In anderen Fällen kann ein Flug von einer Stunde Dauer, bei dem für mindestens zwanzig Minuten eine Flughöhe von mehr als 3000 Metern erreicht werden sollte, von Nutzen sein. Die Anwendung einer Klimakammer kann versucht werden, doch führt sie oft zur Verängstigung der Kinder, was unbedingt vermieden werden sollte. Dasselbe ist beim Flug zu befürchten.

Wirksamer als alle, meist mit großen Umständen verbundenen Maßnahmen ist die richtige Dosierung des Pertudoron-Mittels; das ist meine Erfahrung bei Hunderten von Kindern.

Übrigens können sich Eltern und besonders Großeltern an den Kindern anstecken. Sie erkranken dann an hartnäckigem quälendem Husten, der besonders in den Morgenstunden auftritt. Auch dafür ist Pertudoron ein vielfach bewährtes Mittel. Schon bei Verdacht mit der Anwendung beginnen. Nicht öfter als zweistündlich abwechselnd geben. Tropfenzahl je nach Alter.

Kinderlähmung (Polio)

Das Krankheitsbild

Die Kinderlähmung wird heute allgemein Polio genannt. Der frühere Name ist in der Wissenschaft aufgegeben worden, weil sich das Krankheitsbild erheblich verändert hat und insbesondere vor Beginn der Schluckimpfung fast ebenso viele Erwachsene wie Kinder erkrankten, von denen die Drei- bis Achtjährigen besonders

Kinderlähmung (Polio) 483

gefährdet sind. Seit der Schluckimpfung ist die Polio auf Einzelfälle zurückgegangen, jedenfalls treten typische Lähmungen und Todesfälle kaum noch auf. Durch die Seltenheit der Erkrankung und wegen des stark variierenden Krankheitsbildes ist die frühzeitige Erkennung natürlich erschwert.

Meist liegt zunächst eine fieberhafte Erkrankung irgendwelcher Art vor (Schnupfen, Grippe, Bronchitis, Darmkatarrh, Mittelohrentzündung, Angina oder dergleichen), dann fällt das Fieber für einen oder mehrere Tage ab und steigt darauf erneut an. Dabei treten starke Kopfschmerzen auf, außerdem Schmerzen in der Wirbelsäule, besonders in der Lendengegend, mit Ausstrahlungen in den Leib und die Oberschenkel. Fast immer sind Schmerzen in der Halswirbelsäule und Nackensteifigkeit vorhanden. Wenn diese Symptome gemeinsam auftreten, ist der Verdacht auf Poliomyelitis angebracht. Natürlich kann auch eine schwere Grippe ähnlich verlaufen, andererseits ist noch nicht sicher, ob nicht manche „Grippe" in Wirklichkeit eine Kinderlähmung ist. Neuerdings beobachtet man neue Formen von Gehirnhautentzündung, die mit der Poliomyelitis leicht verwechselt werden können; auch treten immer neue „Viruskrankheiten" auf, die die Diagnose erschweren und es werden gelegentlich (selten!) nach Zeckenstichen ähnliche Beschwerden beobachtet.

Zeigen sich zu den bisher erwähnten Erscheinungen lokalisierte Schweißausbrüche, Schwächezustände in den Muskeln oder Bewegungsstörungen, so verstärkt sich der Verdacht. Die Kranken versuchen beim Aufrichten die Wirbelsäule möglichst wenig durchzubiegen, um so den Schmerz zu vermindern. Beim Wiederhinlegen lassen sich daher kleine Kinder mit gestrecktem Rücken in die Kissen fallen.

Wenn der Krankheitsprozeß im Kopfbereich sitzt, was auch möglich ist, sind Kinder oft bewußtlos, obgleich diese Krankheit eigentlich nicht die Organe des Bewußtseins, sondern die Bewegungsorgane betrifft. Bei Erwachsenen ist aber gerade eine helle Wachheit des Bewußtseins charakteristisch, wodurch die Kranken tagelang am Einschlafen gehindert werden.

Andere Symptome, wie Hautüberempfindlichkeit und Zittern der Glieder, sind oft nicht leicht zu erkennen. Überhaupt können alle diese Erscheinungen ganz schwach und nur vorübergehend auftreten; es kann aber auch wie aus heiterem Himmel zum Ausbruch von Lähmungen kommen. Das Fieber steht längst nicht so im Vordergrund wie bei manchen anderen Erkrankungen. Ein plötzliches Absinken der Temperatur nach dem zweiten Fiebertag und erneutes Ansteigen nach 24 Stunden kann allerdings ein deutliches Warnzeichen sein.

Der Krankheitsverlauf kann in jedem Stadium stehenbleiben und sich wieder zurückbilden. Ein einziger Muskel oder sogar nur ein Muskelstrang kann befallen werden, ebenso wie in anderen Fällen die ganze Körpermuskulatur einschließlich der Atmungsmuskeln. Am häufigsten werden die Muskeln der Oberarme und der Oberschenkel, seltener die Gesichtsmuskeln, noch seltener die Unterarme, Unterschenkel und am wenigsten die Brust- und Bauchmuskulatur betroffen. In den ersten Tagen der Krankheit tritt oft eine vorübergehende Störung der Blasen- und Darmentleerung auf. Die so gefährliche Atemlähmung macht sich durch erschwerte Atmung und ein schwächliches Hüsteln bemerkbar; auch eine Schlucklähmung kann auftreten.

Dieses ganze Bild entwickelt sich oft in wenigen Stunden oder Tagen; manchmal dauert es aber acht Tage, bis die Ausbreitung der Lähmung haltmacht. Später treten dann keine neuen Lähmungen mehr auf, sondern es erfolgt in den folgenden Wochen meist eine weitgehende Wiederherstellung der Bewegungsfähigkeit. Nach der Statistik bleiben allerdings bei etwa einem Fünftel der Erkrankten schlaffe Lähmungen zurück. Die Zahl der Todesfälle betrug zuletzt zwischen zehn und dreizehn von Hundert der Gelähmten. Die übrigen Kranken wurden glücklicherweise durch sogenannte Spontanheilung ganz oder fast ganz gesund.

Die Inkubationszeit dauert meist zwischen drei und zwölf Tagen. Das Überstehen der Krankheit hinterläßt Immunität für das ganze Leben, von der es nur seltene Ausnahmen gibt.

Kinderlähmung (Polio)

Bis zu siebzehn Wochen lang werden mit den Darmentleerungen große Mengen von Viren ausgeschieden (nicht im Urin); daher verlangen die Gesundheitsbehörden die sorgfältige Beseitigung der Entleerungen, außerdem laufende und Schlußdesinfektion. Da etwa vier Fünftel der Personen in der Umgebung eines an Lähmung Erkrankten gleichfalls große Mengen des Polio-Virus ausscheiden, ist der Wert aller Isolierungsmaßnahmen durchaus problematisch. In Deutschland ist es üblich, die Kranken sechs Wochen lang zu isolieren, in verschiedenen anderen Ländern wesentlich kürzer. Schon daraus geht die noch immer bestehende Unsicherheit über manche Fragen des Krankheitsverlaufes hervor; heutiger Auffassung gemäß gelangen die Viren durch den Mund in den Körper. Es ist selbstverständlich, daß man bei einer solchen Krankheit peinlichste Sauberkeit walten läßt und besonders für sorgfältiges Händewaschen nach jedem Stuhlgang Sorge trägt. Wo die Wohnungsverhältnisse eine genügende Isolierung erlauben, kann die Einweisung in eine Isolierstation von der Gesundheitsbehörde nicht erzwungen werden. Dies ist deshalb wichtig, weil bisher durch die Krankenhauseinweisung eine intensive medikamentöse Behandlung im Sinne anthroposophischer Heilkunst meist unmöglich gemacht wird.

Über die Behandlung der Polio

Bei allen unklaren fieberhaften Erkrankungen sollen Kinder in Epidemiezeiten strenge Bettruhe einhalten, und zwar bis einige Tage nach dem Fieberanfall. In Verdachtsfällen ist die absolute Ruhighaltung des Körpers im Bett von großer Wichtigkeit. Ärzte mit großer Erfahrung bei Poliomyelitiskranken achten auf diesen Punkt sehr genau; daher wird in den USA sogar empfohlen, die Kinder in leichteren Fällen zu Hause zu lassen, wenn es die Wohnungsverhältnisse gestatten. Bei einem notwendigen Transport ins Krankenhaus muß das Kind in das Krankenauto getragen werden, auch wenn es noch bewegungsfähig ist. Bei schweren Fällen und bei allen Fällen mit Atemstörungen ist Krankenhausaufnahme nicht zu umgehen, allerdings lassen sich solche schweren Lähmungen durch die im folgenden zu beschreibende medikamentöse Behandlung oft in wenigen Tagen bessern. Jeder Kranke sollte daher vor der Einweisung wenigstens eine Spritze Skorodit – nach folgender genauer Angabe – erhalten, weil danach meist die Ausdehnung der Lähmung auf weitere Muskelgruppen gestoppt wird.

Fiebersenkende und alle sonstigen chemischen Mittel müssen unter allen Umständen vermieden werden. Das Fieber ist zur Heilung notwendig, und so lange noch Fieber besteht, sind die Heilungsaussichten nicht schlecht. Nur bei sehr starker Schmerzhaftigkeit lassen sich manchmal Schmerztabletten nicht vermeiden.

Schon im Verdachtsfall, besonders aber bei vorhandener Lähmung, haben sich Sodawickel bewährt: Mehrfach gefaltetes Handtuch in zwei Liter sehr heißes Wasser mit Zusatz von einem gehäuften Teelöffel einfache Soda legen. Dieses Tuch im trockenen Handtuch auswringen und dampfend heiß dem Kranken unter die schmerzende Wirbelsäule schieben. Bei beginnender Abkühlung den Wickel erneuern, ohne daß der Kranke sich selbst dabei anhebt oder aufrichtet. – Oder man legt das Kind in ein Sodabad: Vollbad mit wenig Wasser, Kopf gut unterstützen, so daß das Kind ihn nicht aktiv zu halten braucht. Ein gehäufter Eßlöffel Soda (30 g) auf ein Vollbad gerechnet. Wasserwärme: am Beginn wie Körperwärme, nach zehn Minuten langsam heißes Wasser zulaufen lassen bis auf etwa neununddreißig Grad. Ein Bad pro Tag. Dauer: zehn bis zwanzig Minuten. Messung der Wasserwärme mit dem Fieberthermometer, da übliche Badethermometer ungenau sind. – Bei der leisesten Andeutung von erschwerter Atmung dürfen diese an sich ungefährlichen Sodabäder nicht gemacht werden. Wickel und Bad haben eine auf die Haut ableitende Wirkung und sind meist stark schmerzlindernd. Das Bad wird im akuten Stadium täglich wiederholt, darf aber nicht zu aktiven Bewegungen des Kindes Veranlassung geben. Die Wickel können zwei- bis dreimal pro Tag gemacht werden.

Über die medikamentöse Behandlung kann ich an dieser Stelle nur ganz allgemein sprechen. Sie ist Sache des Arztes. (Ausführliche

Kinderlähmung (Polio)

Literatur erhalten Ärzte durch die Gesellschaft anthroposophischer Ärzte, Bad Liebenzell, Unterlengenhard.) Da es sich bei der Poliomyelitis um eine komplizierte Erkrankung handelt, besteht die Therapie aus mehreren, sich gegenseitig unterstützenden Mitteln. Das entscheidende Mittel heißt Skorodit, ein natürlich vorkommendes Mineral, das in hoher Potenz unter die Haut gespritzt wird. Die Injektionen sind völlig schmerzlos und haben keine Nebenwirkungen. Meist merken die Kinder selbst die wohltuende Wirkung rasch und sträuben sich dann nicht mehr gegen die Spritzen; jedenfalls habe ich das immer wieder, auch bei kleinen Kindern, erlebt. Es muß ausdrücklich betont werden, daß diese Injektionen nicht gemacht werden sollen, ehe eine Lähmung unmittelbar bevorsteht oder bereits vorhanden ist. Sie haben also leider keinerlei vorbeugende Wirkung!

Zu dem Skorodit kommen dann noch ein Phosphorpräparat und ein Organpräparat, das aus dem Kleinhirn junger Tiere gewonnen wird. Die Mittel werden auf leeren Magen in einem Glas- oder Porzellangefäß mit einem Schluck Wasser gegeben.

In dieser Weise werden die frischen Lähmungen behandelt, das heißt also, so lange man noch mit einer Erholung der Nervenzellen im Rückenmark rechnen kann. Dieses Stadium kann unter Umständen zwei Jahre dauern. Bis zu dieser Zeit darf man in den meisten Fällen auf eine weitgehende Wiederherstellung hoffen. Aber auch in den folgenden Jahren sind oft noch überraschende Besserungen der Muskelfunktion beobachtet worden.

Für ältere Lähmungen kommen andere Medikamente in Frage, besonders Arnica- und Prunus-Präparate.

Eine wichtige Aufgabe der Mutter oder der Pflegerin besteht darin, die vom Arzt verordnete, unbedingt notwendige und einzuhaltende Lagerung der gelähmten Glieder durchzuführen. Dieses gilt besonders für den sorgfältig zu lagernden Oberarm und die Füße, die zur Vermeidung einer Spitzfußstellung gegen ein festes Brett gestellt werden müssen.

Bei Hemmung der Darmentleerung ist ein täglicher Einlauf notwendig, und zur Anregung der Blasenentleerung macht man

488   *Die eigentlichen Kinderkrankheiten*

einen feucht-heißen Aufschlag, zum Beispiel mit Zinnkraut (siehe *Wasseranwendungen und ihre Ausführung*).

Mit Massage fängt man erst an, wenn die Schmerzen in den Muskeln und Nerven nachgelassen haben. Mit vorsichtigen aktiven Bewegungsversuchen kann der Kranke langsam beginnen, wenn die Ausbreitung der Lähmungen zum Stillstand gekommen ist. Später ist die aktive, ausdauernde Übungsarbeit des Kranken von allergrößter Bedeutung. Elektrische Behandlung habe ich nur selten versucht und nur mit galvanischen Strömen bis zwei Milliampere.

In der Diät sind die zur Vorbeugung gegebenen Vorschriften beizubehalten. Eine nicht zu fette, eiweißarme, vegetarische Kost mit viel Rohkost und Gewürzkräutern ist notwendig. Auf keinen Fall darf der Kranke gemästet werden.

Wo diese Behandlung in der geschilderten Weise konsequent durchgeführt wurde, blieben günstige Ergebnisse nicht aus. In akuten Fällen ist die Wirkung oft in vierundzwanzig Stunden deutlich erkennbar; ein voller Erfolg muß aber in zäher Kleinarbeit erkämpft werden.

In alten Fällen ist große Geduld erforderlich. Man macht die verordnete Kur zunächst acht Wochen und beobachtet dann, ob sich die Leistungsfähigkeit in dieser Zeit gebessert hat. Man kann bei alten Lähmungen meist nur die bis dahin vorhandene Muskelleistung weiter vervollkommnen, aber selten neue Funktionen wieder in Gang bringen. Möglichkeiten dazu bestehen manchmal noch bei Lähmungen, die mehr als zehn Jahre zurückliegen. Meist lohnt sich auch in solchen Fällen noch die Anwendung der Kur. Da die erwähnten Erfolge auch unter den äußerst erschwerten Bedingungen der Kriegszeit, beispielsweise in einer tschechischen Klinik, erreicht wurden, besteht an der Wirksamkeit der Medikamente kein Zweifel mehr. Wo in Kliniken einwandfreie Nachprüfungen erfolgt sind, waren die Ergebnisse ebenfalls überzeugend. Immer wieder erhielt ich günstige Berichte von Ärzten über jahrelange Erfahrungen mit der Methode bei akuten Fällen. Die Zahl der behandelten Fälle reicht zur Beurteilung der Wirksamkeit der Methode vollkommen aus.

Kinderlähmung (Polio)

Leider muß ich die mir bekannt gewordenen klinischen Nachprüfungen der Methode vielfach als nicht sachgemäß durchgeführt bezeichnen.

Vorbeugungsmaßnahmen gegen Poliomyelitis und andere Viruskrankheiten

Es wurde bereits darauf hingewiesen, daß zu den tieferen Ursachen, die die Verbreitung der Polio und überhaupt eine gesteigerte Anfälligkeit gegen Krankheiten bewirken, der Verfall der Qualität unserer Nahrung verbunden mit der Labilität unseres Nervensystems und mit anderen Sinnesreizüberflutungen der Umwelt, gehören. In Zusammenhang damit steht auch die so häufige Dysbakterie, also die krankhafte Veränderung und Zusammensetzung der für unsere Gesundheit unbedingt notwendigen Darmbakterien. Erfahrene amerikanische Autoren glauben nachgewiesen zu haben, daß Polio-Lähmungen nur bei Menschen vorkommen, deren Darmbakterienflora nicht in Ordnung ist. Wenn Naturvölker ihre altgewohnte Lebensweise aufgeben und beginnen, sich mit Zivilisationskost, besonders mit weißem Mehl und Industriezucker zu ernähren, dauert es nur wenige Jahre, bis auch bei ihnen die Zivilisationskrankheiten, u. a. die Polio, auftreten. Diese Beobachtungen ließen sich ohne Mühe an weiterem umfangreichem Material belegen.

Drei Faktoren sind es, die die Anfälligkeit der Nervenzellen begünstigen und dadurch der Virusentstehung Tür und Tor öffnen: Erstens eine gewisse Fehlernährung, zweitens eine Reizüberflutung der Sinne und Nerven durch unsere Umwelt und ein verdorbener Wärmesinn durch ungeeignete Bekleidung.

Es fehlen Spurenelemente, hochwertige Mineralsalze in der Zivilisationskost, besonders im Getreide; es besteht zunehmender Mangel an natürlichen Vitaminen, besonders an solchen der Vitamin-B-Gruppe. Eine sinnvolle Vorbeugung, die allerdings nicht erst unmittelbar bei Ausbruch einer Epidemie beginnen, sondern bei der Zubereitung unserer täglichen Nahrung überhaupt beachtet

490 · *Die eigentlichen Kinderkrankheiten*

werden sollte, besteht also in einer Ergänzung unserer Mahlzeiten durch natürliche Vitamin-B-Träger und in der Vermeidung aller entwerteten Getreidesorten. Das heißt also möglichst keine Backwaren, Mehlspeisen, Puddings, Kuchen, Teigwaren aus hellem Weizen- oder Roggenmehl. Statt dessen Vollkornerzeugnisse, wenn möglich in Demeter-Qualität (siehe *Was sind Demeter-Nahrungsmittel?*). Auch Hirse enthält wichtige Mineralsalze.

Die hauptsächlichen Träger der B-Vitamine sind: außer den Vollkornerzeugnissen, wozu auch das Knäckebrot gehört, hochwertige Haferflocken, Sojabohnen, Nüsse, Getreidekeime und Hefe.

Wichtig ist noch die richtige Verwendung des Zuckers, von dem wir in einem besonderen Kapitel ausführlich gesprochen haben (siehe *Über den Zucker*). Kurz zusammengefaßt heißt es da: Zucker nicht als Genußmittel, sondern nur als geschmackverbesserndes Gewürz verwenden. In angereicherter Form schädigt er die Schleimhäute und deren natürliche Bakterienflora. Er verändert das Vitamin- und Mineralstoffgleichgewicht. Brauner Zucker besitzt keine wesentlichen Vorzüge gegenüber dem weißen. Zur Deckung des Bedürfnisses der Kinder nach Süßem vor allem Honig und natürlichen Fruchtzucker wie Ahornsirup oder Birnendicksaft verwenden, außerdem süße Früchte, z. B. Birnenschnitzel, und überhaupt Trockenobst. Gegen die importierten Südfrüchte besteht noch der Einwand, daß sie in undurchschaubarer Weise behandelt sind; es sind aber Bemühungen im Gange, diesem Übelstand abzuhelfen.

Ein weiterer wichtiger Punkt, der in seinem Wert erst neuerdings wissenschaftlich begründet wurde, ist die möglichst ausgiebige Verwendung pflanzlicher Gewürze aller Art, denen unsere Vorfahren ihre Widerstandskraft gegen Infektionen zu verdanken hatten (siehe *Lebensförderung durch Gewürze*).

Im Sommer, zu einer Zeit also, wenn die Gefahr einer Polio-Erkrankung ansteigt, sollte man auf die erwähnten Punkte besonders achten. Zusätzlich kann man noch guten Sauerkrautsaft, Zwiebeln und vor allem Knoblauch (Knoblauchsaft aus Reform-

Kinderlähmung (Polio)

haus, Naturkostladen oder Apotheke) geben. Besonderer Wert ist auf die Hefe zu legen, die man als gute Hefepräparate oder einfach frisch, d. h. als alle acht Tage gekaufte Bäckerhefe der Nahrung zusetzt (zweimal täglich etwa ⅓ Teelöffel voll in Getränke). Dazu noch selbst hergestellte Sauermilch (Dickmilch, Topfen), Bioghurt, Kefir oder Schwedenmilch.

Bei drohender Epidemie (das gilt auch für Grippeepidemien) sorgt man besonders gut für Stuhlgang, notfalls durch einen Abführtee (Clairo-Tee der Weleda oder dergleichen) oder durch einen Einlauf mit Kamillentee. Dabei ist auf peinlichste Sauberkeit zu achten. Das Klo und alle Klistiergeräte regelmäßig mit Soda desinfizieren. Keine chemischen Desinfektionsmittel verwenden! (Siehe auch das Kapitel über die *Verstopfung.*)

Wichtig ist in solchen Zeiten die Vermeidung jeder körperlichen Überanstrengung, besonders wenn heißes Wetter herrscht, und Durchnässung. Keine sportlichen Wettkämpfe in dieser Zeit! Keine direkte Sonnenbestrahlung!

Bei fieberhaften Erkrankungen, besonders wenn sie mit Kopf- und Rückenschmerzen verbunden sind, unterdrücke man unter keinen Umständen das Fieber durch chemische Mittel und lasse die Kranken auch nach Fieberabfall noch zwei bis drei Tage Bettruhe halten, besonders wenn noch weiter Kopf- und Rückenschmerzen bestehen. Eventuell gibt man das im Kapitel über die Behandlung der Polio erwähnte Sodabad (siehe *Wasseranwendungen und ihre Ausführung*).

Verstärkt sich der Verdacht, so ist strengste Bettruhe einzuhalten, darunter ist zu verstehen, daß z. B. der Gang zum Klosett schon zu viel ist und unbedingt vermieden werden muß.

Zahnziehen, Mandel- und sonstige Operationen sind möglichst zu vermeiden, ebenso alle Impfungen.

Von entscheidender Wichtigkeit ist die Vermeidung jeder Panikstimmung in der Umgebung des Kindes. Dazu gehört vor allem, daß man nicht mit seinen Kindern aus einer Gegend flüchtet, in der eine Kinderlähmungsepidemie herrscht. Es ist eine alte Erfahrung, die sich immer wieder bestätigt, daß aus Angst abreisende Kinder besonders häufig und vor allem schwer an Polio erkranken. Auch diese Erfahrung zeigt, daß bei der Kinderlähmung ganz andere, vor allem seelische Ursachen eine entscheidende Rolle spielen.

Jede Belastung durch Sinnesreize ist zu unterlassen. Dazu gehören insbesondere grelle Farben, Lärm, technische Geräusche, vor allem natürlich Radio und Fernsehen. Diese Punkte, nämlich der gesundheitsschädigende Einfluß von zu viel technischem Spielzeug, Stadtlärm, Radio, Fernsehen, Sonnenbestrahlung usw. müssen in der Zukunft immer mehr berücksichtigt werden, wenn man wahre Hygiene und Vorbeugung für sich und seine Kinder betreiben will. Das ist anstrengender aber menschlicher, als mit einer Pille oder Spritze sein Gewissen zu beruhigen.

Grundsätzliches zur Impffrage

„Jede Impfung ist ein schwerer Eingriff in den menschlichen Organismus." Diese Feststellung und Erfahrung wird vor allem von vielen Impfexperten geteilt. Diese Tatsache, verbunden mit vielen offenen Fragen über den Impfschutz, das Wesen, Verhalten und die Verursachung von Infektionskrankheiten, soll nachfolgend kritisch dargestellt werden.

Was geschieht eigentlich bei einer Impfung? Ganz allgemein wird ja geimpft zum Schutz vor bestimmten Infektionskrankheiten. Bei einer Infektion dringen Krankheitserreger wie Bakterien oder Viren (es gibt noch viele andere Erreger oder Giftstoffe) in den Körper ein und es kommt zu einem meist charakteristischen Krankheitsbild. Erwähnt seien: Lungenentzündung, Nierenbekkenentzündung, Typhus, Ruhr, Lungentuberkulose, die Kinderlähmung, auch die Geschlechtskrankheiten und schließlich die hier besprochenen Kinderkrankheiten.

Nun ist ja bekannt, daß eine Reihe dieser Krankheiten wie die Kinderkrankheiten, auch die Kinderlähmung, die Tbc und, wenn man sie überwindet, die echten Pocken und der Wundstarrkrampf, einen Menschen nur einmal befallen. Man sagt, man ist immun geworden.

Grundsätzliches zur Impffrage

Wissenschaftlich wird das so erklärt, daß sich während einer solchen Erkrankung im Blut des Kranken ganz bestimmte Abwehrstoffe bilden, durch die die Erreger abgetötet werden, und diese Abwehrstoffe bleiben während des ganzen Lebens erhalten. Kommt es erneut zu einem Kontakt mit dieser Krankheit, so ist man vor Wiedererkrankung geschützt. Die Zeit, in der sich die Abwehrstoffe bilden, meist Tage bis Wochen, nennt man die Immunisierungsphase oder die stille Feiung. Andere Erkrankungen, wie z. B. Lungenentzündung oder Grippen, hinterlassen keine bleibende Immunisierung, die Abwehrstoffe verschwinden wieder und man kann öfters daran erkranken.

Es war ein entscheidender Schritt, die Immunisierung künstlich herbeizuführen, um spätere Erkrankungen zu vermeiden. Richtungweisend dafür war Robert Koch. Aufgrund bestimmter Beobachtungen wurden abgeschwächte Krankheitserreger in oder unter die Haut gebracht und dadurch eine „gesteuerte" Erkrankung erzeugt.

Kurz erwähnt sei noch die sogenannte passive Impfung. Dabei wird Blutserum von Tier oder Mensch gespritzt, welches entsprechende Immunstoffe enthält. Es wird zum schnellen Schutz angewandt, wenn in der Umgebung eine entsprechende Erkrankung besteht oder der Verdacht einer Ansteckung vorliegt. Bekannt ist das Tetanus-Serum bei Verletzungen, die Passivimpfung bei Diphtherieverdacht und bei Keuchhustengefährdung von Säuglingen innerhalb der ersten sechs Lebensmonate. Auf ähnliche, aber absolut natürliche Art sind Brustkinder in der ersten Lebenszeit geschützt, da sie mit der Muttermilch Immunstoffe von der Mutter aufnehmen.

Nun haben sich allerdings die Erwartungen nicht erfüllt, die man in die Impfungen setzte.

Nicht nur die Impfschäden, sondern der fragliche Impfschutz und das „eigenwillige" Verhalten der Epidemieerreger bereiten Sorgen. So erkranken geimpfte Personen durchaus später noch an der gleichen Infektionskrankheit, z. B. Diphtherie, Masern, Schar-

494 *Die eigentlichen Kinderkrankheiten*

lach etc. Es besteht auch Unsicherheit in der Dauer des Impfschutzes wie z. B. beim Wundstarrkrampf, bei der Kinderlähmung etc., so daß eigentlich in kürzeren Jahresabständen wieder geimpft werden müßte. Nicht zuletzt aber gibt der Eigenrhythmus der Infektionskrankheiten, d. h. ihr wechselndes stärkeres oder schwächeres Auftreten im Laufe von Jahrzehnten, Rätsel auf. So klangen die Kinderlähmungsepidemien früherer Zeiten (z. B. nach dem ersten Weltkrieg) ohne Impfung ab. Auch die großen Seuchen vergangener Jahrhunderte wie Pest, Cholera, Typhus und Fleckfieber sind ohne Impfung im Laufe der Zeit aus der zivilisierten Welt „verschwunden". Die Diphtherie, eine früher ebenso gefürchtete Kinderkrankheit wie die Kinderlähmung und viel verbreiteter und tödlicher, ist gegenwärtig ganz selten geworden. Dabei gingen die Erkrankungsziffern schon vor dem Einsetzen der ohnehin nur wenige Kinder erfassenden Impfung zurück. Gewiß liegt das zum Teil an den verbesserten hygienischen Zuständen (z. B. Krankheitsübertragung durch Ungeziefer), an Selbstimmunisierungsvorgängen der Bevölkerung während der Epidemien und schließlich auch am verbesserten Impfschutz (so schützt die Lebend-Polio-Schluckimpfung besser als die sogenannte Tot-Impfung).

Das erklärt aber nicht allein den Wandel der Krankheitsbilder und Erkrankungen. Wie schon betont, muß man die tieferen Ursachen für eine Erkrankung im Menschen selbst suchen. Er unterliegt durch Streß und die Bedingungen unserer augenblicklichen Kultur einer Störung der Zusammenarbeit seiner Wesens- und Leibesglieder. Das ist auch die eigentliche Ursache für das Auftreten immer neuer Viruskrankheiten. Wir sollten jedenfalls nicht auf die Impfungen allein unsere Hoffnungen setzen, damit wir eines Tages nicht unsanft aus Wunschträumen und Illusionen gerissen werden. Versäumen wir nicht, zur Steigerung der Abwehrkräfte unserer Kinder alles zu tun. Über die vorhandenen Möglichkeiten wurde in diesem Buch genügend geschrieben. Schöpfe diese in Verbindung mit einer gesunden Ernährung, Erziehung und ärztlichen Betreuung richtig aus, so ist dein Kind geborgener und sicherer als durch bloß schematische Impfung.

Grundsätzliches zur Impffrage 495

Wer sich und seine Kinder impfen lassen will, soll nicht daran gehindert werden. Es entbindet ihn aber nicht der Beachtung und Berücksichtigung obiger Tatsachen. Mit großer Wahrscheinlichkeit ist die Impfung daran schuld, wenn gerade geimpfte Kinder häufig einen Verlust allgemeiner Widerstandskraft zeigen und allergische Krankheiten, Leberstörung, Schwächung des Nervensystems und ein allgemein schlechter Gesundheitszustand die Folgen sind.

Ein besonderes Impfrisiko liegt im sozialen Bereich. So erfolgen z.B. beim natürlichen Auftreten der Kinderkrankheiten die Ansteckungen in einem „zeitgerechten" Alter und die „Umgebung" macht im allgemeinen eine sogenannte stille Feiung bzw. eine „Impfauffrischung" durch. Durch das Impfen wird das Auftreten der natürlichen Infektion bzw. Immunisierung verhindert und es besteht die Gefahr, daß die Menschen in einem späteren Alter „unzeitgerecht" erkranken und eventuell dann als Erwachsene auch viel schlimmer.

Bei der Kinderlähmungslebendschluckimpfung wird das Impfvirus sehr leicht auf die Umgebung übertragen, d.h. man wird vom Geimpften unfreiwillig mitgeimpft. Einesteils „verbessert" das die allgemeine Impfbreite der Bevölkerung gegen Kinderlähmung, wirft aber natürlich andere Fragen auf.

Eine besondere Gefahr liegt in einer zu frühen Impfung. Immer wieder sehen wir z.B. bei der grundlos und routinemäßig durchgeführten Tbc-Impfung – direkt nach der Geburt – Impfeiterungen oder schwere Fieberzustände. Dabei werden die Eltern verbotenerweise oft nicht einmal um Erlaubnis gefragt.

Daß man dennoch Kleinstkinder weiter impft, liegt außer an der künstlich erzeugten Krankheitsangst an dem Trugschluß, daß es ihnen weniger schadet, weil sie kaum heftige Reaktionen zeigen, im Gegensatz zu älteren Kindern, die mit Krämpfen, Fieber, Erbrechen und Benommenheit reagieren können.

Inzwischen weiß man aber, daß Kleinstkinder nur deshalb so wenig Reaktion zeigen, weil sie noch keine Kraft zu guter Abwehr-„Reaktion" haben und noch einen Krankheitsschutz von der Mutter her besitzen. Um so größer ist natürlich die Gefahr, daß die

Die eigentlichen Kinderkrankheiten

Impfstoffe auf das Gehirn übergreifen. Haut und Hirnhaut bilden sich nämlich entwicklungsgeschichtlich aus demselben Keimblatt. Daher können alle in oder unter die Haut verabreichten Impfungen (Pocken, Tbc, Keuchhusten, Masern usw.) leicht zu der gefürchteten Hirnhautreizung oder -entzündung führen. Diese Bedenken gegen Säuglingsfrühimpfung können bei besonderer Ansteckungsgefahr von Tuberkulose oder Keuchhusten eventuell entfallen. Das muß aber dann mit dem Arzt besprochen werden.

Ein weiteres Risiko liegt in der Mehrfachimpfung oder in zu kurzen Impfabständen: nach der Impfung, in der Immunisierungsphase (s. oben), sind die Impflinge mit der Abwehr eines Erregertyps beschäftigt und nicht reaktionsfähig für weitere Erregertypen.

Aus der Tatsache, daß eine in Deutschland gebildete Impfkommission alle 2 Jahre zusammentritt, um aufgrund weiterer Beobachtungen jeweils neue Impfempfehlungen zu geben, ist ersichtlich, wie groß die Gefahren und Probleme sind.

Inzwischen wird auch auf die Pockenimpfung verzichtet. Es besteht somit in Deutschland überhaupt keine Impfpflicht mehr, sondern nur eine Impfempfehlung.

Wir sehen, wie verantwortungsvoll das Impfproblem ist und daß es individuell abzuwägen gilt. Jedenfalls müssen alle reißerischen Propagandamaßnahmen für das Impfen verurteilt werden, zumal sie meist auch übertriebene Angst erzeugen.

Es ist eine Illusion bzw. Halbheit und Einseitigkeit, beim Versuch der Krankheitsverhütung nur die Impfung zu propagieren. Genauso wie es eine Illusion ist, den Pflanzenschutz mit den üblichen Schädlingsbekämpfungsgiften zu betreiben. Wie man hier zur Humuspflege und anderen Bodenbestellungsmethoden übergehen muß, wird man dort eine richtige Lebens- und Ernährungsweise als wirksame Vorbeugung zusammen mit der Behandlung mit biologischen und homöopathischen Medikamenten verwirklichen müssen.

Zusammenfassende Stellungnahme

Wir stimmen keiner schematischen Impfroutine zu.

Wir halten das Erzeugen von Angst in der Impfpropaganda für schädlich und abwegig.

Vielmehr halten wir eine aktive Gesundheitspflege wie oben dargestellt für unerläßlich.

Beim Impfen ist das Impfrisiko mit dem gewünschten Krankheitsschutz genau abzuwägen. Dies ist für verschiedene Krankheiten und Impfformen unterschiedlich. Man soll das mit dem Arzt seines Vertrauens besprechen.

Im allgemeinen soll nicht vor dem zweiten Lebensjahr geimpft werden (mit seltenen Ausnahmen der Passiv-Immunisierung bei besonderer Gefährdung wie Keuchhusten und Tbc; siehe oben).

Bei der Impfung von Kindern ist zu unterscheiden zwischen den eigentlichen Kinderkrankheiten wie Röteln, Masern, Scharlach, Windpocken, Keuchhusten und Mumps – diese Krankheiten haben im allgemeinen eine erwünschte entwicklungs- und resistenzfördernde Wirkung – und anderen Infektionskrankheiten wie z. B. Wundstarrkrampf und Polio. Bei diesen sind individuelle Impfentscheidungen mit dem Arzt zu treffen.

Auch die Röteln-Impfung nicht immunisierter Frauen (Nachweis durch Blutuntersuchung) nach der Pubertät, kann wegen Ansteckungsgefahr in der Schwangerschaft und der dadurch gegebenen Gefahr für das werdende Kind erforderlich sein.

Bei einer Entscheidung der Eltern gegen jedes Impfen ist die diesem Buch entsprechende Erziehung und Lebensführung zugrunde zu legen und der Kontakt zu einem Arzt nötig, der diese Entscheidung toleriert und notfalls mit einer geeigneten Therapie helfen kann.

Es darf nicht geimpft werden bei Vorliegen einer Krankheit, bei Fieber, Magen-Darm-Beschwerden, Hautausschlag, allgemeiner Schwäche, Herz-Kreislauf-Störungen und direkt nach Krankheiten; auch nicht unter der Wirkung von Antibiotika oder Cortisonpräparaten.

498   *Die eigentlichen Kinderkrankheiten*

Während einer Schwangerschaft sollten keine Impfungen durchgeführt werden; am allerwenigsten in den ersten drei Monaten.

Bei Pockenimpfung soll der Abstand zu anderen Impfungen sechs Wochen betragen.

Nach BCG-(Tuberkulose-)Impfung 3 Monate bis zur nächsten Impfung warten, nach Polio- und Gelbfieberimpfung vier Wochen, wie möglichst auch nach anderen Impfungen.

Vermeide jede Mehrfachimpfung!

Zum zusätzlichen Schutz des Gehirns empfiehlt es sich bei jeder Impfung, Thuja D30 3 × 8 Tropfen täglich für eine Woche lang einzunehmen.

Grippeimpfungen sind schon wegen der ständig neuen Virusformen zwecklos und eher schädlich.

Bei der Polioschluckimpfung wird das Impfvirus auch auf andere übertragen, verursacht im allgemeinen dabei aber keine wesentliche, erkennbare Schädigung. Es kann allerdings zu Unpäßlichkeiten und Magen-Darm-Störungen kommen.

XIX. Chronische Erkrankungen

Wachstums- und Entwicklungsbeschleunigung als Ursache von Schäden

In allen zivilisierten Ländern der Erde wird seit dem Ende des vorigen Jahrhunderts beobachtet, daß die heranwachsende Jugend stetig größer wird als es die Eltern waren. Diese Wachstumsbeschleunigung ist besonders in den letzten fünfzig Jahren hervorgetreten. So sind heute die Neunjährigen um 7–8 cm länger und drei Kilogramm schwerer, ja schon die Neugeborenen sind durchschnittlich 300 g schwerer. Auch der zweite Wachstumsschub (früher nach dem zweiten Jahrsiebent), der mit der Pubertät zusammenfällt, beginnt heute 2–3 Jahre früher.

Zunächst wurde dieser Vorgang meist nur als interessante Tatsache hingenommen; seitdem man aber beobachtete, daß auch das seelische Verhalten der Kinder verändert ist, begannen Ärzte, Biologen, Pädagogen und Soziologen nachdenklich zu werden. Diese Beschleunigung umfaßt nämlich keineswegs den ganzen Menschen, sondern je mehr die körperliche Entwicklung voraneilt, um so mehr verzögert sich die seelische und geistige Reife. Da aber die Ausbildung seelischer Fähigkeiten in Abhängigkeit und Wechselwirkung mit der Gestaltung körperlicher Organe steht, und das seelisch-geistige Wesen eine spezifisch menschliche, langsame, körperliche Reifung braucht, wirkt sich diese Beschleunigung in beiden Bereichen verhängnisvoll aus. So fällt allgemein auf, daß sich Kinder während der Zeiten ihres Wachstums seelisch nicht weiterentwickeln. Auch sieht man, daß im Verein mit der körperlichen Akzeleration Gemüts- und Willensfähigkeit und auch phantasievolles Denken zurückbleiben. Verantwortungsbewußtsein und positive Auseinandersetzung mit Kultur und Umwelt bleiben bei vielen Jugendlichen ganz aus oder treten erst Jahre später in Erscheinung. Dafür fällt aber eine Verstärkung anderer Begabungen auf. So scheinen körperliche und technische Fähigkeiten,

Chronische Erkrankungen

rationelles Denken, Raffinesse und organisatorisches Talent viel stärker angelegt.

Diese in unserer Zeit offenbar werdenden auffälligen Veränderungen haben sicher vielfache Gründe und betreffen das ganze menschliche Sein. Das zeigt schon das Auftreten dieser Erscheinung bereits in der Embryonalentwicklung. Der klimatische Zustand der Erde, die Ernährungs- und Wärmebedingungen, vermehrte Eheschließung zwischen verschiedenen Völkergruppen und vieles andere wirken dabei mit. Trotzdem kann ein deutlicher Zusammenhang mit der technischen, großstädtischen Kulturwelt nicht übersehen werden und ist für unsere Folgerung bedeutsam. Zeigt doch unsere gesamte Kulturwelt dasselbe Bild: überstürzte Entwicklung, einseitige Förderung materieller Möglichkeiten und Vernachlässigung und Hilflosigkeit im moralisch-seelischen Vermögen.

Wenn wir jetzt diese Kenntnisse auf die Entwicklung unserer Kinder und auf mögliche Abhilfe beziehen, so sehen wir, wie schwerwiegend die Verkürzung der Säuglingswelt ist, weil unsere Säuglinge Wochen, ja Monate früher aus dem träumenden Bewußtseinszustand aufwachen, sich früher aufrichten und früher sprechen und denken lernen, als es für ihre Gesamtentwicklung günstig ist (siehe *Von der zeitgerechten Entwicklung des Kindes*). Dies ist der Grund, weshalb wir in diesem Buch der körperlichen Entwicklung im Zusammenhang mit dem Auftauchen der Seele und des Geistes so viele Seiten widmen.

Schon vom Erscheinungsbild her bildet sich ein bestimmter Menschentypus heraus. Die Länge der Gliedmaßen und des Rumpfes, der Hals und der Kopf stehen vielfach nicht in einem harmonischen Größenverhältnis zueinander. Die Jugendlichen sind für ihre Länge viel zu schmal, ihr Kopf ist zu klein, die Muskeln unterentwickelt. Im Zusammenhang damit haben die Körperbewegungen etwas Unrhythmisches und Ausfahrendes; manchmal hat man den Eindruck, als ob sich die rechte von der linken Körperhälfte, die obere von der unteren getrennt bewege. Die Koordinierung der Bewegungen und damit die natürliche Anmut fehlen, und dies in

Wachstums- und Entwicklungsbeschleunigung 501

einem Umfang, der erheblich über die für das Entwicklungsalter als normal anzusehenden, vorübergehenden Störungen hinausgeht. Es zeigt sich nämlich, daß sich die erwähnten Erscheinungen im Erwachsenenalter nicht oder nur unvollkommen ausgleichen. Daher wirken heute viele unserer erwachsenen Männer ausgesprochen unreif.

Eine wahre Flut von Reizen wirkt über Auge, Ohr und Tastsinn auf das Gehirn. Diese bleiben nicht im Geist und in der Seele stecken, sondern viele dieser Reize gehen bis ins Zwischenhirn, das seinerseits wieder die Nebenniere, die Hirnanhangsdrüse und andere Hormondrüsen anregt. So kommt es beispielsweise zu vermehrter Ausschüttung von Wachstumshormonen ins Blut, und die Eindrücke, die die Geistseele empfängt, wirken sich auf dem Wege über die Hormondrüsen im Stoffwechsel und im überschnellen Wachstum des Körpers aus. Ähnlich geschieht es mit den Geschlechtshormonen, die dann die so sehr unerwünschte Vorverlegung der Geschlechtsreife mit allen damit verbundenen körperlichen und seelischen Schwierigkeiten hervorrufen.

Diese Flut ungesunder Reize beginnt beispielsweise bereits mit der Sauermilchpulverernährung anstelle der süßen Muttermilch, über deren einseitige Wirkung wir im Ernährungskapitel sprachen (siehe *Von der Trockenmilch*). Ein Säuglingsbett mit weitem Gitter schützt das Kind nicht genug vor den Vorgängen der Umgebung und wärmt es nicht ausreichend. Spielzeug mit glatter Kunststoffoberfläche vermittelt ungute Tastempfindungen für die Finger. Von den Schlafmitteln und sonstigen Tabletten und von den verschiedenen vorbeugenden Impfungen, die das Kind bereits erhalten hat, wollen wir hier schweigen. Von der ungünstigen Wirkung von tierischem Eiweiß, starken Gewürzen und Vitaminzusätzen sowie von der die Entwicklung besonders stark beschleunigenden Wirkung des Vitamin D wurde schon ausführlich gesprochen (siehe *Wichtige Bestandteile der Ernährung, Von den Vitaminen* und *Rachitis*). Auch ist immer jemand da, der das Kind anspricht und seine Aufmerksamkeit anregt, anstatt abzuwarten, was das Kind von sich aus tut. Überall tönt ein Radio oder ein Staubsauger oder

502 *Chronische Erkrankungen*

ein anderes technisches Geräusch dringt an das Kind heran, ehe es dagegen gewappnet ist. Einige Monate alt, wird das Kind zum frühen Aufrichten und Stehen angeregt, „weil das Nachbarkind schon lange steht". Ähnlich ist es mit dem Sprechen. Im Krabbelalter ist das erste Spielzeug eine aufdrehbare Ente und dann dauert es nicht lange, bis der Göttersohn eine elektrische Eisenbahn bekommt. Oder das Kind hat eine Reihe törichter Gedichte gelernt und singt mit zwei Jahren den neuesten Schlager; auch sitzt es täglich am Fernsehgerät und sieht sich Boxkämpfe, Liebesszenen und Morde an. Und dann wundert man sich über eine viel zu früh eintretende Pubertät und belegt diese unglückliche Jugend mit verächtlichmachenden Bezeichnungen anstatt an die Versäumnisse und Fehler zu denken, die Ärzte, Lehrer und Eltern begangen haben.

Dieses Problem wird in der modernen Kinderheilkunde längst nicht mit dem nötigen Ernst behandelt, was wahrscheinlich damit zusammenhängt, daß die Frage: ist das etwa eine Folge unserer Ernährung, Pflege und medikamentösen Behandlung der Säuglinge? bisher noch keine oder nur eine ungenügende Berücksichtigung gefunden hat.

Doch ein Arzt, der sich der Verantwortung immer bewußt ist, die er bei der Behandlung von Säuglingen oder Kindern für die spätere Gesundheit dieses Menschen übernimmt, wird manches die Entwicklung beschleunigende Medikament oder Vitaminpräparat eben nicht verordnen (siehe *Wieviel Vitamine braucht das Kind?*).

Ebenso ist es mit den Eltern. Wenn sie verstanden und akzeptiert haben, daß man ein Kind nicht dauernd anregen und dressieren darf, sondern daß es bei seinem Wachsen und Werden in Ruhe gelassen werden muß, läßt sich manche Verfrühung der Entwicklung vermeiden.

Auch konnten die anthroposophischen Ärzte und Erzieher erleben, daß die Kinder der Waldorfschulen die Entwicklungsbeschleunigung und ihre Begleiterscheinungen viel weniger mitmachten als die Kinder der öffentlichen Schulen. Das wurde bereits in den zwanziger Jahren deutlich. Diese Erfahrung führte schon

Wachstums- und Entwicklungsbeschleunigung   503

damals zu der Auffassung, daß eine zu frühe Anregung des intellektuellen Verstandes die tiefere Ursache dieser so bedenklichen Entwicklung ist. Die Pädagogik der Waldorfschulen bringt den Lehrstoff entsprechend der inneren Reife an die Kinder heran; beispielsweise wendet man sich in den ersten Schuljahren vorwiegend an die Gemütskräfte der Kinder, und erst mit neun oder zehn Jahren nimmt man die Denkkräfte zum Rechnen in Anspruch, das heißt also erst dann, wenn das Gehirn für abstraktes Denken wirklich reif ist. Man geht somit bei der Aufstellung des Lehrplans nicht vom Lehrstoff, sondern vom Reifegrad der Kinder aus.

Dieser Hinweis auf einen einzigen Grundsatz der Waldorfschulpädagogik mag an dieser Stelle genügen; natürlich weiß man genau, daß bereits im Kindergartenalter und noch früher nach ähnlichen Grundsätzen gehandelt werden muß, und bemüht sich daher, möglichst jeder Waldorfschule einen Kindergarten anzugliedern.

Wir müssen uns in aller Eindringlichkeit klarmachen, daß das Kind in der Tiefe seines Wesens eine geistige Kraftquelle besitzt, die wir nicht verschütten dürfen, sondern für die wir eine Ruhezone schaffen müssen, damit sie sich ungestört entfalten kann. Wenn wir also nicht die Aufmerksamkeit des Kindes zu früh wachrufen, es nicht zu früh bewußt machen, sondern dem Gehen, Sprechen und Denken Gelegenheit geben, sich dem individuellen Wesen des Kindes gemäß selbständig zu entwickeln, dadurch, daß wir in dieser wichtigsten Kindheitsstufe unsere hektische Umwelt „vor der Tür lassen", dann erhalten wir unseren Kindern diese wertvollen Kräfte. Dann erleben wir, daß sie rosig, selbstbewußt und fröhlich eine Lernstufe nach der anderen kraftvoll selbst erringen und in der Schule frisch, konzentriert und interessiert sind. Die Geschlechtsreife wird zeitgerecht für jedes Kind erscheinen und das chaotische oder schizophrene Treiben vieler Jugendlicher, das heute als Zivilisationsschaden häufig auftritt, kann so vermieden werden. Unsere Kinder bleiben dann auch in der Pubertät ansprechbar, gesund, innerlich kraftvoll und interessiert. Natürlich sind wir uns als Eltern bewußt, daß dieser Weg von uns sehr viel fordern wird, weil wir oft genug gegen den Strom des allgemeinen Alltagsgehabes

504 *Chronische Erkrankungen*

leben müssen. Doch lohnt es sich, ihn anzustreben, aus den oben genannten Gründen. Wo sollte eine Änderung der Lebensgewohnheiten anders geschehen als in der Keimzelle der Familie. Es lohnt sich, einen neuen Anfang zu machen, wo immer wir stehen.

Das schwerhörige Kind

Für die gesamte Entwicklung eines Kindes sind dessen gesunde Sinne eine wesentliche Voraussetzung. Dabei hat das Hören (und Sehen) eine besondere Stellung, denn um normal sprechen, ja, um denken zu lernen, muß das Kind normal hören können.

So müssen wir den Hörstörungen vor allem einer eventuellen angeborenen Schwerhörigkeit große Beachtung schenken.

In den letzten zwanzig Jahren scheint es zu einer Steigerung der Zahl schwerhöriger Kinder gekommen zu sein, teilweise wohl in Zusammenhang mit dem Lärm, der uns heute überall belästigt, besonders in Form der zügellos überlauten häuslichen „Konservenmusik".

Es gibt heute einen Wissenschaftszweig, die Pädoaudiologie, also die Lehre von den kindlichen Hörstörungen, ihrer Erkennung und Behandlung. Für hörgestörte Kinder ist ein neues Zeitalter angebrochen. In früher niemals für möglich gehaltenem Ausmaß werden selbst Kinder mit geringem Hörvermögen so gefördert, daß sie am Leben ihrer Umwelt teilnehmen können.

Um das zu erreichen, sind möglichst frühzeitige Feststellung der Hörstörung und früher Behandlungsbeginn notwendig. Heute können Babys schon vor dem ersten Geburtstag mit eigens für sie entwickelten Hörgeräten versorgt werden.

Besonders Kinder aus Familien mit erblicher Schwerhörigkeit müssen frühzeitig, also nicht erst bei der Einschulung, in fachärztliche Untersuchung und Behandlung gebracht werden. Dasselbe gilt für Kinder mit Verdacht auf Viruserkrankungen vor oder nach der Geburt, mit Meningitis (Hirnhautentzündung) oder mit schwerer Geburt und Atmungsstörungen dabei. Auch eine Rötelnerkrankung der Mutter während der Schwangerschaft kann beim Kind

Sehstörungen

einen Hörschaden hervorrufen. Außerdem können Infektions- und Kinderkrankheiten als Komplikation Schwerhörigkeit oder gar Taubheit entstehen lassen.

Da die Sinnestätigkeit erst allmählich erwacht, sind diese Störungen gar nicht leicht oder sofort zu entdecken.

Um herauszufinden, ob ein Kind wegen eines Hörfehlers ärztlicher Behandlung bedarf, empfiehlt es sich, auf folgende Zeichen zu achten:

1. Im Alter von drei Monaten reagiert das Kind noch nicht auf die Stimme der Mutter; es erschrickt nicht bei plötzlichen Geräuschen.
2. Das Baby hört im Plapperalter (etwa vom sechsten Monat an) nach und nach mit dem Plappern wieder auf.
3. Das Kind reagiert mit sieben Monaten bei abgewendetem Gesicht nicht auf leisen Zuruf.
4. Das einjährige Kind beginnt nicht damit, erste Worte zu bilden oder spricht nur sehr undeutlich.

In jedem Fall sollte man beim geringsten Verdacht einen erfahrenen Arzt zu Rate ziehen. Je früher ein Hörschaden erkannt und behandelt wird, um so reibungsloser verläuft die sprachliche Entwicklung des Kindes (siehe auch *Von der zeitgerechten Entwicklung des Kindes*).

Sehstörungen

Normalerweise wird die volle Funktionstüchtigkeit der Augen erst um das vierte oder fünfte Lebensjahr erreicht. Das heißt, das Kind muß die Eindrücke der Außenwelt, die ihm das Sehorgan von Tag zu Tag und von der Geburt an vermittelt, erst allmählich erfahren und verstehen lernen und sich seelisch damit auseinandersetzen. So ist es auch durchaus natürlich, wenn ein Kind im ersten Lebensjahr Bilder auf den Kopf stellt, danebengreift oder den Mond anfassen will. Dennoch besteht auch die Gefahr, daß Sehstörungen übersehen oder erst sehr spät entdeckt werden. Dazu gehören z. B. Kurz- oder Weitsichtigkeit, die sogenannte Farben-

506 *Chronische Erkrankungen*

blindheit oder eventuell die zum Glück äußerst seltene angeborene Blindheit.

Ein auffälliges Verhalten muß immer dem Arzt mitgeteilt werden, z. B. fehlender Ausdruck von Freude und Schmerz in den Augen (Glanz und Tränen); fehlende Pupillenreaktion, normalerweise verengen sie sich beim Blick in die Ferne und bei Helligkeit und umgekehrt; auch andere Reize wie Schmerz und Geräusche verändern die Pupillen. Häufiges Blinzeln, Zuckungen der Augen und weite Pupillen können ein Symptom für Kurzsichtigkeit sein. Daß beim Schließen der Augen die Pupillen weit werden, ist aber ganz normal. Enge Pupillen dagegen können auf Weitsichtigkeit deuten.

Schließlich gibt es noch auffällige Bewegungen der Augäpfel, ein Zittern oder Zucken Nystagmus genannt.

Häufiger kommt das angeborene Schielen vor. Vom Schielen spricht man, wenn die Sehachsen beider Augen nicht auf einen angeblickten Punkt ausgerichtet werden können. Die Ursache kann in Störungen des Augenmuskelgleichgewichts (Begleitschielen) oder in der Lähmung eines oder mehrerer Augenmuskeln liegen (Lähmungsschielen). Bei ersterem ist die häufigste Form das Einwärtsschielen. Das Auswärtsschielen ist sehr selten angeboren und entwickelt sich oft erst nach dem 10. Lebensjahr. Beim Einwärtsschielen wird in der Regel das rechte und das linke Auge abwechselnd zum Fixieren benutzt. Verbleibt aber nur ein Auge immer in Schielstellung, so besteht ein einseitiges Einwärtsschielen. Dieses einseitige Schielen ist ein gefährliches Leiden.

Schon in den ersten Lebensjahren kann ein beginnendes einseitiges Einwärtsschielen zu schweren Sehstörungen an dem dauernd in Schielstellung abweichenden Auge führen: dieses lernt das Fixieren gesehener Gegenstände nicht richtig und wird dadurch oft schwachsichtig oder blind.

Über diese schlechte Sehtüchtigkeit des schielenden Auges hinaus können auch Leseschwierigkeiten und im Zusammenhang damit seelische Störungen auftreten, vielleicht sogar ungenaues Denken und dergleichen mehr als Folge eines unpräzisen Erfassens

Sehstörungen

der Umwelt. Das schielende Auge ist in dieser Hinsicht als Gliedmaße aufzufassen, deren nicht voll beherrschte Betätigung sich störend auf die Ausbildung der Denkfunktionen auswirkt, ähnlich wie es bei nicht richtig koordinierten Arm- oder Beinbewegungen der Fall ist. Ebenso wie das Kind den Raum mit den Füßen und die Dinge mit den Händen begreifen lernt, so erfaßt es mit dem Auge die entferntere Umwelt und kommt dadurch zu gesundem Denken.

Für das Kind ist es daher von großer Bedeutung, daß eine einseitige Schielstellung frühzeitig behoben wird. Nach den neuesten Erfahrungen wird sogar vorgeschlagen, so früh wie möglich, also schon im zweiten Lebensjahr mit der Behandlung zu beginnen. Das gute Auge wird dabei durch einen Klebeverband verschlossen, um das schielende Auge zum Sehen anzuregen und zum Aufnehmen der Umwelt geradezu zu zwingen. An dieses Verfahren gewöhnen die Kinder sich in wenigen Tagen, und in einer durchschnittlichen Behandlungszeit von zwei bis sechs Monaten stellt sich in den meisten Fällen ein Sehvermögen ein, das hinter dem des gesunden Auges nicht zurücksteht. Voraussetzung für diesen Erfolg ist aber ein Behandlungsbeginn innerhalb der ersten vier Lebensjahre.

Komplizierter sind die verschiedenen Arten des sogenannten Lähmungsschielens. Man erkennt es an der Zunahme des Schielwinkels beim Blick in die Zugrichtung des gelähmten Muskels und durch schiefe Kopfhaltung. Auch wird vom sprechenden Kind dann über Doppelbilder geklagt. Die Ursache der Lähmung ist sehr vielseitig. Es bedarf oft schwieriger Diagnosestellungen und Behandlungen. In manchen Fällen kann aber eine verhältnismäßig einfache Muskeloperation zur Heilung führen.

Die Weit- und Kurzsichtigkeiten setzen zur genauen Erkennung eine gewisse Reife des Kleinkindes voraus. Bei der Weitsichtigkeit vereinigen sich die Sehstrahlen etwas hinter der Netzhaut und bei der Kurzsichtigkeit vor ihr. Meist liegt es an der Größe des Augapfels, der von Geburt an etwas größer oder kleiner ist als durchschnittlich. Diese Fehlsichtigkeit wird vom Augenarzt genau bestimmt und muß eventuell durch eine Brille korrigiert werden.

Hält der Arzt das Tragen einer Brille für erforderlich, trifft es manche Eltern wie ein Schock: Warum muß ausgerechnet unser Kind durch eine Brille „entstellt" werden? „Das arme Kind!" Eine solch törichte Einstellung sollte man schnellstens überwinden, denn sie ist dem Denken eines Kindes völlig fremd. Ihm wird die Brille vielmehr sehr willkommen sein, gewinnt es doch durch sie in seinen Bewegungen Sicherheit, z. B. beim Treppensteigen, beim Einschenken usw. Oft tritt mit der Entwicklung noch ein Ausgleich ein. Hierbei gibt es auch gute Ergebnisse durch Behandlung mit der Heileurhythmie.

Das Tragen von Kontaktlinsen scheidet für Kinder, auch für ältere, natürlich aus, wegen der Problematik des Säuberns und Einsetzens und der damit verbundenen Gefahr von Schädigungen und Verletzungen des Auges. Außerdem wachsen Kontaktlinsen nicht mit.

Reizungen des äußeren Auges wie Rötung und Verkleben der Lider kommen manchmal schon unmittelbar nach der Geburt vor. Dabei helfen vorsichtige Waschungen mit Kamillentee oder ärztlich verordnete, homöopathische Augentropfen.

Schlafstörungen

Viele kleine Kinder haben Probleme mit dem Einschlafen und stehen nach dem Zubettgehen immer wieder auf. Reagieren die Eltern dann gereizt, weil sie auch einmal ihre Ruhe haben wollen, ist bald der schönste Machtkampf im Gange.

Nun gibt es viele Gründe, auch organische, die ein Kind am Einschlafen hindern können. Diese alle im einzelnen darzustellen würde zu weit führen. Man sollte sie aber in jedem Fall zu ergründen suchen.

Hilfreich wird es sein, schon vor dem Einschlafen eine Atmosphäre der Ruhe zu schaffen. Das läßt sich z. B. durch Erzählen von Gute-Nacht-Geschichten oder durch kleine, liebevolle und beruhigende Plaudereien am Bettrand erreichen. Wichtig ist auch die regelmäßige, für das Kind voraussehbare Abfolge der Ereignisse

(Kleidung ablegen und ordnen, waschen, vorlesen etc.), weil das zusätzlich Sicherheit und Geborgenheit schafft. Dabei hat das Waschen noch einen bedeutsamen therapeutischen Effekt: indem man nämlich die Tagesausdünstungen mit einer milden Seife entfernt, läßt man Wohlgefühl in das Kind hineinziehen, und zwar täglich mit neuer Freude. Das hat pädagogisch einen größeren Stellenwert als viele andere Maßnahmen und hat mit der Pflege des Lebenssinnes zu tun.

Natürlich braucht sich eine nervös und hektisch agierende Mutter nicht zu wundern, wenn ihr Sprößling nicht einschlafen kann. Sie kann es in der Regel selbst nicht.

Nun gibt es aber häufig nicht nur Probleme beim Einschlafen, sondern vor allem auch beim Durchschlafen. Die meisten Kinder wachen irgendwann in der Nacht einmal auf. Nur verhalten sie sich unterschiedlich. Manche schlafen nach kurzer Zeit ruhig wieder ein. Andere machen sich auf den Weg zum Bett der Mutter, weil sie – aus Angst – sonst keine Ruhe mehr finden können (siehe das Kapitel *Angst*). Mit diesen Kindern muß man besonders behutsam umgehen und sich bemühen, die Ursachen ihrer Angst zu ergründen und zu beseitigen. Vor allem muß man den Schlaf der Kleinsten behüten, auch in Gedanken.

Sprachstörungen

Kinder sprechen aus einem unmittelbaren Sprachfluß heraus, den man durch Korrektur nicht unnötig unterbrechen sollte, da sich sonst die Unmittelbarkeit verliert und Sprachstörungen veranlagt werden.

Alle Kinder verfallen im Laufe ihrer Sprachentwicklung in den einen oder anderen „Sprachfehler". Sie zeigen ein flüchtiges Stottern oder sprechen Worte falsch aus. Meist sind diese Störungen temperamentsbedingt und verschwinden nach einiger Zeit von selbst wieder. Man sollte ihnen also zunächst möglichst wenig Beachtung schenken und die Aufmerksamkeit des Kindes nicht unnötig darauf lenken. Vermehrte Zuwendung, gutes und deut-

510 *Chronische Erkrankungen*

liches Sprechen der Erzieher und das Ausschalten unnötiger Aufregungen, z. B. durch das Fernsehen, sind die richtige Hilfe.

Das gilt vor allem, wenn sich ein Lispeln, Poltern, Stammeln oder Stottern ausgeprägt hat. Es ist ein Irrtum zu glauben, solche Störungen mit intensiven Sprechübungen ausgleichen zu können. Vielmehr bildet sich ein gutes Sprechen aufgrund guter körperlicher Bewegungen aus. So sollte man die spielerische Geschicklichkeit ausbilden und vor allem Heileurythmie betreiben, singen und Gedichte sprechen.

Bestehen Sprachstörungen über das 9. Lebensjahr hinaus, so kommt übende Sprachgestaltung in Frage. Es gibt dafür ausgebildete Sprachgestalter, besonders an den Waldorfschulen. Auch beschäftigen manche Krankenhäuser sogenannte Logopäden (Sprachpädagogen), die zusammen mit Ärzten Sprachfehler behandeln.

Kieferveränderungen schädigen die Gesundheit

Die Nahrung unserer Vorfahren unterschied sich von der Kost der zivilisierten Menschheit der Gegenwart grundsätzlich dadurch, daß sie mehr Kauarbeit verlangte. Sie war weniger verfeinert als heute und dadurch ihrer ursprünglichen Beschaffenheit noch wesentlich näher. Abgesehen von der besseren Qualität der Nahrung, regte sie durch das bei jedem Bissen notwendig intensivere Kauen die Aktivität der Kaumuskulatur und Verdauungsdrüsen und damit den ganzen Menschen an. Dadurch verlief der Verdauungsvorgang von Anfang bis Ende gründlicher, und so war der Mensch allein schon dadurch gesünder.

Das normale Funktionieren des Mundes und seiner Organe: Lippen, Kiefer, Zunge, Speicheldrüsen, Kau- und Schluckmuskeln, läßt sich beim Saugen des Kindes an der Mutterbrust am besten studieren. Beim Neugeborenen liegt der Unterkiefer, der eine bewegliche Gliedmaße ist, zurück. Beim Saugen an der Brustwarze muß er aber bei jedem Schluck energisch nach vorn geschoben und wieder zurückgezogen werden. Jedes Mal entsteht dadurch im Mund ein luftverdünnter Raum, der auf die Milchdrüse saugend wirkt. Jetzt verstehen wir, weshalb die Lippen die Warze bzw. den Warzenhof so fest und luftdicht umschließen müssen; und jetzt begreifen wir die lauten Schnalzer, die beim Saugen zu hören sind, und die Mitbewegung des ganzen Körpers des Kindes wird verständlich. Das ganze Kind saugt ja mit, nicht nur der Mund.

Die Schiebebewegung des Unterkiefers erfolgt, wie man berechnet hat, im Verlaufe der normalen Stillzeit etwa eine Million mal! So oft muß also die Muskulatur des Mundes, der Wangen, der Kiefer und des Schlundes mit aller Kraft angespannt und betätigt werden! Eine ganz enorme Leistung! Dabei ist der Kaumuskel der kräftigste des Kindes.

Beim Trinken aus der Flasche geschieht dagegen etwas, was dem beschriebenen Vorgang überhaupt nicht vergleichbar ist, wenigstens nicht, wenn einer der allgemein üblichen Flaschensauger benützt wird. Diese sind meist länglich-rund; die Milch fließt schon bei schwachem Saugen in den Mund des Kindes, ganz im Gegensatz zu der energischen Melkbewegung, die der Mund bei Muttermilchernährung vollführen muß. Man hat daher die Flaschenkinder als „Trinklinge" den „Säuglingen" an der Mutterbrust gegenübergestellt. Selbst bei kleinem Loch im Gummisauger fließt die Milch viel zu leicht, das Kind muß oft überstürzt zu große Milchmengen auf einmal zu sich nehmen. Es kommt dann zum Verschlucken oder zum Luftschlucken, besonders wenn die Nasenatmung durch Schnupfen behindert ist.

Damit aber wird bereits der ganze Verdauungsvorgang falsch eingeleitet; der normale Reiz auf die Verdauungsdrüsen bleibt aus, die Einspeichelung der Milch mit Ptyalin, die im Munde erfolgen müßte, geschieht nur unvollständig. Durch ihre angeborene Lernbereitschaft und -fähigkeit kommen die Kinder zwar bald mit dem Sauger zurecht, aber ihre Schluck- und Kauorgane, besonders die Muskeln, bleiben unterentwickelt, weil sie zu wenig geübt werden. Am bedenklichsten ist dabei, daß der Unterkiefer in der ursprünglichen Rücklage verharrt, was man leicht am zurückliegenden Kinn

Chronische Erkrankungen

und am erschwerten Lippenschluß erkennen kann. Brechen nun die Zähne durch und passen sie nicht richtig aufeinander, wird dann auch noch gelutscht, und das ist fast die Regel, so verschlimmert sich die Lage weiter (siehe auch das Kapitel *Das Daumenlutschen*).

Bei der üblichen Form des Lutschens drückt der Lutschfinger oder ein gewöhnlicher Beruhigungsschnuller den oberen Kieferkamm vor und den Unterkiefer als Ganzes zurück. Sind schon Schneidezähne da, so werden die oberen vorgekippt, und die unteren können nicht richtig hochwachsen. Meist schiebt sich dann die Unterlippe zwischen die oberen und unteren Frontzähne und verstärkt dadurch die „Schneidezahnstufe" und den „Rückbiß" oder den „offenen Biß" noch mehr. Der Lippenschluß ist jetzt nur noch mit großer Mühe möglich. Durch den Mund zu atmen ist jetzt bequemer. Während sonst die Atemluft in der Nase durch die Flimmerhärchen gereinigt (siehe Schmutz im Taschentuch), erwärmt und angefeuchtet, ja sogar weitgehend entkeimt wird, fällt das nun alles weg. Mit der ungesunden Mundatmung kommt es zum Luftschlucken, zu Störungen und Stauungen im Blut- und Lymphkreislauf des Rachens; sogar das Entstehen der Rachenwucherungen und der ewigen Erkältungen kann in diesen Vorgängen mit seine Ursache haben. Die Wirkungen beschränken sich aber keineswegs auf Mund und Rachen. Die falsche Haltung und Funktion der Mundorgane und die verkehrte Atmung führt auch sonst zu einer falschen Haltung, zu Funktions-, Verdauungs- und Aufbaustörungen des ganzen Menschen. Und bei „Haltung" denkt man mit Recht auch an deren seelisch-geistigen Hintergrund. Diese Kettenreaktionen hat man bisher nicht genügend beachtet, obwohl sie auf der Hand liegen. Der Mensch ist schließlich nicht eine Summe von für sich funktionierenden Organen, sondern ein Ganzes. Besonders schlimm ist es natürlich, wenn ein Vorgang falsch begonnen wird, also z. B. die Nahrungsaufnahme oder die Atmung. Dann ist von Anfang an alles „falsch programmiert".

So entstehen aus kleinen Ursachen große und sehr unerwünschte Wirkungen. Für den Nicht-Arzt sind wohl am ehesten verständlich die Verdauungsschwäche, Appetitlosigkeit, Verstopfung und der-

Kieferveränderungen schädigen die Gesundheit 513

gleichen. Aber auch die erwähnten Rachenwucherungen (adenoide Vegetationen) und die Verlegung der Nasenwege, die dann zu Mittelohrentzündung und vor allem auch zu einer Behinderung der Denkfähigkeit führen können, müssen als solche Folgen begriffen werden. Die Störung der Atmung, die weiter daraus folgt, führt unter Umständen zu Lungenerkrankungen, oft aber zu Haltungsfehlern (Rundrücken, hängende Schultern) und zu Wachstumsstörungen. Auch die Entwicklung der Muskulatur wird dadurch beeinträchtigt.

Man begreift schließlich, was zuerst unwahrscheinlich erschien: ein Mensch, der die so wichtige Schluckbewegung als Säugling nur ungenügend vollzieht und später ebenso ungenügend kaut, kann sich nicht voll gesund entwickeln. Es sind dies nämlich die allerersten Funktionen, durch die sich der Mensch mit seiner Umwelt in Verbindung setzt; – denn darum handelt es sich bei der Aufnahme der von außen kommenden Nahrung. Deshalb müssen diese Tätigkeiten möglichst so vollzogen werden, wie die Natur es gewollt hat, sonst entsteht leicht Unheil.

Zur Vorbeugung solcher Kieferverbildungen und der sich daraus ergebenden Schäden eignet sich insbesondere der Nuk-Sauger. Dieser ist so geformt, daß er den Saugvorgang in voller Übereinstimmung mit dem Saugen an der Mutterbrust erzwingt. Dadurch behalten die Lippen ihre normale Form, die Mundöffnung bleibt normal breit, der Unterkiefer wird wie beim Saugen an der Brustwarze immer wieder nach vorn und zurückgeschoben, Kiefer und Gaumen behalten ihre normale Gestalt, und wie beim Kaubiß wird auch hier ein richtiges Zusammenwirken von Ober- und Unterkiefer ausgeführt. Die geschilderten Folgen des falschen Saugens werden vermieden, und die natürliche Schönheit des Mundes und der ganzen Mundregion bleibt erhalten. Es entfällt damit die Notwendigkeit einer späteren Gebißregulierung, zumal es außer dem Nuk-Sauger für das Trinken aus der Flasche auch noch einen „Beruhigungssauger" gibt, der an die Stelle des bisherigen Schnullers tritt; bei größeren Kindern wird dann der „Nuk-Kieferformer" gegeben. Auf diese Weise treiben wir Vorbeugung

514 *Chronische Erkrankungen*

im weitesten Sinne. Allerdings darf dabei nicht übersehen werden, was im Kapitel über die Gebißzerstörung durch übertriebenen Zuckergenuß gesagt wurde (siehe *Was kann ich zur Erhaltung der Zähne tun?*).

Sind aber Kieferverformungen eingetreten, dann ist kieferorthopädische Hilfe nötig. Man darf dabei bloß nicht glauben, daß man sich vom Zahnarzt ein wohlgeformtes und schönes Gebiß einfach kaufen kann mit Geld oder einem Krankenschein. Meist ist für eine solche Gebißumformung jahrelange Geduld und treue Mitarbeit erforderlich, das Tragen von entsprechenden kieferorthopädischen Apparaten und fleißiges Üben. Fehlt es an Platz für die Zähne, so können die Kiefer in günstigen Fällen etwas nachentwickelt werden. Sonst muß man, um einen ausgerundeten Zahnbogen zu erhalten, meist in jedem Kieferabschnitt auf einen kleinen Backenzahn verzichten.

Zum Glück läßt sich, was durch falsche Funktion, also z.B. durch Lutschen und Lippenbeißen, entstanden ist, durch Umstellung der Funktion wieder zurechtbiegen. Die günstigste Zeit dafür ist in der Regel der Zahnwechsel. Nur die sogenannte Progenie, bei der die unteren Zähne vor die oberen beißen und der Unterkiefer vorsteht, sollte man schon im Milchgebiß behandeln. Man muß dann mindestens über den ganzen Zahnwechsel die Gebißentwicklung überwachen. Wenn in schweren Fällen der Unterkiefer trotzdem noch weiter vorwächst, gibt es heute chirurgische Möglichkeiten, ihn zurück zu versetzen. So lassen sich gegebenenfalls auch im späteren Alter noch andere Kieferverformungen beheben. Bekannt ist ja, daß heutzutage Lippen-, Kiefer-, Gaumenspalten, sogenannte Hasenscharten und Wolfsrachen in Spezialkliniken so gut operiert werden können, daß nachher fast nichts mehr davon zu bemerken ist.

Gesunde Zähne im richtig geformten Kiefer sind die Visitenkarte eines gesunden und schönen Menschen. Gebißzerfall und Kieferverunstaltung lassen den Grad der gesundheitlichen Degeneration eines Menschen erkennen.

Haltungsfehler und Wirbelsäulenverkrümmung

Wir sprachen bereits von den Folgen des zu frühen Sitzens und Stehens (siehe *Von den statischen Funktionen*). Das Ergebnis so verfrühter Leistungen ist bei vielen Kindern später eine Wirbelsäulenschwäche, ein Haltungsfehler oder gar ein Haltungsschaden. Bei einem solchen Kind ist der Brustkorb flach oder eingesunken, der Leib vorgewölbt, die Wirbelsäule seitlich verbogen oder im oberen Teil nach hinten gerundet und das Kreuz als Ausgleich dazu hohl, bei vorgeneigtem Becken. Der Kopf sinkt nach vorn, die Schultern hängen schlaff herab. Natürlich sind auch die Beine entsprechend verändert: Das Kind bekommt ausgeprägte X- oder O-Beine, es steht knickfüßig und das Fußgewölbe ist platt nach unten durchgedrückt. Dieser Befund ist allerdings nicht zu verwechseln mit der normalen kindlichen Fußform bis zum Alter von etwa 3½ Jahren, die einen Plattfuß vortäuscht, und zwar durch eingelagertes Binde- und Fettgewebe, das als Polster dient, bis die Fußmuskulatur so weit entwickelt ist, daß sie das Körpergewicht tragen kann. Das knöcherne Fußgewölbe ist dabei aber gut erhalten.

Den normalen Übergang vom Sitzen zum Stehen bildet das Krabbeln. Es hat für die gesunde Entwicklung der Wirbelsäule sicherlich große Bedeutung. Die Beobachtung zeigt aber, daß Kinder, die durch die im vorhergehenden Kapitel geschilderten Störungen des Kauvorgangs zu Mundatmern geworden sind, nicht krabbeln. Auf diese Weise wird ein Stadium der normalen Entwicklung übersprungen, was niemals bedeutungslos ist. Sicherlich gibt es auch andere Gründe, die es dieses Stadium übergehen läßt, Gründe, die beispielsweise in der persönlichen Wesensart ihre Ursache haben können. Man muß das bei jedem Kind untersuchen.

Der hier beschriebene Haltungsschaden eines Rückenschwächlings zeigt sich in der Regel voll ausgeprägt erst beim Schulkind, er tritt aber meist früher auf und ist nur wegen der allgemeinen Biegsamkeit und Weichheit der Wirbelsäule in den ersten Jahren noch nicht so auffällig.

Chronische Erkrankungen

Nun ist es sicher richtig, daß die Körperhaltung und die Form des Skeletts von der Beschaffenheit, der Straffheit und Elastizität der Muskeln, Sehnen und Bänder abhängen. Sind diese durch rachitische Veranlagung oder mineralsalzarme Kost geschädigt, dann verlieren sie ihre Spannkraft und Funktionstüchtigkeit. Aber wir würden die Ursache solcher Veränderungen doch zu einseitig in der körperlichen Verfassung der Muskeln und Knochen suchen, wenn wir nicht fragen würden: Wer bewegt den Körper eigentlich? Wer setzt die Muskeln in Funktion? Sicherlich sind die sogenannten motorischen Nerven allein nicht in der Lage, den Körper zu bewegen. Wie sollten sie von sich aus dazu kommen? Die eigentliche Quelle jeder Körperbewegung – mit Ausnahme der Reflexbewegungen – ist die Seele. In ihr liegen die Antriebe zur Bewegung.

Wenn wir ein Kind mit Rundrücken oder sonstigen Haltungsfehlern als Ganzes betrachten, dann bemerken wir ein Versagen der Aufrichtekraft; offensichtlich vermag das Kind die Schwerkraft, die alle Körper nach unten zieht, nicht zu überwinden. Die Fähigkeit zur aufrechten Haltung unterscheidet den Menschen von den Tieren. Auch der höchstentwickelte Menschenaffe vermag sich nicht selbstverständlich aufrecht zu halten, man merkt ihm die Mühe an, mit der er sich aufrichtet; bald sinkt er wieder zurück in eine Lage, in der er die Arme als Stütze benutzt. Seine langen Gliedmaßen, der schwere Unterkiefer ziehen den Körper des Tieres immer wieder zu Boden, während des Menschen ganzer Knochenbau von allem Anfang an für die aufrechte Haltung „konstruiert" ist. Bedeutende Zoologen haben in den letzten Jahren neues Material zu der Frage zusammengetragen, ob der Mensch als das höchste Säugetier angesehen werden kann oder nicht. Das Ergebnis ist eine Bestätigung des Ausspruches, den Rudolf Steiner schon vor Jahrzehnten getan hat: „Der Mensch ist nie Tier, niemals, auch nicht als Embryo, da am allerwenigsten."

Der Mensch richtet sich immer vom Kopf her auf. So ist ja auch das Kopfheben und später -freitragen das erste, was ein Säugling aus eigenem Antrieb lernt. Und ein Kind, das mit aufgerichtetem Kopf

Haltungsfehler und Wirbelsäulenverkrümmung 517

und hochgezogenen Schultern tänzelnd geht, wird erst dann nicht mehr umfallen, wenn es seinen Körper ganz vom Kopf aus erfaßt hat.

So kommen wir bei der Erörterung der Haltungsfehler zu den Grundfragen des Menschseins. Es ist ein Anliegen dieses Buches, den irrigen Auffassungen der letzten Jahrzehnte über die Stellung des Menschen zu den Naturreichen klare Vorstellungen gegenüberzustellen. Wir müssen also umlernen, denn mit dem vielfach noch verfälschten Bild des Menschen verstehen wir die Bedürfnisse unserer Kinder nicht richtig und behandeln sie dementsprechend falsch.

Die aufrechte Haltung jedes Menschen ist also ein tiefes Geheimnis. Sie ist durch Naturgesetze nicht verständlich. Sie ist ein Beweis für das Vorhandensein des Geistes im Menschen. Die geistige Ich-Kraft überwindet die Naturkräfte. Wenn das Ich Schaden gelitten hat, müde oder gar zermürbt ist, wenn das Kind kein Selbstbewußtsein hat, wenn es zu viel gedemütigt wurde oder wenn es Sorgen hat, dann beobachten wir, daß die Körperhaltung fehlerhaft wird. Die Stärke des Ichs reicht dann nicht aus zur Überwindung der Schwerkraft. Die Folgen sind eine Krümmung des Rückens, eine schlaffe Haltung oder sonstige Haltungsfehler. Wir sehen, nicht mechanische Kräfte bestimmen die Haltung des Menschen, sondern geistig moralische. Dementsprechend kann die Behandlung nicht in äußerlichen Maßnahmen allein bestehen. Orthopädisches Turnen und Massage sind in manchen Fällen notwendige Hilfsmaßnahmen; eine Dauerheilung kann aber nur durch moralische Aufrichtung des Kindes erreicht werden. Das Ich muß gekräftigt werden. Dies kann geschehen durch Vermeidung von Überanstrengung, durch liebevollen Zuspruch und Tröstung. Eine der wichtigsten Maßnahmen aber ist die Heileurythmie, die leider noch viel zu wenig bekannt ist. Sie ist eine Übungsbehandlung, bei der der Körper durch Antriebe bewegt wird, die ihren Ursprung in der Seele haben. Die Heileurythmie wurde von Rudolf Steiner geschaffen, man kann auch sagen: dem wirklichen Geschehen abgelauscht. Die Übungen dieser Bewegungskunst sind unmittelbar überzeu-

518   *Chronische Erkrankungen*

gend; ihre Wirkung erfaßt das ganze Kind, also nicht allein den Körper.

Selbstverständlich wird man eventuelle körperliche Mängel in Ordnung bringen: eine Blutarmut vom Arzt behandeln lassen, die Ernährung auf ihren genügenden Mineralgehalt hin prüfen, für ausreichenden Schlaf sorgen, seelische Belastung abstellen und für hygienisch richtig gebaute Sitzgelegenheit in der Schule und zu Hause sorgen. Auf jeden Fall aber vermeide man den Gebrauch von Geräten für Säuglinge, die von der unwissenden Industrie zur vorzeitigen Anregung des Stehens und Gehens hergestellt werden, und das zu frühe und zu lange Tragen oder Hocken in Tüchern und Rucksäcken.

Über die Entstehung von Haltungsfehlern durch falsches Kauen und Atmen wurde im vorhergehenden Kapitel geschrieben.

Blutarmut

Blutarmut (Anaemie) entsteht meist durch Eisenmangel des Blutes und kommt bereits in den ersten Lebenswochen vor. Besonders gefährdet sind Kinder blutarmer Mütter, Frühgeburten und übertragene Kinder (Spätgeburten), außerdem Zwillinge. Brustkinder erkranken seltener als Flaschenkinder. Vollwertige Ernährung der stillenden Mutter beugt der Erkrankung des Kindes vor, vermag sie aber nicht in jedem Fall zu vermeiden. Das Kind fällt der Mutter durch Blässe, Lustlosigkeit, Müdigkeit und fehlenden Appetit auf; die Augenlider, Lippen, Ohrläppchen und Nägel sind blaß; außerdem ist das Kind anfällig gegen Krankheiten der Umgebung, entwickelt sich schlecht und zeigt eine schlechte Körperhaltung.

Eine einfache Blutuntersuchung schafft schnell Klarheit!

Meist ist eine Blutarmut eine vorübergehende Störung infolge längerer Krankheit oder nach Infektionen. Hat das Kind dabei chemische oder antibiotische Heilmittel (Penicillin usw.) erhalten, so ist häufig eine Dysbakterie, das ist eine Schädigung der so notwendigen Darmbakterien die Folge. Dadurch können oft die

Vitamine und sonstigen wichtigen Nahrungsstoffe, darunter das Eisen, vom Blut nicht aufgenommen werden. In einem solchen Falle kann selbst bei vollwertiger Ernährung außer Kalkmangel und anderen Stoffwechselstörungen auch Blutarmut entstehen. Dann muß der Arzt eingreifen, und die Mutter muß ihm durch eine besonders sorgfältige Diät helfen, die vor allem Sauermilch, Buttermilch, weißen Käse oder Joghurt (Bioghurt) enthält. Hinzu kommen Gemüse, und zwar alles, was grün, gelb oder rot ist, also Möhren, rote Beete, Demeter-Spinat, Salat, Melde und Gewürzkräuter; dazu möglichst einheimisches Obst, wie es die Jahreszeit bringt, besonders auch Beerenobst. Selbstverständlich ist vollwertiges Brot von größter Wichtigkeit. Es muß allerdings nicht unbedingt das ganz grobkörnige Schwarzbrot sein, jedenfalls aber Vollkornbrot. Ein blutarmes Kind braucht sehr viel Sonne und frische Luft (siehe auch die Kapitel *Allgemeine Regeln für die Ernährung* und *Angst*).

Es gibt aber auch im Alter von 9 Jahren und in der Vorpubertät (besonders bei Mädchen) konstitutionelle Momente, die eine Anaemie auslösen können.

Eine Blutarmut kann außerdem gelegentlich auf einen Wurmbefall (Band- oder Spulwurm) hindeuten, besonders wenn in der Umgebung ein Wurmbefall bekannt ist.

Echte Blutkrankheiten und dadurch verursachte Blutarmut treten erst im späteren Alter in Erscheinung und bedürfen gründlicher ärztlicher Untersuchung und Behandlung.

Ekzeme und Allergien

Je mehr chemische Substanzen in unsere Nahrung, unsere Kleidung, unsere Wasch- und Säuberungsmittel eindringen, und je mehr Impfungen wir uns unterziehen, um so mehr werden sich Erkrankungen infolge allergischer Reaktion auf die Fremdstoffe häufen. Unser Organismus protestiert auf diese Weise gegen lebensfeindliche Chemikalien; er kann sie nicht verarbeiten, sie wirken daher vergiftend, und er reagiert darauf mit Hautausschlag.

520 *Chronische Erkrankungen*

Es gibt zahlreiche Formen von Ekzemen, ebenso viele wie es Anlässe gibt, auf die der Organismus mit einem Hautausschlag, d. h. mit einem Ekzem antwortet.

Häufig liegt in der Familie bereits eine erhöhte Allergiebereitschaft vor, wobei dann später ein Übergang in Heuschnupfen oder Asthma oder auch in allergische Darmkrankheiten (Colitis) erfolgen kann. Dies vor allem dann, wenn die ersten Anfänge der Hauterscheinungen durch falsche Behandlung unterdrückt oder verlagert wurden.

Viele der frühkindlichen Hautreizungen, auch der weiter unten erwähnte Milchschorf, heilen aus, wenn die Haut nach 1–2 Jahren voll entwickelt ist. Vorher sind alle Hautdrüsen, die Wärmeorganisation und auch die Festigkeit der Haut noch nicht so funktionsfähig, daß sie allen inneren und äußeren Belastungen schadlos widerstehen können.

Beim Ekzem kann die Haut rote Flecken der verschiedensten Art oder Knötchen, Bläschen, Schuppen oder Borken zeigen, häufig verbunden mit starkem Juckreiz. Oft steckt eine Unverträglichkeit hinter dem Ekzemausbruch; äußere Anlässe sind z. B. die Appretur eines ungewaschenen neuen Kleidungsstückes, eine Hautcreme, ein Puder, eine Seife oder ein Spülmittel. Manchmal genügt schon ein scharfes Waschmittel in Windeln, die nicht ausreichend gespült wurden oder präparierte Papiervlieswindeln. Aber auch die Säuren und andere Fremdstoffe unserer Großstadtluft können Ekzeme hervorrufen, weiter Chemikalien in der Nahrung, der Chlorgehalt des Wassers in der Badeanstalt, Fußpilze oder dergleichen.

Bei manchen Menschen kommt es zu Allergiereaktionen auf völlig normale und zudem lebensnotwendige Substanzen, z. B. auf Kontakte mit Sonnenlicht (häufig in Verbindung mit Wasser), auf Kälte oder auch auf ganz normale Lebensmittel wie z. B. Nüsse, Tomaten, Erdbeeren, Fische, Krebse oder Schokolade, ja sogar Milch. Kontaktallergien durch Pflanzen und damit auch durch Pflanzenauszüge in Salben, Tinkturen oder Tees und Allergien gegen Wildseide kommen gar nicht so selten vor.

Ekzeme und Allergien

Die besorgniserregende Zunahme allergischer Erkrankungen im Erwachsenenalter – ca. jeder 3. Mensch macht diese unangenehme Erfahrung – zeigt, daß die Immunsysteme auch in bisher gesunden Familien im Laufe des Lebens geschädigt werden können. Mit Recht macht man dafür die zunehmende Umweltverschmutzung und auch den bedenkenlosen Umgang mit chemischen Substanzen in Nahrung, Haushalt, Kleidung und Medizin verantwortlich.

Eine charakteristische und gut abzugrenzende allergische Hauterscheinung ist die Nesselsucht oder das Nesselfieber. Meist entstehen Quaddeln verschiedener Ausdehnung, wie bei der Berührung von Brennesseln. Immer ist starker Juckreiz vorhanden, oft verbunden mit Frösteln und Unbehagen, gelegentlich mit Fieber. Der Ausschlag kann schon nach wenigen Stunden verschwinden, aber auch einige Tage bestehen bleiben.

Dem Arzt stehen gegen Nesselsucht zahlreiche Mittel zur Verfügung. Die Mutter sorgt für gute Entleerungen des Darmes und der Blase, sie gibt Rohsäfte, möglichst ohne Zucker und ganz eiweißarme Kost, keinen Industriezucker, keine Schokolade oder Kakao, wenig Salz. Die juckenden Stellen kann man mit Essigwasser (⅓ Wein- oder Obstessig) oder Wecesin-Puder behandeln. Läßt das Jucken längere Zeit nicht nach, gibt man reinen Lebertran (2 mal täglich ½ bis 1 Eßlöffel, eventuell in Kapseln) oder Aufbaukalk und Urtica D 4 (potenzierte Brennessel). Juckreizstillend wirken auch Umschläge oder Bäder mit Lavendelbadezusatz (Weleda), Weizenkleie oder auch Aesculus-Essenz (Wala).

Beim Säugling sind die bekanntesten und häufigsten, meist in der Familie üblichen, Ausschlagsneigungen der Milchschorf und die Seborrhoe.

Der Milchschorf entsteht vom zweiten oder dritten Lebensmonat an und zeigt eine umschriebene, rauhe, schuppende Rötung auf den Wangen, meist verbunden mit pastöser Gesichtsschwellung und juckenden und nässenden, durch Kratzen sich verschlimmernden Ekzemen an Kopf und Gesicht. Manchmal treten Schübe von Knötchen, Quaddeln oder „Nesselpöckchen" hinzu. Eine besondere Art mit bräunlicher Borken- oder Schuppenbildung nur auf dem behaarten Kopf nennt man Gneis oder Grind. Nach unseren Erkenntnissen ist für die Entstehung des Milchschorfs eine Milchunverträglichkeit nur zum Teil verantwortlich. Teilweise handelt es sich auch um nützliche Ausscheidungen ererbter und unverträglicher Stoffe, allerdings in unerwünschter Heftigkeit. Zur Behandlung hat sich ein hochpotenziertes Mittel aus Kuhmilch oder bei Brustkindern aus Muttermilch bewährt, das oft nur ein einziges Mal eingegeben zu werden braucht, um die Erscheinungen zu beseitigen (siehe *Milchfreie Säuglingsernährung*). Unter Umständen ist auch milchfreie Diät nötig (siehe *Vollwertige Säuglingsernährung*).

Die sogenannte Seborrhoe, es gibt dafür leider kein geeigneteres Wort, beruht auf einer zu starken Fettproduktion bzw. einem Talgfluß der Haut, wobei es in den Gelenk- und Körperfalten und unter den Windeln zu feucht-fettigen Hautentzündungen kommt. Am Kopf und an den Augenbrauen können sich ebenfalls feste Fettschuppenplatten bilden (Ähnlichkeit mit Gneis!), die man mit Öl aufweicht und am besten mit einer Postkarte abschabt.

Oft bilden sich auch Talgpickel, die sich schon beim vorsichtigen Waschen entfernen lassen. Diese Störung klingt nach 3–4 Monaten ab. Zur Behandlung sind homöopathische Schwefelpräparate und Salben nützlich.

Manche dieser Milchschorf- und Seborrhoe-Kinder behalten bis zur Pubertät eine besondere Bereitschaft zu allerhand exudativen, nässenden Prozessen der Haut und der Schleimhäute sowie eine Neigung zu katarrhalischen Entzündungen, Drüsen- und Mandelschwellungen oder Furunkulose. Man spricht dann von exudativer Diathese. Vielfach gedeihen diese Kinder schlecht, sind etwas aufgedunsen oder aber mager, weil die Magen-Darm-Schleimhäute kränkeln. Sie geben oft zu Besorgnis Anlaß. Nach der Pubertät sind diese Kinder oft wie „ausgewechselt". Ich warne deshalb sehr vor übereilten Nasen- und Mandeloperationen oder Antibiotikabehandlungen bei jedem kleinsten Erkältungsanlaß. Diese Kinder bilden ihre Abwehrkräfte (Immunsystem) verzögert aus. Man stört diesen Prozeß aber mit falscher Behandlung erst recht. Ein heißes

Ekzeme und Allergien 523

Fuß- oder Schwitzbad, einen Tag Bettruhe oder schon eine warme
Mütze können für diese Kinder eine große Hilfe sein.

Die einzelnen Ekzemformen zu erkennen, ist Sache des Arztes,
nur er kann sie unterscheiden. Man hüte sich aber vor übertriebener
äußerer Behandlung nur mit Salben oder dergleichen, vor allem
solchen, die Teer oder Cortison enthalten. Meist funktioniert das
Verdauungssystem, die Niere, die Leber oder die Bauchspeichel-
drüse der Ekzemkranken schlecht; aber auch von anderen Organ-
störungen kann das Hautleiden ausgehen. Eine innere Behandlung
sollte jede äußere ergänzen. Ebenso gehört eine strenge, sorgfältig
abgestimmte Diät dazu (siehe *Heilung durch Diät*). Dabei ist vor
allem der heutige Industriezucker zu meiden, der für sich allein
schon Juckreiz und Entzündungen bewirken kann.

In extrem hartnäckigen Fällen kann man die Reaktionsfähigkeit
des Stoffwechsels durch eine Kur von 10 bis 12 Überwärmungs-
bädern (Schlenzbäder, siehe *Wasseranwendungen und ihre Ausführung*) wiederherstellen. Das gilt z.B. für die Schuppenflechte.
Immer ist für gute Darmreinigung zu sorgen, am besten durch
Einläufe.

Grundsätzlich gilt als meist richtige Regel, daß man nässende
Ausschläge zunächst mit feuchten Wickeln oder Bädern (siehe
dort), z.B. mit Aesculus-Essenz (Wala), behandelt, jedenfalls keine
fetten Salben dabei anwendet. Erst wenn der Hautreizzustand
dadurch gebessert wurde, kommen Hautöl und später eventuell
Salben in Frage.

Bei trockenen, juckenden Ausschlägen hilft der Wecesin-Puder
(Weleda) oder die Rosensalbe (Wala). Innerlich werden Präparate
von Schachtelhalm, Brennessel oder Kiesel gegeben, die der Arzt
verordnen sollte.

Wegen der Gefahr, daß diese Ekzemerscheinungen in eine
Ekzemkrankheit (endogenes Ekzem) übergehen, oft erst im späteren Alter schubweise aufbrechen oder sich in Asthma oder Heuschnupfen umwandeln können, ist schon beim ersten Auftreten
eine sorgfältige ärztliche Behandlung erforderlich. Wir haben beste
Erfolge mit einer unspezifischen Desensibilisierung mit dem Präpa-

524 *Chronische Erkrankungen*

rat Gencydo (Weleda) gemacht und einer bestimmten Begleittherapie, wobei sich unterstützend eine Anregung des Mineralstoffwechsels, der Milz-, Thymus- und Nebenschilddrüsentätigkeit bewährt haben.

Vom Ekzem zu unterscheiden sind Hautausschläge, die in Verbindung mit anderen Krankheiten, wie z. B. vielen Kinderkrankheiten, entstehen. Diese sogenannten Exantheme sind häufig ein entscheidendes Charakteristikum für die betreffende Krankheit, z. B. der Masernausschlag für die Masern, und bedürfen in aller Regel keiner besonderen Behandlung.

Chronische Mandelentzündung

Werden akute Mandelentzündungen (siehe dort), die auch im ersten Lebensjahr schon vorkommen, nicht sorgfältig medikamentös behandelt, und zwar solange, bis die Mandelschwellung zurückgebildet ist, dann ist das oft der Beginn einer das ganze Kindesalter belastenden Störung: der chronischen Mandelvergrößerung (adenoide Vegetationen). Es ist verständlich, daß solche Wucherungen besonders nach fieberunterdrückenden Mitteln zurückbleiben, aber es gibt auch bestimmte Konstitutionstypen, die zu solchen Wucherungen neigen (siehe auch *Kieferveränderungen schädigen die Gesundheit*).

Das Wort Angina bedeutet Enge; eine solche Enge kann bei der akuten Mandelentzündung auftreten, mehr aber noch durch die zurückbleibenden geschwollenen Gaumenmandeln, durch die der Schlund häufig sehr stark eingeengt wird, oder durch die Wucherung der Rachenmandel, die hinter der Nase sitzt und die Nasenatmung verlegen kann. Eine in dieser Mandel sitzende Entzündung ist oft die Ursache langandauernden Fiebers. Bei all diesen Erkrankungen schwellen die Lymphdrüsen am Kieferwinkel und seitlich am Halse an und bilden sich oft nur langsam zurück. Die Rachenmandelwucherung erkennt die Mutter am ehesten an schnarchender Atmung und einem im Schlaf geöffneten Mund.

Chronische Mandelentzündung

Das Allgemeinbefinden des Kindes kann durch die beschriebenen Erkrankungen erheblich leiden. Zu wenig beachtet wird, daß diese Schwellungen auch die Eingänge zu den Nebenhöhlen der Nase (Kieferhöhlen, Stirnhöhle, Keilbeinhöhle, Siebbeinzellen) verlegen, wodurch die Beteiligung dieser Höhlen am Atmungsprozeß eingeschränkt wird. Es kommt sogar unter Umständen zu einer Verbildung des Gesichtsschädels in der Gegend der Nasenwurzel, wodurch der Gesichtsausdruck oft etwas blöd erscheint. Die Atmung und interessanterweise auch die Beteiligung der Nebenhöhlen an der Atmung hängen mit dem Denkprozeß zusammen. Kinder mit solchen Wucherungen leiden daher an mangelnder Aufmerksamkeit in der Schule und an einer Erschwerung des Denkens.

Der moderne biologische Arzt hat eine ganze Reihe wirksamer Mittel zur Behebung sowohl der akuten als auch der chronischen Erkrankungen der Mandeln an der Hand. Aber auch bei sorgfältigster Behandlung bleibt eine Anzahl von Versagern übrig, bei denen man an chirurgische Eingriffe denken muß.

Der seriöse Halsarzt geht an eine Operation der Gaumenmandeln ungern heran, weil deren Entfernung oft genug nur zu einer Verlagerung der Entzündungen auf mandelähnliche Nachbarorgane führt. Wenn das Kind aber immer wieder unter akuten Mandelentzündungen leidet und die Mandelvergrößerung schließlich zur Schluckbehinderung führt, läßt sich eine Gaumenmandeloperation manchmal nicht vermeiden. Diese sollte allerdings nie vorgenommen werden, ohne daß ein 6- bis 8wöchiger medikamentöser Versuch zur Zurückbildung der Mandeln vorangegangen ist. Außerdem wird man sich bei noch nicht schulpflichtigen Kindern so gut wie niemals zur Mandeloperation bereitfinden, da die Gefahr einer erneuten Wucherung besteht.

Anders ist es mit der Entfernung der vergrößerten Rachenmandel. Zu einer Operation kann man sich eher entschließen, da der Erfolg sicherer ist.

In der Pubertätszeit beginnen die Mandeln meist zu schrumpfen und heilen oft aus.

526 *Chronische Erkrankungen*

Eine Möglichkeit zur wirksamen Behandlung dieser Hals- und Nasenerkrankungen besteht auch in der Symbioflor-Therapie, bei der Kulturen von Bakterien eingeführt werden, die normalerweise auf den Schleimhäuten der Luftwege leben und die Neubesiedelung einer körpereigenen Schleimhautflora anregen sollen. Mindestens erreicht man durch diese Behandlung eine Steigerung der Abwehr-kraft gegen Neuerkrankungen.

Bei Kindern mit der Neigung zu diesen Entzündungen sollte man die Ferien zu Kuren im Solbad oder Gebirge ausnützen, z. B. in Bad Dürrheim im südlichen Schwarzwald, wo Sole und Höhen-klima vereinigt sind oder an der See, besonders der Nordsee, – bei zarten Kindern mehr an der Ostsee, aber auch an der Adria.

Appetitlosigkeit

In vielen Fällen ist Appetitlosigkeit auf falsche Ernährung im ersten Lebensalter zurückzuführen, und zwar ist die Überfütterung mit Fett, das die Mutter dem Gemüse beifügt, eine der häufigsten Ursachen dieses lästigen Leidens. Manchmal wird sogar von uner-fahrenen Müttern zur Flaschennahrung Butter hinzugetan! Oder aber die Trinkmenge des künstlich genährten Kindes ist zu groß. Oft rührt die Appetitlosigkeit älterer Kinder auch davon her, daß sie im zweiten Lebensjahr noch ihre Nahrung aus der Flasche erhalten, wie es zwar für das Säuglingsalter richtig war, jetzt aber durchaus falsch ist. Die Milch wird nämlich beim Trinken aus der Flasche nach dem ersten Lebensjahr im Munde nicht genug einge-speichelt, da die Kinder in diesem Alter weniger Speichel produzie-ren als im ersten Jahr. Es fehlt dadurch die richtige Vorverdauung im Munde. Vom zweiten Lebensjahr an soll das Kind also nur noch aus dem Becher trinken, und zwar langsam und schluckweise; aber erst, wenn die Brotbissen gut gekaut hinuntergeschluckt wurden.

Ohne Zweifel gibt es aber auch appetitschwache Neugeborene, bei denen von vornherein eine ungenügende Magensaftproduktion vorliegt; diese führt zu einer Störung der Besiedelung des Darms mit Schleimhautbakterien, die gleich nach der Geburt beginnt und

Appetitlosigkeit

die Drüsentätigkeit verändert. Hierbei hat sich mir oft eine medikamentöse Anregung der Gallen- und Lebertätigkeit bewährt.

Sicherlich werden wir der Mund- und Darmflora auch schon beim kleinen Kind heute mehr Aufmerksamkeit widmen müssen als in früheren Zeiten. Wir wissen heute, daß die meisten modernen Fiebermittel diese „Gesundheitserreger" ebenso schädigen wie die sogenannten Krankheitserreger. Viele moderne Ärzte weigern sich daher, ohne ganz zwingende Gründe Antibiotika oder Sulfonamide zu verordnen.

Appetitlose Kinder sind meist blaß, blutarm, mager und schnell müde. Ihr Muskelfleisch ist schlaff, ihre Verdauung gestört, ihre Körpergröße ist übernormal, ihr Gewicht aber zu gering. Die Kinder sind unruhig, zappelig und klagen über plötzliche Leibschmerzen, sogenannte Nabelkoliken. Oft ist die Stimmung stark wechselnd, es fehlt das strahlende Wesen des gesunden Kindes.

Im Rahmen unseres Buches müssen wir sagen: Die Seele dieser Kinder ist zu wenig am Aufbau und am Stoffwechsel beteiligt, dafür aber im Kopf für alle Umwelteinflüsse zu wach. Die Seelenkräfte sind zu stark auf die Außenwelt gerichtet, während sie eigentlich noch in den aufbauenden Organen des Leibes tätig sein sollten. Die Seele ist nicht genügend interessiert am eigenen Leib, ein Zustand, der schon allein zur Entartung der Körperflora und zur Verminderung der Tätigkeit der Verdauungsdrüsen führt.

Die Heilung muß also darin bestehen, daß man die Seelenkräfte am Aufbaustoffwechsel stärker interessiert.

Das kann beispielsweise durch die bitteren Stoffe der Enzianwurzel geschehen. Solche Kinder nehmen auffallend gern Mittel wie zum Beispiel Enzian-Anaemodoron (Weleda): dreimal täglich drei bis fünf Tropfen vor dem Essen mit etwas Wasser, ein Mittel, das zugleich appetitanregend und blutbildend ist. Für die Mutter jedoch ist die Diätregelung wichtig; dabei gilt als oberste Regel: zunächst einmal hungern lassen und den Darm durch Kamillen- oder Apfelsirupeinläufe reinigen. Anfangs nur Obstsäfte jeder Art in kleinen Mengen geben, aber nur so viel, wie das Kind gerne trinkt. Jede Milch ist zunächst verboten.

Chronische Erkrankungen

Viele Mütter haben Angst vor den Hungertagen, „weil das Kind schon so mager ist". Sie vergessen, daß sie mit ihrer bisherigen Ernährungsmethode nichts erreicht haben, weil das Kind niemals das Gefühl ‚Hunger' gekannt hat. Die Mutter oder die Großmutter haben fast immer in die kleinen Mengen Nahrung, die das Kind auf das viele Zureden hin genommen hat, heimlich Butter oder anderes Fett hineingeschmuggelt. Oder man hat dem Kind Leckereien oder Obst neben den Mahlzeiten gegeben. Daher konnten sich Magen und Leber nie erholen.

Noch nie ist ein Kind verhungert, wenn Nahrung vorhanden war; aber noch nie ist ein Kind gesund und bei gutem Appetit geblieben, wenn man es mit Gewalt oder List zum Essen bringen wollte. Jeder Zwang und jedes Zureden müssen also unterbleiben; die Mutter muß bei sich selbst angsterfüllte Vorstellungen überwinden und bei jeder Mahlzeit ganz gelassen sein, damit das Kind den Ekel vor jeder herankommenden Mahlzeit verliert, durch den bereits die Verdauungsdrüsen zum Versiegen gebracht werden. Ein appetitschwaches Kind darf nur ganz wenig Milch, zunächst nur ein viertel Liter pro Tag, erhalten; zur Durststillung ist nur Obstsaft erlaubt, niemals Milch.

Jeder mit Appetit gegessene Bissen trockenes Brot ist mehr wert als eine nur auf großes Zureden heruntergewürgte ganze Mahlzeit. Zeigt sich dann nach den ersten Obstsafttagen eine gewisse Eßlust, dann bietet man beispielsweise Knäckebrot mit ganz wenig Butter und Quark an oder Kollath-Frühstück oder Bircher-Müsli. Verlangt das Kind nach Milch, so gibt man zunächst keine süße Milch, sondern Sauermilch, frische Buttermilch oder Joghurt, besser Bioghurt. Eine rohe Möhre oder auch gedünstetes Gemüse ohne Mehlschwitze und mit anfangs ganz wenig frischer Butter, die dem fertigen Gemüse zugefügt wird, ist der nächste Schritt.

Alles das gibt man dem Kind in ganz kleinen Mengen auf den Teller und bietet überhaupt nur dreimal am Tag Nahrung an. Das Kind soll von sich aus nach Nahrung verlangen und ganz allmählich an geregeltes Essen und größere Mengen gewöhnt werden. Niemals soll es Süßigkeiten als Nahrungsersatz erhalten und überhaupt nie etwas zwischen den Mahlzeiten essen, auch kein Obst.

Das Ganze stellt also eine grundsätzlich geänderte Ernährungsmethode dar gegenüber der bisherigen, die sich als falsch erwiesen hat.

Neuerdings hat man für schwere Fälle von Appetitlosigkeit in den Präparaten Symbioflor I und II oder ähnlichen Colipräparaten wirksame Hilfsmittel zur Hand. Von Symbioflor I gibt man Kleinkindern dreimal täglich zwanzig Tropfen, Schulkindern dreimal täglich dreißig bis fünfzig Tropfen in etwas abgekochtem Wasser; diese Lösung läßt man einige Zeit im Mund halten, gurgeln und dann hinunterschlucken. Außerdem wird Symbioflor II in geringerer Menge, also nur morgens und abends zehn Tropfen unmittelbar vor dem Essen gegeben.

Auf diese Weise kann man jede Appetitlosigkeit überwinden und die Kinder in gute körperliche und seelische Verfassung bringen. Man kann dann auch Aufbaukalk I (Weleda) morgens und Aufbaukalk II abends, je eine Messerspitze geben oder durch Fragador (Weleda) das Ernährungsresultat festigen und weiter verbessern. Ähnlich gute Mittel sind Nährkraftquell und Waldon (Weleda).

Die ganz seltenen Fälle von sogenannter nervöser Appetitlosigkeit bedürfen psychotherapeutischer Behandlung.

Der Schulkopfschmerz

In anderer Weise als bei der Blutarmut wirkt sich bei manchen Schulkindern eine Störung des Eisenstoffwechsels aus. Es sind das meistens Kinder, die sich bei allem, was sie tun und erleben, zu stark verausgaben; sie reagieren seelisch zu stark, jede Erregung schießt in den Körper und verbraucht zu viel Kräfte.

Die Besonderheit dieser Erlebnisweise zeigt sich vor allem in Kopfschmerzen, der sogenannten Schulmigräne, die während der Ferien bald nachlassen.

Aber auch andere Beschwerden gehören in dieses Krankheitsbild: morgendliches Erbrechen vor Schulbeginn, Leibschmerzen

530 *Chronische Erkrankungen*

ohne organischen Befund, Übelkeit, Appetitlosigkeit, Schwindel, Blässe, Ohnmachtsanwandlungen, Herzklopfen, Störung des Atemrhythmus und rasche Erschöpfung der Kräfte. Die täglichen Erlebnisse der Großstadt, des Schulweges oder der Schule selbst (z. B. Jähzorn des Lehrers), zu spätes Zubettgehen, Fernseherlebnisse, nervöse Mütter u. a. m. sind für solche Kinder schwer zu verkraften. Dieser Störung liegt eine Schwäche zugrunde, die mit bestimmten Eisenpräparaten zu heilen ist. Die Kinder verlieren dann ihre Zaghaftigkeit und Angst und gewinnen Mut und Selbstvertrauen. Sie werden widerstandsfähiger gegenüber den beschriebenen Eindrücken von außen. Sie brauchen aber genügend Schlaf, und selbstverständlich wird man alle abstellbaren Überforderungen des Nervensystems vermeiden. In der Diät ist Vielseitigkeit wichtig; ganz leichtes Abendessen, niemals Kartoffeln am Abend und überhaupt Vermeidung jeder Überladung des Magens. Häufigere kleinere Mahlzeiten, genügend Zeit und Gelegenheit zum Spiel im Freien, Abstellung übermäßiger Schulaufgaben, die nicht mit eben gefülltem Magen begonnen werden sollten. Bei Ermüdungszeichen bricht man die Schularbeiten ab und läßt das Kind eine Viertelstunde im Freien spielen, da es sich dabei um einen Sauerstoffmangel handelt. Wünschenswert ist ein Mittagsschlaf von 15 Minuten Dauer; bei längerer Mittagsruhe wird das Kind nervös, außerdem tritt Dumpfheit im Kopf ein. Ärztliche Behandlung ist erforderlich.

Lernschwierigkeiten

Zu den aktuellsten Beschwerden unserer Kinder gehören die Lernschwierigkeiten; sie belasten die Schulzeit besonders im neunten oder zehnten Lebensjahr. Oft werden die Schüler auf Veranlassung des Lehrers dem Arzt wegen rascher Ermüdung, Unlust, Schwerfälligkeit des Denkens und fehlender Konzentrationsfähigkeit vorgestellt. Schuld daran sind unter anderem auch die schulischen Verhältnisse: der fehlende Klassenverband, die mangelnde Beziehung zu den Lehrern wegen ständigem Lehrerwechsel, die Ausrichtung des Lehrplans allein auf intellektuelle Leistungen und ständige Reformen der Schulpraxis, die Lehrer und Schüler gleichermaßen verunsichern. Da Kinder ihr Unglücklichsein in der Regel nicht artikulieren können, zeigen sie es in Form von Aggressionen, motorischer Unruhe oder Unkonzentriertheit. Nicht selten zwingen ehrgeizige Eltern ihre Kinder auch auf Schulen, deren Anforderungen sie gar nicht gewachsen sind.

Daß Krankheiten wie die chronischen Mandelwucherungen, Nebenhöhlenerkrankungen und Schulmigräne Lernschwierigkeiten verursachen können, haben wir bereits besprochen. Es muß aber auch an Verkalkungsschäden durch die Verabreichung von zu viel künstlichem Vitamin D (Vigantol, Vigorsan, Tetravitol und dergleichen) gedacht werden, die sich oft erst um das zehnte Jahr herum zeigen. Ein Kind, das am Abend eine Stunde am „Glotzophon", also am Fernsehapparat, gesessen hat und dabei unablässig schnellfolgende Bilder ohne zu denken heruntergeschluckt hat, kann selbstverständlich am nächsten Morgen nicht richtig denken, denn diese nichtverdauten Erlebnisse stören den Schlaf; außerdem kommen die Kinder verspätet zum Einschlafen (siehe *Das Kind und das Fernsehen*). Viel zu wenig wird aber an Gallenstauungen gedacht. Solche Kinder sind reizbar oder auch deprimiert, körperlich und geistig müde, sind appetitlos und lehnen Fett ab. Leber-Gallen-Erkrankungen treten sehr häufig auf, auch schon bei kleinen Kindern. Die Mutter sollte auf die Farbe von Stuhl und Urin achten und eine Urinprobe zur ärztlichen Beratung mitbringen.

Der Veitstanz

Veitstanz (Chorea minor) ist eine zwar relativ seltene Erkrankung, ihre Besprechung ist jedoch nötig, weil die frühzeitige Erkennung der Krankheit die Kinder oft vor ungerechter Bestrafung schützt. Das Leiden äußert sich in zunehmender Zappeligkeit, die Hände können nicht voll beherrscht werden, die Kinder sind unleidlich, lassen alles fallen, schneiden Fratzen und können keinen Augenblick stillsitzen. Beim Schreiben fährt die Hand plötzlich aus, das Kind schnalzt mit der Zunge oder streckt diese vor und

532 Chronische Erkrankungen

zurück. Schließlich treten sinnlose Gliederverrenkungen, Spreizen der Finger, Zuckungen der Schulter oder des Halses auf. Oft werden diese Kinder wegen Unaufmerksamkeit und Unruhe, die als Ungezogenheit angesehen werden, bestraft. Mädchen erkranken häufiger als Knaben, und zwar besonders im Alter von sieben bis dreizehn Jahren, merkwürdigerweise am häufigsten im achten Lebensjahr. Nach der Reifezeit wird die Krankheit kaum je beobachtet. Kinder aus dunklen Wohnungen und bei unvollständiger Ernährung sind anfälliger als andere; das Frühjahr ist die bevorzugte Jahreszeit. Meist handelt es sich um lebhafte Kinder mit schneller Auffassungsgabe; vorwiegend sind es magere und zartgliedrige Konstitutionstypen. Am Beginn sind die Symptome geringfügig; der Verlauf ist schleichend; oft ist eine Angina, ein Gelenkrheumatismus oder auch eine andere Kinderkrankheit vorausgegangen. Nicht selten tritt wechselndes Fieber ein. Die Kranken fallen oft zunächst nur durch sinnloses Lachen oder Weinen auf.

Die Dauer der Krankheit kann entweder kurz und vorübergehend sein, sich aber ebenso über Monate und Jahre erstrecken. Behandlung: Krankenhausaufenthalt möglichst vermeiden, besonders liebevolle Pflege ist notwendig, ebenso vitamin- und mineralreiche Ernährung, also kein ausgemahlenes weißes Brot; dafür täglich zweimal einen gestrichenen Teelöffel Bäckerhefe. Keine Unruhe oder Lärm, kein Radio oder Fernsehen, viel Aufenthalt im Freien. In schwereren Fällen Befreiung vom Schulunterricht. Gezielte, oft über Monate sich erstreckende geduldige Behandlung durch einen heilpädagogisch geschulten Arzt ist erforderlich.

XX. Einfache Heilmittel für den Hausgebrauch

*Allgemeines über die in diesem Buch empfohlenen biologischen
Heilmittel*

Die in diesem Buch empfohlenen Mittel sind zumeist durch
Potenzierung, d.h. durch rhythmische Verdünnung, ähnlich wie
bei homöopathischen Mitteln, wirksam gemacht. Sie sind aus den
drei Naturreichen entnommen, also nicht synthetisch hergestellt.
Sie werden in einem größeren Schluck Wasser (etwa 1 Eßlöffel voll)
aufgelöst eingenommen, und zwar immer in leeren Magen, wenn
der Arzt nichts anderes verordnet. Sie schmecken nicht schlecht
und werden daher von Kindern ohne Widerstreben angenommen.
Ungute Nebenwirkungen und Überempfindlichkeitsreaktionen
(Allergien) sind nicht zu befürchten. Zur Erzielung der Wirkung
kommt es entscheidend auf regelmäßiges Einnehmen an; der immer
wiederholte Arzneireiz lenkt gewissermaßen den krankhaft gestörten Lebensprozeß wieder in die richtige Bahn. Die hinter dem
Arzneinamen stehende Bezeichnung D gibt die Verdünnungsstufe
an; D bedeutet Dezimalpotenz. Man unterscheidet niedrige
Potenzen (D 1 bis D 6), mittlere Potenzen (D 6 bis D 15) und
Hochpotenzen (von D 15 bis D 30). Darüber hinausgehende sogenannte Höchstpotenzen sind für besondere Fälle bestimmt. Im
allgemeinen werden niedrige Potenzen für akute Fälle verwendet
und dann meist stündlich oder zweistündlich, mittlere und Hochpotenzen nur ein- oder zweimal am Tag eingenommen. Es gibt aber
Ausnahmen von dieser Regel, man beachte daher die Verordnung
des Arztes. Die Anzahl der einzunehmenden Tropfen richtet sich
nach dem Alter des Patienten, aber die regelmäßige Wiederholung
der Dosis ist wichtiger als die Zahl der Tropfen. Da die Mittel, mit
Ausnahme ganz weniger Arzneisubstanzen, keine Giftwirkungen
besitzen, ist eine Überdosierung im allgemeinen nicht zu befürchten. Man soll jedoch alle Mittel, die niedrig potenziert sind (D 0 bis
D 3) unter besonders gutem Verschluß halten, da diese doch
Schaden stiften können. Das gilt besonders für alle Mittel, die statt
der schwarzen eine rote Aufschrift tragen.

534   *Einfache Heilmittel für den Hausgebrauch*

Außer den flüssigen Mitteln gibt es auch pulver-
förmige und Tabletten. Für diese gelten die obigen Regeln
ebenfalls. Hinzu kommt die gerade für die Kinderpraxis zweckmäßige Form der Streukügelchen. Diese gibt man dem Kind auf
die Zunge, wo sie sich schnell auflösen. Ein großer Fortschritt
wurde durch die Herstellung der Mittel in Ampullen, also zur
Injektion geeignet, erzielt. Durch die Spritze läßt sich die Wirkung
beschleunigen und sichern, was besonders bei Lebensgefahr wichtig ist.

Über die Potenzierung, also die rhythmische Verdünnung der
Arzneisubstanzen von einem Teil Arznei auf neun Teile eines
Lösungsmittels, was als D1 bezeichnet wird, und dann von D1 ein
Teil wieder auf neun Teile des Lösungsmittels, was eine D2 darstellt
usw., sind im Publikum und auch in manchen Kreisen der Schulmedizin noch immer Ansichten verbreitet, die auf mangelnder Sach-
kenntnis und auf längst überholten Vorstellungen beruhen. Diese
Frage ist durch sorgfältige Forschungen in Übereinstimmung mit
den neuesten Ergebnissen wissenschaftlicher Erkenntnisse über das
Wesen der Materie so weit entschieden, daß berechtigte Einwände
nicht mehr möglich sind.

Außer den erwähnten Arzneiformen gibt es noch Zäpfchen,
die für Kinder 1 g schwer sind; sollte es nötig sein, Säuglingen in den
ersten Lebensmonaten Arznei in Zäpfchenform zu verabfolgen, so
kann man die Kinderzäpfchen ohne weiteres halbieren. In kaltes
Wasser getaucht, knetet man sie zurecht und kann sie dann ohne
Schwierigkeit in den After einführen. Auf diese Weise umgeht man
den Magen des Kindes, die Wirkung tritt allerdings meist etwas
später ein, z.B. Kinderzäpfchen: Chamomilla cps. (Weleda) gegen
Schmerzen und Belladonna cps. (Wala) bei Fieber und Krämpfen.

In der biologischen Medizin findet man außerordentlich wirksame Salben, und zwar nicht nur zur Wundheilung oder Ekzem-
behandlung, sondern um Arzneiwirkungen durch die Haut zu
erzielen. Auf diese Behandlungsart hat wohl erstmalig Rudolf
Steiner hingewiesen (über die Mercurialissalbe siehe *Auflagen und
Pflaster*).

Allgemeines über empfohlene biologische Heilmittel 535

Einen besonderen Platz haben sich die H a u t ö l e erobert. In beste pflanzliche Öle hat man Heilpflanzen verarbeitet, z.B. Arnica, Rosmarin, Kampfer, Malven, Johanniskraut etc. Aber auch andere wichtige Arzneien verschiedenster Art können, in Öl verarbeitet, durch Einreibung dem Organismus des Kranken zugeführt werden. Wichtig unter den Ölen sind z.B. auch das Nasen- und das Ohrenöl.

Viel zu wenig Verwendung finden die sehr wirksamen B a d e - z u s ä t z e aus verschiedenen Pflanzenextrakten. Im Bad können sie schon in ganz geringer Konzentration außerordentlich wohltuend sein, weil sie die ganze Haut des Kranken als Angriffsfläche zur Verfügung haben. Neuerdings hat man einen Öldispersionsapparat (Fa. Junge, 7321 Birenbach) herausgebracht, mit dessen Hilfe sogar ölige Badezusätze dem Wasser beigemischt werden können und dadurch zu einer gesteigerten Wirkung kommen.

Zu erwähnen sind auch die P u d e r , von denen es in den natürlichen Heilweisen eine ganze Reihe hochwirksamer Erzeugnisse gibt.

Für die Mütter wichtig ist die Kenntnis der E l i x i e r e , um die sich besonders die Firmen Wala und Weleda verdient gemacht haben. Neben dem Hustenelixier gibt es andere, z.B. Schlehen-, Hagebutten-, Sanddorn-, Birken-, Ebereschen-, Bitterelixier, Holunder-, Crataegus- und Rosenelixier (siehe auch *Pflanzensäfte und ihre Wirkung*). Mit Hilfe dieser ausgezeichneten Erzeugnisse regt man die Aufbauprozesse geschwächter Kinder an, steigert den Appetit und bekämpft durch den Vitamingehalt die Anfälligkeit gegen Erkältungs- und Infektionskrankheiten. Sie sind also keine Genußmittel, obgleich sie ausgezeichnet schmecken, sondern eine wertvolle Unterstützung der medikamentösen Therapie auf vielen Gebieten.

In ähnlicher Weise wirken die T e e s , von denen einige, z.B. der Clairo-Tee (Weleda), geradezu Weltruhm erlangt haben, in diesem Fall als zuverlässiges Stuhlregulierungsmittel. – Von einem Husten- tee kann man nur dann eine tiefgreifende Wirkung erwarten, wenn mindestens vier Tassen pro Tag getrunken werden. Der Geschmack

536   *Einfache Heilmittel für den Hausgebrauch*

mancher Tees läßt sich durch Honig verbessern; man setzt ihn aber erst dann zu, wenn der Tee zur Trinkwärme abgekühlt ist.

Als allgemeine Regel für die Zubereitung gilt: Blüten nicht kochen, sondern nur brühen und in zugedecktem Gefäß stehen lassen. Blätter am besten kalt aufsetzen und kochen, mindestens 1 Minute; Birkenblätter brauchen allerdings 5 Minuten Kochzeit. Wurzeln und Samen kalt aufsetzen und 10 bis 20 Minuten kochen. Bei den meisten Tees ist die Zubereitungsvorschrift auf der Packung angegeben.

Wo Kinder sind, sollten auch gewisse E s s e n z e n nicht fehlen. Sie sind verschiedenprozentige, konzentrierte Auszüge aus frischen oder auch getrockneten Pflanzenteilen. Mit Wasser verdünnt, sind sie bei Wundverbänden (1 Teelöffel auf ¼ Liter Wasser) und Umschlägen (½–1 Eßlöffel auf ¼ Liter Wasser) unentbehrlich geworden. So sollte z.B. Arnica-Essenz für Blutergüsse, Prellungen, Quetschungen, Verstauchungen und Calendula-Essenz für alle Wundbehandlungen in keinem Haushalt fehlen.

Über den Mißbrauch von Arzneimitteln

Der Verbrauch an Arzneimitteln ist in den letzten zwanzig Jahren auf eine geradezu erschreckende Höhe angestiegen. Viele Menschen haben sich mit einer Bedenkenlosigkeit angewöhnt, täglich chemische Arzneimittel einzunehmen, daß es Aufgabe jedes verantwortungsbewußten Arztes ist, solche arzneisüchtigen Menschen auf die Folgen ihres Tuns mit aller Deutlichkeit hinzuweisen.

Ein ähnlich bedenkliches Zeichen unserer Zeit ist der Mißbrauch der modernen Antibiotika. Trotz eindeutiger Warnungen gibt es noch genug Eltern, die bei jeder kleinen Erkrankung ihres Kindes vom Arzt die Anwendung von Penicillin, Aureomycin oder ähnlichen Mitteln direkt verlangen.

Es gibt Eltern, die es dem Arzt übelnehmen, wenn er nicht bei jedem kleinen Fieber des Kindes stärkste Arzneimittel verordnet. Ärzte, die aus Verantwortungsbewußtsein mit natürlichen Methoden arbeiten, werden von einem Teil des Publikums als altmodisch

Über den Mißbrauch von Arzneimitteln 537

abgelehnt, und noch immer gibt es Eltern, die den Arzt bevorzugen, der zunächst einmal das Fieber bekämpft. Diese törichte Angst vor dem Fieber ist noch immer weit verbreitet; dabei kann man sagen, daß – von ganz seltenen Ausnahmen abgesehen – noch nie ein Mensch am Fieber gestorben ist, denn das Fieber ist die Waffe im Kampf gegen die Krankheit. Das Fieber zeigt an, welche Anstrengungen die Ich-Kräfte, die ja, wie wir jetzt wissen, in der Körperwärme wirksam sind, zur Überwindung der Krankheit machen. Es ist also immer falsch, das Fieber mit Arzneimitteln zu unterdrükken; die Aufgabe des Arztes ist vielmehr, das Fieber zu leiten und als wichtiges Hilfsmittel im Kampf um die Gesundung zu benützen (siehe *Von der Heilkraft des Fiebers*). Ein Arzt, der seiner Sache sicher ist, wird sich nicht scheuen, in geeigneten Fällen auch die bewährten Wasseranwendungen nach Kneipp, Priessnitz oder Schlenz zu verwenden, die mit einer Beeinflussung und Benützung der Körperwärme und unter Umständen sogar mit künstlich erzeugtem Fieber arbeiten.

Zu den Stoffwechselveränderungen, die durch chemische Arzneimittel in den Körperzellen verursacht werden und dann bei dafür geeigneter Disposition des Menschen nach zwei oder drei Jahrzehnten zur Krebsentstehung führen können, gehört auch die Beeinflussung der Körperzellen durch Röntgenstrahlen. Es ist daher nicht länger zu verantworten, Röntgenaufnahmen und Durchleuchtungen vorzunehmen, ohne daß eine wirkliche Notwendigkeit gegeben ist. Dies gilt besonders für Kinder, deren Körperzellen mitten im Wachstum begriffen sind. Wir sprachen bereits weiter vorn von den Gefahren der Röntgenuntersuchungen schwangerer Mütter. Der gestiegene Lebensstandard hat vielfach bei uns und im Ausland dazu geführt, daß ängstliche Eltern ihre Kinder nur aus Vorsicht mehrmals im Jahr röntgenologisch untersuchen lassen. Ein solches Vorgehen kann nach dem heutigen Wissen nur als ein sehr bedenklicher Mißbrauch der Röntgenstrahlen bezeichnet werden.

Noch vor zehn Jahren war es Mode, Kinder wegen verschiedenster Erkrankungen (Vergrößerung der Thymusdrüse, Husten, Vergrößerung der Rachen- und Gaumenmandeln und der Halslymph-

538   *Einfache Heilmittel für den Hausgebrauch*

drüsen) mit Röntgenstrahlen zu „behandeln". Heute wird dringend vor solchen Bestrahlungen gewarnt, und zwar wegen erhöhter Krebsgefährdung. Auch die Leukämie, die ja überhaupt in raschem Anstieg begriffen ist, tritt bei bestrahlten Kindern häufig auf.

Neben dem Gebrauch der Arzneimittel ist aber die Dosierung eine genauso häufige Ursache von Schäden. Die wenigsten Ärzte machen sich klar, daß Kinder pharmakologisch nicht einfach kleine Erwachsene sind. Im Gegenteil unterscheiden sich Kinder durch vier grundlegende Eigenschaften von den Erwachsenen:

1. Die Aufnahme aller Substanzen durch die Haut ist um ein Vielfaches höher.
2. Die Organe, die die Schadwirkungen der Medikamente verarbeiten sollen, sind noch im Aufbau begriffen, also weit weniger leistungsfähig.
3. Die Kinder sind infektionsanfälliger, werden somit häufiger mit Medikamenten konfrontiert.
4. Kindliche Reaktionen auf Arzneimittel sind nicht etwa einfach nur abgeschwächt, sondern in der Regel andersartig.

Wir sehen daraus, in welche Gefahren man sein krankes Kind bringen kann, wenn man in unvernünftiger Weise mit den modernen Heilmitteln umgeht. Diese Gefahren sind es ja, die in zunehmendem Umfang Ärzte zur Anwendung der sogenannten naturgemäßen oder biologischen Heilmethoden veranlassen. Es ist ein Irrtum zu glauben, diese naturgemäßen Methoden seien weniger wirksam.

Die Hausapotheke

Eine gut ausgestattete Hausapotheke kann in Krankheitsfällen, besonders aber bei häuslichen Unfällen, von großem Wert sein. Sie sollte sich in einem Schränkchen befinden, daß abschließbar und für die Kinder unerreichbar an der Wand hängt. Auf die Innenseite der Tür wäre die Adresse und Telefonnummer des Hausarztes und der Apotheke zu heften. Ein Ratgeber für Erste Hilfe bei Verletzungen und vor allem Vergiftungen sollte sich in der Hausapotheke befin-

Die Hausapotheke 539

den, ebenso das Buch von Dr. med. Martin Hallich: Was tun, wenn
unser Kind erkrankt? Ein Ratgeber für eine erste Hilfe. 2. Aufl.
Freiburg i. Br.: Die Kommenden 1980, 90 S.

Arzneien gehören nicht in die Hand von Kindern, selbst wenn,
wie bei allen in diesem Buch empfohlenen Medikamenten, eine
Vergiftung nicht zu befürchten ist. Gut verschlossene flüssige
Mittel, aber auch Pulver und Tabletten, können jahrelang aufbewahrt werden. Es ist also nicht unbedingt nötig, daß die Mutter,
wie ich es bei sehr ordentlichen und sparsamen Hausfrauen mehrfach erlebt habe, die nicht ganz verbrauchten Heilmittel beim
Hausputz selbst verzehrt.

Der Inhalt der nachfolgend vorgeschlagenen Hausapotheke stellt
gewissermaßen das Ideal für alle Notfälle dar. Die wichtigsten
Gegenstände sind mit einem x bezeichnet, sie genügen für weniger
anspruchsvolle Zwecke.

1 Fieberthermometer x
1 Verbandschere
1 Pinzette
1 Splitterpinzette x
1 Schnabeltasse
1 Klistierballon für Säuglinge x
1 Gummiwärmflasche
1 Packung Sicherheitsnadeln, dazu 3 übergroße Sicherheitsnadeln
 für Wickel x
1 Lederfingerling
1 Dreieckstuch
1 Armtraggurt
1 Einnehmelöffel
1 Tropfpipette
1 Nierenschale
1 Irrigator für Kinder und Erwachsene x
Wecesin-Puder (Weleda) x
Kamillen-Kinderpuder (Walter Rau) x
Combudoron, flüssig und als Salbe (Weleda), bei Verbrennungen x
Arnica-Salbe 10% (Weleda) bei Muskelzerrungen x

540   *Einfache Heilmittel für den Hausgebrauch*

Arnica-Essenz 20% zu feuchten Umschlägen bei Prellungen x
Mercurialis-perennis-Salbe 10% (Weleda), bei Blutergüssen und als
    Zugsalbe. Vorzüglich als Schnupfensalbe für Kinder zu gebrau-
    chen! x
Heilsalbe (Weleda) zur Wundheilung x
Calendula-Essenz 20% zu feuchten Verbänden bei offenen Wun-
    den und zu Mundspülungen bei Zahnfleischblutung x
Baldriantropfen bei Aufregung und Schlaflosigkeit. Erwachsene 20
    Tropfen auf Zucker, für Babys 4 Tropfen in Zuckerwasser x
Melissengeist, innerlich bei akuten Magenstörungen und
    Schwächezuständen, äußerlich bei Kopfschmerzen, Ohn-
    machten und dergleichen x
Chamomilla cps. Zäpfchen S (Säugling) und K (Kind) (Weleda)
    gegen Mittelohrentzündung oder Viburcol-Zäpfchen
Otalgan, Algolyt oder ein ähnliches chemisches Mittel zur Linde-
    rung sehr intensiver Ohrenschmerzen
Belladonna cps. Zäpfchen (Wala)
Watte 2×100 g
Mullbinden 6 und 8 cm breit, je 5 Stück x
2 elastische Poroplast-Fingerverbände x
Mullkompressen 10×10 cm, 5 Stück x
Zemuko-Kompressen für gewöhnliche Wunden 10×10 cm, 10
    Stück x
Clauden-Watte zur Blutstillung 10 g x
1 elastische Idealbinde 8 cm breit x
Porofix 2½ cm breit, 5 m x
Metalline-Kompresse für Wunden, besonders Brand- und Schürf-
    wunden. Ist antiseptisch und heilungsfördernd. Verklebt nicht
    mit der Wundoberfläche. 10×10 cm, steril verpackt x

Heilung durch Wasser

Sebastian Kneipp hatte es wohl nicht zu hoffen gewagt, daß seine
„Wasserkur" einmal eine so große Rolle spielen würde, wie es
gegenwärtig der Fall ist. Die führenden Männer in Staat, Politik und

Heilung durch Wasser 541

Wirtschaft machen mit größter Selbstverständlichkeit möglichst jedes Jahr eine Kneippkur, und ein Sanatorium ohne Kneippsche Anwendungen ist kaum noch denkbar.

Weniger bekannt ist die Bedeutung der Kneippschen Kurmöglichkeiten für die Gesunderhaltung und vor allem die Krankheitsvorbeugung bei unseren Kindern, und nur wenige Mütter trauen sich die Anwendung von Bädern, Wickeln und Güssen zu, weil sie deren Technik nicht genau genug kennen. Vielen erscheint der Gebrauch von „Gelonida", Fieberzäpfchen und sogar von antibiotischen Tabletten sicherer und bequemer.

Diese Mütter ahnen nicht, welche Befriedigung es ihnen bereiten würde, ihren Kindern durch eine richtig gekonnte, im richtigen Moment begonnene Wasseranwendung wirksame Hilfe zu leisten, anstatt ihnen die nicht wirklich heilenden, sondern nur Krankheitssymptome unterdrückenden chemischen Mittel zu geben.

Nicht alle hier zu besprechenden Wickel, Bäder usw. stammen von Sebastian Kneipp; vor ihm gab es schon wertvolle Vorschläge ähnlicher Art z. B. von Prießnitz, später von Schwenninger, dem Arzt Bismarcks, von Adolf Just, Pastor Felke, Frau Schlenz; und auch Rudolf Steiner hat einige wertvolle Ratschläge für hydrotherapeutische Maßnahmen, d. h. also Wasserbehandlungen, gegeben.

Allen diesen Kursystemen gemeinsam ist, daß die Anwendung des Wassers zwar im Vordergrund der Behandlung steht, daß aber keineswegs die anderen Hilfen, die die Natur anbietet, wie Licht, Luft, Sonne, Klima, Bewegung, Ruhe, Lehm, Diät, natürliche Medikamente, Heilkräuter als Tees oder Badezusätze, Badesalze, Hautöle, gesunde Kleidung und Erziehung vernachlässigt werden.

Die Grundlage der Wirksamkeit aller dieser Heilfaktoren ist die in diesem Buch immer wieder betonte besondere Stellung des Menschen zur Natur. Er gehört nicht hinein in die Naturreiche, sondern er ist ihr Herr. Die Natur hat ihm dienstbar zu sein. Weil er in gewisser Weise im Gegensatz zu ihr steht, können in seinem Organismus mit den erwähnten Mitteln aus ihren Reichen Reaktionen, Widerstandswirkungen, ausgelöst werden. Diese Reizwirkungen, die vom Arzt bewußt angeregt werden, rufen im Menschen die

542   *Einfache Heilmittel für den Hausgebrauch*

im Krankheitsfall geschwächten Selbstheilkräfte auf. Die in seinem Bildekräfteorganismus liegenden Abwehr-, Selbstregulierungs- und Überwindungskräfte werden gestärkt und mobilisiert, damit das Ich als der Herr im Haus die gestörte Ordnung im Gefüge der vier Wesensglieder wieder herstellen kann.

In einem so zur Abwehr fähig gemachten Organismus wird Krankheitserregern von selbst der Lebensboden entzogen. Das Fieber wird als Waffe benutzt und niemals gewaltsam unterdrückt; seine Höhe zeigt ja an, wie stark das Ich sich am Kampf um die Gesundung beteiligt.

Wasseranwendungen und ihre Ausführung

Wir können und wollen nun nicht alle vorhandenen Möglichkeiten und Formen der Wasseranwendung hier beschreiben, – von Pfarrer Kneipp allein sind weit über hundert bekannt –, sondern ich werde mich auf die wichtigsten und erprobtesten beschränken.

Zunächst sind aber noch einige Vorbemerkungen notwendig, vor allem zur Ausschaltung weitverbreiteter falscher Vorstellungen:

Erstens besteht eine moderne Kneipp-Kur wie jede andere ähnliche Methode nicht in der Anwendung von kaltem Wasser, im Gegenteil es gilt zunächst, den Wärmehaushalt – wir nannten ihn auch Wärmeorganismus – in Ordnung zu bringen. Erst wenn der Kranke oder Gefährdete völlig warm ist, wird unter Umständen mit abgekühltem, schließlich auch kaltem Wasser ein kurzer Kältereiz verabreicht, der aber niemals als unangenehm empfunden werden darf.

Das gilt ganz besonders für die Wasseranwendung bei Kindern; und je jünger das Kind ist, um so wichtiger ist das warme und nicht das kalte Wasser.

In den ersten Lebensmonaten wird überhaupt nur gut warmes Wasser angewandt, besonders bei den blaugeborenen Kindern, deren Atmung angeregt werden muß.

Wasseranwendungen und ihre Ausführung 543

Z w e i t e n s dienen Wasserkuren, gemeinsam mit den anderen
Heilfaktoren der Natur, wie Sonne, Licht, Luft und Heilkräuter,
sowohl zur allgemeinen Kräftigung der Kinder, also zur Krankheitsvorbeugung, als auch zur eigentlichen Behandlung akuter und
chronischer Krankheiten; selbst konstitutionelle Schwächen können durch konsequente Anwendung dieser Heilfaktoren günstig
beeinflußt werden. Insbesondere muß hier auch die Nachbehand-
lung schwerer Krankheiten erwähnt werden.

Man bewahrt sein Kind auf diese Weise vor der Flut sogenannter
Heilmittel, deren Wirkung heute wegen der meist vorhandenen
schädlichen Neben- und Nachwirkungen immer problematischer
wird. Daher möglichst keine Antibiotika oder Cortison!

D r i t t e n s sind die einzelnen Anwendungen in ihrer Ausführung im Grunde einfach, und jede einigermaßen geschickte
Mutter kann sie ihrem Kind machen. Die Wirkung tritt aber nur
dann mit Sicherheit ein, wenn gewisse kleine Kniffe beachtet
werden. Deshalb soll die Technik jedes Wickels und jedes Bades
etc. hier möglichst klar und verständlich beschrieben werden.
Genauigkeit, etwas Geschicklichkeit, Schnelligkeit und Energie
gehören dazu; vor allem wichtig aber ist die auf das Kind wie auf
jeden Kranken günstig wirkende und notwendige Sicherheit, die
sich jede Mutter durch die Handhabung vorbeugender Maßnahmen
leicht erwerben kann, um dann im akuten Ernstfall nicht mehr zu
zögern und unsicher zu sein.

V i e r t e n s wird sich jeder vernünftige Arzt über die von der
Mutter geleistete Mithilfe freuen, besonders wenn er selbst etwas
davon versteht. Leider geht die Kenntnis solcher Methoden in
manchem modernen Klinikbetrieb verloren, und Ärzte und Schwestern wissen nichts mehr davon. Es ist aber vorauszusehen, daß der
Tablettenmißbrauch in absehbarer Zeit solche Ausmaße annehmen
wird, daß denkende Eltern nach besseren Wegen suchen werden.
Im Hinblick auf diese sich schon jetzt abzeichnende zukünftige
Entwicklung wird hier die Kenntnis vernünftiger Heilwege zu
erhalten versucht und vorbereitet.

Fünftens: Grundregeln für alle Wasseranwendung: Bringe niemals kaltes Wasser an kalte Haut! Fröstelnde Kranke vertragen niemals kaltes Wasser. – Keine der verschiedenen Maßnahmen darf als unangenehm empfunden werden!

Was braucht man dazu?

Gefäße: Eine Badewanne ist heute wohl in jedem Haushalt vorhanden, andernfalls kann man auch eine große Schüssel oder dergleichen nehmen.

Vielfach sieht man heute Brauseanlagen und daneben gekachelte Becken für Wechselfußbäder, darüber einen schwenkbaren Wasserhahn. Natürlich sind auch die ovalen Kneipp-Wannen für Fußbäder oder zwei gewöhnliche Metall- oder Plastikeimer brauchbar.

Wertvoll ist das Vorhandensein einer Sitzbadewanne.

Die Kneipp-Armwannen können durch Waschbecken von geeigneter Größe ersetzt werden.

Tücher: Für die Anwendung von Brust-, Hals- oder Wadenwickeln braucht man je drei verschiedene Tücher, deren Größe nach dem Alter des Kindes verschieden ist.

1. Ein Innentuch, das naß auf die Haut kommt; dafür ist altes grobes Leinen oder Naturseide besonders geeignet. Die Breite soll beim Halswickel etwa der Länge des Halses entsprechen, jedenfalls bis an die Ohren gehen, – beim Brustwickel von der Achsel bis etwa zum Gesäß reichen – und beim Wadenwickel die ganze Wade bedecken.

2. Ein Zwischentuch, ebenfalls aus Leinen (also nicht Baumwolle). In der Größe soll es oben und unten über das Innentuch und das äußere Hülltuch hinausgehen, so daß einerseits das nasse Tuch niemals hervorschauen und das Wolltuch andererseits nirgendwo die Haut berühren kann; beides ist dem Kranken unangenehm.

3. Ein dickes Wolltuch oder Wollflanelltuch zur äußeren Umhüllung. Dieses muß vor allem deshalb überall um zwei Fingerbreiten über das nasse Innentuch hinausragen, damit keine Kälte in

Wasseranwendungen und ihre Ausführung 545

den Umschlag dringt. Daß es, vom mittleren Tuch geschützt, die Haut des Kranken nicht berühren soll, sagten wir soeben.

Grundsätzlich sollte die Länge der Tücher so sein, daß sie etwa 1½mal um den Hals, die Brust oder die Waden reichen. Man lege sie schon in gesunden Zeiten zurecht, nachdem man ihre Größe am Körper des Kindes abgemessen hat.

Niemals ist ein wasserdichter Stoff notwendig.

Waschungen

Sie sind am gut durchwärmten Kind morgens vor dem Aufstehen oder abends nach guter Erwärmung im Bett zu machen. Ein mehrfach gelegtes grobkörniges Handtuch (Gerstenkornhandtuch) nach Eintauchen in kaltes Wasser leicht ausdrücken. Damit geht man, unter etwas Druck am rechten Handrücken beginnend, an der Außenseite des Armes zur Schulter und dann an der Innenseite zurück zur Hohlhand. Anschließend dasselbe am linken Arm. Das Handtuch notfalls erneut naß machen. Hals, Brust und Rücken mit einigen Strichen waschen. Darauf ähnlich wie am Arm, am rechten Fußrücken beginnend, außen am Bein bis zum Gesäß herauf- und nach energischem Waschen der Leiste an der Innenseite bis zur Fußsohle heruntergehen. Ebenso am linken Bein. Zuletzt wird der Bauch gewaschen. Das ganze dauert nur wenige Sekunden. Das Kind wird nicht abgetrocknet, schnell aber die Nachtkleidung über die feuchte Haut gezogen. Gut zugedeckt wird das Kind eine wohlige Wärme verspüren. Tritt dies nicht ein, dann war die Waschung zu langsam oder irgendwie falsch gemacht. Selbstverständlich muß das Zimmer warm sein. Die völlige Wiedererwärmung soll nach spätestens 10–20 Minuten eingetreten sein. Dann kann das Kind aufstehen oder bei abendlicher Anwendung weiterschlafen.

Statt dieser Ganzwaschung kann auch nur eine Teilwaschung entweder des Oberkörpers oder des Unterkörpers erfolgen. Gewöhnlich beginnt man mit dem Oberkörper und geht nach einigen Tagen zum ganzen Körper über.

546 *Einfache Heilmittel für den Hausgebrauch*

Dies ist eine milde Anwendung. Das Wasser braucht zunächst, besonders im Winter, nicht sehr kalt zu sein, jedoch zu warmes Wasser zu nehmen ist gefährlich, weil dadurch eine nur ungenügende Reaktion erzielt wird.

Diese Waschungen können im Krankheitsfall auch bis zu fünf- oder sechsmal hintereinander wiederholt werden, natürlich immer erst nach Eintritt völliger Wiedererwärmung. Das Ziel ist kräftiger Schweißausbruch. Sie sind sehr schonend, ableitend, den Kreislauf anregend und Schlaf fördernd und auch bei Erwachsenen sehr wirksam.

Teilwaschungen des Halses und oberen Rumpfes bis etwa zur Mitte der Oberarme werden mit Kochsalz, besser noch mit Meersalz (Weleda) gemacht. Ein gehäufter Eßlöffel Salz auf etwa einen halben Liter zuerst überschlagenes, später kaltes Wasser. Mit Waschlappen waschen, kräftig reiben, bis durch die Reibung eine gute Rötung der Haut eintritt, wozu auch der Salzgehalt mithilft. Nach 2–4 Minuten ist das meist erreicht. Tritt es in dieser Zeit nicht ein, so nimmt man weniger Wasser für die Salzlösung. – Diese Teilwaschungen sind wertvoll zur Abhärtung bei häufigen Halsentzündungen und bei Drüsenschwellungen; sie sind oft ein Ersatz für eine Solbadekur. – Dauer sechs Wochen, bei täglicher abendlicher Waschung.

Bäder

Grundsätzlich soll vorausgeschickt werden, daß für Bäder der Vormittag und spätere Nachmittag besonders geeignet ist, jedenfalls nicht die Zeit vor oder nach einer größeren Mahlzeit. Drei Bäder pro Woche ist das normale Maß, wenn nicht anders verordnet.

Kalte Vollbäder: Sie werden kaum jemals für therapeutische Zwecke in Frage kommen. Anders ist es mit Teilbädern, z.B. Sitzbädern in Wasser zwischen 12 und 18 Grad Celsius, je nach Alter des Kindes (je jünger, um so weniger kalt) und je nach der Jahreszeit. Dauer 10 Sekunden, anschließend ohne Abtrocknen

Wasseranwendungen und ihre Ausführung 547

Bettruhe. Nur bei gut warmem Körper in gut warmem Zimmer. Sie dienen zur Anregung des Blutkreislaufs.

W a r m e V o l l b ä d e r : Bei Wassertemperatur zwischen 35 und 37 Grad, meist mit Badezusätzen (Fichtennadeln, Kamille, Schlehe, Rosmarin, Baldrian, Kalmus, Lavendel, Schwefel, Kleie, Thymian und Weleda-Kinderbad) sind sie zur Kräftigung, Beruhigung und Hautbehandlung geeignet, je nach der Beimischung, die man ihnen gibt. Dauer etc. siehe unter heißen Bädern.

H e i ß e V o l l b ä d e r : Ihre Temperatur beträgt zwischen 38 und 40 Grad. Mit langsam ansteigender Wasserwärme sind sie bei beginnenden Erkältungen, Bronchitis und Grippe sehr wirksam.

Dauer der warmen bzw. heißen Bäder 10 bis 15 Minuten, zum Abschluß eine kühle Waschung oder einen solchen Abguß, damit sich die durch das Bad geöffneten Poren wieder schließen. Danach drei Stunden Bettruhe.

W e c h s e l b ä d e r : Sie sind als Vollbäder für Kinder kaum angebracht, wohl aber als Fuß- und Armbäder (in Fuß- oder Armwannen, Eimern oder dergleichen).

Die Füße bzw. Arme werden erst im warmen Wasser (39°) 3 bis 5 Minuten gewärmt, dann für etwa 10 Sekunden ins kalte (8–12°) gesteckt. Dieser Wechsel wird drei- bis fünfmal wiederholt, wobei vom zweiten Mal ab nur zwei Minuten auf das warme und wieder 10 Sekunden auf das kalte Wasser kommen. Zuletzt ganz kurzer kalter Abguß, damit die Poren sich schließen. Anschließend ohne Abtrocknen, mit Handtuch umhüllt, ins Bett, wo bald wohlige Erwärmung eintritt. Niemals kaltes Wasser an kalte Haut!

Diese Bäder kommen besonders bei kalten Füßen oder Händen in Betracht. Man macht am ersten Tag ein Wechselfußbad, am zweiten ein Wechselarmbad usw. Sie sind besonders wichtig bei Jugendlichen in der Pubertätszeit, auch bei Unterleibs- oder Blasenschwäche, sowie bei Kopfschmerzen und Schlafstörungen. Bei den ewig kalten Füßen mancher Kinder und Jugendlichen sollte man sich nicht beruhigen. Sie sind die Wurzel mancher Schwächezustände und Erkrankungen ernsterer Art.

548   *Einfache Heilmittel für den Hausgebrauch*

N ä h r b ä d e r : Sie kommen besonders für Säuglinge und Kleinkinder bei schwerer Unterernährung in Frage. In ein Warmbad von 37 bis 38 Grad gibt man einen Zusatz von ½ Liter frischer Milch, in die der Saft einer halben Zitrone und ein frisches Eigelb verrührt wurde: 10 Minuten Dauer. Sehr wirksam!

S o d a b ä d e r : Man wendet sie besonders bei akuter Kinderlähmungsgefahr zur Vorbeugung (Ableitung auf die Haut, Beruhigung des Nervensystems) und zur Beeinflussung des Entzündungszustandes des Nervensystems und der Schmerzhaftigkeit an. Sie werden auch verordnet bei Gefahr einer Hirnhautentzündung (Meningitis, Myelitis) und bei den Folgen zu starker Besonnung. Man nimmt dazu etwa 30 Gramm (ein gehäufter Kinderlöffel) gewöhnlicher Soda auf ein Kindervollbad. Für Sodawickel ungefähr einen Teelöffel voll auf drei Liter Wasser.

S c h l e n z b ä d e r : Man nennt sie auch Überwärmungsbäder. Das Verdienst der Ausarbeitung dieses sehr wirksamen Bades gebührt Frau Maria Schlenz in Innsbruck-Hungerburg. Als „Überwärmungsbad" hat sich diese Methode einen sicheren Platz in der Behandlung mit Bädern erworben. Es kann bei beginnenden und bei bereits vorhandenen akuten, fieberhaften Erkrankungen wie Angina, Grippe, beginnender Lungenentzündung, Bronchitis, Nierenbeckenentzündung usw. angewandt werden. Professor Lampert, Höxter, hat im Kriege schwere Infektionskrankheiten wie Flecktyphus, Ruhr und Typhus, ich selbst habe schwer Nierenkranke in meinem Lazarett in Prag erfolgreich damit behandelt, selbst bei hohem Blutdruck. Man kann aber auch einen akuten Hexenschuß in kürzester Zeit damit heilen. Außerdem sind Schlenzbäder unentbehrlich bei der Beeinflussung mancher chronischer Leiden, darunter auch von Lähmungszuständen nach Polio. Beim Kind handelt es sich wohl meistens um eine schnelle Überwindung akuter Erkrankungen. Im Schlenzbad entsteht ein künstliches Heilfieber; der Wärmeorganismus wird also angeregt, und die normale und heilende Ich-Kraft wird stärkstens aufgerufen.

Technik: Nach Darmreinigung durch Klistier Fiebermessung. Anfangswärme des Wassers etwa in Fieberhöhe oder, wenn kein

Wasseranwendungen und ihre Ausführung   549

Fieber vorhanden ist, 36,7 Grad C. (Messung der Wasserwärme mit
Fieberthermometer, da übliche Badethermometer zu ungenau.
Man befestigt einen Korken am Fiebermesser und hängt ihn so ins
Wasser. Bei Erhitzung des Thermometers über 42° platzt es!)
Dem Badewasser wird ein Absud von Heublumen beigegeben.
300–400 g Heublumen pro Erwachsenenvollbad – Kinder weniger –
in einem Sack brühen und ziehen lassen. Absud ins Bad. Sack als
Kopfpolster benutzen. (Es handelt sich dabei um Heublumen,
nicht Heusamen, die in Drogerien, Reformhäusern oder Apothe-
ken zu kaufen sind.) Das Kind liegt ausgestreckt in der Wanne, der
Hinterkopf etwas nach hinten gebeugt, ruht auf dem Heusack. Das
Genick muß ins Wasser eintauchen, das fast bis an den Mund reicht.
Innerhalb der ersten 15 Minuten läßt man langsam heißes Wasser
zulaufen, so daß das Wasser dann etwa 38,5 Grad hat. Diese Zeit
dient der Öffnung der Poren, der allgemeinen Bereitmachung für
die Wirkung des Bades. Meist tritt jetzt für wenige Minuten ein
Zustand ein, den man dem Kranken ankündigen muß. Er fühlt den
Puls klopfen, alle Stellen bisheriger Erkrankungen werden etwas
spürbar. Das ist das Zeichen dafür, daß der Organismus zu
reagieren beginnt. Man bürstet dem Badenden die Haut oder läßt
ihn einige Augenblicke aufsitzen. Bald ist dieser manchmal leicht
beunruhigende Zustand überwunden, und nun beginnt sich der
Kranke im Bade wohlzufühlen. Langsam läßt man die Wasserwärme auf 39 Grad C steigen. Im ersten Bad braucht man kaum
höher zu steigern, aber man hält diese Wasserwärme konstant bis
zur Gesamtdauer des Bades von einer vollen Stunde. Kinder
reagieren oft schneller; man kann das Bad abbrechen, wenn längere
Zeit Schweißperlen auf der Stirn festgestellt wurden. Zur vollen
Wirkung braucht man aber doch eine Stunde. Dann langsam
Abbrechen des Bades: zuerst hinsetzen, dann mit Unterstützung
der Mutter langsam aufrichten, einhüllen in ein möglichst großes
Badetuch; ohne Abtrocknen ins Bett legen und eine Stunde nach-
schwitzen lassen unter guter Zudeckung.
Hierauf mit lauwarmem Essigwasser oder auch ohne Zusatz
abwaschen und abtrocknen. Mit trockener Wäsche Bettruhe. Jetzt

muß der Gebadete unbedingt ein Glas Orangensaft oder sonst einen frischen Obstsaft bekommen, da bei jeder Schwitzprozedur ein Vitamin-C-Verlust eintritt, der sehr bald ersetzt werden muß. Dazu eignen sich besonders Hagebuttenkerne, mit Honig gesüßter Apfelsinen- oder Zitronensaft, Sanddornelixier oder dergleichen.

Das Schlenzbad kann auch als Fußbad gemacht werden, wobei der Kranke (z. B. bei Grippe, Nebenhöhlenentzündung und dergleichen) in der Nachtkleidung mit Bademantel die Füße in eine Fußbadewanne oder einen genügend weiten und hohen Eimer setzt. In ähnlicher Weise wie beim Vollbad wird der stark hitzende Heublumenzusatz ins Wasser getan, und das Bad verläuft in ähnlicher Weise. Es muß aber zu starkem Schweißausbruch bis zum Kopf führen. Dauer möglichst eine volle Stunde.

Beim zweiten oder dritten Bad steigert man die Wasserwärme auf 39,5 und mehr Grad C, allerdings nur so, daß es der Kranke gut aushält. Nach der Nachtruhe fühlt er sich wie neugeboren. Dieses Bad hat die tiefgreifendste Wirkung von allen Wasseranwendungen; es kommt vor allem dann in Frage, wenn aus irgendwelchem Grunde eine möglichst schnelle Heilung erzielt werden soll oder wenn eine Erkrankung sich hinzieht und die Abwehr des Kranken ungenügend ist.

Das tägliche Bad: Bei dieser Gelegenheit sei dringend vor dem täglichen warmen Bad mit Seifenbenutzung gewarnt, wenn es nicht aus besonderen Gründen unbedingt notwendig ist. Damit wäscht man jeden Tag den Hauttalg aus der Haut heraus, der dem Menschen Schutz gegen Abkühlung, Erhitzung und Infektion gewährt. Was die Sprache „das dicke Fell" nennt, das uns Zivilisationsmenschen so nötig ist, wird dadurch bei jedem Bad zerstört. Die Folge ist eine ungesunde Überempfindlichkeit gegen Kälte und Hitze und gegen alles, was von außen an uns herandringt. Dieses tägliche Vollbad mit Einseifung des Körpers ist Ausdruck eines falsch verstandenen Begriffes von Sauberkeit und Hygiene. Der erwähnte Hauttalg kann durch kein noch so gutes Hautöl ersetzt werden. Vorsicht mit chemischen Schaumbädern!

Kinder, die nach intensivem Spiel selbstverständlich einer Säuberung bedürfen, stellt man vor dem Zubettgehen in die Badewanne, seift den Körper so weit als nötig ab, wäscht im Stehen nach und läßt ein kurzes kühles, nicht kaltes Abbrausen folgen. Mehr nicht.

Mehrmals in der Woche kann eine Einreibung mit wenig Hautöl folgen (z. B. mit Hautfunktions- und Massageölen der Wala oder Weleda). Jeder Ölüberschuß auf der Haut muß sorgfältig abgerieben werden, da er die Hautatmung stören würde.

Güsse und Wassertreten

Über G ü s s e soll hier nicht viel gesagt werden. Eine Mutter, die selbst eine Kneipp-Kur erlebt hat, wird sich vielleicht dafür interessieren. Der Wasserstrahl wird so geführt, wie es für die Waschungen beschrieben wurde.

W a s s e r t r e t e n bei Kindern mit kalten Füßen und schlechtem Kreislauf macht man in einer Fußbadewanne oder auch in der Badewanne, die mit kaltem Wasser so weit gefüllt ist, daß es bis fast zum Knie reicht. Man „steigt" darin auf und ab, so daß das steigende Bein bei jedem Schritt ganz herausgehoben und wieder eingetaucht wird. Dauer 1 bis 2 Minuten, bis man das Blut in die Füße schießen spürt. Füße müssen bei Beginn warm sein, eventuell in warmem Fußbad erst gewärmt werden.

Wickel

A l l g e m e i n e s   z u r   A n w e n d u n g   v o n   W i c k e l n : Es gibt Wickel um Hals, Arme, Brust und Lenden, Nieren, Beine, Waden und Füße. Während der Anwendung muß der Kranke im Bett liegen.

Feuchte heiße Wickel wirken krampflösend und dadurch schmerzlindernd. Bei heißen Anwendungen Bett und Wickeltücher gut vorwärmen.

Für alle Wickelanwendungen gilt: Kinder bleiben nach der Abnahme des Wickels mindestens eine Stunde im Bett. Vor Anlegung des Wickels Blase entleeren lassen oder notfalls Einlauf machen: mit Kernseife (nicht zu stark), Kamillentee oder Salz-

552   *Einfache Heilmittel für den Hausgebrauch*

wasser (1 Teelöffel auf ½ Liter Wasser). Wenn das Kind bereits schwitzt: Abwaschung mit Essigwasser (1 Eßlöffel auf ½ Liter überschlagenes Wasser) und abtrocknen. Dann kann das Kind etwas Obst essen. Vor dem Wickel vielleicht eine halbe Schnitte Butterbrot reichen, aber nicht mehr.

Selbstverständlich läßt man ein im Wickel liegendes Kind keine Minute allein. Schläft es dabei ein, kann der Wickel ruhig mehrere Stunden liegen bleiben, nur frieren darf das Kind dabei niemals.

Die Tageszeit der Wickelanwendungen ist unwichtig.

Ein völlig trocken gewordener Wickel ist wirkungslos.

Der Wasserwickel: Das in kaltem Wasser von 10–20° naßgemachte und sehr gut ausgewrungene Innentuch wird um den entsprechenden Körperteil gelegt und ganz glattgestrichen, damit keine Luftblasen darunter entstehen. Schnell wird das Zwischentuch aufgelegt, glattgestrichen und straff angezogen und darüber in derselben Weise das Wolltuch gewickelt. Auch dieses muß so gut angezogen werden, daß man die Hand nicht zwischen Wickel und Haut schieben kann. Wie schon erwähnt, überragt das mittlere Tuch sowohl das nasse, – damit keine Kälte eindringen kann, – als auch das äußere Wolltuch.

Beim Brust- und Rumpfwickel legt man die drei Tücher, vorbereitet und aufeinanderpassend, ins Bett und das entkleidete Kind darauf, dann wickelt man jedes Tuch einzeln möglichst schnell um den Körper des Kindes. Das Wolltuch befestigt man nach festem Anziehen seitlich mit drei übergroßen Sicherheitsnadeln oder mit einem breiten Wickelband. Dauer des Wickels ein bis eineinhalb Stunden; im allgemeinen macht man ihn nur einmal am Tag. Große Wickel sollten auch nicht wochenlang jeden Tag angewendet werden. – Ist das Kind sehr unruhig und läßt sich nicht mit einiger Energie beruhigen, muß der Wickel abgenommen werden.

Wadenwickel werden immer an beiden Beinen gleichzeitig angelegt und reichen möglichst vom Knie bis zu den Knöcheln. Man wählt die hierfür geeigneten Tücher nicht zu dick und streicht sie auch hier an der Haut sorgfältig glatt. Meist sind sie nach 20 Minuten trocken, und eine Erneuerung wird notwendig. Sie führt

Wasseranwendungen und ihre Ausführung 553

im allgemeinen nach drei- bis fünfmaliger Wiederholung zu dem
gewünschten Herunterziehen des Fiebers vom Kopf, und der
Kranke fühlt sich erleichtert bzw. der Kopf ist nicht mehr so heiß
und rot. Bei etwa 38,5° Fieber hört man auf, weil dann die
Kopfschmerzen und der Blutandrang zum Kopf beseitigt sind.

Statt der Wadenwickel kann man auch nasse Strümpfe verwenden: dünne Wadenstrümpfe werden naß angezogen und darüber
dickere trockene Wollstrümpfe angelegt. Erneuerung, wenn nötig,
nach Abtrocknung. Sehr wirksam!

Der Halswickel soll möglichst bis zu den Ohren reichen und darf
auf keinen Fall zu locker angelegt werden, weil er sonst nicht warm
wird. Er kann ebenso wie der Wadenwickel, wenn nötig, ruhig
mehrmals am Tag angewandt werden.

Zur Erhöhung des Hautreizes kann man dem Wasser einen
Absud von Heublumen, Kamille, Hauttee (Weleda), Aesculus-
Essenz (Wala), Lavendel-Essenz (Weleda), Weizenkleie oder auch
Zinnkraut (Ackerschachtelhalm, muß 20 Minuten gekocht wer-
den!) zufügen, besonders bei Hautleiden der Kinder.

Alle diese Wickel werden ebenfalls nur beim schwitzenden oder
jedenfalls warmhäutigen Kind gemacht.

Das Ziel eines Wickels mit kaltem Wasser ist einerseits Verminderung der Körperwärme, die sich in den Tüchern sammelt,
andererseits bezweckt er einen Schweißausbruch. Zur Verminderung der Körperwärme drückt man das nasse Innentuch vor dem
Anlegen nur wenig aus, im zweiten Fall wringe man es, wie vorher
schon erwähnt, sehr gut aus; dann staut sich die Wärme im
Umschlag bis zum Schweißausbruch. Der Wickel bleibt solange
liegen, bis dieser Ausbruch erfolgt. – Kann ein Kind den Wickel
nicht erwärmen, was z.B. geschieht, wenn er zu naß oder das
Wasser lauwarm statt kalt war, muß er sofort abgenommen und das
Kind bis zur Wiedererwärmung frottiert werden. Eventuell gibt
man ihm einen heißen Lindenblütentee.

Der Senfwickel: Richtig ausgeführt und früh genug angewandt, vermag er eine Lungenentzündung und deren Vorstadien
schlagartig zu bessern.

554 *Einfache Heilmittel für den Hausgebrauch*

Ein gehäufter Eßlöffel frisch gemahlenes Senfmehl, das einen stechenden Geruch haben muß, in ½ Liter fast kochend heißem Wasser verrühren. Das Innentuch hineintauchen und gut durchtränken. Mit Holzlöffel herausnehmen, Hitze an eigener Haut prüfen. Sobald genügende Abkühlung eingetreten ist, dem Kind um die Brust legen, d. h. bei einseitiger Erkrankung der Lunge nur dort anwenden. Darüber die anderen Tücher wickeln. Nach spätestens 10 Minuten nachsehen, ob eine kräftige Hautrötung eingetreten ist, was bei frischem Senfmehl in dieser Zeit der Fall ist. Dann unbedingt gleich den Wickel abnehmen und gerötete Haut vorsichtig lauwarm abwaschen. Bei schmerzerfülltem Schreien das Kind sofort davon befreien. Bleibt der Umschlag zu lange liegen, können Hautverbrennungen eintreten. Hinterher die Haut pudern (z. B. mit W.C.S.-Brand- und Wundstreupuder, Weleda).

Der Quarkwickel: Bei fieberhafter Bronchitis oder Lungenentzündung ist er eine außerordentliche Wohltat, besonders für Säuglinge und Kleinkinder. Dabei wird gewöhnlicher kalter, aber frischer Quark etwa 1 cm dick auf das trockene Innentuch aufgetragen und, wie beim Wasserwickel beschrieben, angelegt. Dauer bis zu 1½ Stunden.

Der heiße Zinnkrautwickel: Anwendung bei fieberhafter Rippenfellentzündung, Nierenbecken- und Blasenentzündung oder auch einfach nur zur Anregung der Blasenentleerung. Zwei Hände voll Zinnkraut (Ackerschachtelhalm) in 2 Liter Wasser 20 Minuten kochen, das Kraut absieben. 6–8fach gefaltetes Innentuch mit dem heißen Tee tränken, mit Löffel herausnehmen, in trockenem Frotteetuch auswringen, dampfend heiß, wie es der Kranke verträgt, auflegen oder in die Nierengegend oder unter den Brustkorb schieben. Wickeltuch 2 und 3 liegen bereits im Bett und werden möglichst schnell und fest umgelegt. Gut zugedeckt hält der Wickel ca. 20 Minuten warm. Bei beginnender Abkühlung nasses Innentuch aus dem Wickel herausziehen. Kranken gut zugedeckt liegen lassen. Er darf erst frühestens 1 Stunde später aufgedeckt werden, weil die im Körper angesammelte Wärme erst dann so weit ausgeglichen ist, daß keine Erkältung eintreten kann.

Wasseranwendungen und ihre Ausführung 555

Dieser Wickel kann auch in etwas milderer Form bei Leibkrämpfen gemacht werden, aber nur, wenn mit Sicherheit keine Blinddarmentzündung oder Abszeßbildung vorliegt. Also unbedingt Arzt vorher befragen! Statt Zinnkraut dann besser Kamille nehmen (Kamillen sind zarte Blüten und werden daher niemals gekocht, sondern nur mit kochendem Wasser überbrüht und zugedeckt einige Minuten ziehen gelassen!). Fest anwickeln.

Der heiße Schafgarbenwickel: Anwendung bei Krämpfen, Blähungen und bei Bettnässern auf die Blase zum Zusammenziehen. Schafgarbenblüten (1 Eßlöffel auf ¾ l Wasser) kurz aufbrühen, absieben. Wickeltuch 2 und 3 liegen bereits unter dem Kind im Bett. Tuch 1, mehrfach gefaltet tränken, auswringen, auflegen und mit Tuch 2 schnell, faltenlos und fest (aber nicht stramm!) anlegen. Dann die vorbereitete, halbgefüllte, gut warme Wärmflasche auflegen, das Wolltuch darüberlegen und mit Sicherheitsnadeln gut befestigen. Zum Schluß die Bettdecke sorgfältig um den Kranken herum einschlagen, und zwar von den Schultern bis zu den Zehen. In dieser Wärmehülle ½ Stunde verbleiben lassen bzw. solange die Wärme als angenehm empfunden wird.

Der Sodawickel: siehe unter „Sodabad".

Kalte und heiße Aufschläge

Um alle Zweifel und Irrtümer auszuschalten, sei hier die Frage, kalt oder heiß bei Aufschlägen (Kompressen), noch einmal kurz zusammengefaßt:

Zunächst eine Vorbemerkung: es gibt Beschwerden, bei denen man kalte oder heiße Kompressen machen kann, wobei man sich unter Umständen nach dem Bedürfnis des Kranken richtet. Niemals aber kann man lauwarmes Wasser verwenden, denn das ruft keine Reaktion im Organismus hervor und wird bald als unangenehm empfunden. Selbstverständlich wird man den Grad der Kälte oder der Wärme des Wassers nach dem Alter und dem Schwächezustand wählen, das darf aber nicht zu dem so oft beobachteten zögernden und unsicheren Vorgehen führen, bei dem schließlich keine Wirkung erreicht wird. Lieber ganz kurz (d.h. wenige

556 *Einfache Heilmittel für den Hausgebrauch*

Minuten) so heiß, wie es vertragen wird, oder auch so kalt wie möglich. Unsere Großstadtwasserleitungen geben sowieso selbst im Winter kein wirklich kaltes Wasser her.

Kalte Kompressen mit mehreren Lagen gut ausgewrungener Tücher z.B. bei Verletzungen, Blutergüssen und Quetschungen beruhigen die Blutung im verletzten Glied, verringern die Schwellung und wirken rasch schmerzlindernd. Sie werden außen nicht mit Wolltüchern und dergleichen umhüllt; man wechselt sie, sobald Erwärmung der Tücher eingetreten ist. Dauer: solange sie angenehm empfunden werden.

Kühlung bringende Aufschläge legt man auf das Herz (eventuell mit Zusatz von etwas Weinessig) zur Beruhigung; Nackenaufschläge, z.B. bei Nasenbluten, aber auch zur Herzberuhigung bei nervösen Menschen. Ähnlich verfährt man bei Stichen in der Brust und Entzündungen im Leib, also da, wo man früher einen Eisbeutel verwandte. Die Tücher dürfen nicht triefnaß sein, da sie sonst zu rasche Abkühlung bringen.

Wunden, z.B. Schürfwunden der Kinder, wäscht man niemals aus, auch nicht, wenn sie total verschmutzt sind. Man übergießt sie vorsichtig mit Wasser zur Entfernung der gröbsten Schmutzteilchen und bedeckt sie dann mit trockenem Leinen oder Verbandgaze, die man mit Wasser anfeuchtet und immer neu von außen beträufelt, d.h. ohne daß man die auf der Wunde liegende Lage Leinwand, Gaze oder dergleichen ablöst. Dem Wasser setzt man zweckmäßig Calendula-Essenz 20% (Weleda oder Wala) zu, eventuell auch Arnica-Essenz. Die Wunde selbst braucht die größte Ruhe, dann stößt sie Schmutz und Bakterien ab. Notfalls nimmt man eine ganz schwache Kochsalzlösung (9 g Kochsalz auf 1 Liter Wasser).

Niemals gibt man auf stark entzündete Wunden Salbe. Auch Jod ist mit Recht aus dem Gebrauch gekommen. Sepso oder ähnliche desinfizierende Flüssigkeiten können eventuell verwendet werden, nötig sind sie aber nicht; der richtig behandelte Organismus „desinfiziert" sich selbst. Penicillin und dergleichen dabei zu

Wasseranwendungen und ihre Ausführung 557

verwenden, sehen viele erfahrene Ärzte als einen Kunstfehler an, der meist zu ernsten Störungen führt. Selbst der Erfinder dieses Mittels warnte, als er noch lebte, vor der Verwendung seines Antibiotikums ohne zwingenden Grund.

B r a n d w u n d e n behandelt man am besten wie folgt: Auf den auf der Wunde liegenden Lappen kommen mehrere Lagen Watte oder Leinen. Diese werden tagelang durch Aufgießen von physiologischer Kochsalzlösung (siehe oben) oder durch Combudoron flüssig (Weleda), das man nach einliegender Vorschrift dem Wasser zufügt, feucht gehalten. Das ganze wird mit Mullbinden umwikkelt.

Bei der Behandlung durch feuchte Aufschläge, die man mehrere Tage liegen läßt, sie aber dauernd feucht hält, heilen Wunden und schwere Verbrennungen oft in wenigen Tagen. Meist reinigen sich die Wunden überraschend schnell; auf jeden Fall ergibt dieses Verfahren nur ganz zarte Narben. Neuerdings wurde ein Verbandmaterial entwickelt, das möglicherweise die Wundbehandlung, besonders bei Verbrennungen, auf eine einfache und zweckmäßige Weise verändern wird, es heißt Metalline. Zum Abheilen der Wunden dann Combudoron Gel und Salbe.

Beulen, P r e l l u n g e n und örtliche Hautentzündungen behandelt man zweckmäßig mit Mercurialis-perennis-Salbe 10% oder Weleda Heilsalbe; sogenannte „blaue Flecken" mit Ung. Cuprum 0,4%/Nicotiana Tabacum D 6 aa.

H e i ß e K o m p r e s s e n werden zur Lösung schmerzhafter Verkrampfungen, z.B. bei Gallen-, Magen-, Nierenkoliken verwendet. Es ist ein Kunstfehler, solche Krampfzustände, die dauernd an- und abschwellen, mit einem elektrischen Heizkissen oder einer trockenen Wärmflasche zu behandeln. Dasselbe gilt für Menstruationsschmerzen der jungen Mädchen, aber auch zur Erweichung von Furunkeln, Karbunkeln und Abszessen. Heiße Aufschläge sind sehr wirksam bei Luftröhren- und Rippenfellentzündung (Bronchitis, Pleuritis) und Gelenkentzündungen; aber auch bei Keuchhusten, Pseudokrupp (falsche Bräune) und bei Asthma sind sie oft zur Erleichterung der Beschwerden angebracht.

558 *Einfache Heilmittel für den Hausgebrauch*

Für eine geschickte Anwendung gelten folgende Regeln: Man legt den Patienten auf ein Wolltuch, auf dem ein Leinentuch (Handtuch) liegt. Man bringt eine Schüssel kochendes Wasser ans Bett, in der ein zusammengefaltetes Handtuch liegt. Mit einem Holzlöffel nimmt man das Handtuch aus dem Wasser, wringt es in einem Frottiertuch aus, so daß es dampfend heiß, aber kaum noch naß, auf die kranke Stelle gelegt und sofort von dem Wolltuch und Handtuch umhüllt werden kann. Ein solcher Umschlag ist selbst bei guter Bedeckung spätestens nach 20 bis 40 Minuten abgekühlt und muß daher rechtzeitig abgenommen werden. Bei Fortdauer der Krampfschmerzen wird er sofort wiederholt; andernfalls macht man eine Pause. Zwischendurch kann man die kranke Stelle kurz abwaschen. Durch Auflegen einer heißen Gummiwärmflasche auf die Kompresse kann man sie länger bei höherer Temperatur halten.

Zur Verwendung eines h e i ß e n H e u b l u m e n s a c k e s näht man aus derbem Stoff ein Säckchen in der notwendigen Größe, das man mit Heublumen ziemlich prall füllt. Es soll etwa 5 bis 6 cm Dicke besitzen. Dieses legt man in eine Schüssel und begießt es mit kochendem Wasser, aber nur so weit, daß die Heublumen zwar gut durchfeuchtet sind, daß der Sack aber nicht tropft. (Notfalls muß der Wasserüberschuß herausgepreßt werden.) Dieser Sack hält die Wärme bei guter Abdeckung mindestens 1 Stunde; er ist sehr wirksam und wohltuend, besonders an entzündeten Gelenken, aber auch für Leibauflagen; hierfür darf er aber nicht zu schwer sein.

Auflagen und Pflaster

Eine besondere Form der Wickel und Aufschläge sind Auflagen bzw. Pflasterverbände.

B i e n e n w a c h s a u f l a g e : Bei hartnäckiger Bronchitis, störendem nächtlichen Husten, Asthma und Bronchopneumonien bewährt sich eine Auflage mit Bienenwachs, das im Wasserbad flüssig gemacht wird (ca. 50 g für Säuglinge und Kleinkinder). Ein Stück Leinen wird in das so erwärmte Wachs getaucht und schnell auf Brust oder Rücken, am besten beides, aufgelegt und alles gut

Wasseranwendungen und ihre Ausführung 559

eingehüllt, damit es möglichst lange warm und geschmeidig bleibt. Es kann eventuell über Nacht liegen bleiben und ist äußerst wohltuend und den Hustenreiz stillend.

Ähnliche Brustauflagen kann man auch mit Pasta Boli Eucalypti (Weleda) oder mit Plantago-Bronchialbalsam (Wala) machen.

Lehmauflage: Wo es gilt, örtliche Entzündungen zu bekämpfen und Fieber zu entziehen, kann man Heilerde, also Lehm oder auch Magerquark anwenden: ein bis zwei Eßlöffel (notfalls mehr) Heilerde für äußeren Gebrauch (Luvos oder ähnliches) werden mit kaltem Wasser zu einem mitteldicken Brei angerührt und in ziemlich dicker Schicht (½ bis 1 cm) auf die entzündete Stelle aufgelegt. Mit einem Handtuch bedeckt, bleibt der Lehm solange liegen, bis er anfängt zu trocknen und zu krümeln, was meist nach einer ¾ Stunde eintritt. Den noch geschmeidigen Lehm nimmt man ab, was ohne jede Beschmutzung der Bettwäsche leicht gelingt. Nach einer Stunde etwa Erneuerung der Auflage, die nur solange eine Wirkung entfaltet, als sie noch etwas Feuchtigkeit enthält. Entsprechendes gilt für den Magerquark. Anwendung z.B. bei Halsentzündung, Mandelabszeß, Lymphdrüsenentzündung, verschmutzten Wunden (keine Tetanusgefahr!), andere Schwellungen und Gewebeentzündungen.

Bockshornkleeaufschläge: Sie haben die Wirkung eines Zugpflasters. Der Samen dieser Pflanze eignet sich besonders zur Aufweichung von eitrigen Entzündungen (Furunkel, Abszesse usw.), die relativ schnell, schmerzlos und hautschonend ihren Eiter entleeren. Ein bis zwei Eßlöffel in etwas Wasser zu einem dicken heißen Brei verkocht, der so heiß als möglich auf das Zentrum des Furunkels aufgelegt wird (2 cm dick) und, mit Watte bedeckt, bis zur Abkühlung liegen bleibt, hat diese Auflage eine vorzügliche Wirkung. Wiederholung bis zur Eiterentleerung. So kann manche Inzision durch das Messer des Arztes vermieden werden.

Zwiebelverbände: Bei plötzlichen Mittelohrschmerzen der Säuglinge und Kinder wirkt ein Zwiebelumschlag in wenigen Minuten schmerzstillend. Eine mittelgroße Küchenzwiebel wird zerhackt, eventuell einen Augenblick in einer trockenen Pfanne

560   *Einfache Heilmittel für den Hausgebrauch*

erwärmt oder auch ohne Anwärmung in einem Mullsäckchen vor, hinter und auf die Ohrmuschel gebracht, Watte darüber gelegt und die Auflage durch eine über die Ohren reichende Mütze oder einen Verband befestigt. Erfolg tritt fast sofort ein. Ist dies nicht der Fall, muß der Arzt zugezogen werden.

Zugpflaster: Mit einem Bienenhonigpflaster erreicht man gute Zugwirkungen. Bequemer ist allerdings die Verwendung der Bingelkraut-Salbe (Unguentum mercurialis perennis 10%, Weleda, ähnlich von der Wala). Diese Salbe gehört in jede Hausapotheke. Anwendung zur Reinigung verschmutzter Wunden bei Prellungen, Blutergüssen. Bei beginnendem Schnupfen in die Nasenlöcher streichen.

Einläufe oder Klistiere

Bei fieberhaften Erkrankungen jeder Art verhilft eine Darmentgiftung mittels eines Einlauf- oder Klistiergerätes (bei Säuglingen mit Klistierbällchen; siehe *Verstopfung*) und Kamillentee zu einer schnelleren Gesundung.

Bei Kindern ab 7 Jahren benötigt man ½ l Kamillentee, bei kleineren entsprechend weniger – in Körpertemperatur. Das Einführrohr des Gerätes wird mit einem reizlosen Öl (Speiseöl) an der Einführspitze etwas eingefettet. Bei geschlossenem Hahn wird der warme Tee bis zur Markierung in den Glasbehälter gefüllt. Durch einen kurzen Probelauf ins Waschbecken vergewissere man sich von der Durchgängigkeit des Gummischlauches, dreht den Hahn wieder ab und stellt das gefüllte Gerät bereit. Das Kind wird auf eine waschbare und wasserdichte Unterlage in Seitenlage flach gelagert und die Spitze des Einführrohrs wird wie beim Fieberthermometer in den After eingeführt. Jetzt wird der Hahn geöffnet und etwas weniger als ⅓ des Tees einlaufen gelassen. (Wenn nichts einläuft, muß das Röhrchen vorsichtig etwas gedreht und im After hin und her geschoben werden.) Jetzt muß man 2–3 Minuten pausieren, damit der im Schlußteil des Darmes angesammelte Kot aufweichen kann. Der Tee sucht sich jetzt den Weg weiter in den Darm. Nun kann weiter eingefüllt werden. Plötzlicher Stuhldrang

Wasseranwendungen und ihre Ausführung 561

verschwindet meist gleich wieder oder kann kurz in der Toilette entleert werden. Es kommt darauf an, die Knoten, Knötchen und Ablagerungen der oberen Darmabschnitte durch den Tee herauszulösen. Dazu muß nach der gesamten Teeeinfüllung das Kind auch auf die andere Seite und den Rücken gedreht werden, jeweils ca. 5 Minuten. Die Pobäckchen können bei dieser Wartezeit mit einer Hand etwas zusammengedrückt werden. Nach 10–15 Minuten kommt die Sitzung, wo sich der ganze Kot entleert in die Toilette oder eventuell das Nachttöpfchen. Ca. 20 Minuten nach dem Nachlassen des Stuhldranges kommt meistens noch eine kleine Nachentleerung und dann kann das etwas erschöpfte, aber sehr erleichterte Kind in sein Bett und ein besserer Schlaf belohnt die meist etwas aufgeregte Mutter.

SCHLUSSWORT

Vom Schicksalsgesetz

Weil es für das Verständnis von Gesundheit und Krankheit unserer Kinder von so großer Wichtigkeit ist, sei zum Schluß noch einmal von den vier „Schichten" oder Kräfteorganisationen gesprochen, die bei jedem Menschen zu unterscheiden sind. Ohne ihre Berücksichtigung bleiben wir an der Oberfläche der Menschenerkenntnis haften und sind dann, wie es in der materialistischen Wissenschaft geschieht, genötigt, dem menschlichen Körper Fähigkeiten zuzuschreiben, die er von sich aus ebensowenig wie jeder andere physische Körper besitzen kann. Nur weil er belebt, rhythmisch durchpulst, ferner durchatmet und in jedem seiner Organe in besonderer Weise durchwärmt ist, kann er wachsen und leben, handeln, fühlen und denken. Alle diese Fähigkeiten des Körpers stammen aber nicht von ihm selbst, sondern sind Funktionen dieser vier Wesensglieder (siehe *Wie entdecke ich bei meinem Kind das Leben, die Seele und den Geist*).

Der physische Körper besitzt die Eigenschaften aller anderen physischen Körper in unserer Umgebung, allerdings wird dies erst dann wahrnehmbar, wenn er von den drei anderen „Gliedern" seiner Wesenheit entlassen worden ist. Das geschieht im Tode, bei dem der Mensch seinen Körper als Leichnam zurückläßt und als Geistwesen weiterlebt. Kurz nach dem Tode beginnt dieser vom Menschen verlassene physische Körper zu „ver-wesen"; denn er hat sein Wesen verloren. Er löst sich daher in seine natürlichen Bestandteile auf, die zuletzt als Mineralsalze übrigbleiben.

Die Kräfte, die ihn bis zum Moment des Todes in seiner Form erhielten und belebten, gehen danach aber auch nicht verloren, sondern verteilen sich in die unsere Erde umgebende, mit lebendigen Wachstums- und Lebenskräften erfüllte Atmosphäre. Ähnlich ist es bei den Pflanzen, wenn sie verwelken.

Von der dritten, der seelischen „Schicht", bleibt, je nachdem, wie sie im menschlichen Fühlen und Denken aktiv gewesen ist,

Vom Schicksalsgesetz 563

mehr erhalten. Sie macht gemeinsam mit dem geistigen Ich in der neuen Daseinsform nach dem Tode schwerwiegende und lehrreiche Erlebnisse durch, die in engem Zusammenhang gesehen werden müssen mit dem, was unsere Seele im irdischen Dasein gedacht, gefühlt und gewollt hat. Auch die Tierseele wird durch den Tod nicht vernichtet, aber sie geht nicht durch solche Erlebnisse wie die Menschenseele, weil das Tier ein viertes Wesensglied – vergleichbar dem menschlichen Ich – nicht besitzt und deshalb für seine Gefühle und Taten nicht verantwortlich sein kann.

Das menschliche Ich, als der zentrale geistige Kern in der Seele und im eigenen Körper, bleibt, bereichert und belehrt durch die Erlebnisse während des Erdenlebens, als einmalige Individualität erhalten. Es ist deshalb unzerstörbar und unsterblich, weil es aus göttlicher Substanz besteht.

Dieses Ich hat das Schicksal, nicht nur ein einziges Mal, sondern immer wieder in einem von einem Elternpaar gezeugten Leib neu geboren zu werden und nach einem Erdenleben voller eindrucksvoller Erlebnisse, bereichert durch viele Erfahrungen, das Sterben des Leibes zu bestehen, um dann, in einem rein geistigen Zustand weiterlebend, diese zu verarbeiten, indem es in den Geisteswelten auflebt, bis die Zeit gekommen ist, wo es sich von neuem in dem Leib eines Embryos verkörpern kann. So haben wir es eingehend beschrieben.

Wir sprachen auch bereits davon, daß das Wissen von der Wiederverkörperung in allen hohen Kulturen erhalten ist und daß viele unserer größten Denker und Dichter es als innere Gewißheit in sich trugen. Selbst heute findet man diese Überzeugung bei einer überraschend großen Zahl von Zeitgenossen. Erstaunlich häufig sprechen Kinder in den ersten Lebensjahren und in Todesnähe ganz konkret von ihrem früheren Leben, und zwar auch in Familien, wo man nichts von diesen Dingen weiß. In dem Moment allerdings, in dem der Intellekt erwacht, fällt ein Schleier über dieses instinktive Wissen. Mit dem Christentum sind solche Vorstellungen durchaus vereinbar; warum der Reinkarnationsgedanke (Re-Inkarnation: Wieder-Fleischwerdung) fast zwei Jahrtausende lang in den Hintergrund der christlichen Lehre getreten ist und treten mußte, ist in der entsprechenden Literatur nachzulesen (siehe *Bücher für Eltern*).

In diesem Buch soll keinerlei Gedankengut zum Dogma erhoben oder vertreten werden, vielmehr werden diejenigen meiner Leser, denen diese Gedankengänge neu und befremdend sind, gebeten, in aller Freiheit einmal die Möglichkeit einer solchen Wahrheit anzunehmen und sich darüber näher zu unterrichten, da hier nur wenige Hinweise auf die Existenz solcher Überzeugungen gegeben werden können.

Die Menschen unserer Zeit brauchen neue, anregende Ideen, um wieder Anschluß an die ewigen Wahrheiten und geistigen Gesetze zu finden und aus der geistigen Verarmung, in der wir leben, herauszukommen. Vielfach lehnen sie die Wiederverkörperung deshalb ab, weil sie ihnen in verzerrter und verfälschter Form nahegebracht wurde. Besonders beliebt ist es, sie mit Seelenwanderungsideen, wie sie dekadente Kulturen besitzen, in Zusammenhang zu bringen. Außerdem wird sie nur als Bestandteil indischer Vorstellungen hingestellt, während sie durchaus zum geistigen Besitz abendländischer Weisheit gehört, jedenfalls in der Form, wie sie die Anthroposophie Rudolf Steiners vermittelt. Natürlich gibt es mancherlei Übereinstimmungen mit orientalischem Wissensgut, da die Grundtatsachen letzten Endes alle auf eine Wahrheit und göttliche Offenbarung zurückgehen.

Es genügt nicht, die Worte Geist und Seele im Munde zu führen, sondern es gilt, ganz sachlich und konkret die entscheidenden Wirkungen der Geistseele bei der Entstehung, beim Wachsen und Werden der Kinder darzustellen und die praktischen Handhabungen der Ernährung, Pflege und Erziehung primär nach den Bedürfnissen der Geistseele einzurichten.

Indem wir so außer der sichtbaren Erscheinungsform auch die so stark vernachlässigte verborgene Innenseite unserer Kinder praktisch berücksichtigen, kommen wir zum realen Erleben der Welt alles Geistigen, die dem Menschen und seiner Umwelt zugrunde liegt. Aus ihr stammt der Mensch her, und von ihr darf er sich getragen fühlen.

Vom Schicksalsgesetz   565

In den Dienst dieser geistigen Welt stellen sich die jungen Eltern, die ein Kind erwarten, ob sie es wissen oder nicht; denn ohne deren reale Mitwirkung kann ihr Wunsch nicht in Erfüllung gehen. Der jungen Mutter fällt dabei eine Rolle zu, die zu den höchsten Leistungen gehört, zu denen ein Mensch überhaupt fähig ist. Während all unser Tun irgendwie von egoistischen Beweggründen mitdiktiert wird, und die eheliche Verbindung selbst in ihrer reinsten Form nicht frei von Egoismus ist, vermag die junge Mutter in selbstloser Aufopferung, ja unter Einsatz ihres Lebens dem Herniederkommen des Geistwesens ihres Kindes durch Darbietung ihres Körpers und ihrer ganzen physischen und seelisch-geistigen Kräfte zu dienen. Damit wird jede junge Mutter zu einer Kraftquelle, zu einer liebeausstrahlenden Sonne. Von dieser aufopfernden Liebe lebt nicht nur ihr Kind, sondern wir alle mit ihm – denn was wäre die Welt ohne die Liebe all der Mütter!

Einer solch hohen menschlichen Leistung stellt die geistige Welt ihre Hilfe offensichtlich zur Verfügung. Wie viele Mütter haben solche auffällige Obhut schon erfahren und empfunden! Auch der aufmerksame Arzt stellt diesen besonderen Schutz immer wieder fest, der die jungen Mütter umgibt. In viel umfassenderer Weise als bisher müssen die modernen jungen Menschen auf die tiefen Geheimnisse der Menschwerdung aufmerksam werden und für all diese Wunder feine Spürorgane entwickeln. Das Wesentliche geschieht immer im Verborgenen, und nur den dafür Geöffneten wird es offenbart. Dazu will dieses Buch den jungen Eltern Zutrauen, Mut und Hilfe geben.

Die Darstellung der Entwicklungsstörungen und der Erkrankungen des Kindes zwingt nun geradezu zur Einbeziehung des Wiederverkörperungsgedankens und des Schicksalsgesetzes, nach welchem das Auftreten von Krankheiten als ein sinnvolles Geschehen verstanden oder mindestens geahnt werden kann. Wer allerdings noch dem modernen Aberglauben huldigt, Bazillen und Viren besäßen von sich aus die Vollmacht, etwa bei der Kinderlähmung junge, blühende Menschen zu bewegungslosen Krüppeln zu machen, so, als ob Krankheitserreger Herren über Gesundheit und

566   *Schlußwort*

Leben der einem blindwütenden Verhängnis unterworfenen Menschen wären, wird den hier vorgetragenen Gedankengängen nicht folgen können.

Wir wissen heute aus genauer Beobachtung, daß es ursächliche Zusammenhänge zwischen Erlebnissen aus den ersten Kindheitsjahren und im späteren Leben auftretenden Gemütsverstimmungen oder Krankheitszuständen gibt. Dabei kann es durchaus sein, daß die frühkindlichen Erlebnisse völlig unbewußt geblieben sind; trotzdem stellen sie die eigentliche Ursache für Jahrzehnte später eintretende Störungen dar. Darauf beruht die große Verantwortung der Eltern und Erzieher für Pflege und Erziehung der Kinder schon in deren allererster Lebenszeit.

Aber es gibt auch Krankheiten, angeborene Mißbildungen oder Entartungszustände, für deren Verursachung oft keinerlei Möglichkeit des Verstehens vorzuliegen scheint. Es muß den Menschen dann vorkommen, als ob ein zürnender Gott ein grausames und völlig sinnloses Schicksal über die Betroffenen verhängt habe. – Einen wesentlich anderen Zugang aber kann man zu schweren Lebenssituationen gewinnen, wenn man die Wiederverkörperung des Menschen-Ichs in Betracht zieht und weiß, daß als Ergänzung dazu eine ganz nüchterne und konkrete Vorstellung vom Wirken des Schicksals gehört. Da der Begriff Schicksal vielerlei Ausdeutungen erfahren hat, verwendet man in der Anthroposophie das uralt-ehrwürdige indische Wort Karma, um damit eine ganz bestimmte Auffassung des Schicksalsgesetzes zu bezeichnen.

Was ein Mensch in dieser Verkörperung an Krankheiten durchleidet, kann der Ausgleich für Taten sein, die er in einer früheren Inkarnation begangen hat. Es muß nicht so sein, aber es kann auf diese Weise ein Verschulden aus einem früheren Leben wieder gutgemacht werden. – Natürlich besteht auch die Möglichkeit, daß eine jetzt auftretende Krankheit oder ein Unfall, die das Ich eines Menschen in einer Inkarnation erlebt, Erfahrungen mit sich bringen, die sich erst in einer nächsten Wiederverkörperung auswirken. So können sich Existenzen als Geisteskranker oder als Idiot zu

Vom Schicksalsgesetz

Menschen mit besonders schönen und wertvollen Wesenszügen in einer neuen Verkörperung entwickeln.

Diese beiden einfachsten Fälle von karmischer Verknüpfung zweier Verkörperungen mögen hier als Beispiel genügen; vielleicht regen sie den einen oder anderen Leser zu einer eingehenderen Beschäftigung mit Reinkarnation und Karma an. Auf jeden Fall führt diese zu einer wesentlichen Erweiterung und Bereicherung unseres geistigen Horizontes. Für den modernen Menschen kann daraus eine Vertiefung seines seelischen Innenlebens erwachsen und ihm zur vollen Erfassung der Verantwortlichkeit seines Verhaltens verhelfen. Den Eltern von schwer oder unheilbar kranken Kindern aber ist durch diese Ideen die Möglichkeit gegeben, mit ihrer Hilfe zum Sinn sonst unverständlicher Schicksalsschläge vorzudringen und darin Trost zu finden.

Die felsenfeste Überzeugung von der Weisheit dieser beiden Vorstellungen gibt den vielen Menschen, die in den anthroposophischen Heilinstituten für seelisch gestörte, d. h. seelenpflegebedürftige Kinder arbeiten, die immer sich erneuernde Begeisterung für ihre schwere Lebensaufgabe. Daß der in jedem Menschen lebende Geist niemals erkranken kann, weil er aus göttlicher Substanz besteht, und daß nur Krankheit oder Mißgestaltung des Körpers der Grund dafür sind, daß der Geist sich in dieser Verkörperung nicht normal äußern kann, weil eben sein Körper ein untaugliches Instrument geworden ist – das ist eine Idee von so gewaltiger Tragkraft, daß sie eigentlich jedes fühlende Menschenherz begeistern müßte. In einem nächsten Leben wird der Geist durch die im kranken Körper gemachten Erfahrungen um so heller strahlen.

Das Bewußtsein, daß es sich bei allem, was Eltern, Erzieher und Ärzte am kranken Kinde tun können, letzten Endes um die Weiterentwicklung des geistigen Ichs handelt, sollte uns immer neue Kraft für unsere Bemühungen geben. Verstehen wir die Tatsache dieses Ichs richtig, dann ergibt sich daraus der eigentliche Grund für die Verehrung, die wir dem Kinde schulden, und von der der römische Dichter Juvenal in dem Motto, das wir dem Buch voranstellten, spricht: Maxima debetur puero reverentia. Höchste

568   *Schlußwort*

Ehrfurcht schuldet man dem Kind, weil es ein geistiges Wesen in einem Erdenleibe ist, ein geistiges Ich, das sich immer wieder verkörpert.

Schlußbemerkung

Die Erwähnung bestimmter Marken und Firmen war nicht ganz zu umgehen. Sie erklärt sich aus den Erfahrungen des Autors. In keinem Falle stellt sie eine bezahlte Reklame dar.

Autor und Verlag

ANHANG

Über Milchflaschen und Sauger

Die Milchflaschen sind heute meist aus Glas oder Kunststoff hergestellt und tragen eine Grammeinteilung bis 200 g. Höhere Zahlen sind nicht zweckmäßig, weil dadurch die Mutter verleitet wird, dem Kinde mehr als 200 g zu einer Mahlzeit zu geben.

Zur Flasche gehört eine Gummikappe als Verschluß. Sofort nach Beendigung der Mahlzeit wird die Flasche mit kaltem Wasser gespült und gefüllt. Einmal täglich werden Flaschen und Verschlußkappen mit heißer Sodalösung und einer Flaschenbürste gereinigt; dann wird mit heißem Wasser nachgespült und die Flasche zum Trocknen mit dem Hals nach unten in ein Trockengestell oder dergleichen gestellt. (Bei Gebrauch moderner Spülmittel ist sorgfältiges Nachspülen mit heißem Wasser notwendig, damit nicht dem Glas anhaftende Reste des Mittels in die Nahrung gelangen.)

Als Sauger wählt man ein Modell, das die mütterliche Brustwarze nachahmt (Natursauger oder Sauger nach Balters-Müller). Die Saugöffnungen sind heute meist bereits vorhanden, sonst werden sie mit einer glühenden, dicken Stopfnadel von der Mutter gemacht; sie sollen so groß, aber keinesfalls größer sein, daß die Nahrung gerade aus dem Sauger tropft. Die Nahrung soll dem Kinde also nicht leicht in den Mund fließen, sondern sie soll, ähnlich wie die Muttermilch, vom Kind mit einer gewissen Anstrengung angesaugt werden.

Nach jeder Mahlzeit soll der Sauger mit kaltem Wasser, dem man etwas Salz zufügen kann, gründlich ausgewaschen und dann in einem sauberen Deckelglas aufbewahrt werden. Dieses Glas und der Sauger müssen täglich einmal drei Minuten lang ausgekocht werden. Niemals sollte die Saugerspitze mit einem Finger berührt werden. Durch kleinste Nahrungsreste, die in Flasche oder Sauger zurückbleiben, werden diese Geräte zur Brutstätte lebensgefährlicher Krankheitserreger.

Für die künstliche Ernährung notwendige Geräte

1 Milchkochtopf zum Kochen von einem halben Liter Milch
1 Emailletopf zum Schleimkochen, etwa einen Liter fassend
2–5 graduierte Milchflaschen mit Gummiverschlußkappen
1 feines Drahtsieb zum Durchlaufenlassen des Schleimes
1–2 Gummisauger mit fertigen Saugöffnungen
1 Flaschenbürste
1 kleiner Topf zum Auskochen des Saugers
1 Glas mit passendem Deckel (kleines Einmachglas) zum Aufbewahren
   des Saugers
   Kristallsoda als Reinigungsmittel

570   *Anhang*

Erwünscht ist:

1 Trockengestell für die Milchflaschen
1 Meßgerät aus Glas, 250 oder 500 g Fassungsvermögen

Diese Geräte sollten ausschließlich zur Herstellung der Kost des Kindes verwendet werden.

Maße und Gewichte

Flüssigkeiten (Milch, Wasser) können, wenn kein Meßglas vorhanden ist, mit der graduierten Milchflasche abgemessen werden. Mehl und Zucker wiegt man, wenn vorhanden, mit einer Waage, z.B. einer Briefwaage. Notfalls können zur ungefähren Mengenbestimmung folgende Angaben dienen:

Bei Flüssigkeiten:

1 Kaffeelöffel	=	5 ccm
1 Kinderlöffel	=	10 ccm
1 Eßlöffel	=	15 ccm
1 Kaffeetasse	=	150 ccm
1 Untertasse	=	75 ccm
1 Suppenteller	=	200 ccm
1 Weinglas	=	100 ccm

Bei Mehl, Grieß, Zucker und dergleichen enthält:

1 Teelöffel gestrichen	etwa	3 g
1 Teelöffel gehäuft	etwa	7 g
1 Kinderlöffel gestrichen	etwa	6 g
1 Kinderlöffel gehäuft	etwa	16 g
1 Eßlöffel gestrichen	etwa	11 g
1 Eßlöffel gehäuft	etwa	25 g

Da die Löffelgrößen sehr unterschiedlich sind, lohnt sich die Anschaffung von Meßgefäßen, die die Apotheken vorrätig haben (Einnehmeglas oder Einnehmelöffel mit Graduierung). Oder man wiegt selbst auf der Briefwaage nach, wieviel die eigenen Löffel von den einzelnen Mengen enthalten.

Herstellung von Körnerwasser

2 Eßlöffel Körner von Gerste 6–10 Stunden vorweichen, mit dem Einweichwasser ca. 1½ Stunden kochen lassen, durch ein Haarsieb sieben, nicht auspressen, sondern die Körner anderweitig verwenden (nach U. Renzenbrink: „Ernährung unserer Kinder").

Anhang 571

Schema der künstlichen Ernährung eines gesunden Säuglings in den ersten Lebenswochen mit einer sogenannten Halbmilch

Alter	Zahl und Größe der Einzelmahlzeit	Tagesmenge	Mischungsverhältnis	Zusatzflüssigkeit	Zucker auf Gesamtmenge oder Honig in geringen Mengen
1. Tag	bei Unruhe Fencheltee	nach Bedarf	—	—	—
2. Tag	5×20 ccm	100 ccm	1 Teil Milch, 1 Teil Zusatzflüssigkeit	Körnerwasser	3–5 g
3. Tag	5×25–30 ccm	125–150 ccm	„	„	5 g
4. Tag	5×30–35 ccm	150–175 ccm	„	„	5–7 g
5. Tag	5×35–40 ccm	175–200 ccm	„	„	10 g
10. Tag	5×80 ccm	400 ccm	„	„	15–20 g
2.–3. Woche	5×100–120 ccm	500–600 ccm	„	„	15–30 g
3.–4. Woche	5×120–140 ccm	600–700 ccm	„	Holle-Schleim	18–35 g
2. Monat	5×140–160 ccm	700–800 ccm	„	„	18–35 g

Regel: Die Trinkmenge beträgt ⅙ bis ⅐ des Körpergewichtes. Das heißt bei einem Gewicht von 4200 g beträgt die Tagestrinkmenge 700 g. Durch 5 geteilt ergibt das pro Mahlzeit 140 g. Eine Erhöhung der Tagestrinkmenge bis zum Ende des 3. Lebensmonats sollte 900 g nicht überschreiten. Zu Beginn des 3. Lebensmonats beginnen wir langsam auf eine Zweidrittelmilch überzugehen (nach U. Renzenbrink: „Ernährung unserer Kinder").

572   *Anhang*

Demeter-Produkte zur Kinderernährung

für den Säugling bis zum 4. Monat:
  Demeter-Getreideschleim
  Demeter-Haferschleim   250 g
  Demeter-Gerstenschleim, Marke: „Frau Holle"

für den Säugling ab 4. Monat:
  Demeter-Vollkorn-Kindernahrung, Marke: „Frau Holle"   250 g

für den älteren Säugling:
  Demeter-Frischkorn-Weizenflocken   375 g
  Demeter-Weizenschrot-Zwieback   160 g
  Demeter-Weizenschrot-Keks   150 g
  Demeter-Haferflocken   500 g
  Demeter-Rübensirup

Bezugsquelle: Reformhäuser und Naturkostläden, die die Nährmittel aus Arles-
heim/Schweiz beziehen.

⅓ Milchherstellung mit Mandelmus (der Firma Granovita, frei von Bittermandeln) und Milchzucker

1 Teil Kuhmilch	je nach der erforderlichen
2 Teile Wasser	Tagestrinkmenge:
4% Mandelmus	z.B. 250 ml Kuhmilch
6% Milchzucker (bei Rohrzucker	500 ml Wasser
höchstens 3% Zucker)	24 g Mandelmus
	36 g Milchzucker

Kuhmilchfreie Mandelmilch (mit Mandelmus der Firma Granovita, frei von Bittermandeln)

je nach erforderlicher Tagestrinkmenge:

Wasser	z.B. 600 ml
6–7% Mandelmus	ca. 40 g
6% Milchzucker	36 g
(bzw. 3% Rohrzucker)	(18 g)

(Nach Goebel-Glöckler: „Kindersprechstunde")

Anhang 573

Bezugsquellen

Kinderlaufställchen (auch zu mieten): Heil- und Erziehungsinstitut Bingenheim, 6363 Echzell 2, Tel.: 06035/81-0.

Anfertigung von Wiegenkufen für Kinderwagen oder Bettchen: Die Lebensgemeinschaft, Holzwerkstatt, 6407 Schlitz-Sassen, Tel.: 06642/5081.

Holzspielzeug, hölzerner Hausrat, Handarbeitszubehör, vielerlei Möbel, Matratzen: Firma Handwerkstatt, Peter Wolfgang Stein, Feld 2, 4553 Merzen 3, Tel.: 05466/642.

Gesundheitsbetten, Gesundheitstextilien aus Naturfasern, Gesundheitsschuhe, Gesundheitsbücher: Rolf und Ursula Aßmus, Postfach 30, 7121 Ingersheim, Tel.: 07142/6904 + 6920.

Wollwäsche, Wollkleidung: Naturinchen, Teltower Damm 43/45, 1000 Berlin 37.

Bezugsquellen. (Ernährung, Kleidung, Gartenbau, Musikinstrumente, Sanatorien, Reformhäuser, Alternativläden, Spielzeug, Verlage, Hygiene, Institute, Schulen, Wohnung, Haushalt, Diverses usw.) 2. Neuauflage. Verein für ein erweitertes Heilwesen e.V., Johannes-Kepler-Str. 58, 7263 Bad Liebenzell 3.

Der Grüne Baum: Natur-Markt. Natur-Versand GmbH, Postfach 101765, 4630 Bochum 1, Tel.: 0234/312177 (z.B. Strickwindeln, Wollwindelhose, Baby- und Kinderschlupfsack, Wollwaschmittel und Wollkur).

Trinkwasseruntersuchungen auf Nitratgehalt: Institut Fresenius in Taunusstein. Wenn gut, müßte er unter 0,4 mg/l sein.

574 *Anhang*

Merkblätter

Herausgegeben vom Verein für ein erweitertes Heilwesen e.V.
Joh.-Kepler-Str. 58, D 7263 Bad Liebenzell 3, Tel.: 07052/567.

Einzelhefte:

3 Künstlerische Therapie. Vorbeugung und Heilung von Zeitschäden
16 Du und Dein Auto
17 Wassernot und Wasserrettung. Unser Wasser als Lebenselement
20 Vom Wert der Gewürze. Die Gewürzkräuter als Helfer für die tägliche Nahrung
23 Unsere Zähne – Opfer der Zivilisation? Ursachen und Vorbeugung des Zahnverfalls
26 Der Heilberuf als Lebensaufgabe
28 Legasthenie – ein Zeitproblem. Ursache, Vorbeugung und Heilung
30 Meine Arbeit und ich. Zur Gesundung und Humanisierung der Arbeitswelt
31 Menschengemäße Geburtshilfe
32 Empfängnisregelung und menschliche Freiheit
35 Was ist Homöopathie? Grundlagen, Möglichkeiten, Grenzen

36 Kernenergie – Ausweg oder Gefahr? Ein Beitrag zur Energiediskussion in der BRD
37 Depression. Wesen und Behandlung
39 Arzneimittelgesetz und geistige Freiheit
40 Die zweifache Abstammung des Menschen. Evolution und Menschwerdung
42 Pop-Musik: Faszination der Jugend
43 Kritisches zur Atomenergie
44 Was ist ein „wissenschaftlich" allgemein anerkanntes Arzneimittel?
45 Was bedeutet Seelenpflege? Die Aufgaben der anthroposophischen Heilpädagogik u. Sozialtherapie
46 Eurythmie – Die heilende Bewegungskunst
47 Die Keimkräfte der sozialen Dreigliederung und ihre Pflege
48 Das Therapeutikum · Ein neues Modell im Gesundheitswesen

Anhang

Doppelhefte:

101 Nervosität · Ich habe keine Zeit
102 Radio und Kino · Gefahren für die Seele
103 Gesunde Erde – Gesunder Mensch. Ernährung und Landwirtschaft
104 Heilkräfte des Denkens
105 Krebs, die Krankheit unserer Zeit
106 Die Umwelt des Kleinkindes · Die gesunde Ernährung des Säuglings
107 Droge und Suchtentstehung
108 Naturheilmittel in der öffentlichen Meinung
109 Comics oder Märchen?
110 Mit dem Bildschirm leben
111 Schöpferisches Altern · Die Furcht vor dem Tode
112 Tolerierte Sucht · Alkohol · Rauchen
113 Anthroposophische Medizin und ihre Heilmittel
114 Vom Sinn der Kinderkrankheiten Rachitis · Abhärtung
115 Das kindliche Spiel · Spiel und Spielzeug
116 Zur Gesundung menschlicher Gemeinschaft
117 Musiktherapie. Ein Beitrag aus anthroposophischer Sicht
118 Meditation als Heilkraft der Seele
119 Atomtechnik – Zu ihrem Verständnis – Besorgnisse
120 Hat das Leben einen Sinn? Schicksal und Wiederverkörperung
999 Informations-Paket (kostenlos)

Merkblätter, herausgegeben vom Gemeinnützigen Gemeinschaftskrankenhaus, Beckweg 4, 5804 Herdecke-Westende

Über das Stillen
Beratungen zur Säuglingsernährung
Säuglings- und Kleinkinderernährung
Mein Kind hat Fieber
Was ist Waldorfpädagogik?

Bücher für Eltern

Mensch und Kosmos

Beltle, Th.: Die menschenwürdige Gesellschaft. Frankfurt/M.: Klostermann 1974. 202 S.

Bock, Emil: Beiträge zur Geistesgeschichte der Menschheit. Stuttgart: Urachhaus
Bd. 1: Urgeschichte. 7. Aufl. 1978. 220 S.
Bd. 2: Moses und sein Zeitalter. 7. Aufl. 1983. 224 S.
Bd. 3: Könige und Propheten. 5. Aufl. 1977. 352 S.
Bd. 4: Cäsaren und Apostel. 5. Aufl. 1978. 374 S.
Bd. 5: Kindheit und Jugend Jesu. 6. Aufl. 1983. 320 S.
Bd. 6: Die drei Jahre. 6. Aufl. 1981. 462 S.
Bd. 7: Paulus. 4. Aufl. 1981. 390 S.

Brecht, E.: Die Wahrheit über Kohlehydrate. Zeitschrift „Aktion Gesundheit und Umwelt", Friedensstr. 98, 7530 Pforzheim.

Fudalla, S. G.: Die Gegenwart als Patient. 2., erw. Aufl. Berlin: Nicolaische Verlagsbuchhandlung 1981. 250 S.

Hartmann, O. J.: Vom Sinn der Weltentwicklung. Sein und Wissen. Frankfurt/M.: Klostermann 1971. 198 S.

Husemann, Friedrich: Wege und Irrwege in die geistige Welt. 3. Aufl. Stuttgart: Freies Geistesleben 1977. 39 S.

Kloss, H.: Die Selbstverwaltung des Geisteslebens. Frankfurt/M.: Klostermann 1981. 120 S.

Lehrs, E.: Mensch und Materie. 2., völlig überarb. und erw. Auflage. Frankfurt/M.: Klostermann 1966. 456 S.

Linden, W. zur: Blick durchs Prisma. Lebensbericht eines Arztes. 4. Aufl. Frankfurt/M.: Klostermann 1979. 304 S.

Rusch, H. P.: Naturwissenschaft von morgen. Vorlesungen über Erhaltung und Kreislauf lebendiger Substanz. Unveränd. Nachdruck. Institut für Mikroökologie 1980. 252 S.

Steiner, R.: Die Geheimwissenschaft im Umriß. 29. Aufl. Dornach: R. Steiner Verlag 1977. 443 S.

Steiner, R.: Menschenwesen, Menschenschicksal und Weltenentwicklung. 7 Vorträge, Kristiania 1923. 4. Aufl. Dornach: R. Steiner Verlag 1978. 140 S.

Voors, B./Davy, G.: Familienleben. Stuttgart: Freies Geistesleben 1985. 320 S.

Wachsmuth, G.: Erde und Mensch – ihre Bildekräfte, Rhythmen und Lebensprozesse. 4. Aufl. Dornach: Philosophisch-Anthroposophischer Verlag 1980. 463 S.

Menschenkunde

Blechschmidt, Erich: Wie beginnt das menschliche Leben? Forschungsergebnisse mit weitreichenden Folgen. 4., völlig neu bearb. Aufl. Stein am Rhein: Christiana 1976. 168 S.

Boor, L. de: Die holdseligen Anfänger. 2. Aufl. Stuttgart: Mellinger 1985. 96 S.

Glas, N.: Das Antlitz offenbart den Menschen. Stuttgart: Mellinger.
Bd. 1: Eine geistesgemäße Physiognomik. 4. Aufl. 1979. 192 S.
Bd. 2: Die Temperamente. 3. Aufl. 1982. 64 S.

Bücher für Eltern

Glas, N.: Die Hände offenbaren den Menschen. 3. Aufl. Stuttgart: Mellinger 1981. 112 S.

Glas, N.: Lebensalter des Menschen. Stuttgart: Mellinger.
Bd. 1: Frühe Kindheit. 4. Aufl. 1985. 164 S.
Bd. 2: Jugendzeit und mittleres Lebensalter. 2. Aufl. 1981. 160 S.
Bd. 3: Lichtvolles Alter. 4. Aufl. 1982. 160 S.

Haller, A. v.: Gefährdete Menschheit. Ursache und Verhütung der Degeneration. 5. Aufl. Stuttgart: Hippokrates 1980. 172 S.

Hartmann, O. J.: Dynamische Morphologie. Embryonalentwicklung und Konstitutionslehre als Grundlagen praktischer Medizin. 2. Aufl. Frankfurt/M.: Klostermann 1959. 610 S., 113 Abb.

Hartmann, O. J.: Geheimnisse der Menschenbegegnungen. 7. Aufl. Frankfurt/M.: Klostermann 1984. 96 S.

Hartmann, O. J.: Menschenkunde. Einführung zum Verständnis des Lebendigen. 3. Aufl. Frankfurt/M.: Klostermann 1979. 338 S., 129 Abb.

König, Karl: Brüder und Schwestern. Geburtenfolge als Schicksal. 8. Aufl. Göttingen: Vandenhoeck & Ruprecht 1983. 93 S.

König, Karl: Die ersten drei Jahre des Kindes. 7. Aufl. Stuttgart: Freies Geistesleben 1981. 110 S.

Lievegoed, B.: Entwicklungsphasen des Kindes. 3. Aufl. Stuttgart: Mellinger 1982. 148 S.

Linden, W. zur: Dein Kind. Sein Werden und Gedeihen. 2., überarb. u. erw. Aufl. Frankfurt/M.: Klostermann 1982. 164 S.

Lutz, J.: Kinderpsychiatrie. Eine Anleitung zu Studium und Praxis für Ärzte, Erzieher, Fürsorger, Juristen. Mit besonderer Berücksichtigung heilpädagogischer Probleme. 4., erg. und erw. Aufl. Zürich: Rotapfel 1972. 440 S.

Meyer, Rud.: Das Kind. Vom Wunder der Menschwerdung und der Pflege der Kindesseele. 8. Aufl. Stuttgart: Urachhaus 1974. 168 S.

Mit Kindern leben. Zur Praxis der körperlichen und seelischen Gesundheitspflege. Sozial-hygienische Schriftenreihe. 3. Aufl. Stuttgart: Freies Geistesleben 1984. 280 S.

Müller-Eckhard, H.: Das unverstandene Kind. 9. Aufl. Stuttgart: Klett-Cotta 1970. 269 S.

Nilsson, L.: Ein Kind entsteht. Bilddokumentation über die Entwicklung des Lebens im Mutterleib. Neuausgabe. München: Mosaik 1983. 160 S., 187 Abb.

Simonis, W. C.: Die ersten sieben Jahre. Ein Ratgeber zum Verständnis des Kleinkindes. Schaffhausen: Novalis 1980. 160 S.

Steiner, R.: Allgemeine Menschenkunde als Grundlage der Pädagogik. 14 Vorträge, Stuttgart 1919. 8. Aufl. Dornach: R. Steiner Verlag 1980. 216 S.

Steiner, R.: Die gesunde Entwicklung des Leiblich-Physischen als Grundlage der freien Entfaltung des Seelisch-Geistigen. 16 Vorträge und 3 Fragenbeantwortungen, Dornach 1921/22. 3. Aufl. Dornach: R. Steiner Verlag 1978. 367 S.

Strauß, Michaela: Von der Zeichensprache des kleinen Kindes. Spuren der Menschwerdung. 3. Aufl. Stuttgart: Freies Geistesleben 1983. 96 S., 85 Abb.

Wilmar, F.: Vorgeburtliche Menschwerdung. Eine Betrachtung über die menschliche frühembryonale Entwicklung. Stuttgart: Mellinger 1979. 164 S.

578   *Anhang*

Biologie und Wissenschaft

Engqvist, M.: Gestaltkräfte des Lebendigen. Die Kupferchlorid-Kristallisation, eine Methode zur Erfassung biologischer Veränderungen pflanzlicher Substanzen. Frankfurt/M.: Klostermann 1970. 48 S., 216 Abb.

Engqvist, M.: Physische und lebensbildende Kräfte in der Pflanze. Ihre Widerspiegelung im Kupferchlorid-Kristallisationsbild. Frankfurt/M.: Klostermann 1975. 56 S.

Engqvist, M.: Die Steigbildmethode. Ein Indikator für Lebensprozesse in der Pflanze. Frankfurt/M.: Klostermann 1977. 74 S., 33 Abb.

Hauschka, R.: Heilmittellehre. Ein Beitrag zu einer zeitgemäßen Heilmittelerkenntnis. 4. Aufl. Frankfurt/M.: Klostermann 1983. 280 S.

Hauschka, R.: Substanzlehre. Zum Verständnis der Physik, der Chemie und therapeutischer Wirkungen der Stoffe. 8. Aufl. Frankfurt/M.: Klostermann 1981. 360 S.

Manstein, B.: Strahlen. Gefahren der Radioaktivität und Chemie. Medizin und Wissenschaft im Umbruch. Ein kritisches Handbuch. Frankfurt/M.: S. Fischer 1979. 492 S.

Mensch und Kleidung. Rundbrief des Arbeitskreises für Bekleidung. Bad Liebenzell: Verein für ein erweitertes Heilwesen 1981.

Pelikan, Wilh.: Heilpflanzenkunde. Der Mensch und die Heilpflanzen. Dornach: Philosophisch-Anthroposophischer Verlag.
Bd. 1: 4. Aufl. 1980. 367 S., 102 Abb.
Bd. 2: 3. Aufl. 1982. 254 S.
Bd. 3: 2. Aufl. 1984. 260 S.

Poppelbaum, H.: Mensch und Tier. 7., erw. Aufl. Dornach: Philosophisch-Anthroposophischer Verlag 1975. 167 S.

Poppelbaum, H.: Tier-Wesenskunde. 3. Aufl. Dornach: Philosophisch-Anthroposophischer Verlag 1981. 290 S.

Potenzierte Heilmittel. Ursprung, Wesen und Wirkungsnachweis von dynamisierten Substanzen. Mit Beiträgen von W. Pelikan, G. Unger u. a. Stuttgart: Freies Geistesleben 1971. 110 S.

Rusch, H. P.: Bodenfruchtbarkeit. Eine Studie biologischen Denkens. 4. Aufl. Heidelberg: Karl F. Haug 1980. 243 S.

Seifert, Alwin: Gärtnern, Ackern – ohne Gift. München: Biederstein 1982. 210 S.

Selawry, A. und O.: Die Kupferchlorid-Kristallisation in Naturwissenschaft und Medizin. Stuttgart: G. Fischer 1957. 232 S., 131 Abb.

Simonis, W. C.: Wolle und Seide. Der Mensch als Wärmewesen. Bekleidungshygienische Betrachtungen. 5. Aufl. Stuttgart: Freies Geistesleben 1983. 80 S.

Seelenlehre

Bühler, W.: Der Leib als Instrument der Seele in Gesundheit und Krankheit. Sozial-Hygienische Schriftenreihe. 8. Aufl. Stuttgart: Freies Geistesleben 1981. 88 S.

Hahn, Herb.: Von den Quellkräften der Seele. 3. Aufl. Stuttgart: Mellinger 1983. 156 S.

Heydebrand, C. v.: Vom Seelenwesen des Kindes. 9. Aufl. Stuttgart: Mellinger 1984. 192 S.

Soziale Hygiene. Seelisch-geistige Selbsthilfe im Zeitalter der Lebenskränkung. 3. Aufl. Stuttgart: Freies Geistesleben 1981. 244 S.

Treichler, Rud.: Die Entwicklung der Seele im Lebenslauf. Stufen, Störungen und Erkrankungen des Seelenlebens. 2. Aufl. Stuttgart: Freies Geistesleben 1982. 317 S.

Udo de Haes, D.: Urbilder der Kleinkinderseele. Vom Schwellenübertritt und Zweiweltensein der frühen Kindheit. 2. Aufl. Stuttgart: Mellinger 1985. 52 S.

Zeylmans van Emmichoven, F. W.: Gespräche über die Hygiene der Seele. 2., unveränd. Aufl. Arlesheim: Natura 1979. 314 S.

Zeylmans van Emmichoven, F. W.: Die menschliche Seele. 2. Aufl. Basel: Die Pforte 1979. 248 S.

Sinneslehre

Aeppli, W.: Sinnesorganismus – Sinnesverlust – Sinnespflege. Die Sinneslehre Rudolf Steiners in ihrer Bedeutung für die Erziehung. 3. Aufl. Stuttgart: Freies Geistesleben 1979. 113 S.

Glas, N.: Gefährdung und Heilung der Sinne. 3. Aufl. Stuttgart: Mellinger 1984. 196 S.

König, Karl: Sinnesentwicklung und Leiberfahrung. Heilpädagogische Gesichtspunkte zur Sinneslehre Rudolf Steiners. 2. Aufl. Stuttgart: Freies Geistesleben 1978. 124 S.

Lauer, H. E.: Die zwölf Sinne des Menschen. Umrisse einer neuen, vollständigen und systematischen Sinneslehre auf der Grundlage der Geistesforschung von Rudolf Steiner. 2. Aufl. Schaffhausen: Novalis 1978. 416 S.

Simonis, W. C.: Eine anthroposophisch-geisteswissenschaftliche Sinnes-Lehre. Frankfurt/M.: Klostermann 1980. 48 S.

Steiner, R.: Die Welt der Sinne und die Welt des Geistes. 6 Vorträge, Hannover 1911/1912. 4. Aufl. Dornach: R. Steiner Verlag 1979. 126 S.

Ernährung

Bruker, M. O.: Gesund durch richtiges Essen. Richtige Ernährung von A–Z. München: Tomus 1983. 240 S.

Dengler, H./Rohlfs v. Wittich, A.: Gemüse, Kräuter, Obst. 2. Aufl. Stuttgart: Freies Geistesleben 1984. 307 S.

Hälsig, E .: Vollwertkost. Selbstverlag E. Hälsig, Schönbergstr. 20, 6200 Wiesbaden. 1979. 23 S.

Hauschka, R.: Ernährungslehre. Zum Verständnis der Physiologie der Verdauung und der ponderablen und imponderablen Qualitäten der Nahrungsstoffe. 7. Aufl. Frankfurt/M.: Klostermann 1979. 266 S., 67 Abb.

Hübner, B.: Aus Barbara Hübners feiner Würzküche. Stuttgart: Freies Geistesleben.
Bd. 1: 1983. 271 S.
Bd. 2: 1985. 280 S.

Hübner, B.: Die Zubereitung von Getreidegerichten. Sonderheft mit Rezpten. Arbeitskreis für Ernährungsforschung. D-7263 Bad Liebenzell-Unterlengenhardt, Zwerweg 19.

580 *Anhang*

Jaffke, F.: Getreidegerichte – einfach und schmackhaft. Anregungen und Rezepte. 9. Aufl. Stuttgart: Freies Geistesleben 1983. 56 S. (Arbeitsmaterial a. d. Waldorf-kindergärten 2).

Kühne, P.: Säuglingsernährung. 1985. 96 S. Arbeitskreis für Ernährungsforschung. D-7263 Bad Liebenzell 3.

Kühne, P.: Von Kräutern und Gewürzen. Arbeitskreis für Ernährungsforschung. D-7263 Bad Liebenzell 3.

Ljungquist, A.: Zur Qualität in der Ernährung. Rezepte für die vegetarische Küche. 4. Aufl. Dornach: Philosophisch-Anthroposophischer Verlag 1979. 190 S.

Loeckle, W. E.: Bewußte Ernährung und gesunde Lebensführung. Ein Wegweiser für Gesunde und Kranke. Schaffhausen: Novalis 1983. 243 S.

Piepenstock, M.: Internationales Gaumen-Kursbuch. Koch- und Ernährungsbuch. 3., erw. und überarb. Aufl. München: Rose-Verlag.

Renzenbrink, U.: Ernährung in der zweiten Lebenshälfte. 2. Aufl. Stuttgart: Freies Geistesleben 1984. 208 S.

Renzenbrink, U.: Ernährung unserer Kinder. Gesundes Wachstum – Konzentration – Soziales Verhalten – Willensbildung. 6. Aufl. Stuttgart: Freies Geistesleben 1984. 204 S.

Renzenbrink, U.: Ernährungskunde aus anthroposophischer Erkenntnis. Grundfragen – Auswirkungen – Anwendung. 2. Aufl. Dornach: Philosophisch-Anthroposophischer Verlag 1984. 104 S.

Renzenbrink, U.: Zeitgemäße Getreide-Ernährung. Rezepte für alle Getreidearten. 5. Aufl. Dornach: Geering 1983. 148 S.

Simonis, W. C.: Korn und Brot. 3. Aufl. Stuttgart: Freies Geistesleben 1981. 160 S.

Simonis, W. C.: Taschenbuch der Heil- und Gewürzkräuter. 6. Aufl. Frankfurt/M.: Klostermann 1981. 236 S.

v. Wistinghausen, A.: Ernährung und Landwirtschaft. 1985. 100 S. Arbeitskreis für Ernährungsforschung. D-7263 Bad Liebenzell 3.

Krankheit und Heilkunst

Das Bild des Menschen als Grundlage der Heilkunst. Entwurf einer geisteswissenschaftlich orientierten Medizin. Begr. von F. Husemann. Neu hrsg. und bearb. von O. Wolff. Stuttgart: Freies Geistesleben.

   Bd. 1: Zur Anatomie und Physiologie. 7. Aufl. 1977. 288 S.

   Bd. 2: Zur Pathologie und Therapie.

      1. Halbband: 3. Aufl. 1981. 303 S.

      2. Halbband: 1978. 816 S.

Die Mistel in der Krebsbehandlung. Hrsg. von Otto Wolff. 3., überarb. und erw. Aufl. Frankfurt/M.: Klostermann 1985. 200 S.

Bruker, M. O.: Krank durch Streß – die lebens- und spannungsbedingten Krankheiten und ihre Heilung. 4. Aufl. Hopferau: bioverlag gesundleben 1981. 404 S.

Eichler, E.: Wickel und Auflagen. Aus der Praxis geisteswissenschaftlicher Medizin. Anleitung für Pflegende. Bad Liebenzell: Verein für ein erweitertes Heilwesen 1982.

Bücher für Eltern

Ewy, D. u. R.: Die Lamaze-Methode. Beitrag zu einem positiven Geburtserlebnis.
5. Aufl. München: Goldmann Ratgeber 1981. 149 S.

Fernsehgeschädigt. Begründende Literatur zu einem Aufruf, die kleinen Kinder vor
dem Bildschirm zu schützen. Studienheft 7. Internationale Vereinigung der
Waldorfkindergärten, Haußmannstr. 46, D-7000 Stuttgart 1.

Geuter-Newitt, I.: Für die Eltern eines mongoloiden Kindes. 2. Aufl. Stuttgart:
Mellinger 1981. 32 S.

Goebel, W./Glöckler, M.: Kindersprechstunde. 2. Aufl. Stuttgart: Urachhaus 1985.
542 S.

Holtzapfel, W.: Erweiterung der Heilkunst. Rudolf Steiner und die Medizin. 2.
Aufl. Dornach: Philosophisch-Anthroposophischer Verlag 1983. 32 S.

Holtzapfel, W.: Krankheitsepochen der Kindheit. 4., erw. Aufl. Stuttgart: Freies
Geistesleben 1984. 94 S.

Imhäuser, H.: Homöopathie in der Kinderheilkunde. Aus der Praxis für die Praxis.
6. Aufl. Heidelberg: Haug 1984. 240 S.

Kitzinger, S.: Hausgeburt. Die natürliche Alternative. München: Biederstein 1982.
222 S.

König, Karl: Der Mongolismus. Erscheinungsbild und Herkunft. 4. Aufl. Stuttgart:
Hippokrates 1980. 280 S.

Leboyer, F.: Geburt ohne Gewalt. 3. Aufl. München: Kösel 1984. 156 S.

Linden, W. zur: Sind wir wirklich machtlos bei Poliomyelitis? Stuttgart: Hippokrates.

Linden, W. zur: Verbesserte Rachitis-Therapie. Beiträge zur Erweiterung der
Heilkunst. Gesellschaft anthroposophischer Ärzte. Trossinger Str. 72, D-7000
Stuttgart.

Loeckle, W.: Krebsalarm. Vorsorge ohne Gewalt. Ein Appell an das Bewußtsein.
Schaffhausen: Novalis 1978. 160 S.

Odent, M.: Die sanfte Geburt. 5. Aufl. München: Kösel 1982. 158 S.

Siewecke, H.: Anthroposophische Medizin. Dornach: Philosophisch-Anthroposo-
phischer Verlag.
Teil 1: Studien zu ihren Grundlagen. 2. Aufl. 1982. 375 S.
Teil 2: Gesundheit und Krankheit als Verwirklichungsformen menschlichen
Daseins. 1967. 480 S.

Simonis, W. C.: Genuß aus dem Gift? Herkunft und Wirkung von Kaffee, Tee,
Kakao, Tabak, Alkohol und Haschisch. 4. Aufl. Stuttgart: Freies Geistesleben
1984. 136 S.

Simonis, W. C.: Taschenbuch der häuslichen Krankenpflege. 5. Aufl. Stuttgart:
Freies Geistesleben 1980. 103 S.

Erziehung und Unterricht

Arbeitsmaterial aus den Waldorfkindergärten. Stuttgart: Freies Geistesleben.

Britz-Crecelius, H.: Kinderspiel – lebensentscheidend. 4., erw. Aufl. Stuttgart:
Urachhaus 1982. 232 S.

Carlgren, F.: Erziehung zur Freiheit. Die Pädagogik Rudolf Steiners. Bilder und
Berichte aus der internationalen Waldorfschulbewegung. 4. Aufl. Stuttgart:
Freies Geistesleben 1981. 208 S.

582 *Anhang*

Dühnfort, E./Kranich, E. M.: Der Anfangsunterricht im Schreiben und Lesen in seiner Bedeutung für das Lernen und die Entwicklung des Kindes. 3. Aufl. Stuttgart: Freies Geistesleben 1984. 81 S.

Eymann, F.: Gesammelte Schriften Band 1: Die Weisheit der Märchen im Spiegel der Geisteswissenschaft Rudolf Steiners. Basel: Zbinden 1980. 140 S.

Grunelius, E. M.: Erziehung im frühen Kindesalter. Der Waldorf-Kindergarten. 4. Aufl. Schaffhausen: Novalis 1980. 96 S.

Heilende Erziehung. Vom Wesen seelenpflegebedürftiger Kinder und deren heilpädagogischer Förderung. 4. Aufl. Stuttgart: Freies Geistesleben 1981. 336 S.

Heydebrand, C. v.: Vom Spielen des Kindes. Das Kind beim Malen. 4. Aufl. Stuttgart: Mellinger 1974. 32 S.

Jaffke, F.: Spielzeug von Eltern selbst gemacht. 14. Aufl. Stuttgart: Freies Geistesleben 1985. 96 S. (Arbeitsmaterial a. d. Waldorfkindergärten 1).

Jörke, R.: Färben mit Pflanzen. 5. Aufl. Stuttgart: Freies Geistesleben 1983. 72 S. (Arbeitsmaterial a. d. Waldorfkindergärten 3).

Kiersch, J.: Freie Lehrerbildung. Stuttgart: Freies Geistesleben 1978. 85 S.

Kiersch, Johannes: Die Waldorfpädagogik. Eine Einführung in die Pädagogik Rudolf Steiners. 6. Aufl. Stuttgart: Freies Geistesleben 1984. 59 S.

Kischnik, R.: Was die Kinder spielen. 250 Bewegungsspiele für die Schuljugend. 7. Aufl. Stuttgart: Freies Geistesleben 1985. 160 S.

Lenz, Friedel: Bildsprache der Märchen. 5. Aufl. Stuttgart: Urachhaus 1984. 300 S.

Lenz, Friedel: Das Tier im Märchen. Die Märchen als Künder geistiger Wahrheiten. 3. Aufl. Schaffhausen: Novalis 1978. 90 S.

Lindenberg, Ch.: Die Lebensbedingungen des Erziehens. Von Waldorfschulen lernen. Freiheit als Prinzip der Schule. Reinbek: Rowohlt Taschenbuch 1981.

Lindenberg, Ch.: Waldorfschulen – angstfrei lernen, selbstbewußt handeln. Praxis eines verkannten Schulmodells. Reinbek: Rowohlt Taschenbuch 1975.

Meier-Willi, H.: Färben mit Farben aus Pflanzen. Heidi Meier-Willi, Unterer Zielweg 89, Ch-4143 Dornach.

Müller-Eckhard, H.: Grundlagen der Geschlechtserziehung. 4. Aufl. Stuttgart: Klett-Cotta 1969. 259 S.

Plan und Praxis des Waldorfkindergartens. Hrsg.: Internationale Vereinigung der Waldorfkindergärten. 8. Aufl. Stuttgart: Freies Geistesleben 1983. 118 S.

Scholl, R.: Das Gewissen des Kindes. Seine Entwicklung und Formung in normalen und in unvollständigen Familien. 3. Aufl. Stuttgart: Hippokrates 1975. 160 S.

Simonis, W. C.: Aus der kosmischen Pädagogik. Stuttgart: Mellinger 1979. 112 S.

Steiner, R.: Die Erziehung des Kindes vom Gesichtspunkte der Geisteswissenschaft. 6. Aufl. Dornach: R. Steiner Verlag 1985. 63 S.

Steiner, R.: Erziehungskunst. Methodisch-Didaktisches. 14 Vorträge. 5. Aufl. Dornach: R. Steiner Verlag 1974. 202 S.

Steiner, R.: Gebete für Mütter und Kinder. 5. Aufl. Dornach: R. Steiner Verlag 1980. 64 S.

Steiner, R.: Märchendichtungen im Lichte der Geistesforschung. Märchendeutungen. 2 Vorträge, Berlin 1908/13. 4. Aufl. Dornach: R. Steiner Verlag 1979. 72 S.

Steiner, R.: Rosenkreuzerisches Weistum in der Märchendichtung. Vortrag Berlin 1911. 2. Aufl. Dornach: R. Steiner Verlag 1980. 32 S.

Bücher für Eltern   583

Steiner, R.: Das Wesen des Musikalischen und das Tonerlebnis im Menschen. Vorträge, Schlußworte, Dornach 1906–1923. 4. Aufl. Dornach: R. Steiner Verlag 1981. 186 S.

Tod und Wiederverkörperung

Bock, E.: Wiederholte Erdenleben. Die Wiederverkörperungsidee in der deutschen Geistesgeschichte. 6. Aufl. Stuttgart: Urachhaus 1975. 184 S.

Friederichs, K.: Lebensdauer, Altern und Tod in der Natur umd im Menschenleben. Frankfurt/M.: Klostermann 1959. 211 S.

Hartmann, O. J.: Der Mensch als Selbstgestalter seines Schicksals. Lebenslauf und Wiederverkörperung. 11. Aufl. Frankfurt/M.: Klostermann 1984. 278 S.

Husemann, Friedrich: Vom Bild und Sinn des Todes. Entwurf einer geisteswissenschaftlich orientierten Geschichte. Physiologie und Psychologie des Todesproblems. 4. Aufl. Stuttgart: Freies Geistesleben 1979. 206 S.

Meyer, Rud.: Vom Sinn des Todes und von der Gemeinschaft mit den Toten. 7., verb. Aufl. Stuttgart: Urachhaus 1985. 56 S.

Poppelbaum, H.: Schicksalsrätsel – Verkörperung und Wiederverkörperung. 3. Aufl. Dornach: Philosophisch-Anthroposophischer Verlag 1980. 112 S.

Steiner, R.: Die Offenbarungen des Karma. 11 Vorträge, Hamburg 1910. 6. Aufl. Dornach: R. Steiner Verlag 1975. 229 S.

Steiner, R.: Reinkarnation und Karma – Wie Karma wirkt. Zwei Aufsätze aus dem Jahre 1903. 4. Aufl. Dornach: R. Steiner Verlag 1985. 50 S.

Steiner, R.: Wiederverkörperung und Karma und ihre Bedeutung für die Kultur der Gegenwart. 5 Vorträge, Berlin, Stuttgart 1912. 3. Aufl. Dornach: R. Steiner Verlag 1978. 110 S.

584 *Anhang*

Bücher für Eltern und Kinder

Gedichte

Diestel, H.: Kindertag. Gedichte für Kinder. 5. Aufl. Stuttgart: Freies Geistesleben 1985. 80 S.

Eins und Alles. Gedichte für Kindheit und Jugend. Hrsg. von Heinz Ritter. 7. Aufl. Stuttgart: Freies Geistesleben 1982. 244 S.

Garff, Marianne: Es plaudert der Bach. Gedichte für Kinder. 7., erw. Aufl. Basel: Die Pforte 1984. 85 S.

Lenz, Friedel: Mahle, mahle Grützchen. Koseworte, Erzählungen und Fingerspiele für das Kleinkind. 5. Aufl. Schaffhausen: Novalis 1983. 48 S.

Lieder

Baur, Alfred: Bli-bla-blu. Verse und Lieder, die bei Kindern Freude am schönen Sprechen wecken wollen. Stuttgart: Mellinger 1984. 120 S., mit Noten.

Das Weihnachtsbuch der Lieder. Ausgew. u. zus.-gest. v. Natalis, Gottfried. Mit einem Nachwort v. Klusen, Ernst. 2. Aufl. Frankfurt: Insel Verlag 1976. 208 S. Insel Taschenbuch 157.

Garff, H. und M.: Fahr, mein Schifflein, fahre. Kinderlieder. Wuppertal: Verlag Das Seelenpflege-bedürftige Kind. 12 S.

Hänschen Apfelkern. Kleine Märchen und Geschichten zum Erzählen und Spielen. Zusammengestellt von B. Zahlingen. 2. Aufl. Stuttgart: Freies Geistesleben 1984. 50 S. (Arbeitsmaterial a. d. Waldorfkindergärten 8).

Klare, klare Seide. Überlieferte Kindertänze aus dem deutschen Sprachraum. Hrsg. von F. Hoerburger und H. Segler. 2. Aufl. Kassel: Bärenreiter 1963. 172 S.

Knierim, J.: Quintenlieder. Wuppertal: Verlag Das Seelenpflege-bedürftige Kind. 24 S.

Künstler, A.: Das ewige Licht geht da herein. Wuppertal: Verlag Das Seelenpflege-bedürftige Kind 1975. 16 S.

Künstler, A.: Michaelislieder. Wuppertal: Verlag Das Seelenpflege-bedürftige Kind 1958. 20 S.

Künstler, A.: Sonne, Sonne, scheine. Pentatonische Lieder. 2. Aufl. Wuppertal: Verlag Das Seelenpflege-bedürftige Kind 1972. 20 S.

Morgenstern, Christian/Eisgruber, E.: Liebe Sonne, liebe Erde. Kinderlieder. 10. Aufl. Oldenburg: Lappan 1984. 24 S.

Reubke, Lothar: Der kleine Spielmann. Lieder und Musikstücke für Kinder. Stuttgart: Mellinger 1979. 32 S.

Rhythmen und Reime. Hrsg. von Ch. Slezak-Schindler. 4. Aufl. Stuttgart: Freies Geistesleben 1984. 66 S. (Arbeitsmaterial a. d. Waldorfkindergärten 6).

Russ, J.: Schwinge, Schwengel, schwinge. Allerlei Lieder auf allerlei Text zu allerlei Gelegenheiten. Wuppertal: Verlag Das Seelenpflege-bedürftige Kind 1981. 61 S.

Russ, J.: Singen und spielen im Jahreslauf. Wuppertal: Verlag Das Seelenpflege-bedürftige Kind.

Heft 1: Advent und Weihnachten. 1976. 48 S.

Heft 2: Neujahr bis Michaeli. 1983. 40 S.

Bücher für Eltern und Kinder   585

Singspiele und Reigen für altersgemischte Gruppen. Zusammengestellt von S. König. 4. Aufl. Stuttgart: Freies Geistesleben 1983. 56 S. (Arbeitsmaterial a. d. Waldorfkindergärten 4).

Spiele

Advent. Praktische Anregungen für die Zeit vor Weihnachten. Zusammengestellt von F. Jaffke. 4. Aufl. Stuttgart: Freies Geistesleben 1984. 60 S., 38 Abb. (Werkbücher für Kinder, Eltern und Erzieher 2).

Gädke-Timm, K.: Mütterchen Linde. Sieben Spiele für Kindergarten und Schule. Stuttgart: Mellinger 1975. 64 S.

Jaffke, F.: Einfache Puppenspiele für Kinder und mit Kindern. Anleitung für die Herstellung einfacher Spielfiguren und die Einrichtung verschiedener Spielmöglichkeiten. Stuttgart: Freies Geistesleben 1981. 80 S. (Arbeitsmaterial a. d. Waldorfkindergärten 7).

Jaffke, F.: Spielzeug von Eltern selbst gemacht. 14. Aufl. Stuttgart: Freies Geistesleben 1985. 60 S. (Arbeitsmaterial a. d. Waldorfkindergärten 1).

Kischnick, R.: Was die Kinder spielen. 250 Bewegungsspiele für die Schuljugend. 7. Aufl. Stuttgart: Freies Geistesleben 1985. 160 S.

Kleine Märchen und Geschichten zum Erzählen und für Puppenspiele. 4. Aufl. Stuttgart: Freies Geistesleben 1982. 55 S. (Arbeitsmaterial a. d. Waldorfkindergärten 5).

König, Suse: Singspiele und Reigen für altersgemischte Gruppen. 4. Aufl. Stuttgart: Freies Geistesleben 1983. 56 S. (Arbeitsmaterial a. d. Waldorfkindergärten 4).

Lenz, Friedel: Mit Kindern Feste feiern. 5. Aufl. Schaffhausen: Novalis 1983. 44 S.

Olbrig, I.: Freude mit Kindern. München: Goldmann Ratgeber 1979. 175 S.

Wir spielen Schattentheater. Anregungen für eine einfache Bühne, kleine Szenen und zwei Märchenspiele. Zusammengestellt von Erika Zimmermann. 2. Aufl. Stuttgart: Freies Geistesleben 1980. 62 S., 50 Abb. (Werkbücher für Kinder, Eltern und Erzieher 1).

Zwerge. Wie man sie sieht. Wie man sie macht. Wie man mit ihnen umgeht. Zusammengestellt von J.-V. Picht. Stuttgart: Freies Geistesleben 1983. 53 S. (Arbeitsmaterial a. d. Waldorfkindergärten 9).

Märchen und Legenden

Andersen, H. Ch.: Gesammelte Märchen. Zürich: Manesse 1949.
Bd. 1: 651 S.
Bd. 2: 647 S.

Deutsche Märchen seit Grimm. Hrsg. von P. Zaunert. Düsseldorf: Diederichs 1981. 356 S.

Grimm, Brüder: Kinder- und Hausmärchen. Mit Zeichnungen von Grimm, Ludwig. München: Winkler. 848 S., 184 Abb.

Grimm, Brüder: Kinder- und Hausmärchen. Vollständige, textgetreue Ausgabe mit Bildern von Ludwig Richter. Zürich: Manesse 1946.
Bd. 1: 595 S.
Bd. 2: 603 S.

586 *Anhang*

Grimm, Brüder: Märchen. Gesamtausgabe mit Bildern von Ludwig Richter. Kassel: Röth.

Hildesheim, J. v.: Die Legende von den Heiligen Drei Königen. 2. Aufl. Stuttgart: Orient-Occident Verlag 1980. 176 S.

Irische Elfenmärchen. Übers. und eingel. von den Brüdern Grimm. 5. Aufl. Stuttgart: Freies Geistesleben 1984. 223 S.

Jorga der Tapfere. Rumänische Volksmärchen. 2. Aufl. Stuttgart: Freies Geistesleben 1978. 261 S.

Die Kranichfeder. Märchen aus dem hohen Norden der Sowjetunion. Hanau: Dausien 1978. 304 S.

Kristallkugel. Ein Lesebuch. Mit Bildern von H. Mikosch und Ch. Lesch. 2. Aufl. Wuppertal: Verlag Das Seelenpflege-bedürftige Kind 1982. 104 S.

Lagerlöf, S.: Christuslegenden. Neuaufl. München: Nymphenburger 1977. 220 S.

Lenz, Friedel: Iwan-Johannes. Russische Märchen. 5. Aufl. Stuttgart: Mellinger 1981. 194 S. – Sinndeutung zu Iwan-Johannes. 3. Aufl. Stuttgart: Mellinger 1977. 48 S.

Lenz, Friedel: Die keltische Drachenmythe. Die drei Söhne des Fischers. 3. Aufl. Stuttgart: Mellinger 1979. 92 S.

Mabik und der Wolkenriese. Bretonische Märchen. 2. Aufl. Stuttgart: Freies Geistesleben 1985. 260 S.

Müller, Heinz R.: Wege ins andere Land. Serbische Volksmärchen und Legenden. Stuttgart: Mellinger 1972. 215 S.

Wolf-Feurer, K.: Norwegische Märchen. Stuttgart: Mellinger.
Bd. 1: Die Kormorane von Ut-Röst. 2. Aufl. 1981. 168 S.
Bd. 3: Von Tussen und Trollen. Norwegische Märchen und Sagen aus dem Setesdal. 1975. 160 S.

Zigeunermärchen und -schwänke. Ilona Tausendschön. Kassel: Röth 1980.

Bücher für Kinder

Für 3–6 Jahre

Beskow, E.: Hänschen im Blaubeerenwald. Bayreuth: Loewes.

Elsässer, R.: Aschenputtel. Ein Märchen der Brüder Grimm. Stuttgart: Mellinger 1978. 24 S., 10 Abb.

Elsässer, R.: Das Fingerhütchen. Ein irisches Märchen. 2. Aufl. Stuttgart: Mellinger 1980. 18 S., 6 Abb.

Freeden, L. v.: Das Eselein. Stuttgart: Mellinger 1968. 20 S., 9 Abb.

Grimm, Brüder: Die drei Männlein im Walde. 10 Abb. von Gross-Anderegg, Lilly. 2. Aufl. Basel: Zbinden 1982. 16 S.

Grimm, Brüder: Das Eselein. 9 Abb. von Gross-Anderegg, Lilly. 2. Aufl. Basel: Zbinden 1977. 16 S.

Grimm, Brüder: Hänsel und Gretel. 9 Abb. von Gross-Anderegg, Lilly. 3. Aufl. Basel: Zbinden 1983. 20 S.

Grimm, Brüder: Der Königssohn, der sich vor nichts fürchtet. 10 Abb. von Gross-Anderegg, Lilly. Basel: Zbinden 1975. 24 S.

Grimm, Brüder: Das Marienkind. 8 Abb. von Gross-Anderegg, Lilly. Basel: Zbinden 1977. 20 S.

Grimm, Brüder: Rotkäppchen. 8 Abb. von Gross-Anderegg, Lilly. 2. Aufl. Basel: Zbinden 1984. 20 S.

Grimm, Brüder: Schneeweißchen und Rosenrot. 11 Abb. von Gross-Anderegg, Lilly. 4. Aufl. Basel: Zbinden 1983. 20 S.

Grimm, Brüder: Die sieben Raben. 11 Abb. von Gross-Anderegg, Lilly. 2. Aufl. Basel: Zbinden 1982. 24 S.

Grimm, Brüder: Die Sterntaler. 8 Abb. von Gross-Anderegg, Lilly. 2. Aufl. Basel: Zbinden 1983. 20 S.

Herklotz, H.: Die Erdenreise des kleinen Engels. Ein Bilderbuch. 7. Aufl. Stuttgart: Freies Geistesleben 1984. 32 S.

Hertzberg, N. G.: Drei Böcke Brausewind. Ein bewegliches Bilderbuch. Stuttgart: Mellinger 1977. 6 S.

Klein, Elisabeth: Mutter Erde – Korn und Brot. 3. Aufl. Stuttgart: Urachhaus 1983. 56 S.

Klein, Robert: Der dankbare Fuchs. Siebzehn finnische Märchen. Schaffhausen: Novalis 1976. 120 S.

Lindgren, A.: Tomte Tummetott. Hamburg: Oetinger.

Lindgren, A.: Tomte und der Fuchs. Hamburg: Oetinger.

Müller, Brunhild: Bilderbücher mit beweglichen Figuren. Anregungen und Anleitungen zum Selbermachen. 2. Aufl. Stuttgart: Freies Geistesleben 1981. 57 S. (Werkbücher für Kinder, Eltern und Erzieher 3).

Olfers, S.: Etwas von den Wurzelkindern. Faksimile Ausgabe. München: Schreiber 1976. 22 S.

Oling-Jellinek, E.: Frau Holle. Stuttgart: Mellinger 1979. 20 S., 8 Abb.

Tolstoi, Leo/Ball, S.: Die drei Bären. Märchen. München: Ars sacra. 20 S.

588 *Anhang*

Für 7 Jahre

Bockemühl, W./Klein, Elis.: Das lustige Gemüsegärtchen. Ein Bilderbuch. 4. Aufl. Stuttgart: Mellinger 1983. 24 S., 12 Abb.

Böttcher, Cordelia: Felix Nadelfein. Bilderbuch. 3., verb. Aufl. Stuttgart: Urachhaus 1985. 32 S., 32 Abb.

Carigiet, A./Chönz, S.: Flurina und das Wildvöglein. Zürich: Orell Füssli.

Carigiet, A./Chönz, S.: Der große Schnee. Zürich: Orell Füssli.

Carigiet, A./Chönz, S.: Schellen-Ursli. Zürich: Orell Füssli.

Clavel, Bernh.: Der singende Baum. Aus dem Französischen von I. Thöns. 2. Aufl. Stuttgart: Urachhaus 1981. 32 S., 12 Abb.

Gädke-Timm, K.: Die goldene Harfe. 9 Märchen. 5. Aufl. Stuttgart: Mellinger 1985. 56 S.

Grosse, Lucia: Das rote Stiefelchen. Bilderbuch. 2. Aufl. Dornach: Philosophisch-Anthroposophischer Verlag 1984. 24 S., 12 Abb.

Hahn, Herb.: Das goldene Kästchen. Erzählungen, Legenden, Märchen. 3. Aufl. Stuttgart: Mellinger 1981. 160 S.

Hanak, Mirko: Es wird Abend im Wald. Aus dem Tschechischen von B. Tichy. 2. Aufl. Stuttgart: Urachhaus 1981. 32 S., 22 Abb.

Klein, Elisabeth: Von Zwergen und Gnomen. 16 Natursagen. Schaffhausen: Novalis 1975. 44 S.

Lindholm, D.: Die Stimme der Felswand. Natursagen, Märchen und Schwänke aus Norwegen. 2. Aufl. Stuttgart: Freies Geistesleben 1980. 214 S., 195 Abb.

Lindholm, D.: Wie die Sterne entstanden. Norwegische Natursagen, Fabeln und Legenden. 5. Aufl. Stuttgart: Freies Geistesleben 1982. 55 S.

Mörike, Eduard: Der alte Silvester und das Jahrkind. Ein Märchen. 2. Aufl. Stuttgart: Urachhaus 1984. 44 S.

Streit, Jakob: Kleine Biene Sonnenstrahl. Ein Bienenmärchen. 3. Aufl. Stuttgart: Freies Geistesleben 1983. 64 S.

Für 8 Jahre

Alberti, Leon B.: Fabeln. Nacherzählt u. mit einer Einl. v. Nardini, Bruno. Stuttgart: Urachhaus 1980. 124 S., 100 farb. Abb.

Die Blümlein des Heiligen Franziskus von Assisi. Aus d. Ital. v. Binding, Rudolf G. Mit Initialen v. Weidemeyer, Carl. Frankfurt: Insel. 240 S. Insel-Taschenbuch 48.

Das große Fabelbuch. Ill. v. Grabianski, Janusz. Wien/Heidelberg: Überreuter. 240 S.

Klein, Elisabeth: Von Pflanzen, Tieren, Steinen und Sternen. 4. Aufl. Stuttgart: Mellinger 1981. 84 S., 26 Abb.

Lagerlöf, Selma: Geschichten zur Weihnachtszeit. 2. Aufl. München: Nymphenburger 1976. 207 S.

Lagerlöf, Selma: Nils Holgersson. Seine schönsten Abenteuer in Bildern. Textbearb. v. Aurell, Tage/Aurell, Kathrine aus d. Schwed. v. Crailsheim, Carola von. Fotos v. Malmberg, Hans. München: Nymphenburger. Neuaufl. 1974. 96 S., 130 Farbfotos.

Bücher für Kinder 589

Lagerlöf, Selma: Wunderbare Reise des kleinen Nils Holgersson mit den Wildgänsen. Aus d. Schwed. v. Klaiber-Gottschau, Pauline. München: Nymphenburger. 11. Aufl. 1971. 454 S.

Lindholm, Dan: Die Wundersame Wanderschaft. Petruslegenden. Stuttgart: Urachhaus 1980. 40 S., 17 farb. Zeichn.

Die verträumte Henne. Mit Ill. v. Hanak, Mirko. Hanau: Dausien 1977. 64 S., 60 farb. Ill.

Für 9 Jahre

Heydebrand, Caroline von: Der Sonne Licht. Lesebuch der freien Waldorfschule. 8. Aufl. Stuttgart: Mellinger. 104 S.

Heydebrand, Caroline von/Uehli, Ernst: Und Gott sprach. Biblisches Lesebuch. Stuttgart: Mellinger. 224 S.

Preussler, Ottfried: Die kleine Hexe. Stuttgart: Thienemann.

Rübezahl. Bayreuth: Loewes.

Treichler, Rudolf: Der letzte König. Eine Nikolauslegende. 2. Aufl. Stuttgart: Mellinger 1980. 36 S.

Wölfel, Ursula: Feuerschuh und Windsandale. Düsseldorf: Hoch 1984. 96 S.

Wolf-Feurer, Käthe: Norwegische Märchen. Stuttgart: Mellinger.
Band 1: Die Kormorane von Ut-Röst. 2. Aufl. 1981. 168 S.
Band 3: Von Tussen und Trollen. Norwegische Märchen und Sagen aus dem Setesdal. 1975. 160 S.

Für 10 Jahre

Aick, Gerhard: Deutsche Heldensagen. Gesamtausgabe. Wien/Heidelberg: Überreuter. 594 S., Ill.

Alexander, Lloyd: Tarans Abenteuer. 5 Bde. Würzburg: Arena 1983. Zus. 968 S.

Dühnfort, Erika: Vom größten Bilderbuch der Welt. Sternbilder-Geschichten durch das Jahr. 5. Aufl. Stuttgart: Freies Geistesleben 1983. 176 S., farb. Sternk.

Die Edda. Götterdichtung, Spruchweisheit und Heldengesänge der Germanen. Einl. v. Schier, Kurt. Hrsg. u. übertr. v. Genzmer, Felix. 4. Aufl. Düsseldorf: Diederichs Vollst. Ausg. 1983. 384 S.

Ende, Michael: Jim Knopf und Lukas, der Lokomotivführer. Stuttgart: Thienemann Verlag 1983. 259 S.

Ende, Michael: Jim Knopf und die Wilde 13. Stuttgart: Thienemann Verlag 1983. 256 S.

Englert-Faye, Curt: Alpensagen und Sennengeschichten aus der Schweiz. Ill. v. Tappolet, Berta. Basel: Zbinden. 2. Aufl. 1980. 236 S.

Es geht die Sage. Von mutigen Streitern, überlisteten Teufeln und traurigen Gespenstern. Zeichn. v. Wolniak, Horst. Hrsg., nach Motiven geordnet u. komment. v. Klein, Elisabeth. Stuttgart: Urachhaus 1980. 48 S., 31 Zeichn.

Grohmann, Gerbert: Lesebuch der Pflanzenkunde. Mit zahlreichen Zeichnungen von G. Grohmann. 9. Aufl. Stuttgart: Freies Geistesleben 1979. 214 S.

590 *Anhang*

Grohmann, Gerbert: Lesebuch der Tierkunde. Achtzehn Tiere. 9. Aufl. Stuttgart: Freies Geistesleben 1982. 128 S.

Kalevala. Das finnische Nationalepos. Neu erz. v. Ott, Inge. 30 ganzs. Ill. v. Holzing, Herbert. 2. Aufl. Stuttgart: Freies Geistesleben 1981. 288 S.

Klein, Elisabeth: Und als die Zeit erfüllet war. Vier Weihnachtslegenden. 8 Zeichn. v. Afflerbach, Beatrice. Schaffhausen: Novalis 1975. 52 S.

Klein, Elisabeth: Das Wanderjahr des Michael Herz – Das Buch vom Eisen. 3. Aufl. Stuttgart: Mellinger 1985. 136 S.

Krüss, James: Mein Urgroßvater und ich. Hamburg: Oetinger Verlag.

Lechner, Auguste: Dietrich von Bern. Neuausgabe von „Herr Dietrich reitet". Mit 4 doppel- u. 4 einseitigen Farbill. v. Kunzenmann, Alfred. Innsbruck: Tyrolia 1974. 342 S.

Lechner, Auguste: Gudrun. Würzburg: Arena 1983. 224 S.

Lechner, Auguste: Die Nibelungen. 8 Ill. v. Kunzenmann, Alfred. Innsbruck: Tyrolia 1980. 200 S.

Lechner, Auguste: Die Rolandsage. Die Geschichte vom Grafen Roland, dem Verräter Ganelon und den Sarazenen. 4 doppels. Ill. v. Kunzenmann, Alfred. Innsbruck: Tyrolia 1975. 220 S.

Lindgren, Astrid: Ferien auf Saltkrokan. Hamburg: Oetinger Verlag.

Lindholm, Dan: Götterschicksal – Menschenwerden. Die Göttersagen der Edda. Steinschn. v. Roggenkamp, Walther. 3. Aufl. Stuttgart: Freies Geistesleben 1977. 124 S.

Mark, Herb.: Deutsche Götter- und Heldensagen. Wien: Kremayr & Scheriau 1974. 376 S.

Moric, Rudo: Erzählungen aus dem Wald. Ill. v. Hanak, Mirko. Hanau: Dausien. 2. Aufl. 1976. 152 S., mit 69 farb. z.T. ganzs. Ill.

Münchhausen. Wiedererz. v. Mund, E. D. Bayreuth: Loewes.

Musäus, Johann K.: Rübezahl. Ein Märchenbuch für die Jugend. Von Morgenstern, Christian. Mit 50 Zeichn. v. Slevogt, Max. Frankfurt: Insel Verlag. 112 S. Insel Taschenbuch 73.

Preussler, Ottfried: Der starke Wanja. Ill. v. Holzing, Herbert. Stuttgart: Thienemann 1983. 184 S.

Preussler, Ottfried: Bei uns in Schilda. Stuttgart: Thienemann Verlag.

Ritter – Reiter – Gottesstreiter. Aus den Deutschen Volksbüchern neu erzählt. 2. Aufl. Stuttgart: Freies Geistesleben 1979. 321 S.

Ritter, Heinz: Sagen der Völker. Von Atlantis, den Griechen und Germanen zu den Streitern für das Christentum. Ill. v. Probst, Willi. 4. Aufl. Stuttgart: Freies Geistesleben 1984. 272 S.

Spyri, Johanna: Heidi. I/II. Ill. v. Hahnova, Daniella. Hanau: Dausien 1978. 200 S., davon 8 ganzs. Farbtaf. u. 50 Ill.

Till Eulenspiegel. Bayreuth: Loewes.

REGISTER

Abbauvorgänge 373 s. auch Älter-
werden
Abdrücken der Milch s. Muttermilch
Abführmittel 460, 464 s. auch Wir-
kung, abführende
für Kinder 453
für Säuglinge 452
in der Schwangerschaft 64
in der Stillzeit 197, 209
Abführtee 451, 464
Abhärtung 406ff., 409, 546
Abkühlung des Leibes 169, 172, 387,
550 s. auch Schluckauf
Abmagerung s. Gewichtsverlust
Abstammung s. Mensch
Abstillen 115, 206ff., 208
Abszess s. Furunkel
Abtreibung 80, 94
Abwehrkräfte, Steigerung der 329,
401, 526, 542, 543, 547
Abwehrschwäche, allgemeine 426,
495, 521, 522
Ackerschachtelhalm s. Zinnkraut
Aconit-Öl 107
Adoption 53
Älterwerden, Beschleunigung des 122,
290, 439 s. auch Frühreife
Ängste in der Schwangerschaft 23, 62
s. auch Depression
Aesculus-Essenz (Wala) 521, 523, 553
Aggressivität s. Verhalten, aggressives
Ahornsirup 301, 303, 490
Aktivität, geistige 359
Akzelleration 433, 499, 501, 527
Algolyt 449, 540
Alkohol für Kinder 250, 268
in der Schwangerschaft 74, 82, 85
in der Stillzeit 85, 108, 196, 213
Allergie gegen Klebereiweiß 231
Allergien 197, 316, 338, 374, 400, 402,
405, 448, 495, 519ff., 533, 534
s. auch Diät
Altersbeschwerden 399
Aluminium 229

Ammenbier 213
Anaemie s. Blutarmut
Ananas 197, 341
Angina 116, 374, 386, 445, 449, 466,
483, 524ff., 532, 548
Angorawolle 404
Angst 276ff., 402, 491, 496, 497
der Mutter 106, 112, 146, 148, 253
des Kindes 203, 272, 273, 275,
278ff., 460, 509, 530
Anis 154, 311, 330, 333
-tee 158
Anlegen, frühes 197, 198
Technik des 198, 215 s. auch Stillen
Ungeschicklichkeit beim 211, 417
Ansteckungsdauer s. Inkubations-
zeiten
Anthroposophische Geisteswissen-
schaft 43, 49, 131, 289, 381, 383,
563, 566
Heilmethode s. Heilmethode,
anthroposophische
Antialkoholbewegung 350
Anti-Baby-Pille 91, 92ff.
Antibiotika 95, 197, 310, 318, 328,
335, 381, 382, 386, 442, 445, 464,
468, 475, 476, 497, 518, 522, 527,
536, 541, 543, 556, 557
Antipathie 139, 179
Anti-Rhesus-Serum 88
Apatit D 6 435
Apatit/phosphor 435
Apfel 73, 309, 322, 327, 389, 395
geriebener 241, 242, 243, 455
-kraut 293, 303
-mus 389
-säure 339
-saft 338, 388
-sirupeinlauf 527
Apfelsinen 166, 197, 330
-saft 242, 309, 325, 388, 451, 550
Aplona 455
Appetit des Kindes 199, 201ff., 235,
247, 293, 480, 481

Appetitlosigkeit des Kindes 174, 247, 326, 327, 388, 394, 400, 430, 460, 512, 518, 526ff., 530, 531 s. auch Diät bzw. Wirkung, appetitanregende
Archangelica-Salbe 478
Armbäder 547
Armnervenlähmung 418
Arnica 535
    D 4 106, 117
    D 6 215
    -Essenz 20% 536, 540, 556
    -Salbe 10% 539
    -tinktur 465
    -verband 419
Arobon 455
Arsen 80, 84
    -vergiftung 84
Arterienverkalkung 400, 436
Arthritis 399
Artischockensaft 399
Arzneimittel s. Heilmittel
Arzneimittelfieber s. Heilmittel, Schädigung durch
Asthma 308, 400, 520, 523, 557, 558
    -mittel in der Stillzeit 197
Atembehinderung des Säuglings 158
Atemhilfen bei der Geburt 98, 101
Atemnot 447
Atemrhythmus des Kleinkindes 275, 279, 282
Atemübungen i. d. Schwangerschaft 63
Atmung 139, 280, 287, 312, 402, 512, 515, 524, 525
    beschleunigte 412
    erschwerte in der Schwangerschaft 60, 63
    verkrampfte bei der Geburt 101
    verkrampfte des Kindes 275, 276, 278, 279, 280, 530, 542
    des Neugeborenen 121, 124, 130, 504, 542
    -organe, Erkrankung der s. Erkältungskrankheiten
Aufbaukalk s. Kalkpräparat (homöopathisches)

Aufbaukräfte 229, 290, 296, 297, 373, 374, 375, 535
    -störungen 290, 327, 374
Aufklärung, sogenannte 78, 355ff.
Auflagen 558ff.
Aufregungen s. Unruhe (häusliche) bzw. Sinneseindrücke
Aufrichten 162, 163, 178, 261, 287, 516
    zu frühes 162, 218, 302, 375, 500, 502
Aufschläge, feuchte 424, 488, 540
    heiße 555, 557, 558
    kalte 536, 555, 556
    mit Arnica-Essenz 536
    mit Calendula-Essenz 215, 536
Aufschrecken 145, 171, 177, 277, 279, 300, 373, 374, 421, 426
    nächtliches 281
Aufstoßen s. „Bäuerchen machen"
Aufzucht, sogenannte 149, 298
Augapfelzittern 465
Augenerkrankungen s. Sehstörungen
Augenzähne, sogenannte 440
Aureomycin s. Antibiotika
Ausfahren des Kindes 159ff. s. auch Luft, frische
Ausscheidungen s. Blasenentleerungen bzw. Darmentleerungen
Ausscheidungsorgane s. Verdauungsorgane
Ausschläge s. Hautausschläge
Austreibungswehen s. Wehen
Autistik, sogenannte 183, 284, 360
Autofahren in der Schwangerschaft 63
    mit Kindern 161, 163, 188
Autositze für Kinder 161
Azidophilus-Präparate 335

Babyartikel 189ff.
Babywaage 200, 201, 213
Babywäsche 172 s. auch Kleidung
    Anwärmen der 172
    Vorbereitung der 97

Register

Bad 407, 444, 445, 523, 546ff.
antirachitisches 438
fiebererzeugendes 386 s. auch
Schlenzbad
heißes 547
kaltes 546
reizstillendes 521
warmes 74, 424, 550ff., 547
des Säuglings 168ff.
Badedauer 168
Badethermometer 168
Badezusätze 74, 106, 169, 403, 547,
550
Bäckerhefe 335, 490, 491, 532
Bäder s. Bad
Bänderriß 365
„Bäuerchen machen" 155, 199, 221
Bakterien 168
gesunderhaltende 333ff., 380, 526,
527
krankheitserregende 328, 329, 370,
376, 384, 454, 468, 470, 492, 542
Schädigung der 167, 490
Vernichtung der 380, 382
Verschwinden der 384
im Darm s. Darm(bakterien)flora
im Mund s. Mund(bakterien)flora
Baldrian 212, 399, 540, 547
Ballspiele 365
Banane 242, 243
Bandscheiben 231
-schäden 163
Barfußlaufen 164
Barium 229
Basaltemperatur, Messung der 93
Basilikum 68, 294, 311, 330
Bauchatmung s. Atmung
Bauchfellentzündung 412, 462, 464
Bauchkrämpfe s. Krämpfe
Bauchlage des Säuglings 158ff., 160,
163
Bauchschmerzen s. Leibschmerzen
Bauchspeicheldrüsenentzündung 479
Bauchwandbrüche 423
Baumwolle 404, 405, 453
-windeln 272

BCG-Impfung s. Tuberkulose-Imp-
fung
Becken, rachitisches 54, 437
zu enges 54, 97
Befruchtung s. Empfängnis
künstliche 365, 366
Beifüttern 213
Beikost, besondere Gesichtspunkte
298ff.
erste 207ff., 241
Beischlaf s. Geschlechtsverkehr
Bekleidung s. Kleidung
Belladonna-Zäpfchen (Wala) 534, 540
Benommenheit 465, 495
Beriberi-Krankheit 308
Berufstätigkeit s. Mutter
Beruhigungsmittel 278, 331, 540, 547,
556
für das Kind 150, 154, 214
für die Mutter 106, 113, 214
Beschneidung 422
Bett des Kindes 150ff., 153, 155, 190,
272, 501
Standort des 111ff.
-decke 151, 190
-himmel 150, 154, 438
-jäckchen 98, 199, 215
-nässen 271ff., 555
-ruhe 397, 415, 463, 465, 466, 473,
476, 477, 479, 485, 491, 523, 547,
549, 551
Beulen, Behandlung von 557
Bewegung 289, 383
rhythmische 261
Bewegungen des Embryos s. Kindesbewegungen
des Kindes 177ff., 181, 195, 288,
290
des Menschen 138, 139, 141
des Neugeborenen s. Neugeborenes
Bewegungsdrang des Kindes 177ff.,
259ff., 262, 287, 291
Bewegungsstereotypien 256
Bewegungsstörungen 483
Bewußtheit s. Bewußtsein
Bewußtlosigkeit 418, 465, 467, 483, 540

594 *Register*

Bewußtsein, Erwachen des 138, 144,
181, 194, 218, 272, 375, 433, 500,
503
schlafendes 170, 373
Tätigkeiten des 149
des Menschen 139, 288, 376, 443
des Neugeborenen 137
-störungen 472
Beziehung zur Umwelt, gestörte 258
Bezugsperson, feste 187, 256
Bienenhonig s. Honig
-pflaster 560
Bienenwachsauflage 446, 482, 558
Bifidus-Bakterien 334
Bijoghurt s. Joghurt
Bildekräfte, lebendige 26ff., 134, 139,
140, 144, 193, 289, 295, 306, 313,
314, 315, 316, 373, 375, 396, 398
-Organismus 36, 374, 376, 378, 379,
472, 542 s. auch Kräfte, lebendige
-Mangel 375
-Mißbrauch 375
Bildungsfähigkeit, verminderte s. Gei-
stesstörung
Bindegewebsschwäche 363
Bindehautentzündung 440, 472
Bingelkrautsalbe s. Mercurialis-
perennis-Salbe
Biologisch-dynamische Wirtschafts-
weise 232, 233, 318, 350, 351
Bircher-Müsli 67, 293, 349, 392
Birkenblättertee 536
-elixier 213, 535
-saft 399
Birnen 242
-(dick)saft 303, 338, 490
-schnitzel 303, 490
Biß, offener s. Kieferveränderungen
Bitterelixier 535
Blähungen, Beseitigung von 154, 158,
212, 322, 330, 331, 339, 453, 555
Entstehung von 107, 108, 172, 196,
197, 221, 322
Blässe des Kindes 170, 172, 174, 279,
290, 308, 374, 518, 527, 530
Blase des Kindes 175

Blasenentleerungen 413
Anregung der 487, 554 s. auch Wir-
kung, harntreibende
Beruhigung der 272
des Neugeborenen 122, 124
Blasenentzündung 252, 258, 260, 273,
554
Blasenkatarrh 156, 174, 247, 273, 284
Blasenschwäche 273, 331, 547 s. auch
Bettnässen
Blaue Flecken, sogenannte 557
Blei im Trinkwasser 225
Bleichsucht 338 s. auch Blässe des
Kindes
Blinddarmentzündung 462ff.
Verdacht auf 414, 458
Blinddarmreizung 461, 464
Blindheit, vererbbare 53, 506
Blütenöl (Wala) 444
Blumenkohl 244, 322 s. auch Kohlgemüse
Blut 140, 296, 480 s. auch Wirkung,
blutbildende
-armut des Kindes 87, 195, 207, 247,
281, 340, 518ff., 527, 529, 538
s. auch Diät
-armut der Mutter 54, 60, 107, 425
-austausch s. Bluttransfusion
-druck, niedriger 404
-druck in der Schwangerschaft 54
-einspritzungen 88
-erguß 536, 540, 556, 560
-farbstoff 42
-gruppen 88
-körperchen 42, 87, 122, 123, 464
-kreislauf s. Kreislauf
-reinigung 331, 340, 342, 400
-schwämmchen, sogenannte 420
-stauungen in den Beinen 61 s. auch
Krampfadern
-stillung 540
-transfusion 87, 88
-untersuchung 86, 87, 451, 519
-vergiftung 334, 468
Bluterkrankheit 53
Blutung der Nabelwunde s. Nabel

Blutung im Gehirn s. Gehirnblutung
Blutungen aus der Scheide des Neuge-
  borenen 422
  in der Schwangerschaft 64, 65
Bockshornkleeaufschläge 559
Bohnen 294
Bohnenkaffee s. Kaffee
Bohnenkraut 68, 294, 330
  -saft 399
Borretsch 311, 331
  -saft 399
Borsäure 80
Bräunung der Haut s. Sonnenlicht,
  Wirkung des
Brandwunden s. Verbrennungen
Brechdurchfall 455, 456
Brechneigung 458, 463, 465
Brechreiz in der Schwangerschaft
  s. Schwangerschaftserbrechen
Breinahrung s. Getreidegerichte
Brennesseln 341, 523
  -saft 400
Brille 507, 508
Brombeerblättertee 342, 455
Brombeersaft 242, 338
Bronchialbalsam (Wala) 446
Bronchialkatarrh 400
Bronchitis 308, 374, 388, 443, 448,
  481, 483, 547, 548, 554, 558
Brot 68, 69, 293, 297, 310, 313, 324,
  325ff., 392, 460 s. auch Ernährung
Brotkauen s. Kauen
Bruchband 424
Brüche 130, 422ff.
Brüste, Empfindlichkeit der 23
Brunnenkresse 329, 331
  -saft 400
Brunnenwasser 226 s. auch Trink-
  wasser
Brust, Entleerung der 200ff., 215
  s. auch Muttermilch
  Knoten in der 215
  leichtgehende 201, 210
  schwergehende 210
  -atmung s. Atmung
Brustdrüsen, Pflege der 75

Brustdrüsenentzündung der Mutter
  95, 116, 199, 200, 214ff.
  des Kindes 419
Brustdrüsenschwellung der Mutter
  23
  des Kindes 418
Brustkrebs 196
Brustscheu, sogenannte 214
Brustwarzen, Pflege der 74, 75, 210,
  214 s. auch Hohlwarzen
Brustwickel 473, 544, 552 s. auch
  Wickel
  heiße 482
Buchweizen 230, 231
Bürstenmassage in der Schwanger-
  schaft 61
Büstenhalter 74, 75
Butter 244, 245, 320, 323, 326, 327,
  391, 526, 528

Calcium 337 s. auch Kalk
  carbonicum D 10 435
  phosphoricum D 6 435
Calendula-Essenz 20% 215, 536, 540,
  556
Calendula-Hautöl 107
Cantharis D 4 272
Canzerogen s. krebserzeugend
Carzinom s. Krebs
Cerola-Kirschen 309
  -saft 340
Chamomilla-Zäpfchen (Weleda) 449,
  534, 540
Chemische Stoffe in der Nahrung
  s. Schadstoffe in der Nahrung
Chlor 225, 227, 520
Cholera 494
Christentum 563, 564
Clairotee (Weleda) 64, 476, 491, 535
Clauden-Watte 540
Cola-Getränke 320, 321, 389
  für Kinder 250
  in der Schwangerschaft 67, 74
  in der Stillzeit 108
Colibakterien 334

596   *Register*

-Infektion s. Nierenbeckenentzün-
dung
-präparate 529
Colitis 520
Combudoron (Weleda) 539, 557
Comics 369
Computerspiel, sogenanntes 362
Conchae/quercus 435
Conchae verae D 10 435
Contergan 81
Cornflakes 229
Cortison 80, 497, 543
-salben 402, 523
Crataegus-Elixier 535
Creme s. Hautcreme
Curry 330

Dampfkochtopf 323
Darm, Allergien im 460, 520
-(bakterien)flora 124, 294, 309, 310,
333, 334, 380, 464, 465, 470, 489,
518, 526, 527
-entleerungen, Ausbleiben der
s. Verstopfung
-entleerungen des Kindes 413
-entleerungen des Neugeborenen
122, 124, 171
-entleerungen des Säuglings 167,
171ff.
-grippe, sogenannte 459
-katarrh 483
-schleimhäute, Entzündungen der
308
-schwäche s. Verdauungsschwäche
-tuberkulose 460
-verschlingung 454, 460
-verschluß 424
Datteln 73, 303
Daucaron 455
Daumenabdruck 39
Daumenlutschen 134, 158, 175, 239,
273ff., 283, 512, 514
Decke s. Federbett bzw. Wolldecke
Degeneration der Erbanlagen
s. Erbanlagen

Demeter-Brot 68, 107, 233
-Gerste 390
-Getreide 208, 220
-Getreideschleim 213, 235, 240
-Grieß 242
-Hirse 230
-Kindernahrung 220, 232, 234ff.,
241, 572
-Kohl 234
-Konserven 346
-Malzkaffee 245
-Mehl 230
-Produkte 107, 220, 232ff., 246,
248, 294, 326, 390, 435, 437, 490
-Reis 230
-Spinat 241, 244, 248, 301, 341
-Sprießkorngetreide 230
-Vollkornnahrung 230, 242, 244
Denken 138, 139, 141, 183, 278, 279,
286, 289, 290, 302, 319, 356, 357,
363, 375, 391, 396, 500, 503, 504,
506, 507, 513, 525, 530, 562, 563
s. auch Intellekt bzw. Intelligenz
rein naturwissenschaftliches 21, 22,
313, 317, 367, 369, 381, 382, 562
Depressionen im Wochenbett 105,
112ff.
in der Schwangerschaft 62
Desensibilisierung, unspezifische 523,
524
Diabetes s. Zuckerkrankheit
Diäsan 392, 394
Diät s. auch Ernährung
bei Allergien 338, 521
bei Appetitlosigkeit 247, 331, 332,
338, 527
bei Blutarmut 338, 339, 519
bei Durchfallerkrankungen 339, 455
bei Erkältungskrankheiten 339, 340
bei Ermüdbarkeit, rascher 392
bei Fieber 338, 339, 389, 390
bei Furunkulose 392
bei Gallenkrankheiten 393ff.
bei Interesselosigkeit 392
bei Keuchhusten 481
bei Konzentrationsschwäche 393

bei Leberkrankheiten 338, 340, 341, 393ff.
bei Lernschwäche 391
bei Magen-Darm-Krankheiten 231, 390
bei Magenkrankheiten 229, 341, 393ff.
bei Mandelentzündung 451
bei Masern 473
bei Mumps 479
bei Polio 488
bei Rheuma 339, 340
bei Scharlach 476
bei Schulkopfschmerz 530
bei Veitstanz 532
für Schulkinder 392
im akuten Krankheitsfall 388ff.
Wirkung der 316
Diathese, exudative 522
Dill 311
Dinkel s. Grünkern
Diphtherie 448, 451, 468, 476ff., 493, 494
-Impfung 493, 494
-Serum 476, 493
Disziplin der Eltern 267
Disziplinlosigkeit der Erwachsenen 255
der Kinder 353
Dörrobst 490
Dreirädchen 261
Drei-Tage-Fieber, sogenanntes 446
Drogen 89
in der Schwangerschaft 80, 82
Drüsenschwellungen s. Schwellungen
Duft des Säuglings s. Säugling
Durchblutungsstörungen 400, 402
Durchbruch der Zähne s. Zahnung
Durchfallerkrankungen 316, 339, 342, 454ff., 459 s. auch Diät
des Kindes 389, 442
des Säuglings 173, 197, 209, 212, 305, 439
Durchleuchtungen 537
Dysbakterie 426, 454, 489, 518

Eberesche 338
-Elixier 241, 309, 535
Echinacea D 6 215
Edelmetalle 229
Eheberatung 53ff.
Ehelicher Verkehr s. Geschlechtsverkehr
Eheschließung, Sinn der 51, 53, 92
in höherem Alter 54
zwischen Blutsverwandten 54
Ehrfurcht vor dem Kinde 21ff., 37, 39ff., 50, 51, 110, 567, 568
Ei, Bestandteile des 28
Entwicklung des 33
Eichenrindenabkochung 206
Eier als Nahrungsmittel 319, 392, 394, 395
für Kinder 246, 248, 249, 250, 259, 284, 296, 298, 396, 439
Eifersucht der Geschwister 79, 273, 274
des Vaters 98, 187
Eigenart des Kindes s. Ich des Kindes
Eihäute, sogenannte 42, 43
Einlauf 451, 452, 457, 464, 473, 476, 487, 523, 548, 551, 560ff.
Technik des 452, 560, 561
Einmaligkeit s. Ich
Einschlafen 153, 253, 260
-störungen s. Schlafstörungen
Einwärtsgang s. Gang
Eisen 337, 338, 339, 340
-mangel 57, 519, 529
-präparat 60, 281, 530
Eiterungen 374
Eiweiß in der Milch 238, 248, 249, 396
in der Muttermilch 193
im Ei 249
im Getreide 228, 230ff.
im Obst 337
-bedarf des Kleinkindes 249
-bedarf in der Schwangerschaft 67
-bedarf im Wochenbett 107
-mangel 248, 396
-überernährung 374, 375, 399, 501
-unverträglichkeit 59

Ekzeme s. Allergien
Elternschaft, verantwortungsbewußte 92
Embolie im Wochenbett 117
Embryo 38, 43, 45
  Blutzusammensetzung des 42
  Entwicklung des 29, 31, 33, 38, 43, 288, 289, 378, 436, 500
  Gefahren für den 54, 55, 56, 80ff., 497
  Kopf des 299
  Lebensbedingungen des 42, 43
Empfängnis 23ff., 115, 564, 565
  s. auch Schwangerschaft
  -fähigkeit 310
  -termin 100
  -verhütung 91ff., 207
  -verhütungsmittel, chemische 94
Empfindung s. Fühlen
Encephalitis s. Hirnentzündung
Engel 30, 31
Englische Krankheit, sogenannte s. Rachitis
Entbindung s. Geburt
Entspannungshilfen bei der Geburt 98, 101
  -übungen 103
Entwicklung, geistige des Kindes 129, 149, 216, 297, 442
  körperliche des Kindes 144, 149, 175ff., 242, 261, 262, 263, 297, 373
  körperliche des Säuglings 216, 229, 232
  menschliche 137, 138, 139, 377, 428, 565
  seelische des Kindes 187, 257, 258, 263, 275, 360
  seelische in der Schwangerschaft 63, 65, 76ff.
  verzögerte 272, 299, 300, 426, 430, 433, 436
  zeitgerechte 270, 276, 278, 279, 289, 298, 364, 375, 439
  in der Stillzeit 109ff., 112ff.
Entwicklungsbeschleunigung 149, 165, 217, 218, 257, 261, 290, 298, 302, 319, 373, 375, 432, 436, 499ff.

-krisen 52, 183
-störung 46, 47, 56, 373
Entzündungen der Schleimhäute s. Erkältungskrankheiten
Enzian-Anaemodoron (Weleda) 527
Enzyme 229, 343
Epilepsie 54, 258, 308, 359
Erbanlagen 36ff., 39, 41, 52, 130, 148, 285, 289, 299, 370, 377, 425, 434, 436, 473, 504, 522
  Degeneration der 36
  Eingriff in die 366
  Mutation der 36
Erbkrankheit 53
  Feststellung einer 365
Erbrechen 413, 430, 456ff., 458, 459, 465, 466, 472, 474, 479, 495, 529
  acetonaemisches 457
  hysterisches 458
  in der Schwangerschaft s. Schwangerschaftserbrechen
Erdbeeren 197, 316, 338, 520
  -saft 338
Erinnerung s. Gedächtnis
Erinnerungsausfall 465
Erkältungskrankheiten 443ff., 446, 449, 472, 512 s. auch Diät
  Anfälligkeit für 217, 327, 329, 334, 374, 408, 426, 443, 522, 550
  Hilfe bei 400, 443, 444
  Vorbeugung vor 169, 174, 294, 331, 332, 403, 407, 408, 409, 443, 535, 547
  des Kindes 125, 168, 174, 260
Erkennen der Außenwelt 47, 138, 178, 181
  der Mutter 47, 138, 141, 177, 181
Erkrankungen s. Krankheit
Ermüdbarkeit, rasche 303, 316, 408, 527, 530, 531 s. auch Diät
  in der Schwangerschaft 63, 65
Ernährung 35, 312, 313, 316, 379, 398, 409
  Einfluß der 297ff., 298ff.
  Hauptregeln der 201ff.
  hochwertige 300, 301, 318, 319, 321,

347, 376, 377, 431, 510, 517, 518
individuelle s. Individualität
milchfreie 250ff.
minderwertige 83, 89, 258, 315, 317,
336, 351, 368, 369, 393, 459, 489,
519
schadstoffreie 318, 319, 347, 351
tieferer Sinn der 295ff., 315
unverträgliche 157, 317, 526
unzureichende in der Schwangerschaft 55
vegetarische 298
vielseitige 310, 315, 329, 348
vollwertige 56, 126, 408, 437, 465
wichtige Bestandteile 293ff.
als Erziehungsmittel 146, 149, 207,
219, 236, 244, 528
als Kraftquelle 225, 312ff.
des Brustkindes s. Muttermilchernährung
des Erwachsenen 312ff.
des Flaschenkindes s. Flaschenernährung
des Heranwachsenden 312ff.
des Kleinkindes 245ff., 293ff.
des Säuglings 243ff.
im akuten Krankheitsfall s. Diät
im Wochenbett 107
in der Schwangerschaft 66ff.
in der Stillzeit 107, 196ff.
-fehler 327, 374, 375, 526
-kunst s. Individualität
-störung 216, 217, 376, 442, 448,
454
Eröffnungswehen s. Wehen
Erschöpfung, rasche 290, 302, 374,
391, 400
Erschrecken s. Aufschrecken
Erste Hilfe s. Ersticken, Verbrennungen bzw. Vergiftungen
Ersticken 159, 187ff.
Erste Hilfe bei 188
Erziehung, Egoismus in der 37
pädagogische Grundlagen der 253ff.
Sinn der 259, 355
vorschulische 285ff.

Ziel der 37, 149
des Heranwachsenden 353ff.
des Kindes 143, 149
des Kleinkindes 253ff.
des schwererziehbaren Kindes 47,
257ff., 283
durch Belehrungen 354, 355
durch Gebote 253, 255, 354, 355
durch Strafen 253, 254, 255, 272,
273, 274, 280, 283, 354
durch Verbote 253
im ersten Lebensjahr 180ff.
mit Geduld 253, 254, 271, 273, 275,
279
mit Nachgiebigkeit 21, 254, 353, 354
-fehler 327
-probleme 280
Eselsmilch 195
Eßgelüste 62, 66, 303
Eßgewohnheiten 248 s. auch Tischsitten
Essig 284, 294, 347, 556
-wasser 393, 477, 521
-wasserwaschungen 473, 549, 552
Eßinstinkte 202, 327
Verlust der 176, 179, 248, 293, 326
Eßlust s. Appetit
Estragon 331
Eucalyptusölauflagen 461
Eupatorium 473
Eurythmie 65, 364 s. auch Heileurythmie
Exantheme, sogenannte 524

Fachinger Wasser 388
Fähigkeiten, körperliche 499
künstlerische 290, 365
schöpferische 139, 358, 396 s. auch
Phantasie
technische 499
Färbung der Lebensmittel 315, 317,
346, 347
Familie, Wert der 256, 258, 279, 504
Falsche Bräune, sogenannte s. Pseudokrupp

Farben, Wirkung der 150ff., 154, 492
 -blindheit, sogenannte 505, 596
 -sehen 177, 181, 182 s. auch Sehen
Farbstoffe in der Nahrung s. Färbung
 der Lebensmittel
Fasten 388, 391, 393
Federbett (Federkissen) 151, 155, 173,
 188
Feen 30
Fehlgeburt 64, 86
 Anzeichen für eine 64
 und ihre Vermeidung 62ff.
Fehlsichtigkeit 506ff.
Feigen 303
Feigheit 277
Felkebrot 69
Feiung, stille 493, 495
Fenchel 107, 311, 330
 -tee 107, 154, 158, 204, 205, 234,
 239, 244, 247
Fermentschwäche 330
Fernsehen der Kinder 356ff., 439, 458,
 492, 502, 530, 531, 532
 der Kleinkinder 257, 259, 264, 267,
 280, 284
 in der Stillzeit 212
Fett 326, 327, 331, 391, 394, 395, 526,
 528, 531
 im Getreide 230ff.
 in der Muttermilch 194
 -mantel der Haut s. Hauttalg
Feuermale, sogenannte 130, 420
Fieber 445, 447, 449, 450, 459, 466,
 467, 472, 474, 479, 483, 484, 491,
 497, 521, 524, 527, 532
 Heilkraft des 141, 385ff., 537, 542
 Ursache von 378, 415
 als Heilmittel 386, 415, 537, 548
 im Wochenbett 116 s. auch Diät
 von Impfungen 257, 295
 -messung 123, 413ff., 458, 461, 463
 -senkung 257, 385, 386, 415, 445,
 486, 491, 524, 534, 536, 537, 541,
 553, 559
Fingerlutschen s. Daumenlutschen
Fisch 320, 520

Flachs s. Leinen
Flaschenernährung 213, 217ff., 511,
 526
 vollwertige 220ff.
 Herstellung der Halbmilch 238, 571
 Herstellung der Zweidrittelmilch
 238
 im ersten Lebensmonat 239ff.
 im zweiten Lebensmonat 240
 im dritten Lebensmonat 240
 im vierten Lebensmonat 241ff.
 s. dann Ernährung des Säuglings
 mit Demeter-Getreideschleim 235
 mit Demeter-Kindernahrung 234ff.
 Rhythmus der Mahlzeiten 236, 241
 Selfdemand-Methode 236ff.
 Trinkmengen 235ff., 240, 241
 Trinkzeiten 235ff., 241
 Zahl der Mahlzeiten 236ff., 241
Flecken, sommersprossenartige s. Pigmentflecken
Fleckfieber 494
Flecktyphus 548
Fleisch 295, 297, 319, 320, 391, 392,
 394, 395, 398, 399
 für Kleinkinder 246, 248, 259, 284,
 293, 324, 439
 für Säuglinge 250, 302
 in der Schwangerschaft 67
 -brühe 248, 293, 395
Fliegen bei Keuchhusten 482
 in der Schwangerschaft 62
Fluor 70, 231
 -calcium 70
 -tabletten 70
Förderklassen, sogenannte 292
Fontanellen 128, 129, 299, 300, 437
 -schluß, verfrühter 129, 218
Formveränderungen des Kopfes s.
 Neugeborenes, Kopf des
Fortpflanzung s. Sexualität
Fragador (Weleda) 529
Frucht, sogenannte s. Embryo
 -wasser 121
 -wasserabgang 101
 -wasseruntersuchung 89

Fruchtsäfte s. Obstsäfte
-säure 197
-zucker (industrieller) 303
-zucker (natürlicher) 340, 490
Früchte, süße s. Südfrüchte
Frühaufklärung s. Aufklärung
Frühgeburt 64, 123, 126, 128, 211, 240, 418, 425, 518
und ihre Vermeidung 62ff., 64ff.
Frühjahrsmüdigkeit 400
Frühreife, kindliche 122, 129, 179, 217, 219, 228, 248, 257, 286, 298, 302, 396, 439 s. auch Entwicklungsbeschleunigung
Fühlen 132, 138, 139, 141, 181, 203, 286, 289, 357, 375, 562, 563
Füße, kalte 272, 551 s. auch Haut, kalte
Furunkel 306, 557, 559 s. auch Diät
Furunkulose 374, 392, 522
im Wochenbett 116
Fuß des Kindes 163, 164, 515
Fußbad, ansteigendes 272, 444, 550
heißes 523, 551
intensives 451
Fußpilz 520

Gähnen des Kindes 177
Gärung, milchsaure 347
Gallenblasenentzündung 458, 461, 465
-koliken 557
-schwäche 326, 394, 399, 400 s. auch Diät
-stauung 531
Gang, schlaksiger 260
verkrampfter 260
des Menschen 139, 288, 363, 500
Ganzheitsmethode, sogenannte 363
Garten, eigener 262, 263ff.
-kresse 329
Gaumenspalte 80
Gebärmutter, Bedingungen in der 42, 45, 123
Rückbildung der 105, 115
Sauerstoff in der 42

Struktur der 42
Gebiß s. Zähne
Gebote s. Erziehung
Geburt 95ff., 102
ambulante 96
Angst vor der 54, 76, 100, 102
Beschleunigung der 90
Geheimnisse der 44
Manipulationen bei der 99, 257
Narkose bei der 99
natürliche 90, 100, 103ff., 119
Schädigungen bei der 90, 257, 417
Schmerzbetäubung bei der 99
schmerzfreie 99ff.
Schwierigkeiten bei der 76, 504
Verlauf der 98, 102ff.
Vorbereitung auf die 73ff., 100, 101
in der Klinik 95ff.
zu Hause 79, 95ff.
Geburtenbeschränkung s. Empfängnisverhütung
-regelung, bewußte 91ff.
-zahlen 22, 91
Geburtsbeginn, Anzeichen für den 101
-geschwulst 128, 417
-gewicht 119, 126, 128, 205
-hilfemethoden 98, 100, 101
-hindernis 54
-reife 128
-stunde 100
-termin, Berechnung des 25
Gedächtnis 38, 181, 270, 279
Gefäßerkrankungen, Hilfe bei 340 s. auch Arterienverkalkung
Gefahren für den Säugling 114, 187ff.
für Kleinkinder 263ff., 268ff.
Geflügel 395
Gefühl s. Fühlen bzw. Gemüt
Gehen 163, 178, 179, 262, 287, 503
zu frühes 162, 218, 301, 518
Gehirn 302
des Neugeborenen 125
-blutung 417
-entwicklung 249, 289, 290
-entzündung s. Hirnentzündung
-erschütterung 465ff.

-schäden, angeborene s. Geistesstörung
-schäden, erworbene 257, 258
-wasser 140
Gehör s. Hören
Gehschule s. Kinderställchen
Geist 35, 47, 131ff., 140ff., 289, 370,
372, 441, 565
des Kindes 44, 45, 149, 217, 500
des Menschen 22, 44, 45, 48, 137,
138, 139, 297, 383, 517
Geistesstörung 49, 80, 87, 88, 283,
418, 434, 467
Geisteswissenschaft, anthroposophische s. Anthroposophische
Geisteswissenschaft
Geistige Entwicklung s. Entwicklung,
geistige
Geistseele 50ff., 141, 143, 145, 170,
176, 193, 203, 218, 301, 312, 355,
475, 500, 564 s. auch Geist bzw. Seele
Gelbfieberimpfung 498
Gelbsucht 393, 458 s. auch Diät
des Neugeborenen 87, 119, 123,
130, 209, 418
-Impfung in der Schwangerschaft 82
Gelenkentzündung 474, 532, 557, 588
s. auch Rheuma
Gelüste s. Eßgelüste
Gemüse 295, 297
Bestandteile des 307, 315, 335
biologisch-dynamisches 324, 397
minderwertiges 315, 319, 320, 322,
324, 345, 396
Kochen von 322, 323, 324, 397
in der Schwangerschaft 68
-kost für Kinder 281, 300, 301, 392,
528
-brei 206, 208, 243
-Preßsaft 243, 451
-säfte, rohe 341ff.
Gemüt 267, 289, 499, 503
Gencydo (Weleda) 524
Gene s. Erbanlagen
Genußgifte, sogenannte s. Alkohol
bzw. Kaffee, Rauchen, Tee

Gereiztheit, allgemeine s. Nervosität
Gerste 68, 221, 230, 231, 396
-flocken 294
-kornhandtuch 544
-schleim 235, 240
-wasser 390
Gesang 145, 153, 439
Geschlechtsbestimmung, vorzeitige
365
-krankheiten 492
-reife 355, 356, 501, 503
-teil, Reinigung des 168, 169
-trieb s. Sexualität
-verkehr 92, 93, 94
-verkehr in der Schwangerschaft 64,
76
-verkehr in der Stillzeit 115
Geschmack des Säuglings 176, 180
Geschwister, ältere 78ff. s. auch Eifersucht
Gesichtsnerven, Schädigung der 418
Gesundheit, Förderung der 304, 305,
409
Wesen der 370
in der Schwangerschaft 64, 73
-schaden 399, 495
Gestaltungskräfte s. Bildekräfte
Getreide 295, 319, 323
-arten, Wirkung der 230ff.
-gerichte 68, 109, 293, 300, 397
-keime 490
-produkte für Säuglinge 220, 221
-schleim 238, 239
Gewalt s. Erziehung durch Strafen
Gewichtsverlust 308
bei Krankheiten 388, 481
des Neugeborenen 127
in der Schwangerschaft 60
Gewichtszunahme, mangelhafte 374
des Kindes 246, 247
des Säuglings 127, 216, 240, 424
in der Schwangerschaft 65, 85
in der Stillzeit 108
Gewürze, getrocknete 330, 332
Lebensförderung durch 327ff., 335
als Heilmittel 330ff., 490

-kräuter 68, 294, 311, 329
Giersch 329
Giftpflanzen im Garten 263ff.
Gitterbett s. Bett des Kindes
Gliederschmerzen 445
Glutaminsäure 249
Gneis s. Grind
Götter 30
Goldpräparat 281
Grahambrot 349, 391
Granatapfel 341
Graupen 229
Greifen 178, 181, 287
Grieß 326
-brei 246
-suppe 390
Grillgerät 323
Grind, grauer am Kopf 165, 522
Grippe 81, 84, 95, 443, 445ff., 449,
468, 483, 491, 493, 547, 548, 550
-Impfung 446, 498
Grünkern 68, 231
Grütze 229
Güsse 551
Gummihöschen 168
-sauger s. Schnuller
-strümpfe s. Stützstrümpfe
-tuch 151
Gurkenkraut s. Borretsch
Gurt s. Haltegurt
Gymnastik 365
des Säuglings s. Säuglingsgymnastik
im Wochenbett s. Wochenbett
in der Schwangerschaft s. Schwangerschaftsgymnastik

Haar 40, 165
-bürste 166
Haemangiome s. Blutschwämmchen
Hämorrhoiden 61
Hängematte 261
Hafer 68, 230ff., 235
-brei 294
-flocken 60, 220, 294, 390, 490

-schleim 230, 235, 239, 240, 242,
455
-saft 400
Hagebutten 550
-elixier 69, 106, 108, 241, 309, 535
-tee 213, 388
Halbmilch s. Flaschenernährung
Halsentzündung 116, 389, 400, 443,
459, 546, 559 s. auch Angina
Halsschmerzen 450
Halswickel 451, 544, 553 s. auch
Wickel
Haltegurt 160, 260
Haltung, aufrechte 35, 139, 162ff., 517
verkrampfte 260
-fehler 453, 500, 513, 515ff., 518
Handeln 138, 139, 275, 288, 372, 562
Handreibe 325
Haselnüsse 60, 294
Hasenscharte, sogenannte 211, 514
Hausapotheke 538ff.
Hausgeburt s. Geburt zu Hause
Hausmittel, sogenannte 401ff.
Haustiere s. Hund bzw. Kaninchen,
Katze
Haut 401, 402, 403, 404, 405, 406,
409, 520
kalte an Händen und Füßen 402,
404, 547
des Neugeborenen s. Neugeborenes
und Kleidung 403ff.
-atmung 551
-ausschläge 166, 197, 221, 308, 316,
392, 402, 446, 474, 497, 519, 523,
553, 557 s. auch Allergien
-bakterien 167
-blutungen 309
-creme 167, 168, 520
-funktionsöl (Weleda) 444, 551
-krebs 402
-nabel, sogenannter 419, 423
-öl 166, 167, 169, 403, 444, 523,
535, 550, 551
-pflege 401ff., 547
-pflege des Kindes 165ff. s. auch
Kinderpflege

-pflege in der Schwangerschaft 74
-pilz 167
-talg 166, 169, 402, 407, 444, 522, 550
-tonikum (Weleda) 74, 106, 117
-wassersucht 308
Hebammengesetz 97
Hebammenthermometer, sogenanntes 168
Hefe s. Bäckerhefe
Heftigkeit s. Unbeherrschtheit
Heidelbeere 339
Heilerde 60, 451, 559
Heileurythmie 273, 508, 510, 517
Heilfieber s. Fieber
Heilkunst 378, 381, 385
Heilmethode, allopathische 380 s. auch
    Antibiotika
    anthroposophische 348, 379, 380, 381, 383, 384, 434, 447, 464
    biologische 348, 379, 380, 436, 480, 536, 538
Heilmittel 378, 533ff.
    Badezusätze als 535, 547
    Bestandteile der 378, 379
    biologische 268, 379, 387, 450, 464, 496, 525, 533ff., 538
    chemisch-synthetische 60, 80, 191, 197, 209, 316, 329, 334, 379, 380, 381, 382, 460, 486, 518, 521, 536, 538 s. auch Antibiotika
    Dynamisierung der 384
    Elixiere als 535
    Essenzen als 536
    fiebererzeugende 386, 548
    homöopathische 384, 496, 533
    s. auch Heilmittel, biologische
    Kräfte im 384
    krebserzeugende s. Krebserzeugende Heilmittel
    Potenzierung der 384, 385, 533
    Puder als 535
    Schäden durch 380, 382, 428, 502, 533, 538, 539
    Tee als 535
    unverträgliche 428, 533, 543

Wirkung der 316, 378
Zäpfchen als 534
und Heilnahrung 397ff.
-mißbrauch 89, 401, 501, 536ff., 543
-sucht 536
Heilnahrung s. Diät
Heilquellen 296
Heilsalbe (Weleda) 477, 540, 557
Heilung 139, 229, 377ff., 387, 398, 470, 542
    Komplikationen bei der 386, 387, 474, 479, 480, 505
    Rückfälle bei der 387
    durch Bettruhe s. Bettruhe
    durch Diät 390ff.
    durch Wasser 540ff.
Heiserkeit 340 s. auch Erkältungs-
    krankheiten
Hepatitis s. Gelbsucht
Herz, Kräftigung des 154, 231, 296, 331, 364
-beklemmungen 278, 556
-erkrankungen 83, 281, 340, 359, 365, 474, 497
-klappengeräusch 130
-klopfen 60, 276, 530
-leiden s. Herzerkrankungen
-muskelentzündung 477
-schlag des Neugeborenen 124, 130
-tätigkeit 278, 279, 341
-töne des Embryos 24
Heublumensack, heißer 461, 549, 558
-zusatz 550, 553
Heuschnupfen 520, 523
Hexenmilch, sogenannte 418
Hexenschuß s. Ischias
Himbeersaft 242, 339
Himbeerzunge, sogenannte 475
Hirnentzündung 257, 456, 466ff.
-hautentzündung 257, 412, 466ff., 479, 480, 483, 496, 504, 548
-hautreizung 466ff., 496
-sklerose 308
Hirse 68, 231, 249, 396, 490
Hitzestau s. Wärmestauung
Hodenanomalien 421

-entzündung 479
Hören 177, 181, 360, 361, 363, 504
Hörschaden 357, 358, 362
-störungen 466, 504ff.
Höschenwindel s. Windelhose
Hohlwarzen, sogenannte 74, 201, 210
Holunder 339, 340
-Elixier 535
Holzspielzeug 191, 192, 265 s. auch
  Spielzeug
Homöopathie s. Heilmethode, biolo-
  gische
Honig 245, 296, 297, 304ff.
  Schäden durch 73, 197, 305
  Süßen mit 239, 242, 247, 301, 303,
  340, 388, 389, 390, 391, 393, 394,
  490, 536, 550
  als Brotaufstrich 293
  als Heilmittel 296, 338, 436, 437,
  445, 452
  als Zugpflaster 306
  -kuchen 306, 453
Hopfen 329
Hormone s. auch Anti-Baby-Pille
  im Geflügel 395
  im Getreide 229
  -salbe 402
Hospitalseuche, sogenannte 95, 328
Hotelhonig, sogenannter 247
Hüftgelenkluxation 422
Hühnerei s. Ei
Huflattichsaft 400
Hund 86, 188
-wurm 81
Hungern s. Fasten
Husten 413, 445, 472, 482 s. auch Er-
  kältungskrankheiten
  Hilfe bei 340, 342, 445, 482, 558,
  559
  -Elixier (Weleda) 473, 535
  -mittel, kodeinhaltige 446, 447
  -tee 535
Hypericum D 4 273
-Öl 444
Hysterie 183

Ich des Kindes 39ff., 41, 45, 48, 50,
  52, 58, 133, 134, 135, 138, 143, 144,
  148, 173, 175, 179, 180, 301, 358,
  436, 472, 473, 517, 568
  des Menschen 39, 41, 45ff., 49, 110,
  135, 137, 139, 140, 141, 277, 288,
  294, 370, 372, 377, 378, 383, 386,
  406, 443, 517, 563, 566
  -Entwicklung 47, 51, 173, 194, 254,
  270, 354, 355, 356, 363, 566
  -Kräfte 142, 194, 228, 386, 387, 390,
  454, 517, 537, 542, 548
Immunität 476, 478, 484, 492, 493, 494
Immunsystem, Stärkung des s. Abwehrkräfte
Impotenz 93, 94
Impfpflicht 496
Impfpropaganda 369, 495, 496, 497
Impfungen 316, 468, 492ff., 501, 519
  Abstände zwischen 498
  Komplikationen nach 466ff., 495
  Zeitpunkt der 497
  gegen Kinderkrankheiten 258
  in der Schwangerschaft 81, 498
Individualität des Kindes s. Ich des
  Kindes
  des Menschen s. Ich des Menschen
  in der Ernährung 40, 234, 235, 297,
  298, 299, 300, 301
  in der Erziehung 40 s. auch Erzie-
  hung
Infektionskrankheiten 468ff. s. auch
  Erkältungskrankheiten
  Anfälligkeit für 308, 408, 409, 538
  Tabelle der 469
  Widerstandsfähigkeit gegen 68, 169,
  535, 550
Inhibine, sogenannte 304
Inkarnat 217, 402
Inkarnation 41ff., 45, 47, 50, 58, 138,
  193, 194, 218, 402, 426, 443, 566
  Dauer der 48, 299, 300, 301
  mangelhafte 436
Inkubationszeiten, Tabelle der 469
Insektizide s. Schadstoffe in der Nah-
  rung

Instinkt der Mutter 184, 187, 271
des Kindes 203, 563
des Tieres 33, 203, 371
-verlust 285, 372, 385
Intellekt, Erwachen des 49, 178, 563
Leistung des 291
Intelligenz, mangelnde 262
-Entwicklung 285, 290, 362, 363
-Entwicklung, verfrühte 257, 433,
442
Interesselosigkeit 278, 433, 518, 530,
531 s. auch Diät
Ipecacuanha 457
Ischias 61, 443, 548

Jähzorn des Erwachsenen 146, 530
s. auch Unbeherrschtheit
Jazz 152
Jod 556
Joghurt 294, 389, 528
Johannisbeeren 197
-saft 242, 309, 339
Johanniskraut 62, 535
-kapseln 282
-öl 167, 273
-saft 400
-tee 282
Juckreiz 477, 520, 521, 523
Bäder gegen 521
Jugendbewegung 350
Jugendkriminalität 256, 259, 267

Kälteallergie 520
Käse 293
Käseschmiere, sogenannte 96, 118
Funktion der 118, 123, 127, 193,
444
Zusammensetzung der 118
Kaffee für Kinder 250
in der Schwangerschaft 67, 74, 82
in der Stillzeit 108, 172, 196, 213,
459
Kakao 326, 327, 393, 453, 521
Kalbfleisch 395

Kalium 231, 337, 339, 340
Kalk 69
im Blut 88
im Getreide 231
im Obst 338, 339
in der Muttermilch 194, 218
-bedarf 69, 442
-mangel 57, 69, 425, 426, 448, 519
-präparat (homöopathisches) 70,
106, 474, 521, 529
-tabletten (synthetische) 69, 70
Kalmus 547
Kalorien 218
Kalzium s. Calcium
Kamelwolle 404
Kamille 553, 555
-dampfbad 451, 547
-blütensäckchen, warmes 155, 157
-saft 400
-tee 204, 205, 244, 247, 321, 322,
388, 455
-tee, Einlauf mit 452, 454, 491, 527,
551, 560
-tee, Leibwickel mit 158
-tee, Spülungen mit 450, 508
Kampfer 535
Kaninchen 86
Kapuzinerkresse 329
Karbunkel 557
Karies 72, 73, 250, 293, 305, 327, 410,
442
-verhütung 230, 231
Karma 566, 567
Karotten 73, 307, 322, 327, 391, 528
-gemüse 208, 241, 244, 300, 301,
437
-saft 207, 208, 241, 300, 324, 341,
437
-suppe 455
Kartoffeln 319, 391, 392, 396, 530
für Kleinkinder 249, 250, 294
-saft 400
Karzinom s. Krebs
Katarrh s. Erkältungskrankheiten
Katze 86, 188
Kauen 73, 178, 179, 207, 245, 274,

293, 294, 322, 325, 391, 410, 510,
513, 515, 526
Keimschädigungen s. Mißbildungen
Kerbel 311
Keuchhusten 479ff., 557 s. auch Diät
-Impfung 480, 496, 497
-Serum 143, 493, 497
Kieferbildung 73, 245, 410
-entwicklung 198
-höhlenentzündung 258
-orthopädische Behandlung 411, 513
-veränderungen 71, 211, 510, 514
Kiesel 404, 523
-säure im Getreide 231, 390
-säure im Obst 337, 338, 340
Kind, krankes 368ff.
werdendes s. Embryo
als Eigentum 51, 186
im Auto s. Autofahren
und Krankenhaus 416, 485
Kindbettfieber 116, 117
Kinderbad 169
-bett s. Bett des Kindes
-erziehung s. Erziehung
-garten 279, 291, 503
-hemdchen s. Wollhemdchen
-kleidung s. Kleidung
-krankheiten 52, 143, 258, 492, 505
s. auch Krankheiten
-krippe, sogenannte 256
-lähmung s. Polio
-leine 262
-nahrung s. Demeter-Kindernahrung
-pflege 147ff., 149, 165ff., 377
-puder 167, 168, 169, 520
-schuhe s. Schuhe
-seife 166, 167, 168
-spielzeug s. Spielzeug
-ställchen 163, 164, 178, 260, 261
-tee, sogenannter 250
-wagen 160, 173, 188, 191
-wiege 152ff., 155, 261
Kindesbewegungen 24, 25, 126
Kindspech, sogenanntes 124, 171
Kino 77, 180, 212

Kirschsaft 339
Kiwi 341
Kleidung, unzureichende 407, 408,
444, 453
des Kindes 403ff., 406ff., 523
des Kleinkindes 174ff., 282, 283,
284
des Säuglings 172ff., 403 s. auch Ba-
bywäsche
Kleie 229, 547
Klettern 262
Klimaveränderungen s. Reisen bzw.
Fliegen
Klinikgeburt s. Geburt in der Klinik
Klistier s. Einlauf
Knäckebrot 293, 453, 490, 528
Kneippkur 348, 349, 540, 541, 551
Kneten 267, 439
Knien 163
Kniestrümpfe 174
Knoblauch 311
-saft 400, 490
Knochen, Festigung der 194, 338, 427
Verbiegungen der 426
Verhärtungen der 430, 436
Knoten in der Brust s. Brust
Kobolde 31
Kochen 246ff., 238, 301, 321ff.
Kochsalat 244
Kochsalz s. Salz
-lösung, physiologische 214, 556,
557
Körnerwasser, sogenanntes 221, 570
Körper, menschlicher 22, 47, 138, 139,
296, 297, 370, 372
des Kindes 48 s. auch Entwicklung,
körperliche
des Neugeborenen 48, 118ff., 134,
296 s. auch Neugeborenes
und Seele 138, 139, 140, 383
-geruch des Kindes 114, 133 s. auch
Säugling
-länge des Neugeborenen 119
-pflege s. Kinderpflege
-temperatur des Kindes 415
-temperatur des Neugeborenen 123

-wärme des Kindes 272, 406, 407
-wärme des Menschen 137, 141,
  404, 553
Kohlehydrate 231, 302
Kohlgemüse 196, 294
Kohlrabi 73, 244
Kolagetränke s. Cola-Getränke
Kolik s. Leibschmerzen bzw. Krämpfe
Kollath-Frühstück 69, 293, 349, 392,
  528
Kolostrum s. Vormilch
Kompressen s. Aufschläge
Kondensmilch 222, 225, 227, 308
Konservennahrung 345ff.
Konservierungsmittel 242, 304, 315,
  320, 343, 346
Kontaktlinsen 508
Konzentration 266
  -schwäche 160, 219, 265, 302, 360,
  433, 525, 530, 531, 532 s. auch Diät
Konzertbesuch 361, 362
Kopf s. Neugeborenes
  -bedeckung, ungenügende 443
  -grippe 257, 445
  -heben des Säuglings 158, 163, 177,
  516
  -kissen 151
  -nickmuskeln, Verletzungen der s.
  Schiefhals
  -schmerzen 60, 65, 411, 430, 445,
  446, 459, 465, 466, 474, 483, 491,
  540, 547, 553
Kornflakes 294
Kortison s. Cortison
Kosmos s. Kräfte, kosmische
Kost s. Ernährung
Krabbeln s. Kriechen
Kräfte, elementare 30
  geistige 29, 32, 39, 110, 111, 124,
  184, 289, 503
  kosmische 29, 31, 32, 110, 113, 120,
  136, 225, 232, 296, 298, 313
  lebendige 26ff., 134, 136, 140, 142,
  229, 309, 322, 334, 337, 372, 377,
  379, 380, 383, 405, 426, 562
  schöpferische 281, 286, 290, 319

s. auch Fähigkeiten
  der Erde 29, 31, 32, 186
  der Minerale 35, 186
  der Mutter 28, 29, 31, 122, 136, 185,
  195, 196
  der Natur 32, 34, 35, 312
  der Pflanzen 35, 229, 242, 312, 314,
  315, 373
  der Seele 110, 131, 134, 135, 136,
  140, 142, 194, 203, 228, 278, 294,
  334, 357, 358, 376, 527, 562
  der Sonne 27, 28, 29, 224, 242, 297,
  302, 404
  des Geistes s. Geist
  des Wassers 26, 136, 313, 314
Kräftigung nach der Geburt 106, 109,
  112, 113, 117, 339, 340
  nach Krankheiten 229, 339, 340, 474
Krämpfe 275, 418, 440, 467, 472, 474,
  495, 534, 555 s. auch Wirkung,
  krampflösende
Kräutertee 69, 108, 213, 342ff., 445
Krampfadern 61, 92
Krankenhaus s. Kind und Krankenhaus
Krankenpflege, Maßnahmen zur
  401ff., 413 s. auch Diät
Krankheit, Anzeichen für 133
  Sinn der 447, 470, 471, 475, 476,
  480, 566
  Wesen der 371ff.
Krankheiten, akute 417ff., 548, 560
  chronische 499ff.
  seelische 271
  der ersten Lebensmonate 418ff.
  -erreger s. Bakterien, krankheitserregende
  -ursachen 37, 57, 139, 275, 372, 375,
  376, 377, 380, 382, 470, 494
  -vorbeugung, sinnvolle 329, 330,
  451, 470, 496, 541, 543
Krebs 83, 468, 469, 520
Krebserzeugende Heilmittel 537
Krebserzeugende Stoffe 83, 470, 538
Kreislauf 137, 139, 280, 296
  Anregung des 61, 106, 229, 340,
  341, 546, 547

des Neugeborenen 121, 124
-mittel (synthetische) 197
-schwäche 60, 540, 551
-störungen 359, 477, 497, 512
-strümpfe 61
-überlastung 276, 279, 282, 386
Kreißsaal 95
Kresse 311
Kriechen 163, 174, 179, 287, 515
Kristallsoda s. Soda
Krupp-Husten 447ff.
Kruska 69, 294
Küchenmaschine s. Mixgerät
Kümmel 107, 311, 330, 331, 333
-öl 155, 158
-tee 107, 157
Künstlerische Fähigkeiten s. Fähigkeiten
Kuhmilch s. Milch
Kunstdüngung, Rückstände der s. Schadstoffe in der Nahrung
Kunstfasern 175, 404, 405, 406
Kunststoff 173, 175, 188, 440 s. auch Plastikspielzeug
Kunsttherapie s. Therapie, künstlerische
Kupfer 229, 346
-chlorid-Kristallisationen 136, 314, 385
-Salbe 0,4% 273, 557
Kurzsichtigkeit 505, 506, 507

Labilität, moralische s. Moral, mangelnde
Lachen 278, 532
Lächeln des Kindes 137, 138, 177
Lähmungen 466, 467, 477, 484, 486, 548 s. auch Spastische Lähmungen
Lähmungsschielen, sogenanntes 507
Lärm s. Unruhe, häusliche
Lamaze-Methode 98, 100
Langeweile 183, 265, 274, 283
Laufen s. Gehen
Laufstall s. Kinderställchen

Laune, schlechte 282 s. auch Nervosität
Lavendel 547
-Essenz (Weleda) 553
Leben 132, 139, 370
Ursprung des s. Ursprung
-gefühl, Steigerung des 404, 405
-geschichte des Kindes s. Tagebuch
-kräfte s. Bildekräfte bzw. Kräfte, lebendige
-mittel s. Ernährung
-reformbewegung 347ff., 351ff.
-sinn, Pflege des 509
Leber 123, 130, 175, 394, 408
Anregung der 231, 315, 338, 527
Kräftigung der 399, 400
Schädigung der 84, 316, 318, 320, 380, 392
-druck 394
-Gallen-Diät s. Diät
-Gallen-Schaden 391, 531
-Gallen-Tee 60, 393
-schwäche 247, 282, 322, 326, 375, 393, 394, 495, 523
-schwellung 308
-tran 307, 335, 435, 521
Leboyer-Methode 101
Lecithin 229
Legasthenie, sogenannte 267, 284, 362ff.
Lehmaufschläge, kalte 461
Lehmauflage 559
Leib s. Körper
-krämpfe s. Krämpfe
-schmerzen 133, 154, 411, 412, 446, 458ff., 463, 527, 529
-schmerzen, Ursache von 108, 156, 172, 196, 197, 200, 221, 223
-wickel, feuchtwarme 461
Leichtathletik in der Schwangerschaft 65
Leinen 404, 405, 544
Leinöl 395
Leinsamen 453
-brei 61, 64
Leistenbruch 413, 424

610   *Register*

Leistungsfähigkeit, verminderte s. Er-
  schöpfung
Leitungswasser s. Trinkwasser
Lernen des Menschen 34
  des Säuglings 180ff.
  durch Nachahmung 178, 183, 245,
  253, 255, 270, 271, 275, 279, 280,
  282, 284, 354, 355
  -schwierigkeiten s. Schulschwierig-
  keiten
Lesenlernen 285, 290, 362, 363, 506
Leukämie s. Blutarmut
Levisticumöl 449
Lichtkräfte s. Kräfte der Sonne
  -mangel s. Rachitis, Ursache für
  -scheu 473
Liebstöckel 68, 294, 311, 331
Limonade 239 s. auch Cola-Getränke
Lindenblütentee 321, 322, 339, 553
Linolsäure 229
Lippenbeißen 514
Lispeln 510
Lochien s. Wochenfluß
Löwenzahn 329
  -saft 400
Logopäde, sogenannter 510
Luft, frische für das Kind 159ff., 278,
  281, 335, 409, 437, 519
Luftbäder in der Schwangerschaft 74
Luftröhrenentzündung s. Bronchitis
Luftschlucken 157ff. , 511, 512
Luftverschmutzung 197, 368, 369,
  448, 520
Lunge 140
  Kräftigung der 154, 231
  -entzündung 374, 386, 387, 412,
  446ff., 466, 468, 480, 492, 493, 513,
  548, 553, 554
  -krebs und Rauchen 83ff.
  -kreislauf 121, 122, 124
  -tuberkulose s. Tuberkulose
Lustlosigkeit s. Interesselosigkeit
Lutschen s. Daumenlutschen
Luvos 559
Lymphe 140, 296
  -drüsen 338

-drüsenschwellung 446, 466, 477,
  522, 524, 546, 559
-kreislauf 512
Leukozyten s. Blutkörperchen

Märchen, Funktion der 44
Magen-Darm-Erkrankungen 293, 322,
  332, 374, 458ff., 497, 498, 522
  s. auch Diät
-geschwür 393, 398, 458, 462
-katarrh 400
-pförtnerkrampf 57, 457
-säure, Bildung von 341, 400
-säure, Binden von s. Sodbrennen
-saft, fehlender 247, 330, 526
-schmerzen 597
-schwäche 247, 326 , 396
-stärkung 330, 331, 338 s. auch Wirkung, magenerwärmende
-störung 456, 540
-tee 393
Magerkeit des Kindes 174, 527
Maggikraut s. Liebstöckel
Magnesium 230, 337, 338
Mahlzeiten, Zahl der s. Trinkzeiten
Mais 230, 231
Majoran 68, 294, 311, 331
Malen 267
Malven 535
Malzkaffee 108, 212, 245, 388
Mandeln, süße 67, 294
  -milch 221, 251, 572
  -mus 251, 572
Mandelabszeß 559
  -entzündung, akute 450ff., 462, 474,
  477 s. auch Angina und Diät
  -entzündung, chronische 524ff.
  -operation 522, 525
  -wucherungen s. Rachenmandelwu-
  cherungen
Mangan 229, 337
Mangelgeburt s. Säugling, schwächli-
  cher
Margarine 320, 323
Mariendistel 62

-kapseln 282
Marmelade 245, 293, 303
Masern 258, 339, 446, 467, 470, 471ff.,
   493, 497
   Abwehrkräfte gegen 195
   -Impfung 496, 497
   -Lungen-Entzündung 473
   -Serum 143
Massageöl (Wala) 444, 551
Maße und Gewichte 570
Mastoiditis s. Ohrknocheneiterung
Mate-Tee 67, 74, 108
Matratze 151, 190
Medikamente s. Heilmittel
Medizin s. Heilmethode
Meerrettich 329, 331, 341
Mehl, weißes 228ff., 308, 309, 318,
   319, 325, 327, 390, 391, 398, 409,
   453, 489
   -körper s. Weizenstärke
Mehrfachimpfung 496, 498
Mehrlingsgeburt 93, 126, 518
   -schwangerschaft 97
Melasse 304
Melde 329
Melissengeist 540
Meningitis s. Hirnhautentzündung
Mensch, Abstammung des 33, 34, 159
   Lernen des s. Lernen
   Verschiedenheit zum Tier 32ff., 110,
   159, 516, 563
   und Natur 32ff., 295ff., 312ff., 368,
   371, 372, 378, 397, 517, 541
   und Umwelt 295, 368, 564
Menstruation, Ausbleiben der 23, 114
   Wiedereintritt nach der Geburt 115
   -beschwerden 102, 399, 557
Menthol 80
Mercurialis-perennis-Salbe 10% (We-
   leda) 418, 540, 557, 560
Merkheft s. Tagebuch
Metalline-Kompresse 540, 557
Methode Read s. Read-Methode
Mienenspiel des erkrankten Kindes
   411ff.
Migräne s. Kopfschmerzen

Mikrowellenherd 323
Milch 68, 108, 194, 195, 212, 219, 220,
   221, 222ff., 226, 227, 296, 297, 308,
   310, 527, 528
   adaptierte 219
   Aufladen der 224ff.
   Erwärmen der 309
   Fermente der 227
   kondensierte s. Kondensmilch
   Kräfte der 136, 219, 226
   pasteurisierte 219, 223
   pulverisierte s. Trockenmilch
   Schäden durch 197, 375 s. auch
   Milchallergie
   sterilisierte 219, 223
   uperisierte 223
   verdünnte 388, 389
   Vitamine der 227, 307, 335
   für Kinder 244, 245, 301
   mit Honig 305
Milchallergie 221, 250ff., 308, 448,
   520, 521, 522 s. auch Muttermilchallergie
Milchbildung 96, 105, 113, 116, 205,
   210, 212, 215
   Anregung der 106, 197, 198, 204
   Steigerung der 108, 211, 212ff., 340
   -öl 108, 213
   -störung 209 s. auch Muttermilch,
   Wegbleiben der
   -tee 108, 212, 452
Milchekzem s. Milchallergie
Milchfänger, sogenannter 210
Milchfluß 210
Milchpräparate s. Trockenmilch
Milchprodukte für Kleinkinder 294,
   491
   für Säuglinge 221
   im Krankheitsfall 389
   in der Schwangerschaft 67, 68
   in der Stillzeit 108, 213
Milchpumpe 201, 210
Milchsäurebakterien 334
Milchschorf s. Milchallergie
Milchstauung 116, 201, 206, 211
Milchstuhl s. Darmentleerungen

Milchunverträglichkeit s. Milchallergie
Milchzähne s. Zähne
Milchzucker 194, 239, 452, 453
Milieuschäden 256 s. auch Schlüsselkinder
-störungen 273
Milz 130, 524
Minderwertigkeitsgefühle 363, 462
Minerale des Körpers 139
Mineralisierung des Körpers, zu langsame 299, 426
zu rasche 218, 219 s. auch Rachitis
zu starke 432
Mineralsalze 516
im Gemüse 68, 300, 322, 323, 324,
341 s. auch Salz
im Getreide 68, 228, 390, 489, 490
im Obst 337
in der Muttermilch 194, 218
-verlust 454, 456, 457
Mineralwasser 225, 389
Minze s. Pfefferminze
Mißbildungen des Kindes 55, 56, 62ff.,
77, 80ff., 82, 85ff., 89ff., 94 s. auch
Embryo, Gefahren für den
Mißstände in der Ernährung s. Ernährung oder Schadstoffe in der Nahrung
Mittagsruhe des Kleinkindes 275
des Säuglings 171
des Schulkindes 276, 530
in der Schwangerschaft 62, 75
Mittelohrentzündung 247, 411, 412,
445, 449ff., 466, 474, 483, 513, 540,
559
Mixgerät 243, 325, 336
Modellkörper, sogenannter 48, 141ff.,
148, 193, 218, 473, 475, 478
Möhren s. Karotten
Monatsblutung s. Menstruation
Mongolismus 89ff.
Monozyten-Angina 451
Moral, mangelnde 146, 183, 203, 258,
282
Stärkung der 258
des Menschen 46, 47, 146, 183, 203,
351, 354, 356

Motorradfahren in der Schwanger-
schaft 63
Müdigkeit, starke 23, 75, 518
Mumps 466, 467, 478ff., 497
in der Schwangerschaft 81
Mund(bakterien)flora 71, 310, 333,
334, 380, 526, 527
Mundgeruch 394, 400
nach Äpfeln oder Aceton 457
Mundschleimhäute, Entzündungen der
308, 327
Mundwasser 71
Musik 361, 362, 439
stark rhythmische 152
überlaute 504
-therapie 273, 278
-unterricht 362, 439
Muskelschwäche 308, 363
Muskelzerrungen 539
Mut 277, 279, 530
mangelnder 254, 255, 275, 279, 530
Mutation der Erbanlagen s.
Erbanlagen
Mutter 76, 356, 411, 413, 505
Berufstätigkeit der 62, 187, 255ff.
Egoismus der 186, 207, 209
Trennung von der 184, 185, 416,
467
-bindung 187, 207, 256 s. auch Be-
zugsperson
-kuchen s. Plazenta
-liebe 184ff., 209, 275, 280, 374,
416, 467, 532, 565 s. auch Nest-
wärme
-male 421
Muttermilch, Abdrücken der 199, 200,
214
Ablehnung der 213ff.
Abpumpen der 201, 210, 211, 214
Bestandteile der 193ff., 218, 308
Bildung der s. Milchbildung
Einschießen der 198
Kräfte der 136, 185, 193, 194, 217,
493, 495, 501
Schadstoffe in der 318
unverträgliche s. Muttermilchallergie

Wegbleiben der 211, 300
im Übermaß 201
-allergie 59, 251, 522
-ernährung 96, 193ff., 201ff., 312,
459

Nabel 129, 166
Blutungen aus dem 419
Entzündungen des 419
-binde, Anlegen der 129
-bruch 419, 423, 424
-granulom 419
-koliken, sogenannte 461, 527
-pflaster 423, 424
-schnur, Schäden an der 85
-schnurvorfall 102
Nachahmung s. Lernen
Nachgeburt, sogenannte 43, 104, 119,
193
Nachtlichtchen 272
Nachtruhe s. Schlaf
Nackensteifigkeit 466, 483
Nägelkauen 274, 283
Nährbad 548
Nährbier 108
Nährkraftquell 473, 529
Nahrung s. Ernährung
Narkose bei der Geburt s. Geburt
Naschen 282
Nasenbluten 540, 556
Nasenflügelatmung, sogenannte 412,
447
Nasenöl 535
Natrium 338, 339
Naturheilbewegung 348ff.
Naturreis s. Reis
Naturseide s. Seide
Naturwissenschaft s. Denken, rein na-
turwissenschaftliches
Nebenhöhlenentzündung 443, 474,
531, 550
Nerven 229, 231, 302, 489
Stärkung der 331, 338, 399, 400
-krise s. Depressionen
-Sinnes-System des Kindes 278

-system des Kindes 293, 495
-system des Neugeborenen s. Neu-
geborenes
Nervosität 308, 340, 373, 375, 376,
399, 407, 540, 556
der Mutter 111, 112ff., 509, 530
des Kindes 160, 219, 265, 272, 278,
360, 362, 374, 433, 529, 531
Nesselsucht s. Allergien
Nestwärme, sogenannte 255, 256
Neugeborenes 32, 118ff., 126ff., 273
appetitschwaches 526
Aussehen des 49, 120, 123, 126ff.,
128ff.
Bewegungen des 125, 126
Fortschritte des 123
Gehirn des 129
gieriges 205
Haut des 128, 132, 165
Körperwärme des 120, 123
Kopf des 123, 125, 128, 132, 299,
300, 417
Länge des 126, 127, 128
Nervensystem des 125, 145, 146,
194, 300
Reaktionen des 125, 132
Schlaf des s. Schlaf des Säuglings
Schlafhaltung des 132
Schleimhäute des 333
Verdauungsorgane des 194
Warmhaltung des 120, 123, 155,
172, 407
Neurosen 183
Nicobrevin 84
Niederkunft s. Geburt
Nieren, Erkrankung der 273, 474, 475
Tätigkeit der 155, 175
-beckenentzündung 252, 412, 445,
492, 548, 554
-Blasen-System, Anfälligkeit des
329, 547
-koliken 557
-leiden, chronisches 84, 340, 523
-versagen 430
Niesen des Kindes 125, 177
Nikotin s. Rauchen

Nuckeltuch s. Zipfeltuch
Nüsse 392, 490, 520
NUK-Sauger s. Schnuller
Nystagmus, sogenannter 506

Obst 68, 108, 172, 242, 282, 296, 297,
    303, 310, 315, 324, 335, 375, 388,
    389, 391, 392, 397, 528, 552
    Nährwert des 337
    -brei 207, 208, 241, 242ff.
    -essig 294, 521
    -säfte, Wirkung der 337ff.
    -säfte für Kinder 239, 301, 388, 389,
    390, 521, 527, 528, 550
    -säfte in der Schwangerschaft 69,
    339, 340
    -säfte in der Stillzeit 108, 212, 339,
    340
    -säure 339, 340
Odent-Methode 98
Öl s. Speiseöl
Ohnmacht s. Bewußtlosigkeit
Ohreiterung, chronische 450
Ohren des Säuglings, Pflege der 168
    -öl 535
    -schmerzen s. Mittelohrentzündung
Ohrknocheneiterung 450
Ohrmuschel, Gestaltung der 40, 130
Ohrspeicheldrüse, Schwellung der 478
Onanie s. Selbstbefriedigung
Orangen s. Apfelsinen
Organe des Kindes 137, 139, 141, 145,
    173, 176, 181, 374, 375, 538
    des Menschen 33, 278
    der Tiere 33
    -Entzündung 284
    -schäden, Ursache von 430
    -schwächen, Ursachen für 145, 183,
    203, 228, 329, 373, 426
    -störung 281, 374
Organismus, Wesen des 289
Orientierung im Raum, mangelhafte
    363
Ortswechsel s. Wohnortwechsel
Otalgan 449, 540

Packungen, heiße 386
Papierwindeln 97, 167, 272, 520
Paprika 284, 332
Parasiten s. Toxoplasmose
Paratyphus 459
Parazentese s. Trommelfellschnitt
Pasta Boli Eucalypti (Weleda) 559
Penicillin s. Antibiotika
Periode s. Menstruation
Pertudoron 481, 482
Pessar 94
Pest 494
Petersilie 68, 294, 311, 332
Pfeffer 284, 294
Pfefferminze 331
    -tee 331, 342
Pfeiffersche Drüsenkrankheit 451
Pflanzenallergie 520
Pflanzenfett s. Margarine
Pflanzensäfte, Wirkung der 399ff.
Pflasterverband 558ff.
Pflaumenmus 303
Pflege des Kindes s. Kinderpflege
Phantasie des Kindes 265, 267, 272,
    279, 290, 362, 363, 499
Phimose 422
Phosphor 194, 337, 338, 339, 340
    D 6 435
    -öl (Weleda) 273
Physiologische Kochsalzlösung s.
    Kochsalzlösung
Pigmentflecken in der Schwangerschaft
    24
Pille s. Anti-Baby-Pille
Pilzerkrankungen 468
Pimpernell (Pimpinelle) 68, 311, 332
Plantago-Bronchialbalsam (Wala) 559
Plastikspielzeug 182, 188, 192, 267
    -tüten 269
Plastizieren s. Kneten
Plazenta 43, 121, 136, 193
    Schädigung der 85
Pleuritis s. Rippenfellentzündung
Pocken 492
    in der Schwangerschaft 81
    -schutzimpfung 466, 467, 496, 498

Polio 468, 482ff., 492, 497 s. auch Diät
  Abwehrkräfte gegen 195, 331
  Behandlung der 485ff.
  Vorbeugungsmaßnahmen bei 489ff.,
    548
  -Schluckimpfung 82, 482, 483, 494,
    495, 498
Poltern 510
Polygran-Öl 436
Porridge 294
Potenz, männliche 310
Preiselbeer-Elixier 241
Prellungen 536, 540, 557, 560
Pseudokrupp 447ff., 557
Psychische Störungen 259
Psychopharmaka 197, 382
Pubertät 284, 289, 422, 441, 503, 525,
    547 s. auch Sexualität bzw.
  Geschlechtsreife
  erschwerte 249, 396
  verfrühte 249, 499, 501, 502
Puder s. Kinderpuder
Puffweizen 229, 294
Pumpernickel 69
Purpurfarbe 150, 151

Quark 246, 248, 249, 293, 392, 395,
    396, 528 s. auch Milchprodukte
  -auflagen 215, 559
  -wickel 554
Quarz 404
Quellwasser 136, 226, 296
Quetschungen 536, 556
Quittensaft 340

Rachendiphtherie 448 s. auch Diph-
    therie
Rachenmandelentzündung 449 s. auch
  Mandelentzündung
Rachen(mandel)wucherungen 512,
    513, 522, 524, 531
Rachitis, Anfälligkeit für 217, 299,
    374, 425, 448, 516
  Anzeichen für 114, 425ff., 426

Behandlung der 434ff.
Ursache für 307
Vorbeugung vor 150, 161, 194,
    434ff. s. auch Diät
-Tetanie, sogenannte 426
Radfahren in der Schwangerschaft 66
Radieschen 327
Radio 145, 182, 248, 257, 359ff., 439,
    492, 501, 532
Radioaktive Stoffe 55, 212
  Strahlen 81, 357
Rauchen in der Schwangerschaft 74,
    82ff.
  in der Stillzeit 82ff., 108, 196
  und Lungenkrebs 82
Rauschgift s. Drogen
Read-Methode 100
Rechnenlernen 290, 363
Reformbrot 326
Regel s. Menstruation
Reife, verzögerte 499
Reinigungsklistier s. Einlauf
Reinkarnation s. Wiederverkörperung
Reis 230, 249, 308, 391, 392, 396
  -schleim 240, 455, 457
Reisen bei Keuchhusten 482
  in der Schwangerschaft 62, 80
Reiten 365
  in der Schwangerschaft 65
Reizüberflutung 387, 489, 492, 501
Religion 278
Respektlosigkeit der Kinder 254, 353,
    354
Retterspitzwasser 215
Rettich 73, 341, 391
Rhabarbersaft 340
Rhesusfaktor 86ff., 365
Rheuma 400, 404 s. auch Diät
Ricinusumschlag 453
Rindertuberkulose 222
Rippenfellentzündung 412, 554, 557
Röntgen 89, 462, 537, 538
  in der Schwangerschaft 58, 81, 537
Röteln 466, 470, 472, 477ff., 497
  in der Schwangerschaft 55, 81, 85,
    504

-Immunitätstest 86
-Impfung 86, 497
Roggen 68, 230, 231
  -brot 68
  -mehl, helles s. Mehl
Rohkost 107, 108, 324ff., 349, 391,
  392, 396, 397, 398
  für Säuglinge 324, 325
Rohmilch 222
Rohrzucker s. Zucker, brauner
Rosen-Elixier 106, 108, 535
Rosenkohl 322 s. auch Kohlgemüse
Rosenkranz, sogenannter 426
Rosensalbe (Wala) 523
Rosinen 73, 303
Rosmarin 332, 535, 547
  -saft 400
Roßhaarkissen 151
Rote Beete 244, 309, 341
Rudern 365
Rübenzucker s. Zucker
Rückbiß, sogenannter 512
Rückenlage des Säuglings 34, 158
Rückenschmerzen 466, 491
Ruhr 492, 548
Rumpfwickel 552 s. auch Wickel

Säugling 147ff. s. auch Kind bzw.
  Neugeborenes
  Duft des 114, 132, 133, 216, 413
  schwächlicher 235, 237, 238, 240,
  407, 425
  -erstausstattung 190
  -gymnastik 164ff., 261, 262, 290
  -nahrung s. Ernährung
Sagen, Funktion der 44
Salat 294, 301, 324, 329, 341, 393
Salbei 332
  -saft 400
  -tee 479
Salben 403, 520, 522, 523, 556
Salz 189, 294, 295, 297, 301, 324, 391,
  457
  Entzug von 392, 393, 521

fluoridiertes 70
  -gurken 347
  -wasser(ab)waschungen 451, 546
Sambal oelek 330
Sandalen 164
Sanddorn 213
  -Elixier 69, 106, 108, 535, 550
  -saft 309, 340
Sauberkeit des Kindes 179, 270ff.
Sauberkeitserziehung 270ff.
Sauerkirschsaft 340
Sauerklee 329
Sauerkraut 347
  -saft 490
Sauerstoff s. Atmung bzw. Lunge
Saugen an der Brust s. Stillen
Sauger s. Schnuller
Saughütchen, sogenannte 210
Schachtelhalm s. Zinnkraut
Schadstoffe in der Nahrung 55, 197,
  212, 223, 224, 225, 242, 243, 300,
  303, 316, 317, 320, 334, 341, 347,
  349, 390, 394, 459, 461, 519, 520,
  521
Schädigungen des Kindes s. Mißbil-
  dungen
Schädlingsbekämpfungsmittel, Rück-
  stände von s. Schadstoffe in der
  Nahrung
Schälblasen 95
Schaffell 156, 272
Schafgarbentee 244, 388
  -saft 400
  -wickel 272, 555
Schafsmilch 195
Schafwolle 168, 404
Scharlach 456, 468, 470, 474ff., 493
  -Impfung 497
  -Serum 143
Schaukel 152, 262
Schaukeleien, nächtliche 152, 153, 261
Schaukelpferd 152, 191, 261
Schaukelstuhl 152, 191, 261
Scheuermannsche Krankheit, soge-
  nannte 163
Schicksalsgesetz 562ff.

Schiefhals 129, 418
Schielen 506, 507
Schilddrüse, Erkrankungen der 92
Schizophrenie 53, 186, 258, 503
Schlaf 171, 272, 312, 546
  ausreichender 246, 276, 439, 518
  fehlender 275, 276, 310, 358, 443,
  530, 531
  unruhiger 272, 531
  des Kindes 152, 153, 170ff., 260,
  275ff.
  des Säuglings 170, 171, 244
  -bedürfnis in der Schwangerschaft s.
  Müdigkeit
  -haltung des Säuglings 114, 170, 413
  -haltung des Kleinkindes 276
  -mittel (synthetische) 81, 106, 197,
  209, 381, 501
  -störungen 92, 106, 256, 261, 290,
  308, 374, 399, 483, 508ff., 531, 540,
  547 s. auch Schaukeleien, nächtliche
  -tee (Weleda) 106, 113
Schlankheitskuren 81, 400
Schlehe 340, 547
  -Elixier 69, 106, 108, 213, 241, 340,
  535
Schlenzbad 445, 450, 523, 548ff.
Schluckauf 156, 157ff., 221
Schluckbeschwerden 445, 450
Schlüsselbeinbruch 418
Schlüsselkinder, sogenannte 256
Schmerzbetäubung 380, 381, 449, 486
  bei der Geburt s. Geburt
Schmerzen, Ausdruck der 411ff. s.
  auch Wirkung, schmerzlindernde
  bei der Periode s. Menstruationsbe-
  schwerden
  im Ischiasnerv s. Ischias
  in der Wirbelsäule 483
  wie bei der Periode s. Wehen
Schnittlauch 68, 294, 311, 332
Schnuller 158, 188, 198, 213, 511, 513
Schnupfen 120, 157, 443, 445, 468,
  472, 479, 483, 511 s. auch
  Erkältungskrankheiten
  -Salbe 540, 560

Schokolade 520, 521 s. auch Süßig-
  keiten
Schreckerlebnisse in der Schwanger-
  schaft 55, 77
Schreckhaftigkeit s. Aufschrecken
Schreibenlernen 290, 362, 363
Schreien des Kindes s. Weinen des
  Kindes
Schreikind 154
Schreistunde 154, 171
Schrumpfleber s. Leber, Schädigung
  der
Schürfwunden s. Wunden, offene
Schüttelfrost 459
Schuhe des Kindes 164, 175
Schule 279, 291
  -alter 289
  -brot 326ff., 395
  -kopfschmerz 529ff., 531 s. auch
  Diät
  -milch 326, 327
  -schwierigkeiten 286, 319, 358, 363,
  434, 525, 530ff.
Schuppenflechte 523
Schwachsichtigkeit 506
Schwachsinnigkeit s. Geistesstörung
Schwächezustände s. Kreislauf-
  schwäche
Schwangerschaft 23ff., 38, 53ff.
  Anzeichen für eine 23ff.
  Besonderheiten in der 55ff.
  Ernährung in der s. Ernährung
  Gefahren in der 58, 63, 64ff. s. auch
  Embryo, Gefahren für den
  Geschehnisse in der 45
  Impfen in der 81, 498
  Rauchen in der s. Rauchen
  Verhalten in der 73
  -beratung 54
  -beschwerden 23, 57, 58ff.
  -dauer 25
  -erbrechen 23, 57, 60, 65
  -gymnastik 63, 76
  -streifen 24
  -test 24
  -untersuchung 24, 54, 97

-vergiftung 97
Schwarztee s. Tee
Schwarzwurzeln 244
Schwefel 337, 522
  -bad 438, 547
Schweinefleisch s. Fleisch
Schweiß s. Schwitzen
Schwellungen am Kopf 417
  an den Beinen 60, 65
  der Brustdrüsen s. Brustdrüsenschwellung
  der Lymphdrüsen s. Lymphdrüsen-
  schwellung
  der Ohrspeicheldrüse 478
  im Gesicht 60, 65
  im Hodensack s. Wasserbruch
Schwerhörigkeit s. Hörstörungen
Schwerkraft 139, 314, 516, 517
Schwimmen 209
  des Kindes 262, 365
  des Säuglings 261, 290
  in der Schwangerschaft 65
Schwitzen 338, 339, 402, 404, 405,
  426, 483, 546, 553
  -bad 523, 550
  -packung 386, 445, 449
Seborrhoe 521, 522
Seele 45, 47, 137, 138, 139, 140ff.,
  295, 297, 357, 370, 372, 377, 402,
  475, 567
  des Kindes 44, 131ff., 133, 145, 149,
  176, 181, 183, 202, 217, 281, 287,
  358, 373, 375, 376, 454, 480, 500,
  506, 516, 529, 563
  und Körper 138, 164, 202, 203, 376,
  402, 475
Seelenkräfte s. Kräfte der Seele
Seelenwanderung 563
Seelische Entwicklung s. Entwicklung,
  seelische
Sehen 139, 177, 181, 287, 360, 361 s.
  auch Erkennen
Sehschaden 357, 358
Sehstörungen 65, 307, 466, 505ff.
Seide 150, 404, 405, 520, 544
Seife 403, 520, 550

Seitenlage des Säuglings 158, 159
Selbständigkeit des Kindes 186, 207,
  271, 274, 275
Selbstbefriedigung 283ff.
Selbstbewußtsein s. Ich des Menschen
Selbstheilungskräfte 378, 379, 399, 542
Selleriesaft 400
Senf 284, 294, 329
  -öl 331
  -wickel 553, 554
Sepso 556
Sexualität 284, 355ff.
  Anregung der 249, 296, 396
  Kräfte der 229, 259
  verfrühte 283ff., 356
Sicherheitsnadeln 187, 272, 552, 555
Silberpräparat 281
Simonsbrot 349
Singen s. Gesang
Sinneseindrücke 181, 182, 202, 203 s.
  auch Reizüberflutung
Sinnesorgane, Abstumpfung der 333
  Ausgestaltung der 176, 177, 231,
  284, 360, 361
  Pflege der 271, 406
  des Kindes 180, 181, 202
Sitzbad, kaltes 61, 546 s. auch Bad
  warmes 75
Sitzen 163, 178, 261
  zu frühes 163, 515
Skilaufen in der Schwangerschaft 65
Skorbut 308, 309
Skorodit 281, 486, 487
Soda als Reinigungsmittel 201, 224,
  452, 491
  -bad 486, 548
  -wickel 486, 548
Sodbrennen 60, 400
Sojabohnennahrung 251,490
Sojasauce 330
Sole-Kur 526, 546
Sommersprossen 24
Sonnenbad des Säuglings 161ff., 438
  in der Schwangerschaft 74, 432
Sonnenbrand 161, 548
Sonnenhut 438

Register

Sonnenlicht, Wirkung des 160, 161, 162, 278, 335, 409, 425, 437, 438, 491, 492, 519, 520
Sonnenstich 162, 548
Soor-Infektion 95
Spaltungsirresein s. Schizophrenie
Spastische Lähmungen 89ff.
Spazierengehen 63, 75, 113 s. auch Ausfahren
Speichelfluß 526
    zu starker 60
Speikind, sogenanntes 159, 300
Speiseöl 244, 294, 320, 323, 394, 449, 560
Spiel, zweckmäßiges 266, 290
    des Kindes 264ff., 281, 364, 365, 439
    im Freien 263, 280, 281, 530, 532
Spielzeug, altersgemäßes 266, 267
    handgearbeitetes 191, 192, 265
    künstlerisches 265, 267
    minderwertiges 191, 259, 267, 369, 501
    natürliches 266, 275, 280, 281
    technisches 266, 280, 281, 439, 492, 502
    des Kleinkindes 264ff., 284 s. auch Holzspielzeug bzw. Waldorfspielzeug
    des Säuglings 187, 188 s. auch Babyartikel
Spinat, kunstgedüngter 248, 460
    s. auch Demeter-Spinat
Spirale, sogenannte 94
Sport 66, 83, 209
    für Heranwachsende 364ff.
    in der Schwangerschaft 65ff.
    und Geburt 66
    -wagen 160
Sprachentwicklung 143, 186
    gestörte 256
Sprachstörungen 466, 509 ff.
Sprechen 177, 178, 179, 270, 287, 363, 364, 503, 504, 505
    zu frühes 218, 301, 375, 500, 502
Spurenelemente s. Mineralsalze

Stachelbeersaft 340
Ställchen s. Kinderställchen
Stärkeunverträglichkeit 221, 459
Stammeln 510
Stauungen s. Blutstauungen
Stechapfel 281
Stehen 163, 178, 261
    zu frühes 162, 218, 302, 502, 518
Steiner, Rudolf 43, 131, 148, 154, 232, 313, 314, 316, 364, 370, 380, 381, 392, 436, 444, 516, 517, 534, 541, 563 s. auch Anthroposophische Geisteswissenschaft
Steinmetzbrot 68, 349
Sterben s. Tod
Sterblichkeit der Kinder 479, 483, 484, 494
    der Säuglinge 57, 217
Sterilisation 94
Sterilisierung 346
Sterilität 479
Stillen 79, 105, 175, 196, 197ff., 209, 434, 510, 511, 513 s. auch Trinken
    zu langes s. Abstillen
    und Rauchen 82ff.
    -büstenhalter 98, 108
    -dauer 186, 196, 206 s. auch Abstillen bzw. Trinkdauer
    -haltung 198
    -regeln 197ff.
    -schwierigkeiten 201, 208ff., 213ff.
    -unfähigkeit 208, 235
    -zeiten s. Trinkzeiten
Stimmungsschwankungen 62, 527, 531
    s. auch Depressionen
Stirnhöhlenentzündung 258
Stoffaustausch s. Stoffwechsel
Stoffe, radioaktive s. Radioaktive Stoffe
Stoffwechsel 136, 139, 140, 229, 282, 287, 300, 357, 390, 465, 501
    Anregung des 106, 230, 329, 340, 341, 400, 524
    des Neugeborenen 124, 132
    des Säuglings 166
    -störungen 303, 425

Storch, Märchen vom 44, 78
Stottern 509, 510
Strafe s. Erziehung
Strampeldecke 151, 174, 260
Strampelhöschen 173
Strampeln, freies 173, 259, 260, 287
Strampelsack 151, 174, 188, 260, 272
Streß 340, 494
Striae s. Schwangerschaftsstreifen
Strontium 229
Stürze der Kinder 268, 465
Stützstrümpfe 117
Stuhlgang s. Verdauung bzw.
    Darmentleerungen
Stutenmilch 194
Sucht nach Arzneimitteln s. Heilmit-
    telsucht
Suchtmittel s. Drogen
Südfrüchte 67, 393, 490
Süßen 176, 239, 242, 248, 301, 303
Süßigkeiten 293, 303, 316, 327, 374,
    409, 528, 529
Sulfonamide s. Antibiotika
Symbioflor 335, 526, 529
Sympathie 139, 179
Synthetische Zusätze s. Schadstoffe in
    der Nahrung
Syphilis 55
Sytra-Tee (Weleda) 445

Tabletten s. Heilmittel, chemisch-syn-
    thetische
Tafelwasser, sogenanntes 225
Tage, unfruchtbare s. Zeitwahl
Tagebuch 147ff.
Talg der Haut s. Hauttalg
Tasten 176, 180, 182, 287, 403
Taubheit 505
Tee, einheimischer s. Kräutertee
    Zubereitung von 321, 322, 536
    für Kinder 250, 388, 455, 457
    für Säuglinge 211, 237
    in der Schwangerschaft 67, 74
    in der Stillzeit 108, 196, 459

Temperatur s. Fieber
Tennisarm, sogenannter 365
Tennisspielen in der Schwangerschaft
    65
Terminberechnung der Geburt s. Ge-
    burtstermin
Testmethoden der Schwangerschaft s.
    Schwangerschaftstest
Tetanie 425 s. auch Krämpfe
Tetanus 492, 497, 559
    -Impfung 494
    -Serum 493
Therapie, künstlerische 273, 278
Thermogerstengrütze 390
Thermogetreide 230, 391
Thrombose 106
Thyja D 30 257, 498
Thymian 68, 294, 311, 332, 438, 547
Thymusdrüsentätigkeit 524
Tiefkühlkost 343ff.
Tiere beim Kind s. Hund, Kaninchen,
    Katze
Tischsitten 245, 255
Tod 44, 48, 102, 372, 562, 563
Töpfchen 190
Töpfchensitzen s. Sauberkeitserzie-
    hung
Töpfer 453
Tollwut 468
Tomaten 197, 316, 341, 520
Toxoplasmose 86
Tränen s. Weinen
Tragegurt 162, 259
    -tuch 162, 259, 518
Traubensaft 340
Traubenzucker, sogenannter 239, 340,
    388
Treibhausmethode, sogenannte s. Ent-
    wicklungsbeschleunigung
Treibmittel, künstliche 346
Treträdchen 261
Triebe 139
Triebhaftigkeit 319 s. auch Sexualität
Triebhandlungen 258, 259 s. auch Ju-
    gendkriminalität
Trinken aus dem Becher 526

Register

aus der Flasche s. Flaschenernährung
-becher 190
-dauer 199, 201
-faulheit 209, 211, 418
-menge 154, 200, 202, 204ff., 211,
213
-pausen 204
-wasser 70, 136, 197, 225ff., 227,
296, 297, 337, 368, 369, 388, 389,
393, 431, 520 s. auch Quellwasser
-zeiten 204
Trockenbürsten der Haut 74, 402
Trockenlegen s. Wickeln
Trockenmilch 219ff., 221, 222, 225,
226ff., 308, 319, 393, 425, 431, 456,
501
Trockenobst s. Dörrobst
Trommelfellschnitt 450
Trotzalter, sogenanntes 254, 354
Trotzerbrechen 458
Trotzhandlungen 253
Tuberkulose (TBC) 468, 492
in der Schwangerschaft 82
-Impfung 495, 496, 498
-Serum 497
Tun s. Handeln
Turnen 65, 364, 365 s. auch Sport
orthopädisches 517
Typhus 459, 492, 494, 548
Tyrannei des Kindes 21, 254, 259, 353

Übelkeit 394, 466, 530 s. auch
Schwangerschaftserbrechen bzw.
Brechneigung
Überanstrengung, körperliche 491
Überernährung des Kindes 259, 374,
391, 435, 448, 481, 526
des Säuglings 127, 195, 201, 425
Überforderung des Kindes 276, 278,
279, 290, 530
Übertragen des Kindes 25, 518
Überwärmungsbad s. Schlenzbad
Ultraschalluntersuchungen 58, 81
Umschläge s. Aufschläge

Umweltverschmutzung 212, 316, 318,
351, 368, 369, 521
Umzug s. Wohnortwechsel
Unarten, sogenannte 255, 282ff.
Unbeherrschtheit der Erwachsenen
145, 146, 203, 373
des Kindes 260
Unfälle der Kinder 268ff., 465
durch Elektrizität 269
Unfruchtbarkeit des Mannes 422
Ungehorsam 354
Ungezogenheit 354, 532
Uninteressiertheit s. Interesselosigkeit
Unkonzentriertheit s. Konzentrations-
schwäche
Unruhe, häusliche 145, 171, 202, 255,
276, 373, 492, 501, 502, 504, 532,
540
motorische 278, 284, 358, 426, 433,
527, 531, 532
Unterbewußtsein 138, 145, 146, 181,
288, 361
Unterernährung des Säuglings 127,
155, 195, 216, 548
Urinentleerungen s. Blasenentlee-
rungen
Urinuntersuchung 60, 65, 531
Ursprung des Lebens 26ff., 131ff.
des menschlichen Körpers 27ff.
s. auch Körper, menschlicher
Urtica D 4 521
Urvertrauen, sogenanntes s. Vertrauen

Vater 76, 109, 119, 187, 280, 356
als "Hausmann" 185, 256
bei der Geburt 96, 98
Vegetarische Bewegung 349ff.
Kost 391, 398
Veilchenwurzel 440
Veitstanz 531ff. s. auch Diät
Venenentzündung 117
Veranlagung s. Erbanlagen
Verantwortungsgefühl 77, 79, 85, 139,
258, 368, 499, 567
Verbandsmaterial s. Hausapotheke

Verbote s. Erziehung

Verbrennungen 269, 539, 540, 557
Erste Hilfe bei 269

Verdauung 35, 68, 204, 300, 302, 315, 316, 334, 379, 388, 510, 511, 526
s. auch Darmentleerungen
Anregung der 61, 230, 294, 304, 306, 315, 316, 330, 331, 332, 338, 340, 398, 400, 453, 464 s. auch Verstopfung
regelmäßige 246, 282, 392, 451, 452, 473, 476, 487, 521, 523, 535
-organe, Ausbildung der 202, 249
-organe, Pflege der 271
-schwäche 203, 228, 301, 317, 327, 338, 342, 374, 375, 400, 408, 453, 454, 512, 523, 528
-störungen 308, 310, 374, 527 s. auch Durchfall bzw. Verstopfung

Verehrung s. Ehrfurcht

Verengung der Vorhaut s. Phimose

Vererbung 35ff., 40, 45, 51, 131, 141, 142, 143, 144, 277 s. auch Erbanlagen

Vergiftungen, Erste Hilfe bei 268, 269
des Kleinkindes 263ff., 268, 539
des Säuglings 189

Verhalten, aggressives 256, 278, 282, 531
des kranken Kindes 411ff.
des Tieres 46
in der Schwangerschaft 62ff.
-störungen 183, 267, 284ff.

Verhütungsmittel s. Empfängnisverhütung

Verkehr, ehelicher s. Geschlechtsverkehr

Verkörperung s. Inkarnation

Verletzungen der Kinder 268, 556 s. auch Wunden

Verschlucken von Gegenständen s. Ersticken

Versehen, sogenanntes 421

Verstand s. Denken

Verstauchungen 536

Verstopfung 394, 430, 452ff., 487, 512

s. auch Wirkung, stopfende
chronische 317, 453
Hilfe bei 452 s. auch Abführmittel bzw. Verdauung, Anregung der
plötzliche 453
bei Säuglingen 171, 452
in der Schwangerschaft 61, 64, 69

Vertrauen, fehlendes 253, 279
des Kindes 271, 272, 278
des Menschen 278

Vesica urinalis D 4 273

Viburcol-Zäpfchen 449, 540

Videokassetten 356, 359

Vigantol s. Vitamin D (synthetisches)
Überempfindlichkeit gegen 432
Vorbeugungsmaßnahmen gegen 489ff.
-aktion, sogenannte 427
-behandlung, „normale" 431, 433
-schaden 391, 428, 429, 430
-stoßbehandlung 258, 427, 428, 429

Viren 469, 492 s. auch Bakterien, krankheitserregende

Virusflora im Nervensystem 470
-grippe 446
-krankheiten 468, 470, 504

Vitamine (natürliche) 229, 306ff., 310, 311, 332, 335ff., 337, 437, 535
Zerstörung der 243, 310, 323, 324, 325, 336, 341, 345, 346, 397, 399
-Mangel 57, 306, 307, 335, 336, 389, 489, 519

Vitamine (synthetische) 306, 307, 310, 311, 317, 329, 335, 337, 501, 502
Schäden durch 335
-präparate 60, 69, 71, 80, 307

Vitamin A (natürliches) 307, 332, 339, 340
(synthetisches) 335

Vitamin B (natürliches) 231, 303, 332, 334, 390, 490
-Mangel 293, 308, 489
(synthetisches) 335

Vitamin C (natürliches) 88, 306, 307, 308, 309, 331, 332, 336, 337, 338, 339, 340, 409

-Mangel 84, 308, 550
(synthetisches) 84, 227
Vitamin D (natürliches) 425, 429, 437
-Mangel 307
Wirkung des 426, 427
(synthetisches) 129, 143, 307, 335,
427, 432, 501
in der Milch 227, 431
in der Schwangerschaft 60, 432
-Schaden 391, 432, 433, 436, 439,
531 s. auch Vigantolschaden
-Vergiftung 430, 433
Vitamin K 309, 335
Vitaquell 392, 394
Vollbad s. Bad
Vollkornbrot 73, 245, 293, 307, 308,
327, 410
-flocken 229
-mehl 229, 437
-produkte 230, 335, 453, 490
Vollmilch s. Milch
Volvic-Wasser 226
Vormilch, sogenannte 23, 193, 194,
205, 234, 419
Vorschule s. Erziehung, vorschulische
Vorzugsmilch 222, 224, 226

Wacholderbeeren 60, 330
Wachstum, menschliches 1 37, 138,
139, 564
des Kindes s. Entwicklung, körperliche
-beschleunigung 218, 228, 499ff.
-kräfte 229, 290, 340, 562
-störung 307, 513
Wadenwickel 446, 449, 473, 544, 552,
553 s. auch Wickel
Waerlandbrot 69
Wärme s. Körperwärme
-organismus des Menschen 442, 443,
444, 453, 520, 542, 548
-sonne 156
-stauung 151, 155, 173, 188, 387,
454
Wäsche des Babys s. Babywäsche

Wäsche des Kindes s. Kleidung des
Kindes
Wahrnehmen s. Sehen
Waldon Ursaft (Weleda) 473, 529
Waldorfschulen 266, 286, 502, 503,
510
Waldorfspielzeug 191, 265, 267
Walkman, sogenannter 360
Walnüsse 294
Wannenbäder s. Bäder, warme
Warmhaltung des Kleinkindes 174
des Neugeborenen s. Neugeborenes
Warzenmittel 263
Waschen des Kindes 509, 551
des Säuglings 166
Waschungen, Technik der 545ff.
Wasser s. Kräfte des Wassers bzw.
Trinkwasser
Heilung durch 540ff.
kaltes 406, 553
stilles s. Fachinger Wasser
-anwendungen, Ausführung 542ff.
-anwendungen, Voraussetzungen
61, 542, 544ff.
-bruch, sogenannter 421
-pocken s. Windpocken
-treten 551
-verlust 388, 454, 456
-wickel 552ff.
Watteverband mit heißem Öl 479
Wecesin-Puder (Weleda) 477, 521,
523, 539, 554
Wechselbäder 547
Wechseljahresbeschwerden 399, 400
Wehen 102
Einsetzen der 101, 103
-mittel s. Geburt, Manipulationen
Weinen des Kindes 236, 279, 287, 411,
412, 413, 424, 506, 532
des Neugeborenen 123, 133, 177
des Säuglings 154ff., 167, 177, 237,
239
Weinessig s. Essig
Weinsäure 339
Weisheitszähne s. Zähne
Weißmehl s. Mehl, weißes

Weitsichtigkeit 505, 506, 507
Weizen 68, 231
-flocken 229, 294
-keim 228, 229, 230
-kleie 453, 521, 553
-korn 228ff.
-stärke 229, 230
Weleda-Kinderbad 547
-Mundwasser 479
-Zahncreme 410
Wermutsaft 400
Wesensglieder, sogenannte, des Menschen 131ff., 376, 383, 384, 562 s. auch Geist bzw. Körper, Leben, Seele
Wickel 551ff.
feuchte 523, 551
Wickeln des Kleinkindes 268
des Säuglings 156, 167ff., 173ff., 237, 260
Widerstandskraft, mangelnde s. Abwehrschwäche
Wiederherstellung s. Heilung
Wiederverkörperung 47ff., 377, 563, 564, 565, 566, 567, 568
Wiege s. Kinderwiege
-gestell 153
-lied s. Gesang
-schleier s. Betthimmel
Wildseide s. Seide
Wille 46, 139, 141, 183, 288, 289, 358, 563
Ausbildung des 254, 286, 287, '288, 291
-schwäche 219, 284, 300, 499
Willkür des Kindes s. Tyrannei des Kindes
Windeln 173, 520 s. auch Wickeln
Anwärmen der 156, 172
-hose 168, 272
Windpocken 81, 477, 497
Wirbelsäulenverkrümmung 151, 162, 515ff.
Wirkung, abführende 239, 331
appetitanregende 527, 535, 400
blutbildende 338, 527

entwässernde 399, 400
harntreibende 331, 338, 339, 340, 399
krampflösende 551, 555
magenerwärmende 331, 332
schmerzlindernde 424, 448, 449, 461, 486, 487, 551, 556
stopfende 231, 330
Wochenbett 105ff.
Vorbereitungen für das 76, 97
-packungen, sogenannte 97
-störungen 99, 115ff.
Wochenfluß, sogenannter 116, 165
Wohnortwechsel 186, 255, 270
Wolfsrachen 80, 514
Wolldecke 151, 155, 173
Wolle 404
-haare des Embryos 124, 128
-hemdchen 172, 190, 403, 407, 444
-höschen 174, 453
-tuch 544
-wikkel, sogenannter 272
Wollen s. Wille
Wunden, offene 534, 540, 556, 557
verschmutzte 306, 540, 556, 559, 560
-verbände 536, 540
Wunderkinder 286
Wundsein 167, 169, 197
Wundstarrkrampf s. Tetanus
Wurmbefall 519
Wurmmittel 339, 460
Wurst 395, 399
für Kinder 246, 293, 319
Wurzelgemüse s. Karottengemüse

Zähne 439ff., 514
Behandlung der 410, 411
Bildung der 69ff., 71, 72
Erhaltung der 69ff., 73, 293
Wachstum der 72
Zeit des Durchbruchs der 245, 512
s. auch Zahnung
Zerstörung der s. Karies
Zäpfchen s. Heilmittel

Zahncreme s. Zahnpaste
Zahnfleischbluten 308, 400, 540
Zahnhusten, sogenannter 440
Zahnpaste 70, 71, 334, 410
Zahnpflege 70, 73, 109, 410ff.
Zahnregulierung 513
Zahnschäden 442, 456 s. auch Karies
Zahnschmelz 72, 73
Zahnung 114, 133, 153, 207, 245, 411, 412, 439ff.
Zahnwechsel 48, 71, 142, 439ff., 514
Zangengeburt 418
Zeckenstiche, Folge von 483
Zeitwahl, sogenannte 93ff.
Zelluloidspielzeug s. Plastikspielzeug
Zemuko-Kompressen 540
Zerstörungswut, kindliche 280, 282, 354
Zerstreuungen 77, 180, 259
Ziegenmilch 195
-wolle 404
Ziegenpeter s. Mumps
Zinnkraut 523, 553
-aufschlag, feucht-heißer 488
-wickel, heißer 554
Zipfeltuch, sogenanntes 274
Zitronen 197, 330
-melisse 332
-säure 339
-saft 157, 200, 208, 210, 215, 241, 294, 309, 325, 338, 339, 341, 389, 451, 550
Zitrusfrüchte 88 s. auch Südfrüchte
Zivilisationsschäden s. Milieuschäden bzw. Schadstoffe in der Nahrung
Zorn s. Unbeherrschtheit
Zubereitung der Nahrung s. Kochen
Zucker 231, 302ff., 308, 398, 490 s. auch Süßen
brauner 303, 490
Entzug von 391, 392, 393, 397, 521, 523
Schäden durch 73, 293, 310, 327, 388, 389, 409, 411, 425, 437, 442, 489, 523
-krankheit 54, 81, 197

-rohrsaft 303
-rübenkraut 293
-rübensirup 303
-wasser, Klistier mit 457
-zusatz zum Brei 242, 244
-zusatz zur Flaschennahrung 238, 239
-zusatz zur Mahlzeit 247, 248, 301
Zugluft 443
Zugpflaster 559, 560
Zugsalbe 540
Zukunftssorgen 365ff.
Zunge, belegte 456, 459
trockene 459
Zusammenschrecken s. Aufschrecken
Zuwendung s. Mutterliebe
Zwang s. Erziehung durch Strafen
Zweidrittelmilch s. Flaschenernährung
-brei 242, 244
Zwieback 220
-brei 206, 246, 301
-obstbrei 208, 243, 244
Zwiebeln 294, 311, 341, 395, 490
-trank 445
-verband 449, 559
Zwillinge s. Mehrlingsgeburt
Zwölffingerdarmgeschwür 462